全国高等学校教材　供口腔医学专业用

# 口腔临床实习前培训教程

主　编　石　冰

编　者（以姓氏笔画为序）

万呼春　王晓毅　王跃年　毛世瑜　石　冰

石文岚　华成舸　刘治清　江　敏　李　一

李　达　李灏来　杨　征　杨尚春　林　洁

罗　云　郑　艳　赵佛容　赵晓曦　唐休发

黄　艳　龚彩霞　曾淑蓉　谭理军　潘　剑

人民卫生出版社

**图书在版编目（CIP）数据**

口腔临床实习前培训教程/石冰主编.—北京：人民卫生出版社,2015

ISBN 978-7-117-20338-8

Ⅰ.①口… Ⅱ.①石… Ⅲ.①口腔科学-职业培训-教材 Ⅳ.①R78

中国版本图书馆 CIP 数据核字（2015）第 037967 号

| | | |
|---|---|---|
| 人卫社官网 | www.pmph.com | 出版物查询，在线购书 |
| 人卫医学网 | www.ipmph.com | 医学考试辅导，医学数据库服务，医学教育资源，大众健康资讯 |

**口腔临床实习前培训教程**

主　　编：石　冰

出版发行：人民卫生出版社（中继线 010-59780011）

地　　址：北京市朝阳区潘家园南里 19 号

邮　　编：100021

E – mail：pmph @ pmph.com

购书热线：010-59787592　010-59787584　010-65264830

印　　刷：三河市潮河印业有限公司

经　　销：新华书店

开　　本：787×1092　1/16　印张：25

字　　数：608 千字

版　　次：2015 年 5 月第 1 版　2015 年 5 月第 1 版第 1 次印刷

标准书号：ISBN 978-7-117-20338-8/R·20339

定　　价：53.00 元

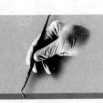

# 序

　　自从 Flexner 提出医学院必须建有附属医院并在北美建立现代医学教育模式至今,医学生在附属医院进行较长时间的临床实践就成为其不可或缺的培养过程,这也成为医学教育有别于其他专业教育的显著特点。这种模式较好地保证了临床医学生的培养质量。医院实习是医师毕业后教育和终生教育的基础和起点,故临床实践的质量也成为判断医学院校教学水平的指标之一。鉴于此,在世界各国的医学院校的建设中,都将医院的管理与医疗技术水平提升作为重中之重,尤其是医疗技术领先,是各教学医院极为重视和建设的方向,而保证医疗技术水平发挥的医疗管理和保证医疗活动正常开展的辅助项目也是体现医院技术水平的重要方面,所以,具有先进医疗水平的医院往往也有着一流的医疗管理和辅助科室建设,只有如此才能保证高水平医院的可持续发展。反观现在的医学教育内涵,尚缺乏医疗辅助项目的培养。目前,在校教育期间,医学生的知识结构和课程设置主要是围绕着将医学生培养成为医学专门人才而设计的,包括其需具备的人文社会知识、生物基础理论与技能、医学全科与专科的各种知识、常规医疗行为与特殊或急救医疗行为等,上述课程均进行了科学的设计与编排。临床实习过程中的技术能力也通过临床前实验室训练来保证。对实习的时间和内容均有具体的要求与培养标准,包括实习内容、时间安排、甚至具体到量化要求,这些无疑是非常重要的内容。但对现代化医院的管理、医学法律法规、医院信息化建设、医院感染与控制、医疗安全与治疗质量的管理、口腔医学中的医护配合(如四手操作)、医疗突发事件的处置、医疗消防与安全管理、医保政策与管理、医患沟通、医疗纠纷的处置技巧等尚缺乏专门的教学与训练,导致大多数医学生越来越难以适应现代医院的医疗管理体系。这是我国当前学历教育中的薄弱之处。医疗技术已不是孤立的存在与发展,医疗行为已表现为多种知识的集合。在医院管理越来越现代化、科技含量越来越高、相关学科的知识越来越细化与专业化的现实情况下,学生带着满腹医学知识进入医院之际,却显得越来越陌生与难以适应。为此,在口腔医学生进入临床实践之前,我院开始尝试有意识、有组织地安排医院功能密切相关的教师,系统而科学地讲解除医疗技术之外的医院其他功能,此举深获实习同学的欢迎,而且缩短了学生进入临床实践过程中的适应期。表现为实习学生专业上手快,表现更加自如,非医疗专业以外的知识起到了良好的辅助保障作用。在此基础上,我们组织专门人员,从现代化医院的多维功能出发,编写成这本《口腔临床实习前培训教程》,期望为兄弟院校学生的临床实践起到点滴帮助作用。尽管现代化医院有着较为共同的管理模式与运行流程,但各医院的具体情况亦有所不同,所以标准与流程也不尽然一致,我们在编写过程中,尽可能以国家对医院的管理标准为主,进行各方面的详细解读与举例,以使读者能在此基础上,结合所在医院的实际情况,进行完善后再讲解给实习学生。

本书不同于既往对医院相关各功能与管理介绍的专业书籍,此类书籍内容过深、理论性过强,往往不利于很快在实践中找到解决办法与标准。另外,实习学生也无暇去专门收集与学习医疗之外的相关学科知识。本书将传统医疗之外的现代医院管理知识汇集在一起,以实习学生可能遇到的问题为主线,组织编写这本涵盖近二十余项功能的简明教程,在编写过程中,我们不在理论介绍上过多赘述,集中于应用和可能发生问题的防范,避免给学生以大而全、高而深的感觉,尽可能介绍那些他们想学而又难于寻找的实用性知识。

总之,这是我们根据在实际临床管理过程中遇到的问题而撰写的一本简明教程,具有一定的探索性,问题与失误在所难免,我们衷心希望广大同行在使用过程中对本书提出中肯而富有建设性的意见,我们将在今后的修订中,不断加以改进和完善。

石 冰

2015 年 3 月 15 日

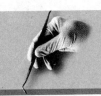

# 目 录

# 第一章 医疗相关法律法规

## 第一节 医务工作者应熟悉了解的法律法规和司法解释

随着《侵权责任法》的颁布实施,我国相关医事法律也已经比较完善,而随着这些医事法律的完善,也给广大医务工作者提出了更高的要求。作为即将进入口腔临床实习的医务工作者,了解和掌握相关重要法律,对于更好地履行医务工作者的职责、保护医患双方的合法权益、尽量减少和避免医疗纠纷,均有着重要的意义。

从法律法规的层级分类来讲,包括法律、法规、规章、司法解释等;从内容来讲,涉及医师资格考试、医师执业注册、医师执业规则、考核和培训、医疗事故处理、病历书写与管理、医疗机构管理、医学教育临床实践、相关技术规范、医疗器械监督管理、护士管理、医疗民事赔偿、医疗刑事责任等的法律法规、司法解释等。在如此纷繁复杂的法律体系中,我们将择取一些必需内容给大家做一介绍。由于篇幅有限,对于未能介绍的部分,大家可以通过其他途径进行进一步了解学习。

那么,进入口腔临床实习的医务人员应当着重了解哪些法律法规呢? 为便于介绍,我们将根据法律位阶的分类进行介绍。

根据我国《立法法》的规定,从相关法律的制定来讲,全国人民代表大会和全国人民代表大会常务委员会行使国家法律的立法权;国务院根据宪法和法律,制定行政法规;省、自治区、直辖市的人民代表大会及其常务委员会根据本行政区域的具体情况和实际需要,在不同宪法、法律、行政法规相抵触的前提下,可以制定地方性法规;国务院各部、委员会、中国人民银行、审计署和具有行政管理职能的直属机构,可以根据法律和国务院的行政法规、决定、命令,在本部门的权限范围内,制定规章。

从法律法规的适用来看,宪法具有最高的法律效力,一切法律、行政法规、地方性法规、自治条例和单行条例、规章都不得同宪法相抵触;法律的效力高于行政法规、地方性法规、规章;行政法规的效力高于地方性法规、规章;地方性法规的效力高于本级和下级地方政府规章;自治条例和单行条例依法对法律、行政法规、地方性法规作变通规定的,在本自治地方适用自治条例和单行条例的规定;部门规章之间、部门规章与地方政府规章之间具有同等效力,在各自的权限范围内施行;法律、行政法规、地方性法规、自治条例和单行条例、规章不溯及既往,但为了更好地保护公民、法人和其他组织的权利和利益而作的特别规定除外。因此,在医事活动中适用相关法律法规时,也应遵循上述原则。

进入实习阶段的医务人员应当了解的主要法律法规包括:

## 一、相关法律

1. 《民法通则》
2. 《侵权责任法》
3. 《执业医师法》
4. 《精神卫生法》
5. 《药品管理法》
6. 《传染病防治法》
7. 《刑法》等

## 二、相关法规、规章

1. 《医疗事故处理条例》
2. 《药品管理法实施条例》
3. 《医疗器械监督管理条例》
4. 《护士条例》
5. 《医疗废物管理条例》
6. 《病历书写基本规范》及《医疗机构病历管理规定》
7. 《医疗机构管理条例》及《医疗机构管理条例实施细则》
8. 《医师资格考试暂行办法》
9. 《医师执业注册暂行办法》及《关于医师执业注册中执业范围的暂行规定》
10. 《医学教育临床实践管理暂行规定》
11. 《临床输血技术规范》及《医疗机构临床用血管理办法》
12. 《医疗美容服务管理办法》
13. 《大型医用设备配置与使用管理办法》
14. 《医疗技术临床应用管理办法》
15. 《医院投诉管理办法(试行)》等

## 三、相关司法解释：

1. 《最高人民法院关于适用〈中华人民共和国侵权责任法〉若干问题的通知》
2. 《最高人民法院关于审理人身损害赔偿案件适用法律若干问题的解释》
3. 《最高人民法院关于民事诉讼证据的若干规定》
4. 《最高人民法院、最高人民检察院关于办理商业贿赂刑事案件适用法律若干问题的意见》
5. 《最高人民法院关于审理食品药品纠纷案件适用法律若干问题的规定》等
6. 《最高人民法院关于适用〈中华人民共和国民事诉讼法〉的解释》等

# 第二节　相关法律法规和司法解释解读

## 一、《侵权责任法》解读

### （一）立法目的

《侵权责任法》第一条规定：为保护民事主体的合法权益，明确侵权责任，预防并制裁侵权行为，促进社会和谐稳定，制定本法。

本条是关于《侵权责任法》立法目的的规定。随着经济社会的发展，新的侵权类型不断出现，而现行法律有些规定较为原则，缺乏可操作性；许多规定分散在单行法律法规中，缺乏对侵权责任共性问题的规定。为了更好地保护民事主体的合法权益，明确侵权责任，预防并制裁侵权行为，促进社会和谐稳定，有必要对现实生活中迫切需要规范的侵权责任作出规定，制定一部较为完备的侵权责任法。而《侵权责任法》正是为了实现上述目的而制定。

需要特别强调的是，在《侵权责任法》的第七章，专章规定了医疗损害责任。在本法实施之前，我国的医疗损害责任的法律适用和赔偿存在双轨制的局面，即：就承担赔偿责任的前提来看，如果按照《医疗事故处理条例》，不属于医疗事故的，医疗机构不承担赔偿责任；而根据《民法通则》的规定：侵害公民身体造成人身损害的，应当承担赔偿责任；就承担赔偿责任的标准和项目来看，最高人民法院公布的《关于审理人身损害赔偿案件适用法律若干问题的解释》中，《医疗事故处理条例》的规定不相一致。这种双轨制的局面导致不同地区不同法院、同一地区不同法院甚至同一法院不同法官对医疗损害责任纠纷的判决结果大相径庭。《侵权责任法》第七章专章规定了医疗损害赔偿责任的构成，并且其法律位阶高于《医疗事故处理条例》和司法解释，因此，本法实施之后，《侵权责任法》第七章以及其他章节的相关规定成为解决医疗损害责任的统一法律依据。

医务人员进入临床实习之前，对该法进行熟悉了解非常必要。

### （二）第七章医疗损害责任的主要内容

本章从第 54 条至 64 条，针对医疗侵权问题主要规定了以下内容：

1. 医疗损害责任的归责原则和责任构成。
2. 医疗过失的认定，包括未尽告知义务、诊疗责任等。
3. 因医药产品缺陷致害或输血造成损害的责任。
4. 医疗机构的免责事由。
5. 病历的书写、保管及查阅复制的规定。
6. 患者隐私权的保护规定。
7. 禁止过度诊疗的规定等。

与此前的相关法律法规相比，《侵权责任法》在以下几方面有新的突破：

1. 统一了医疗损害责任概念，在医疗损害赔偿诉讼中不再使用过去医疗事故责任和医疗过错责任两个不同概念。
2. 确定了医疗损害的归责原则，即实行一般情况下的过错责任原则和几种法定情形下的推定过错责任原则。

3. 确定了医疗过失的一般标准。

4. 使用统一的人身损害赔偿标准:均按照《侵权责任法》的规定进行赔偿,将不再出现二元化的赔偿标准。

**(三)关于医疗损害责任归责原则和责任构成的规定(第五十四条)**

1. 条文内容

第五十四条　患者在诊疗活动中受到损害,医疗机构及其医务人员有过错的,由医疗机构承担赔偿责任。

2. 条文解读

本条是关于医疗损害责任归责原则和责任构成的规定。

(1)关于归责原则:2001年《最高人民法院关于民事诉讼证据的若干规定》第四条第八项规定:"因医疗行为引起的侵权诉讼,由医疗机构就医疗行为与损害结果之间不存在因果关系及不存在医疗过错承担举证责任。"依照最高人民法院这项司法解释处理医疗损害赔偿案件,可能产生等同于过错推定原则的适用效果。

但根据《侵权责任法》的本条规定,意味着受害人如主张医疗机构对其在诊疗活动中受到的损害承担侵权责任,应当就医务人员或医疗机构在诊疗活动中存在过错承担举证责任,如果举证不能,医疗机构将不承担赔偿责任。

(2)责任构成:根据该条规定,医疗机构承担赔偿责任的前提是:第一,医疗机构及其医务人员有过错;第二,医疗机构及其医务人员的过错要与患者的损害后果具有因果关系,此种情况下,医疗机构才承担赔偿责任。

(3)承担责任的主体:根据《侵权责任法》第四章的规定,用人单位的工作人员因执行工作任务造成他人损害的,由用人单位承担侵权责任。因此,本条规定患者在诊疗活动中受到损害,医疗机构及其医务人员有过错的,"由医疗机构承担赔偿责任"而不是由医务人员承担赔偿责任。

3. 案例参考

某患者认为医疗机构对其实施的手术违反了诊疗常规,遂提起诉讼,诉讼中,向法院提出了委托鉴定申请,经鉴定,医疗机构存在过错,且患者的损害后果与诊疗行为有因果关系,法院遂判决医疗机构承担赔偿责任。

《侵权责任法》实施之前,实行的是过错推定原则,医疗机构为了完成举证责任,需要在诉讼中提出鉴定申请;在《侵权责任法》实施后,首先应当由患方申请鉴定以完成其举证责任,但医疗机构仍然有提交病历资料等行为意义上的举证责任。就承担赔偿责任的主体,虽然经过鉴定明确是医务人员在手术操作中存在过错,但因为其履行的是职务行为,因此,法院判令由医疗机构承担赔偿责任。

**(四)关于患者知情同意权的规定(第五十五条)**

1. 条文内容

第五十五条　医务人员在诊疗活动中应当向患者说明病情和医疗措施。需要实施手术、特殊检查、特殊治疗的,医务人员应当及时向患者说明医疗风险、替代医疗方案等情况,并取得其书面同意;不宜向患者说明的,应当向患者的近亲属说明,并取得其书面同意。

医务人员未尽到前款义务,造成患者损害的,医疗机构应当承担赔偿责任。

2. 条文解读

本条是关于患者知情同意权利的规定。我国的《执业医师法》、《医疗事故处理条例》、《医疗机构管理条例》等法律法规都明确规定了医疗机构的告知义务,《侵权责任法》借鉴了上述法律法规的相关内容,并在告知内容、未尽告知义务将承担的责任等方面有所增加。主要包括以下内容:

(1)告知的内容:本条第一款规定,医务人员在诊疗活动中应当向患者说明病情和医疗措施。除此以外,如果需要实施手术、特殊检查、特殊治疗的,还应当及时向患者说明医疗风险、替代医疗方案等情况。

需要特别提示的是,医务人员在诊疗活动中,一般比较注意对医疗风险的告知,而对患者病情、医疗措施、尤其是替代医疗方案的告知比较忽略。实习人员从一开始进入临床实习时起,就应养成良好的告知习惯,向患方进行完整的告知。

(2)告知的对象:根据本条的规定,应当向患者本人说明病情、医疗措施、风险、替代医疗方案;不宜向患者本人说明的,才是向患者的近亲属说明。所谓不宜向患者告知的情形,是指由于患者没有同意能力比如处于神志不清等状态,或上述说明将造成患者悲观、恐惧、沉重心理负担,不利于治疗的情形,这种情况下,医务人员应当向患者的近亲属说明,并取得其书面同意。

在临床实践中,经常遇到以下情况:因患者入院时签署了授权委托书,医务人员只向患者家属和代理人告知,后因患者本人质疑医疗机构违反相关法律法规的规定,未向其本人告知,鉴定机构或法院认为医疗机构未尽告知义务的情况。因此,今后医疗机构在履行说明义务的时候,要注意向患者本人覆行告知义务,只有在不宜向患者告知时,才只向患者的近亲属告知。比如对于罹患癌症等严重疾病的患者,可以考虑先与家属进行告知,征求家属的意见,如果家属不同意告知患者本人的,可以让家属在医患沟通表上表明自己的意见,待患者情况进一步好转以后,再确定是否告知患者本人。

(3)告知的方式:《侵权责任法》明确规定要取得患者的书面同意或在不宜向患者说明时要取得患者的近亲属的书面同意,因此,医疗机构不但要重视对上述内容的告知,尽到说明义务,同时要取得患方的签字,并且要重视履行说明义务后将已经进行说明和患方同意的证据妥善保存于病历中。

临床实践中,一些医务人员可能口头告知了患方,但没有取得患方的书面意见,也有一些医务人员不重视对知情同意书或者医患沟通表的保管,一旦进入诉讼,在是否尽到告知义务上,就会出现举证不能的情况。实习医务人员进入临床后,要协助临床带教教师和指导医师做好书面沟通以及相关同意书的保管工作。

(4)告知的时间:告知应当贯穿于整个诊疗过程中,包括入院时病情、诊疗措施的告知,手术(特殊检查、特殊治疗)前风险、替代医疗方案的告知,手术中变更术式的告知,出院时注意事项的告知等等。

（5）未尽告知义务的法律责任：根据本条的规定，医务人员未尽到告知义务，造成患者损害的，医疗机构应当承担赔偿责任。根据上述规定，就违反告知义务承担的法律责任问题可以做如下理解：

a. 如果违反告知义务造成患者人身损害，能够确定违反告知义务与人身损害后果有因果关系的，医疗机构应当承担人身损害赔偿责任；

b. 如果违反告知义务没有造成患者人身损害，而仅仅是造成了知情同意权、自我决定权、隐私权、身份权等精神性民事权利损害的，则应当承担的赔偿责任是精神损害抚慰金赔偿。

3. 案例参考

某医院为一教师做甲状腺肿瘤切除手术，术前告知患者该手术可能导致死亡等风险，但未告知可能会发生声音嘶哑，术后该患者发生声音嘶哑，无法继续上课，患者以医院告知不足为由提起诉讼，要求医院赔偿。该案虽经医学会鉴定不构成医疗事故，但法院认为，患者的职业是教师，能够正常说话对其来讲至关重要，由于医院告知不足，侵犯了患者的知情权，判决医院赔偿患者精神抚慰金伍万元。

该案例提示我们，在向患方进行风险告知的时候，除了告知一般的风险外，还应针对特殊检查和特殊治疗的专科风险向患方进行告知，尽到告知义务。

**（五）关于紧急情况下知情同意的特殊规定（第五十六条）**

1. 条文内容

第五十六条　因抢救生命垂危的患者等紧急情况，不能取得患者或者其近亲属意见的，经医疗机构负责人或者授权的负责人批准，可以立即实施相应的医疗措施。

2. 条文解读

本条是关于紧急情况下告知的规定。根据本条规定：

（1）在紧急情况下，不能取得患者或者其近亲属同意时，医院有权在完善有关批准手续后，实施相应的医疗措施。

（2）医疗机构在上述情形下实施相应医疗措施时，应当完善医疗机构负责人或者授权的负责人批准的手续并将有关证据保存于病历当中。

（3）就如何理解"不能"取得同意的问题，有意见认为，应该严格掌握"不能"取得同意的情形，主要指患者不能表达意志，也无近亲属陪伴，又联系不到近亲属的情况，不包括患者或者近亲属明确表示拒绝采取医疗措施的情况，如果患者或其近亲属明确表示拒绝的，应当尊重患者和近亲属的意见；但也有意见认为，如果患者或其近亲属的意见明显损害患者利益，用基本的常识都能判断这些意见是错误的，就不能执行患方的意见，应当对患者实施紧急抢救。就如何准确理解本条规定，还有待于立法和司法部门作出进一步的解释，目前法院比较倾向于第二种意见。

3. 案例参考

一患者遇严重车祸需要实施截肢手术，但因其昏迷，无法取得其本人或其近亲属的意见，医院遂在完善批准手续后，为患者实施了截肢手术。此后患者状告医院擅自实施截肢手术，侵犯其知情权和身体健康权，要求医院承担赔偿责任。根据《侵权责任法》的上述规定，

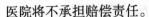

医院将不承担赔偿责任。

**（六）关于医务人员诊疗过失的认定（第五十七条）**

**1. 条文内容**

第五十七条　医务人员在诊疗活动中未尽到与当时的医疗水平相应的诊疗义务，造成患者损害的，医疗机构应当承担赔偿责任。

**2. 条文解读**

本条是关于医务人员诊疗过错认定的规定。由于诊疗水平随着时代的发展在不断进步当中，如果用现有医疗水平去判断以前的诊疗行为是否符合诊疗常规是不公平的，也是不科学的，判断是否尽到诊疗义务应当以诊疗行为发生时的诊疗水平为标准；同时，是否尽到诊疗义务不能简单地以结果是否令人满意为标准，而应当看医务人员在诊疗活动中是否尽到注意义务。如果医务人员已经尽到注意义务仍然不能避免损害后果的发生，则不应当承担赔偿责任。

**3. 案例参考**

某患者法定继承人在患者死亡后向法院提起诉讼，认为医疗机构采用的治疗方法违反诊疗常规。经鉴定，该患者系在5年前在该医疗机构接受治疗，虽然后来有了更先进的治疗方法，但医疗机构在当时采取的诊疗措施符合当时的诊疗护理常规，尽到了与当时的医疗水平相应的诊疗义务，认定医疗机构没有过错。

**（七）关于医疗机构的过错推定的规定（第五十八条）**

**1. 条文内容**

第五十八条　患者有损害，因下列情形之一的，推定医疗机构有过错：

（1）违反法律、行政法规、规章以及其他有关诊疗规范的规定；

（2）隐匿或者拒绝提供与纠纷有关的病历资料；

（3）伪造、篡改或者销毁病历资料。

**2. 条文解读**

本条是关于在什么情况下推定医疗机构有过错的规定。根据《侵权责任法》第五十四条规定，医疗损害一般适用过错责任归责原则，即只有在医疗机构存在过错并且因该过错造成了损害后果才承担赔偿责任。但出现本条规定的上述任一种情形时，如果患方能证明系因医疗机构的行为而遭受损害，且二者之间具有因果关系时，即可要求医疗机构承担侵权赔偿责任，无需证明医疗机构具有主观过错，此时，实行举证责任倒置，即由医疗机构提出反证证明自己没有过错。如果医疗机构不能证明自己没有过错的，应当承担侵权责任。

因此，在进入临床实习之前，有必要对《执业医师法》、《病历书写基本规范》等卫生管理法律法规、临床技术操作规范等进行学习，避免出现违反法律法规和诊疗规范的情况发生；同时，严禁隐匿或者拒绝提供与纠纷有关的病历资料和伪造、篡改或者销毁病历资料，否则，将直接推定医疗机构有过错。

**3. 案例参考**

某患者因病到医院就诊，医院完善术前检查后，为患者实施了手术，因效果不佳，患方将医院告上了法庭。在审理过程中，患方针对医院病历提出多处异议，法院委托司法鉴定中心对病历进行了鉴定。经鉴定,病历中存在手术同意书日期有涂改、麻醉记录单上所载日期与事实不符、X 线检查报告所载日期有涂改、他人代医生签名等问题。原告以病历伪造为由不同意进行司法过错鉴定。

法院经审理后认为:医院提供病历中存在多处违规改动和添加,致使原告不同意依据现有病历进行鉴定,因此造成本案无法进行鉴定主要是由于被告的原因导致的,但另一方面,被告提供的病历是否能达到鉴定标准,应由鉴定机构来证实,而原告经多次释法后仍坚持不同意进行司法过错鉴定,其自身也应承担相应责任。遂判令由被告医院和原告各承担了一定比例的责任。

**（八）关于因药品、消毒药剂、医疗器械的缺陷或者输入不合格的血液造成患者损害的责任的规定（第五十九条）**

1. 条文内容

第五十九条　因药品、消毒药剂、医疗器械的缺陷,或者输入不合格的血液造成患者损害的,患者可以向生产者或者血液提供机构请求赔偿,也可以向医疗机构请求赔偿。患者向医疗机构请求赔偿的,医疗机构赔偿后,有权向负有责任的生产者或者血液提供机构追偿。

2. 条文解读

本条是关于因药品、消毒药剂、医疗器械的缺陷,或者输入不合格的血液造成患者损害的责任的规定。根据上述规定,因药品、消毒药剂、医疗器械的缺陷或者输入不合格血液造成患者损害的,患者可以直接向医疗机构请求赔偿,但医疗机构不是最终责任的承担者,医疗机构赔偿后,可以向负有责任的生产者或者血液提供机构追偿。

因此,医疗机构在实施诊疗行为过程中和后勤管理工作中,要特别注意以下问题:

（1）加强对药品、药剂、医疗器械、血液来源合法性的审查,避免使用有缺陷的产品;保存生产厂家或血液提供机构的营业执照、生产许可证、注册证、产品合格证等信息资料,以在诉讼中证明已经尽到审查义务;注意在保存药品、药剂、医疗器械、血液的过程中,尽到妥善保存义务。

（2）注意保留所使用药物、消毒药剂、医疗器械、血液来源的证据,便于在向患者承担赔偿责任后向有责任的生产者或者血液提供机构追索。

（3）医疗机构在诉讼中,可以申请追加生产厂家或血液提供机构为第三人或说服原告同意追加生产厂家或血液提供机构为共同被告,便于查清事实,由各诉讼参与人承担相应的责任。

3. 案例参考

某患者因右股骨下端粉碎性骨折到医院就诊,医院对该患者实施钢板内固定术。后钢板断裂。经鉴定,医院为患者使用的钢板为不合格产品。在此情况下,该患者可以直接起诉医院,要求医院承担赔偿责任,医院在诉讼中可以申请将钢板的生产厂家作为第二人参与诉讼。医院在承担赔偿责任后,可以向钢板的生产厂家追偿,但如果患者的损害也与医院在使用该钢板的过程中未尽审查义务或注意义务有关,医院也应当承担相应的责任。

**（九）关于医疗机构免责事由的规定（第六十条）**

1. 条文内容

第六十条　患者有损害，因下列情形之一的，医疗机构不承担赔偿责任：

（1）患者或者其近亲属不配合医疗机构进行符合诊疗规范的诊疗；

（2）医务人员在抢救生命垂危的患者等紧急情况下已经尽到合理诊疗义务；

（3）限于当时的医疗水平难以诊疗。

前款第一项情形中，医疗机构及其医务人员也有过错的，应当承担相应的赔偿责任。

2. 条文解读

本条是关于医疗机构免责事由的规定。在本条规定的三种情形下，医疗机构不承担赔偿责任，但同时应注意，在存在上述三种情形时，仍应在整个诊疗过程中，按照相关法律法规和诊疗护理常规，履行注意义务和告知义务，否则将按照本条第二款的规定承担相应的责任；同时，要注意保留上述三种免责情形的所有证据，包括患者或者其近亲属不配合诊疗如拒绝签字、拒绝检查、违反医疗机构规定擅自外出、不按医嘱服药或进食、不按医嘱卧床休息等的相关证据以及限于当时的医疗水平难以诊疗的相关医学著作或文献等等。

3. 案例参考

某患者在住院期间因治病需要使用了大剂量激素，抵抗力下降，医生嘱患者不能擅自外出，患者签署了离院责任书。但该患者在抵抗力低下的情况下，未遵医嘱擅自外出导致感冒发烧，最后出现了败血症。经鉴定，患者的损害后果系其不配合医疗机构诊疗造成的严重后果，属于医疗机构的免责事由，医疗机构不应当承担赔偿责任。

**（十）关于病历资料的制作、保存及查阅、复制的规定（第六十一条）**

1. 条文内容

第六十一条　医疗机构及其医务人员应当按照规定填写并妥善保管住院志、医嘱单、检验报告、手术及麻醉记录、病理资料、护理记录、医疗费用等病历资料。

患者要求查阅、复制前款规定的病历资料的，医疗机构应当提供。

2. 条文解读

本条是关于医疗机构对病历资料的制作、保存及查阅复制的规定。作为进入临床实习的医务人员来讲，应注意熟悉掌握《病历书写基本规范》、《医疗机构病历管理规定》等相关法律法规，避免出现违反相关规定的情形。鉴于就病历书写方面应当注意的问题，在本书中有专章介绍，在此不再赘述。

就规范病历的保管、复印、封存的问题，应特别注意：

（1）建立完善病历的保管、借阅等制度，妥善保管病历。

（2）患者住院期间或出院后，应有专人负责收集整理各种检验报告单、病理报告单等等，并对病程记录是否已经完整打印进行检查，确保病历的完整性，避免被认定为隐匿病历。

（3）关于复制病历的内容：《医疗事故处理条例》以及2013版《医疗机构病历管理规定》对是否可以复制主观病历（即《医疗事故处理条例》第十六条规定的病程记录、死亡讨论记录、会诊记录等）仍然未作出明确规定。从上述规定中采取例举方式表述的可以复制的病历内容来看，不包括主观病历。

但《侵权责任法》第五十八条规定,患者有损害,因隐匿或者拒绝提供与纠纷有关的病历资料等情形的,推定医疗机构有过错。上述主观病历应当说是与纠纷有关的病历资料,患方可能会以该条规定要求医院提供复制主观病历。该问题尚需有关立法部门予以进一步明确。

(4) 关于病历未完成时是否可以复制、封存的问题:2013 版《医疗机构病历管理规定》明确规定:病历尚未完成,需要复制、封存病历时,可以对已完成病历先行复印、封存,当医师按照规定完成病历后,再对新完成部分进行复制、封存。

(5) 关于封存的形式:2013 版《医疗机构病历管理规定》明确规定签封的病历是复制件,并规定未完成的病历在封存后,病历原件可以继续记录和使用。

(6) 疑似输液、输血、注射、药物等引起不良后果的,医患双方应当共同对现场实物进行封存和启封,封存的现场实物由医疗机构保管;需要检验的,应当由双方共同指定的、依法具有检验资格的检验机构进行检验;双方无法共同指定时,由卫生行政部门指定。

特别要注意的是,疑似输血引起不良后果,需要对血液进行封存保留的,医疗机构应当通知提供该血液的采供血机构派员到场。

(7) 对有医疗争议的涉及医疗器械的案例,患者体内的医疗器械取出后,应由医患双方进行封存;交由患方保管的,应由患方签收,并将签收单妥善保存于病历之中。

(8) 根据《侵权责任法》的规定,紧急情况下,不能取得患者或者其近亲属同意时,医院有权在完善有关批准手续后,实施相应的医疗措施。因此,应当完善医疗机构负责人或者授权的负责人批准的手续并将有关证据保存于病历当中。

(9) 复制病历时,应按照规定要求对方提供相关证明文件:患方要求复印病历资料的,应按照《医疗机构病历管理规定》要求患方提供相关的证明材料;涉及公安、司法机关、人力资源社会保障、保险以及负责医疗事故技术鉴定的部门因办理案件、依法实施专业技术鉴定、医疗保险审核或仲裁、商业保险审核等需要,提出审核、查阅或者复制病历资料要求的,医疗机构应当在对方出具调取病历的法定证明、经办人本人有效身份证明、有效工作证明后予以协助并注意妥善保管相关手续资料;保险机构因商业保险审核等需要,提出审核、查阅或者复制病历资料要求的,还应当提供保险合同复印件、患者本人或者其代理人同意的法定证明材料;患者死亡的,应当提供保险合同复印件、死亡患者法定继承人或者其代理人同意复印的法定证明材料。

(10) 就病历保管的年限,根据 2013 版《医疗机构病历管理规定》:门(急)诊病历由医疗机构保管的,保存时间自患者最后一次就诊之日起不少于 15 年;住院病历保存时间自患者最后一次住院出院之日起不少于 30 年。

3. 案例参考

某医疗机构因搬家将某患者病历遗失,后该患者以医疗机构误诊误治对其造成损害为由状告医院,医院在诉讼中无法提供病历资料,法院认定该医院不能提供病历,属于举证不能,应当承担赔偿责任。

**(十一) 关于患者隐私权保护的规定(第六十二条)**

1. 条文内容

第六十二条　医疗机构及其医务人员应当对患者的隐私保密。泄露患者隐私或者未经患者同意公开其病历资料,造成患者损害的,应当承担侵权责任。

2. 条文解读

本条是关于患者隐私保护的规定。所谓隐私,是指自然人不愿向他人披露的私人信息。患者到医院就医时,医务人员要了解患者的病情、现病史、既往史、家族史等,要根据患者的陈述和相关检查制作门诊或住院病历,在必要的情况下,还需对患者的身体进行接触等,如果医务人员不注意保护患者的隐私,将可能给患者造成损害。

实践中,医疗机构及其医务人员侵犯患者隐私权的情况包括:泄露患者的隐私、未经患者同意公开其病历资料等。进入临床实习的医务人员要避免上述情形的发生,对诊疗过程中知悉的患者隐私,应当尽到保密义务,不应擅自向媒体、其他单位、他人公开。患方或其他机构要求复印病历资料的,应按照《医疗机构病历管理规定》的规定,要求复印申请方提供相关的证明材料;如果医务人员写研究文章需要引用某位患者的病历资料、照片的,应对能够辨识患者身份、相貌的内容进行处理,避免泄露患者隐私。

需要特别提示的是关于对艾滋病患者隐私保护问题。根据《艾滋病防治条例》的规定,对初筛和确诊为HIV阳性的患者,应当告知其本人;只有当本人为无民事行为能力人或限制行为能力人时,才能告知其监护人。如果告知的对象是患者的监护人,请注意审核监护人的身份,避免发生告知对象错误泄露患者隐私的情形。

3. 案例参考

某医疗机构将某HIV病毒初筛检查阳性患者的情况向媒体透露,违反了《艾滋病防治条例》关于未经本人或者其监护人同意,任何单位或者个人不得公开艾滋病病毒感染者病史资料等的规定,被判向患者承担5000元精神抚慰金。

**（十二） 关于禁止过度检查行为的规定（第六十三条）**

1. 条文内容

第六十三条　医疗机构及其医务人员不得违反诊疗规范实施不必要的检查。

2. 条文解读

本条是关于医疗机构及其医务人员不得实施不必要检查的规定。究竟什么是"不必要的检查",目前没有统一的规定,需要医务人员在诊疗过程中按照诊疗规范去把握,既注意尽量避免实施不必要的检查,也要注意应该实施的必要检查措施一定要进行,否则,有可能被认定为未尽注意义务。如果医生认为不必要做的检查而患者要求做的,应当向患方进行告知,并让患者或其家属签字为证。

3. 案例参考

某患者因"蛛网膜下腔出血、左侧后交通动脉瘤、原发性高血压病"入院。入院后经完善术前检查,患者有手术适应证,无手术禁忌证,知情同意后,医院为患者实施"右股动脉插管选择性全脑血管造影+左颈内动脉支架植入+左后交通动脉瘤血管内栓塞术"。术后患者发生出血等相关并发症,经抢救无效死亡。后患方诉至法院,认为医院为患者实施的支架植入手术属于过度治疗,要求退还手术费用。本案经鉴定,鉴定机构认为医院手术方法恰当,术前医方已履行告知义务,手术操作规范,无过错,不存在过度治疗;患者死亡原因系其疾病本身及术后出血(脑干)并发症所致。法院驳回了原告的诉讼请求。

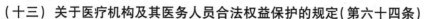

**（十三）关于医疗机构及其医务人员合法权益保护的规定（第六十四条）**

1. 条文内容

第六十四条 医疗机构及其医务人员的合法权益受法律保护。干扰医疗秩序，妨害医务人员工作、生活的，应当依法承担法律责任。

2. 条文解读

本条是关于维护医疗机构及其医务人员合法权益的规定。当前，医患矛盾属于社会关注的焦点问题之一，公安部、卫计委于2013年出台了《关于加强医院安全防范系统建设指导意见》，规定通过人防（按照不低于在岗医务人员总数的3%或20张病床1名保安或日均门诊量的3‰的标准配备保安）、物防、技防三级防护体系构建"平安医院"，以防止恶性"医闹"。本条规定的干扰医疗秩序，妨害医务人员工作、生活依法应承担的法律责任包括民事赔偿责任、行政责任、刑事责任。

（1）民事赔偿责任：包括要求致害人承担医疗费、误工费、被抚养人生活费、残疾赔偿金、精神抚慰金等。

（2）行政责任：对干扰医疗秩序，妨害医务人员工作、生活的人，可以根据《治安管理处罚法》的规定处以警告、罚款、拘留等治安处罚。

（3）刑事责任：构成轻伤以上的伤害可以追究致害人刑事责任。医疗机构与医务人员要采取切实有效的措施，防止暴力伤医事件的发生，医务人员在受到伤害后，应及时到医院就诊，进行伤情鉴定，追究致害人的刑事责任。

3. 案例参考

某患者家属在患者死亡后，认为医院有过错导致了患者的死亡，将经治医师砍成重伤。医院报警后，公安机关立案侦查，检察院提起公诉，经法院审理后，该患者家属被认定构成故意伤害罪，判处有期徒刑8年。

## 二、《执业医师法》解读

**（一）立法目的**

为了加强医师队伍的建设，提高医师的职业道德和业务素质，保障医师的合法权益，保护人民健康，制定《执业医师法》。

**（二）主要内容**

《执业医师法》对医师资格考试和注册、执业规则、考核和培训、法律责任等作出了明确规定。限于篇幅，着重就《执业医师法》中关于执业规则和法律责任进行解读。

**（三）医师在执业活动中享有的权利（第二十一条）**

1. 条文内容

第二十一条 医师在执业活动中享有下列权利：

（1）在注册的执业范围内，进行医学诊查、疾病调查、医学处置、出具相应的医学证明文件，选择合理的医疗、预防、保健方案；

（2）按照国务院卫生行政部门规定的标准，获得与本人执业活动相当的医疗设备基本条件；

（3）从事医学研究、学术交流，参加专业学术团体；

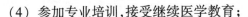

（4）参加专业培训，接受继续医学教育；

（5）在执业活动中，人格尊严、人身安全不受侵犯；

（6）获取工资报酬和津贴，享受国家规定的福利待遇；

（7）对所在机构的医疗、预防、保健工作和卫生行政部门的工作提出意见和建议，依法参与所在机构的民主管理。

2. 条文解读

本条是对医师在执业活动中享有的权利所作的规定。在上述各项权利中，关于如何理解医师有权选择合理的医疗、预防、保健方案的问题，目前存在较大的争议。有观点认为，虽然法律作出了这个规定，但是医师在选择了合理的医疗、预防、保健方案后，应当向患方告知，并征得患方的同意，否则，应当承担未尽告知义务的法律责任；另有观点认为，既然法律已经明确规定了医师有权选择，那么，医师就没有必要征得患方的同意，只要该方案的选择符合诊疗规范，就不应当承担赔偿责任。对此，目前尚无统一的观点。实践中也出现了为了符合关于知情同意权的规定，医师可能告知患方各种治疗方案，让患方选择，患方无所适从的局面。如何协调医师和患方的选择权，已成为立法者应当关注的问题。鉴于目前相关法律明确规定了患方的知情同意权问题，实习生在进入临床实习时，应注意相关法律关于知情同意权的规定，尽到告知义务。

3. 案例参考

某患者因"左颊部包块2个月"入院，术前取活检送病检报告为"〈左颊黏膜〉高分化鳞状细胞癌"，在全麻下行"左颊颌颈联合根治术+组织补片修补术"。出院诊断：〈左颊部〉鳞状细胞癌（Ⅰ级）。手术后进一步诊治和放化疗，期间有所改善，但一年多后患者死亡。患者死亡后，患者家属质疑手术方案错误等导致了患者的死亡。该案经鉴定，鉴定机构认为：医院对患者诊断左颊部鳞状细胞癌（Ⅰ级）明确，手术指征明确，医方有权选择合理的医疗方案，本案中，医院手术方式选择得当，且尽到了告知义务，患者的死亡与医疗行为之间不存在因果关系。法院判决驳回了原告的诉讼请求。

**（四）医师在执业活动中应当履行的义务（第二十二条）**

1. 条文内容

第二十二条 医师在执业活动中履行下列义务：

（1）遵守法律、法规，遵守技术操作规范；

（2）树立敬业精神，遵守职业道德，履行医师职责，尽职尽责为患者服务；

（3）关心、爱护、尊重患者，保护患者的隐私；

（4）努力钻研业务，更新知识，提高专业技术水平；

（5）宣传卫生保健知识，对患者进行健康教育。

2. 条文解读

本条是关于医师在执业活动中应当履行的义务的规定。关于医师在执业活动中应当履行的义务，在《侵权责任法》、《医疗事故处理条例》等相关法律法规中都有规定，此处集中规定了医师应当履行包括：遵守诊疗规范、遵守职业道德、保护患者隐私、提高专业技术水平、进行健康教育等方面的义务。如果违反上述规定，将受到相应的处罚。

3. 案例参考

某患者因右上颌第一磨牙急性牙髓炎行牙髓治疗。经治医生为患者行根管预备时,将用于根管消毒的 2% 氯胺 T 钠当作 2% 普鲁卡因行局部浸润麻醉。药物注射 2 分钟后,患者出现剧烈恶心呕吐,急查血压 180/110mmHg,脉搏 110 次/分,即行紧急救治并收治入院。2 小时后患者血压降至 150/80,头痛恶心症状缓解。患者以打错针为由要求赔偿。

本案是经治医生疏忽大意错误使用局麻药,引起患者血压升高等损害事实的案例。过错与损害结果之间有明显因果关系。虽因没有造成明显的人身损害,不构成医疗事故,但显然违反了《执业医师法》关于应当履行医师职责,尽职尽责为患者服务的规定,并且根据《侵权责任法》的规定,因过错造成了患者的损害,应当承担相应的赔偿责任。

### (五) 医师必须亲自诊疗和签署文件的原则 (第二十三条)

1. 条文内容

第二十三条　医师实施医疗、预防、保健措施,签署有关医学证明文件,必须亲自诊查、调查,并按照规定及时填写医学文书,不得隐匿、伪造或者销毁医学文书及有关资料。

医师不得出具与自己执业范围无关或者与执业类别不相符的医学证明文件。

2. 条文解读

本条是对医师出具医学证明文件的规定。现实中,存在医师因各种原因未经亲自诊查、调查,签署有关医学证明文件的情况;而隐匿、伪造或者销毁医学文书及有关资料既违反了职业道德,更是一种严重违法行为。因此,《执业医师法》对上述行为作出了明确的禁止性规定。进入临床实习的医务人员从走上工作岗位时起就要特别注意上述问题。

3. 案例参考

某人由于不满用人单位对其工作岗位进行的调整,以身患各种疾病为由,长期病休在家,每隔 1 周、半月,就让人送来一张假条。用人单位根据病假条所载的情况发现,其所患疾病多达十几种,而且一场病接着一场病,这个病的病假到期,那个病正好发作。经调查,原来,该人员在医院有熟人,医师根据其要求未经任何诊查,就为其开具病假条,而且出现了骨科医生开具妇科假条的情况。这种开"人情假条"、出具与自己执业范围无关或者与执业类别不相符的假条的行为已经违反了《执业医师法》的规定,将可能按照《执业医师法》第三十七条的规定受到警告、责令暂停执业、吊销执业证书等处罚。

### (六) 对急危患者不得拒绝急救处置原则 (第二十四条)

1. 条文内容

第二十四条　对急危患者,医师应当采取紧急措施进行诊治;不得拒绝急救处置。

2. 条文解读

本条是关于医师不得拒绝救治的规定。现实中,存在患者因经济困难不能及时缴纳医疗费得不到及时救治的情况,也存在因医院规避责任对病重患者进行推诿等情况,为避免因上述原因导致患者得不到及时救治,《执业医师法》专门规定:对急危患者,医师应当采取紧急措施进行诊治;不得拒绝急救处置。《医疗机构管理条例》第三十一条也规定,医疗机构对危重患者应当立即抢救,对限于设备或技术条件不能诊治的患者,应当及时转诊。因此,医疗机构在提供医疗服务的过程中,对于急危重患者应履行立即抢救的义务。

作为实习医务人员,应当明确自己救死扶伤的职责。对经济困难无法及时交费的患者,应当积极施救,至于其与医院之间的欠费,需要通过诉讼或其他途径催缴;对属于本医疗机构诊治范围内的急危患者,应积极进行急救处置,对不属于本医疗机构诊治范围内的急危患者,应在采取必要的急救措施后告知其及时前往其他医院救治。否则,将可能按照《执业医师法》第三十七条的规定受到警告、责令暂停执业、吊销执业证书等处罚。

3. 案例参考

某患儿因呼吸急促,四肢发冷到某医院急诊,由于该院没有开设小儿急诊,护士建议患儿父母将患儿转到附近医院的小儿急诊科抢救。转院后,患儿经抢救无效死亡。经尸体检验,该患儿符合婴幼儿猝死综合征。患方将第一家医院告上法庭,认为由于第一家医院拒绝救治导致患儿死亡,要求医院承担赔偿责任。

法院经审理后认为:根据《执业医师法》第二十四条、《医疗机构管理条例》第三十一条的规定,医疗机构对危重患者应当立即抢救,对限于设备或技术条件不能诊治的患者,应当及时转诊。本案中,患儿到医院急诊就诊时,即便医院没有开设小儿急诊,也应当于第一时间采取必要的抢救措施以努力挽救患儿生命,再根据实际情况决定是否采取转诊措施,但医院护士只是建议其到其他医院小儿急诊科抢救而未采取任何急救措施,显然不符合上述法律法规的规定。由于医院在为患儿提供医疗服务的过程中,存在以上不当行为,对患儿的抢救造成了一定程度的延误,减低了患儿可能获救的机会,应承担相应的民事责任。另一方面,本案经尸检及医疗事故鉴定,患儿为婴儿猝死综合征死亡,其病情发展极为迅速,故患儿自身的病情是导致其死亡的主要因素,医院所造成的延误对其死亡的影响较为轻微。因此,法院根据医方的过错程度以及患方的损失大小,酌情确定医院应赔偿 15 000 元给患方,驳回原告的其他诉讼请求。

**(七) 药品、消毒药剂和医疗器械的使用原则(第二十五条)**

1. 条文内容

第二十五条 医师应当使用经国家有关部门批准使用的药品、消毒药剂和医疗器械。

除正当诊断治疗外,不得使用麻醉药品、医疗用毒性药品、精神药品和放射性药品。

2. 条文解读

本条是关于药品、消毒药剂和医疗器械的使用原则的规定。医疗活动中,每天都大量使用着药品、消毒药剂和医疗器械。医疗机构在使用时,应严格按照《药品管理法》、《医疗器械监督管理条例》等法律法规的规定执行——在购进药品时,必须建立并执行进货检查验收制度,验明药品合格证明和其他标识;不符合规定要求的,不得购进和使用;在使用医疗器械时,不得使用未经注册、无合格证明、过期、失效或者淘汰的医疗器械;对麻醉药品、医疗用毒性药品、精神药品和放射性药品只能用于正当诊断治疗,避免滥用。就药品、消毒药剂和医疗器械缺陷导致的侵权责任承担问题,在《侵权责任法》中已有明确规定,即医疗机构对使用缺陷药品、消毒药剂、医疗器械,将承担无过错的赔偿责任,但只有在有过错的情况时,才承担最终的赔偿责任;否则,最终的赔偿责任由缺陷药品、消毒药剂和医疗器械的生产者承担。

3. 案例参考

某食品药品监督管理局接到患者投诉,某医疗机构购进无注册证、无合格证明的医疗器械,并投入使用。经检查,发现投诉情况属实,对其作出没收违法所得,并处罚款的处罚决定。医疗机构不服该行政处罚决定,提起行政诉讼。法院经审理后认为,根据《医疗器械监督管理条例》第二十六条的规定,医疗机构不得使用未经注册、无合格证明、过期、失效或淘汰的医疗器械,故医药器械经营企业和医疗机构经营使用的医疗器械必须要有产品注册证和合格证,且两证内容相符。本案中,经审理查明医疗机构在购进医疗器械时未尽谨慎、注意义务,使用无注册证、无合格证明的医疗器械的事实清楚,证据充分,食品药品监督管理局作出没收违法所得处罚并处罚款的决定于法有据。判决驳回了医院的诉讼请求。

### (八) 医师应当如实告知的原则(第二十六条)

**1. 条文内容**

第二十六条　医师应当如实向患者或者其家属介绍病情,但应注意避免对患者产生不利后果。

医师进行实验性临床医疗,应当经医院批准并征得患者本人或者其家属同意。

**2. 条文解读**

本条是关于医师应当如实履行告知义务的规定。相关内容在《侵权责任法》的解读中已做介绍。在此不再赘述。

关于药物临床试验,食品药品监督管理局发布的《药物临床试验质量管理规范》明确定义了临床试验,即任何在人体(患者或健康志愿者)进行药物的系统性研究,以证实或揭示试验药物的作用、不良反应及(或)试验药物的吸收、分布、代谢和排泄,目的是确定试验药物用于人体的疗效与安全性。作为即将进入临床实践的医务人员应当切记,不得擅自进行药物临床试验。进行药物临床试验前,申办者应按国家法律、法规等有关规定,向国家食品药品监督管理局递交临床试验的申请,在获得国家食品药品监督管理局批准并取得伦理委员会批准件后方可按方案组织临床试验。在药物临床试验中,必须对受试者的个人权益给予充分的保障,必须向受试者说明试验目的、受试者预期可能的受益和风险等有关临床试验的详细情况并征得患者本人或者其家属同意。否则,将可能按照《执业医师法》第三十七条的规定受到警告、责令暂停执业、吊销执业证书等处罚。

**3. 案例参考**

某患者患有糖尿病多年,平时使用药物治疗,血糖控制尚可。后经推荐参加了某"重组人胰岛素"注射液Ⅲ期临床试验。后患者认为医院在进行药物试验时未尽告知义务,且该临床试验导致其肾功能严重受损,遂诉至法院,要求医疗机构和申办者承担赔偿责任。

法院经审理后认为:两被告未充分履行知情同意义务,侵害了原告的自我决定权,给原告造成了精神损害。药物试验前,两被告未充分向原告告知说明药物试验相关情况及原告病情,特别是参加试验对原告肾脏可能的影响;试验治疗过程中医院未向原告充分说明血糖控制不理想对于原告糖尿病性肾病可能的影响。因此原告同意并继续参加药物试验,是在被告未充分说明的情况下所作出的决定。由于在药物试验中原告的人格尊严得不到尊重,且原告是在不清楚自己病情的情况下参加药物试验,在试验过程中又出现糖尿病性肾病的临床症状,原告由此产生愤怒、恐惧、焦虑、后悔、沮丧、不知所措等不良情感完全是人之常情,所以原告的精神痛苦是客观存在的。因此原告主张赔偿精神抚慰金的请求本院予以支

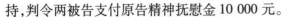

持,判令两被告支付原告精神抚慰金10 000元。

**（九）医师不得牟取不正当利益原则（第二十七条）**

1. 条文内容

第二十七条　医师不得利用职务之便,索取、非法收受患者财物或者牟取其他不正当利益。

2. 条文解读

本条是关于医师不得牟取不正当利益的规定。国家卫生和计划生育委员会、国家中医药管理局于2013年12月发布了《关于印发加强医疗卫生行风建设"九不准"的通知》,明确规定:医疗卫生人员应当恪守医德、严格自律。严禁索取或收受患者及其亲友的现金、有价证券、支付凭证和贵重礼品。应当说,这是新形势下对《执业医师法》规定的医师不得牟取不正当利益原则的进一步强化。作为进入临床实习的医务人员,从执业伊始,就应当铭记医德和自己的责任,不得利用职务之便牟取不正当利益。否则,将可能按照《执业医师法》第三十七条的规定受到警告、责令暂停执业、吊销执业证书等处罚,构成犯罪的,将被依法追究刑事责任。

3. 案例参考

有关内容将在对关于商业贿赂犯罪司法解释的解读中进行阐述。在此不再赘述。

**（十）紧急情况时服从调遣原则（第二十八条）**

1. 条文内容

第二十八条　遇有自然灾害、传染病流行、突发重大伤亡事故及其他严重威胁人民生命健康的紧急情况时,医师应当服从县级以上人民政府卫生行政部门的调遣。

2. 条文解读

本条是关于医师在紧急情况时应当服从调遣的规定。根据本条规定,医务人员对严重威胁人民生命健康的紧急情况,有服从有关机关指挥的义务。否则,将可能按照《执业医师法》第三十七条的规定受到警告、责令暂停执业、吊销执业证书等处罚。

3. 案例参考

某地发生传染病流行,当地卫生局要求某医疗机构派出两名医生和护士前往疫区,但该医疗机构的其中1名医生不服从调遣,拒绝前往,当地卫生主管部门遂根据《执业医师法》第三十七条关于"对于不服从卫生行政部门调遣的,可以给予警告或者责令暂停6个月以上,1年以下的执业活动;情节严重的,吊销其医师执业证书;构成犯罪的,依法追究刑事责任"的规定,给予该医生警告处分。

**（十一）及时报告原则（第二十九条）**

1. 条文内容

第二十九条　医师发生医疗事故或者发现传染病疫情时,应当按照有关规定及时向所在机构或者卫生行政部门报告。

医师发现患者涉嫌伤害事件或者非正常死亡时,应当按照有关规定向有关部门报告。

2. 条文解读

本条是对医疗事故或传染病疫情等及时报告的规定。《医疗事故处理条例》第十四条规定:发生医疗事故的,医疗机构应当按照规定向所在地卫生行政部门报告。《传染病防治法》第三十条对疫情报告作出了规定:a. 责任疫情报告人:为疾病预防控制机构、医疗机构和采供血机构,及其执行职务的人员和乡村医师、个体开业医师;b. 属地管理原则:即任何单位和个人发现传染病患者后,按照行政管理区域,及时报告所在地县级疾病预防控制机构,再由县级疾病预防控制机构逐级上报或者进行直报;c. 疫情报告的内容、程序、方式和时限:原卫生部颁布的《突发公共卫生事件与传染病疫情监测信息报告管理办法》第十八条明确规定了报告的内容、程序、方式和时限。医务人员应当对上述规定有一定的了解,更好地履行医师的职责。

3. 案例参考

2003 年 1 月 2 日,广东省卫生厅接到河源市人民医院一份传真函称:该院收治两例重症肺部感染患者(已转广州住院治疗)后,7 名医护人员感染发病。省卫生厅立即派出专家组赶赴现场协助调查处理。因这类肺炎患者的临床症状与典型肺炎不同,卫生部门将该病命名为"传染性非典型肺炎"(简称"非典")。在本案例中,医师发现可疑传染病疫情时,及时向所在机构或者卫生行政部门进行了报告。

## 三、《医疗事故处理条例》解读

### (一) 立法目的和目前的法律地位

为了正确处理医疗事故,保护患者和医疗机构及其医务人员的合法权益,维护医疗秩序,保障医疗安全,促进医学科学的发展,制定本条例。《医疗事故处理条例》于 2002 年 9 月 1 日开始实施。条例实施以来,对正确处理医疗事故起到了重要的作用,但是,由于条例规定不属于医疗事故的,医疗机构不承担赔偿责任。长期以来,就不构成医疗事故是否应当赔偿以及赔偿的标准问题一直处于争议的状态,医疗纠纷法律适用上出现双轨制的局面,即若构成医疗事故,医院承担赔偿责任时按照条例的项目和标准进行赔偿;若不构成医疗事故,但存在因过错导致患者损害的,医院按照《民法通则》的规定承担赔偿责任,参照人身损害赔偿司法解释规定的项目和标准进行赔偿,而其赔偿标准高于构成医疗事故的赔偿标准。

《侵权责任法》实施后,其作为高位阶的法律,成为解决医疗损害责任纠纷的统一法律依据,《医疗事故处理条例》在审理医疗损害责任纠纷案件中已经处于边缘化的地步。不过,条例并没有被废止,仍属于现行有效的行政法规,作为实习医务人员,对条例中规定的医疗事故的预防和处置、医疗事故的行政处理、处罚等内容仍要了解掌握。本节主要对医疗事故的预防和处理进行解读。

### (二) 医疗事故的分级

根据《医疗事故处理条例》第四条的规定,根据对患者人身造成的损害程度,医疗事故分为四级:

一级医疗事故:造成患者死亡、重度残疾的;

二级医疗事故:造成患者中度残疾、器官组织损伤导致严重功能障碍的;

三级医疗事故:造成患者轻度残疾、器官组织损伤导致一般功能障碍的;

四级医疗事故:造成患者明显人身损害的其他后果的。

**（三）不属于医疗事故的情形**

根据《医疗事故处理条例》第三十三条的规定,有下列情形之一的,不属于医疗事故:

（1）在紧急情况下为抢救垂危患者生命而采取紧急医学措施造成不良后果的;

（2）在医疗活动中由于患者病情异常或者患者体质特殊而发生医疗意外的;

（3）在现有医学科学技术条件下,发生无法预料或者不能防范的不良后果的;

（4）无过错输血感染造成不良后果的;

（5）因患方原因延误诊疗导致不良后果的;

（6）因不可抗力造成不良后果的。

需要提示的是,虽然根据条例的规定,上述情形不属于医疗事故,医院不承担赔偿责任,但是,根据《侵权责任法》的规定,按照过错责任原则,医院只要有过错并造成了损害,就应承担相应的赔偿责任。此外,《侵权责任法》第六十条对医院不承担赔偿责任的情形做了新的规定,删去了无过错输血感染造成不良后果不承担责任的内容。根据《侵权责任法》的规定,即使医院在输血过程中没有过错,仍然要根据患方的诉请先行承担赔偿责任,在承担责任后,可以向血液提供机构追偿。

**（四）医疗事故的预防与处置**

《医疗事故处理条例》对医疗事故的预防和处置做了明确的规定,实习医务人员有必要熟悉了解。

1. 医疗机构病历管理（第八条）

（1）条文内容:

第八条 医疗机构应当按照国务院卫生行政部门规定的要求,书写并妥善保管病历资料。

因抢救急危患者,未能及时书写病历的,有关医务人员应当在抢救结束后6小时内据实补记,并加以注明。

（2）条文解读:

本条是关于医疗机构病历书写保管的规定。就该问题,在本书其他章节中将进行介绍,在此不再赘述。

（3）案例参考:

某患者术后发生并发症,经抢救无效死亡。患者死亡后,其家属复印了患者部分"客观病历",并同时与医院共同封存了"主观病历",由医院保管。患者死亡后,医院在6个小时内补记了抢救记录,但该抢救记录未能封存。该案进入诉讼后,患方以封存病历中没有抢救记录为由不同意将医院补记的抢救记录作为鉴定材料。法院经审理后认为:根据《医疗事故处理条例》的规定,因抢救急危患者,未能及时书写病历的,有关医务人员应当在抢救结束后6小时内据实补记。本案中,由于患者死亡时尚未书写抢救病历,医院在患者死亡后6个小时内补记抢救记录,符合相关法律法规的规定,遂对该抢救记录的真实性、合法性、关联性予以认定,并将其作为了鉴定材料。

2. 尸检问题（第十八条）

（1）条文内容:

第十八条 患者死亡,医患双方当事人不能确定死因或者对死因有异议的,应当在患者死亡后 48 小时内进行尸检;具备尸体冻存条件的,可以延长至 7 日。尸检应当经死者近亲属同意并签字。

尸检应当由按照国家有关规定取得相应资格的机构和病理解剖专业技术人员进行。承担尸检任务的机构和病理解剖专业技术人员有进行尸检的义务。

医疗事故争议双方当事人可以请法医病理学人员参加尸检,也可以委派代表观察尸检过程。拒绝或者拖延尸检,超过规定时间,影响对死因判定的,由拒绝或者拖延的一方承担责任。

(2) 条文解读:

本条是关于患者死亡后尸检的规定。虽然在该规定中,并未要求由医疗机构告知患方是否应当尸检,但是,在司法实践中,法院普遍认为,由于医疗机构是专业机构,患者死亡后,死因是否明确,应由专业机构判定,因此,如果存在死因不明的情况,应当由医方向患方提出尸检建议。由于患者死亡时,其病理性死因并不明确,尤其是一些司法鉴定机构明确告知:如果患者死亡后未做尸检,不对医疗行为与死亡后果是否存在因果关系进行鉴定,而只对医疗行为对死亡是否有促进作用进行鉴定,因此,建议医疗机构在患者死亡后,明确提出尸检的建议,并向患方书面告知尸检的原因、目的、拒绝配合尸检的后果、尸检的时间等,如果患方拒绝签收尸检告知书的,应当通过录音录像等固定告知的证据。避免因患者死亡后未做尸检,由医疗机构承担举证不能的责任。

(3) 案例参考:

某患者住院期间经抢救无效死亡。死亡诊断:感染、呼吸衰竭、多器官功能衰竭等。虽然患者最后死于感染和呼吸衰竭、多器官功能衰竭,但是,肺部感染的性质是什么等,需要通过尸检才能明确,经医院与患方沟通,患方不同意尸检并在医患沟通表上签字:不尸检。经医学会鉴定后认为:因未作尸解,不能最终明确肺部病变的性质,故不能认定医疗行为与患者最终的死亡是否存在因果关系,不能判定本案是否构成医疗事故。法院经审理后认为,虽然患方在医患沟通表上签署了"不尸检",但是在该医患沟通表上,医方未告知尸检的原因、目的、拒绝配合尸检的后果、尸检的时间等,故对鉴定不能认定医疗行为与患者最终的死亡是否存在因果关系存在过错,应由医院承担部分举证不能的责任,判令医院承担了部分赔偿责任。

3. 尸体存放、处理问题(第十九条)

(1) 条文内容:

第十九条 患者在医疗机构内死亡的,尸体应当立即移放太平间。死者尸体存放时间一般不得超过 2 周。逾期不处理的尸体,经医疗机构所在地卫生行政部门批准,并报经同级公安部门备案后,由医疗机构按照规定进行处理。

(2) 条文解读:

本条是对尸体处理、存放的规定。现实中,经常出现患者死亡后,由于医患双方存在纠纷,患方拒绝处理尸体的情况。2012 年原卫生部、公安部《关于维护医疗机构秩序的通告》规定:患者在医疗机构死亡后,必须按规定将遗体立即移放太平间,并及时处理。未经医疗机构允许,严禁将遗体停放在太平间以外的医疗机构其他场所。2013 年卫计委办公厅、公安部办公厅《关于维护医疗秩序打击涉医违法犯罪专项行动方案》规定:对在医疗机构拉横幅、摆设花圈、设灵堂、违规停尸等,致使医疗机构诊疗活动无法进行、侵害人民群众合法就医权益的,公安机关接报警后应当立即采取果断措施,及时控制现场,维护正常医疗秩序;对不听劝导、不肯停止过激行为,构成违反治安管理行为的,要依据《治安管理处罚法》有关规定进行查处;构成犯罪的,要依法追究刑事责任。上述规定的出台,将对遏制上述违法行为起到积极作用。

现实中,也会遇到无法联系家属、患者欠费家属不愿出面处理尸体等情况,此种情形下,应根据《医疗事故处理条例》等法律法规的规定,以发函、发公告等形式,要求死者的家属在规定时间内处理尸体,对逾期不处理的尸体,报卫生主管部门批准,并报同级公安机关备案后委托殡仪馆进行处理。

(3)案例参考:

某患者系交通事故被送往医院抢救的患者,经抢救无效死亡。住院期间及患者死亡后,医院均无法联系到其家属,根据《医疗事故处理条例》的规定,在死者尸体移送太平间存放超过规定时间后,遂上报卫生局批准,并报同级公安局备案后委托殡仪馆火化处理。

4. 医疗事故鉴定(第二十条)

(1)条文内容:

第二十条 卫生行政部门接到医疗机构关于重大医疗过失行为的报告或者医疗事故争议当事人要求处理医疗事故争议的申请后,对需要进行医疗事故技术鉴定的,应当交由负责医疗事故技术鉴定工作的医学会组织鉴定;医患双方协商解决医疗事故争议,需要进行医疗事故技术鉴定的,由双方当事人共同委托负责医疗事故技术鉴定工作的医学会组织鉴定。

(2)条文解读:

本条是关于发生医疗事故争议后,进行医疗事故鉴定的规定。关于医疗事故鉴定,在《医疗事故处理条例》和《医疗事故技术鉴定暂行办法》等相关法律法规中均做了规定。根据本条的规定,医疗事故鉴定的提起方式包括由卫生主管部门委托医学会鉴定和由医患双方共同委托医学会进行鉴定。此外,医疗纠纷案件诉至法院后,也可以由法院委托医学会进行医疗事故鉴定。不过,《侵权责任法》实施后,进入诉讼的医疗损害责任纠纷案件的鉴定,更多地已经委托各司法鉴定机构进行,医学会受理的医疗事故鉴定多是由卫生部门委托或医患双方共同委托进行。

关于医疗事故鉴定专家库的建立、医疗事故鉴定的提起、受理、专家鉴定组的组成、鉴定的程序等,在《医疗事故技术鉴定暂行办法》中做了明确的规定。

(3)案例参考:

某患者认为医疗机构在对其进行诊治过程中存在过错,向卫生局提出医疗事故争议处理,卫生局委托医疗机构所在地的市级医学会进行了鉴定,经鉴定,不构成医疗事故,患者不服,申请省级医学会进行鉴定。省医学会的鉴定结论与市医学会的鉴定结论一致。鉴定报告作出后,患者向法院提起了诉讼。诉讼过程中,患方认为其主张的是医院存在过错导致其损害后果,并不主张医疗事故损害赔偿责任,申请进行司法过错鉴定,法院遂委托某司法鉴定所进行了鉴定。司法鉴定报告认为医院的诊疗行为符合诊疗常规,但是未尽到告知义务。

法院经审理后认为,根据司法鉴定报告,医院存在未尽到告知义务的过错,虽然该过错与患者的损害后果没有因果关系,但是医院侵犯了患者的知情权,给其造成了精神损害,判令医院承担了部分赔偿责任。

5. 关于医疗事故争议的解决(第四十六条)

(1) 条文内容:

第四十六条　发生医疗事故的赔偿等民事责任争议,医患双方可以协商解决;不愿意协商或者协商不成的,当事人可以向卫生行政部门提出调解申请,也可以直接向人民法院提起民事诉讼。

(2) 条文解读:

本条是关于如何解决医疗事故民事赔偿争议的规定。根据该规定,医疗事故争议可以通过医患双方自行协商解决、卫生行政部门调解解决、向法院提起诉讼的方式解决。医患双方自行协商即俗话所说的私了,在通过私了的方式协商解决医疗纠纷的过程中,为保证协议的合法有效性,应当注意以下几点:

a. 应遵循自愿、平等、合法的原则;

b. 应签订书面的协议;

c. 应注意签订协议的主体,医方应以医疗机构的名义签订协议,患方应由本人或其法定代理人,患者已经死亡的,应由第一顺位继承人共同签署;

d. 应在协议中载明纠纷原因、性质,如果已经做了医疗事故鉴定或司法过错鉴定的,可以载明鉴定报告书的文号和鉴定结果;

e. 载明具体赔偿数额、赔偿范围、付款时间以及各方不得反悔等内容。

需要说明的是,医患双方自行签署的协议书不具有强制执行力,要更好地保证协议书的效力,可以通过人民调解委员会调解的办法,达成调解协议后,可以按照《最高人民法院关于人民调解协议司法确认程序的若干规定》,由医患双方共同向主持调解的人民调解委员会所在地基层人民法院或者它派出的法庭申请司法确认。如果赔偿金额较大,也可以考虑医患双方共同配合,由患方诉至法院,通过速裁由法院下达民事调解书。

(3) 案例参考:

某患者死亡后,医患双方同意在不进行鉴定的情况下通过自行协商的方法解决民事赔偿问题。双方签订调解协议后,医院向患方支付了赔偿款。但患方收到赔偿款后,向法院提起诉讼,认为协议无效,要求医院承担赔偿责任。法院经审理后认为:医患双方签署的调解协议是双方真实意思的表示,患方没有证据证明协议存在无效或显失公平、欺诈胁迫、重大误解等可撤销的情形,遂判令驳回了原告的诉讼请求。

## 四、《医学教育临床实践管理暂行规定》解读

### (一) 立法目的

为规范医学教育临床实践活动的管理,保护患者、教师和学生的合法权益,保证医学教育教学质量,原卫生部、教育部出台了《医学教育临床实践管理暂行规定》(以下简称暂行规定),该暂行规定于 2009 年 1 月 1 日起开始实施。在该暂行规定中,对医学教育临床实践中患者知情同意权、隐私权保护等问题作出了规定。作为进入临床实习的医务人员,应引起特

别重视,否则,将可能在患方提出意见或提起诉讼时陷入被动。

**(二) 适用对象**

本暂行规定适用于经教育行政主管部门批准设置的各级各类院校的医学生和《执业医师法》规定的试用期医学毕业生的医学教育临床实践活动。前者是指在校医学生在临床教学基地进行的观摩和诊疗活动,需要接受临床带教老师的指导;后者则是指已被医疗机构录用、但尚未取得执业医师资格的医学毕业生,需要接受指导医师的指导。因此,存在上述两类人员的医院,应特别注意该规定的适用问题。

护理、药学及其他医学相关类专业的医学教育临床实践活动参照本规定执行。

**(三) 患者知情同意权和隐私权等的保护(第七条、第十一条)**

1. 条文内容

第七条 临床教学基地及相关医疗机构应采取有效措施保护医学教育临床教学实践活动中患者的知情同意权、隐私权和其他相关权益。

临床教学基地和相关医疗机构有责任保证医学教育临床实践过程中患者的医疗安全及医疗质量,并通过多种形式告知相关患者以配合临床实践活动。

第十一条 临床带教教师和指导医师应牢固确立教学意识,增强医患沟通观念,积极说服相关患者配合医学教育临床实践活动;在安排和指导临床实践活动之前,应尽到告知义务并得到相关患者的同意。在教学实践中要保证患者的医疗安全和合法权益。

2. 条文解读

上述两条是对临床教学基地及相关医疗机构、临床带教教师和指导医师应采取措施保护患者知情同意权和隐私权等的规定。为了促进医学事业的发展,使医学事业后继有人,医学生和试用期医学毕业生必须进入临床教学基地及相关医疗机构,在临床带教教师和指导医师的指导下,进行大量的临床实践。但另一方面,患者作为接受诊治的一方,其知情同意权和隐私权也应当得到尊重和保护。因此,如何既保护患者的知情权、隐私权,又保证医学生和试用期医学毕业生们尽可能得到更多的实践机会,将是医疗机构面临的一个比较棘手的问题。

在本暂行规定中,特别规定了要积极说服相关患者配合医学教育临床实践活动;同时,在安排和指导临床实践活动之前,应尽到告知义务并得到相关患者的同意。需要各位实习医务人员引起高度重视。

**(四) 临床带教教师和指导医师的资质(第九条)**

1. 条文内容

第九条 临床带教教师是指经临床教学基地和相关院校核准,承担临床教学和人才培养任务的执业医师。指导医师是指经相关医疗机构核准,承担试用期医学毕业生指导任务的执业医师。

2. 条文解读

本条是关于临床带教教师和指导医师的资质的规定。根据上述规定,不管是临床带教教师还是指导医师,都应当是执业医师。因此,医疗机构应当对带教老师和指导老师的资质进行审查,避免本身尚未取得医师执业证的人担任临床带教教师和指导医师。

**（五）医学生和试用期医学毕业生可以参与的工作（第十二条、第十三条）**

1. 条文内容

第十二条　医学生在临床带教教师的监督、指导下，可以接触观察患者、询问患者病史、检查患者体征、查阅患者有关资料、参与分析讨论患者病情、书写病历及住院患者病程记录、填写各类检查和处置单、医嘱和处方，对患者实施有关诊疗操作、参加有关的手术。

第十三条　试用期医学毕业生在指导医师的监督、指导下，可以为患者提供相应的临床诊疗服务。

2. 条文解读

上述两条是关于医学生和试用期医学毕业生可以参与的临床实践活动内容的规定。根据上述规定，医学生和试用期医学毕业生在临床带教教师和指导医师的监督、指导下，可以实施以下临床实践活动：接触观察患者、询问患者病史、检查患者体征、查阅患者有关资料、参与分析讨论患者病情、书写病历及住院患者病程记录、填写各类检查和处置单、医嘱和处方，对患者实施有关诊疗操作、参加有关的手术、为患者提供相应的临床诊疗服务等。对上述可以参加的工作，一方面带教老师和指导医师、医学生和试用期医学毕业生应当清楚，另一方面应当向患者进行宣传、告知，使其能予以配合。

**（六）医学生和试用期医学毕业生不得单独行医的规定（第十四条）**

1. 条文内容

第十四条　医学生和试用期医学毕业生参与医学教育临床诊疗活动必须由临床带教教师或指导医师监督、指导，不得独自为患者提供临床诊疗服务。临床实践过程中产生的有关诊疗的文字材料必须经临床带教教师或指导医师审核签名后才能作为正式医疗文件。

2. 条文解读

本条是关于医学生和试用期医学毕业生不得单独行医的规定。患者到医院求医，希望得到的是符合资质的医师的亲自诊治，《执业医师法》也明确规定，医师实施医疗、预防、保健措施，签署有关医学证明文件，必须亲自诊查等。本暂行规定虽然规定医学生和试用期医学毕业生可以参与临床实践活动，但是，决不能替代执业医师的亲自诊治。实践中，存在实习生脱离带教老师或指导医师的监督、指导独立提供临床诊疗服务，最后导致患者的生命健康受到损害的情况，也存在实习生虽然是在带教老师或指导医师监督指导下从事临床实践，但是，因为带教老师或指导医师未审查签署相关医疗文件，被有关部门和司法机关认为是实习生违法单独行医被追究法律责任的情形。因此，需要特别提示的是，医学生和试用期医学毕业生参与临床实践活动书写的医学文件、病程记录等，一定要由带教老师和指导医师审查后签字。

**（七）关于相关法律责任的承担问题（第十六条、第十七条）**

1. 条文内容

第十六条　在医学教育临床实践过程中发生的医疗事故或医疗纠纷，经鉴定，属于医方原因造成的，由临床教学基地和相关医疗机构承担责任。

因临床带教教师和指导医师指导不当而导致的医疗事故或医疗纠纷，临床带教教师或指导医师承担相应责任。

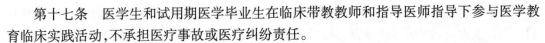

第十七条 医学生和试用期医学毕业生在临床带教教师和指导医师指导下参与医学教育临床实践活动,不承担医疗事故或医疗纠纷责任。

医学生和试用期医学毕业生未经临床带教教师或指导医师同意,擅自开展临床诊疗活动的,承担相应的责任。

2. 条文解读

上述两条是关于相关法律责任承担的规定。第十六条规定了临床带教教师和指导医师指导不当而导致的医疗事故或医疗纠纷,临床带教教师或指导医师承担相应责任的问题。从民事角度来讲,临床带教教师和指导医师指导实施的行为应当是职务行为,在发生医疗事故或医疗纠纷以后,责任主体应当是医疗机构,这里的临床带教教师或指导医师承担相应责任应当是内部追究责任的问题。但有可能患方会因为这条规定把相关医师告上法庭,对医疗工作带来不利。因此,应当给带教教师和指导医师给予必要的强调,提醒他们尽到自己的指导义务,为患者提供更好的医疗服务,也避免被追究法律责任。

第十七条规定了关于医学生和试用期医学毕业生的法律责任问题。虽然根据该条规定,医学生和试用期医学毕业生如果是在临床带教教师和指导医师指导下参与医学教育临床实践活动,不承担医疗事故或医疗纠纷责任,但如果未经临床带教教师或指导医师同意,擅自开展临床诊疗活动造成了不良后果的,也应承担相应的责任。

3. 案例参考

某患者因右上颌尖牙慢性根尖周炎到一口腔医院就诊。医生建议拔除右上颌尖牙。医生接诊后,让一医学生进行消毒等处理,但该学生在带教老师还在为另一位患者看病时,未经临床带教老师同意,擅自为患者拔除患牙,却误将右上颌侧切牙拔除,经检查,右上颌侧切牙为健康恒牙。患者提出医疗事故争议并要求赔偿。

经鉴定,医疗机构在拔牙时未按照操作规程核对牙位,违反了诊疗常规,构成四级医疗事故。医院承担全部责任。

## 五、《医疗美容服务管理办法》解读

### (一) 立法目的

为规范医疗美容服务,促进医疗美容事业的健康发展,维护就医者的合法权益,依据《执业医师法》、《医疗机构管理条例》和《护士管理办法》制定本办法。

医疗美容与生活美容是不相同的。医疗美容是一种医疗行为,是指运用手术、药物、医疗器械以及其他具有创伤性或者侵入性的医疗技术方法对人的容貌和人体各部位形态进行的修复与再塑;而生活美容是非医疗行为,是指通过运用化妆品、保健品和非医疗器械等非医疗手段,对人体进行诸如皮肤护理、按摩等带有保养或保健性的非侵入性的美容护理。因医疗美容造成患者损害发生的纠纷,属于医疗损害责任纠纷,而因生活美容造成损害发生的纠纷属于一般人身损害赔偿纠纷。在为患者实施医疗美容服务行为时,应当符合《医疗美容服务管理办法》和相关法律法规的规定。

### (二) 主要内容

《医疗美容服务管理办法》对医疗美容机构的设置、登记、实施医疗美容项目执业人员资格、执业规则、监督管理等进行了规定。

医疗美容科为一级科目,美容外科、美容牙科、美容皮肤科、美容中医科为二级诊疗科目。与口腔有关的美容牙科项目包括颧骨降低术、下颌角肥大矫正术、上下颌骨成形术、牙齿美容、牙周美容、牙颌畸形美容矫治等,进入口腔临床实习的医务人员应当对该办法有所了解。

**(三) 执业人员资格**

1. 医师应当具备的条件

根据《医疗美容服务管理办法》第十一条的规定,负责实施医疗美容项目的主诊医师必须同时具备下列条件:具有执业医师资格,经执业医师注册机关注册;具有从事相关临床学科工作经历(其中,负责实施美容外科项目的应具有 6 年以上从事美容外科或整形外科等相关专业临床工作经历;负责实施美容牙科项目的应具有 5 年以上从事美容牙科或口腔科专业临床工作经历);经过医疗美容专业培训或进修并合格,或已从事医疗美容临床工作 1 年以上;省级人民政府卫生行政部门规定的其他条件。

2. 护理人员应当具备的条件

根据第十三条的规定,从事医疗美容护理工作的人员,应同时具备下列条件:具有护士资格,并经护士注册机关注册;具有 2 年以上护理工作经历;经过医疗美容护理专业培训或进修并合格,或已从事医疗美容临床护理工作 6 个月以上。

**(四) 关于履行告知义务的规定(第二十条)**

1. 条文内容

第二十条规定,执业医师对就医者实施治疗前,必须向就医者本人或亲属书面告知治疗的适应证、禁忌证、医疗风险和注意事项等,并取得就医者本人或监护人的签字同意。未经监护人同意,不得为无行为能力或者限制行为能力人实施医疗美容项目。

2. 条文解读

本条是对在为患者提供医疗美容服务时履行告知义务的规定。在实施美容手术前,要注意对适应证、禁忌证、医疗风险和注意事项等进行告知;手术前应当取得本人的同意,只有在不宜向本人告知时,才向其近亲属告知。特别要注意的是,如果提供医疗美容服务的对象是无民事行为能力人或限制民事行为能力人,必须经过其监护人同意。

3. 案例参考

某女性患者系高一学生、未成年人,未经父母同意,独自到某口腔医院美容中心作美容手术,术后出现感染导致效果不理想,在就赔付问题协商未果后,该学生作为原告、其父母作为法定代理人提起诉讼状告该口腔医院,要求医院给予高额赔偿。经审理,法院认为医院未尽审查义务,虽告知了该患者本人相关手术风险,但违反了《医疗美容服务管理办法》关于未经监护人同意,不得为无行为能力或者限制行为能力人实施医疗美容项目的规定,主观上具有过错,遂判令医院承担了部分赔偿责任。

**(五) 关于保护患者隐私权的规定(第二十一条)**

1. 条文内容

第二十一条　美容医疗机构和医疗美容科室的从业人员要尊重就医者的隐私权,未经就医者本人或监护人同意,不得向第三方披露就医者病情及病历资料。

2. 条文解读

本条是关于保护患者隐私权的规定。关于患者隐私权保护问题,在《侵权责任法》《医学教育临床实践管理暂行规定》等相关法律法规中均有明确规定,对接受医疗美容的患者来讲,出于种种原因,他们可能不希望曾经接受过医疗美容的事实被他人知晓,因此更注重个人隐私权的保护。本办法特别规定,要尊重就医者的隐私权。在现实中,一些医疗美容机构出于宣传其医疗美容水平等目的,未经患者同意,擅自使用患者的肖像等,侵犯了患者的肖像权和隐私权。作为实习医务人员来讲,要避免发生此种情形,还要引起注意的是,在论文的撰写发表中需要使用患者肖像的,应当进行必要的制作,使用的照片不能反映特定人的神情面貌,以避免侵犯他人的肖像权和隐私权。

3. 案例参考

某女性患者在一家美容医院做了美容手术,但未将曾经接受过美容手术一事告知其后来的男朋友。后来,其男友无意间在一家医疗美容机构的广告上看到了其前后对比的照片,遂以女友未告知实情为由提出分手。该女性患者一气之下将这家医疗美容机构告上法庭。经审理,法院认为,医疗美容机构违反了《医疗美容服务管理办法》等相关法律法规关于保护患者隐私权的规定,同时也侵犯了其肖像权,判令医疗美容机构承担了相应的赔偿责任。

## 六、《刑法》及司法解释相关条款解读

### (一)《刑法》第三百三十五条 医疗事故罪

1. 条文内容

第三百三十五条:医务人员由于严重不负责任,造成就诊人死亡或者严重损害就诊人身体健康的,处三年以下有期徒刑或者拘役。

2. 条文解读

本条是关于医疗事故罪及其刑事处罚的规定。医疗事故罪的构成要件是:

(1)犯罪主体:必须是"医务人员",即各级各类医疗单位中取得医生执业资格的医疗防疫人员、护理人员、药剂人员和其他技术人员,以及经过有关单位批准开业的个体医务人员。

(2)主观方面:有"过失",严重不负责任;

(3)客观方面:违反规章制度和诊疗护理常规的"失职行为",既可是作为,如打错针、发错药、切错器官等,也可是不作为,如擅离职守、拒绝救治等。

本罪属于结果犯,构成本罪必须有造成就诊人残疾或严重残疾、器官功能障碍或严重器官功能障碍、丧失劳动能力、死亡等严重后果。若无上述结果,则不构成本罪。

(4)犯罪客体:医疗事故罪侵犯的客体是复杂客体,即就诊人的生命健康权利和医疗单位的正常管理活动。犯罪对象是到医疗机构治疗疾患、进行身体健康检查或者为计划生育而进行医疗的人。

(5)处罚:犯本罪的,处3年以下有期徒刑或拘役。

3. 参考案例

某患者因发热到医院就诊,护士在为患者注射青霉素的过程中,未严格按照医疗程序先为患者做过敏试验,致使者出现呼吸困难、抽搐等药物过敏反应,后经抢救无效于当晚死

亡。公诉机关认为被告人护士的行为构成医疗事故罪,请求依法惩处。法院经审理后认为,被告人作为医务人员在给患者治疗过程中,严重违反法律、法规、规章和诊疗护理规范、常规,造成就诊人死亡的行为,构成医疗事故罪。被告人自动投案后,如实供述罪行,系自首,依法予以从轻处罚。鉴于被告人认罪、悔罪,赔偿了受害方的经济损失,取得了受害方的谅解,对其适用缓刑不致再危害社会。依照《中华人民共和国刑法》三百三十五条等规定,判决被告人犯医疗事故罪,判处有期徒刑一年缓刑二年。

**(二)《刑法》第三百三十六条 非法行医罪**

**1. 条文内容**

未取得医生执业资格的人非法行医,情节严重的,处三年以下有期徒刑、拘役或者管制,并处或者单处罚金;严重损害就诊人身体健康的,处三年以上十年以下有期徒刑,并处罚金;造成就诊人死亡的,处十年以上有期徒刑,并处罚金。

**2. 条文解读**

本条是关于非法行医罪及其刑事处罚的规定。本罪的构成要件:

(1)犯罪主体:该罪的主体是特殊主体,即未取得医生执业资格的人。那么怎样才算未取得执业医生资格呢?最高人民法院关于审理非法行医刑事案件具体应用法律若干问题的解释(以下简称司法解释)第一条规定:具有下列情形之一的,应认定为《刑法》第三百三十六条第一款规定的"未取得医生执业资格的人非法行医":①未取得或者以非法手段取得医师资格从事医疗活动的;②个人未取得《医疗机构执业许可证》开办医疗机构;③被依法吊销医师执业证书期间从事医疗活动的;④未取得乡村医生执业证书,从事乡村医疗活动;⑤家庭接生员实施家庭接生以外的医疗行为的。

(2)主观方面:明知自己不具备行医资格,仍然从事医疗活动。

(3)客观方面:该罪的客观方面表现为:行为人在没有取得医生执业资格的情况下,擅自从事医疗活动,情节严重的行为。

就什么情况属于情节严重的问题,司法解释第二条规定:具有下列情形之一的,应认定"情节严重":①造成就诊人轻度残疾、器官组织损伤导致一般功能障碍的;②造成甲类传染病传播、流行或者有传播、流行危险的;③使用假药、劣药或不符合国家规定标准的卫生材料、医疗器械,足以严重危害人体健康的;④非法行医被卫生行政部门行政处罚两次以后,再次非法行医的。情节严重的,处三年以下有期徒刑、拘役或者管制,并处或者单处罚金。

就什么情况下属于严重损害就诊人身体健康的问题,司法解释第三条规定:具有下列情形之一的,应认定为"严重损害就诊人身体健康":①造成就诊人中度以上残疾、器官组织损伤导致严重功能障碍的;②造成三名以上就诊人轻度残疾、器官组织损伤导致一般功能障碍的。严重损害就诊人身体健康的,处三年以上十年以下有期徒刑,并处罚金;造成就诊人死亡的,处十年以上有期徒刑,并处罚金。

(4)犯罪客体:非法行医罪所侵犯的客体是国家对医疗机构的管理制度及公众的生命健康安全。

**3. 参考案例**

某患者因身体不适,到无证行医的沈某处就诊,沈某给予其输液治疗。患者回家上厕所时突然摔倒，四肢瘫痪。其家人再次邀沈某治疗，沈某决定停止输液，并注射1mg肾上腺素，患者出现呕吐。当晚沈某向该乡卫生院医生叶某家打电话请求援助。叶某为患者查体后，认为其缺钾，给予补钾。次日患者死亡。经法医鉴定，死因为小脑出血。检察院以沈某、叶某构成非法行医罪提起公诉。

法院审理后认为：被告沈某未取得医师执业资格从事医疗活动，叶某虽具有执业助理医师资格，但未经单位同意，私自出诊，并发生在非法行医场合。两被告人在对患者未经确诊的情况下用药，虽然药物与患者的死亡没有直接因果关系，但客观上延误了病情，其非法行医行为与患者的死亡后果间存在一定联系，应以非法行医罪追究两被告人的刑事责任。依照《中华人民共和国刑法》三百三十六条第一款规定判决沈某犯非法行医罪，判处有期徒刑3年，缓刑3年，并处罚金2000元。叶某犯非法行医罪，免于刑事处罚，并处罚金2000元。

### （三）医务人员商业贿赂犯罪

1. 条文内容

《最高人民法院、最高人民检察院关于办理商业贿赂刑事案件适用法律若干问题的意见》（以下简称《意见》）第四条规定：医疗机构中的国家工作人员，在药品、医疗器械、医用卫生材料等医药产品采购活动中，利用职务上的便利，索取销售方财物，或者非法收受销售方财物，为销售方谋取利益，构成犯罪的，依照《刑法》第三百八十五条的规定，以受贿罪定罪处罚。

医疗机构中的非国家工作人员，有前款行为，数额较大的，依照《刑法》第一百六十三条的规定，以非国家工作人员受贿罪定罪处罚。

医疗机构中的医务人员，利用开处方的职务便利，以各种名义非法收受药品、医疗器械、医用卫生材料等医药产品销售方财物，为医药产品销售方谋取利益，数额较大的，依照《刑法》第一百六十三条的规定，以非国家工作人员受贿罪定罪处罚。

2. 条文解读

本司法解释对医务人员商业贿赂犯罪及其处罚做了规定。

（1）医疗行业的商业贿赂犯罪主体：

a. 单位主体包括医疗机构、药品、医疗器械、医用卫生材料等医药产品生产销售单位等。

b. 个人主体包括医疗机构中的国家工作人员、非国家工作人员、药品、医疗器械、医用卫生材料等医药产品销售单位的工作人员等。《意见》特别针对实践中分歧较大的问题，明确了医务人员构成商业贿赂犯罪的刑事责任问题。根据《意见》规定，医疗机构中的医务人员，利用开处方的职务便利，以各种名义非法收受药品、医疗器械、医用卫生材料等医药产品销售方财物，为医药产品销售方谋取利益，数额较大的，依照《刑法》第一百六十三条的规定，以非国家工作人员受贿罪定罪处罚。

（2）哪些行为属于商业贿赂犯罪行为：根据《意见》的规定，有关人员实施以下行为，可能构成商业贿赂犯罪：

a. 利用职务上的便利，索取销售方财物，为销售方谋取利益；

b. 利用职务上的便利，非法收受销售方财物，为销售方谋取利益；

c. 医疗机构中的医务人员，利用开处方的职务便利，以各种名义非法收受药品、医疗器械、医用卫生材料等医药产品销售方财物，为医药产品销售方谋取利益，数额较大的。

（3）如何认定商业贿赂犯罪中的"财物"：

《意见》将贿赂的范围由财物扩大至财产性利益。关于"财物"的范围，《意见》规定以下范围，都属于受贿的范围：金钱；实物；可以用金钱计算数额的财产性利益，如提供房屋装修、含有金额的会员卡、代币卡（券）、旅游费用等。具体数额以实际支付的资费为准。

（4）如何认定"谋取不正当利益"：

在受贿犯罪的构成要件中，并没有"为他人谋取不正当利益"的规定，而是只要是利用职务上的便利，索取他人财物或者非法收受他人财物，为他人谋取利益（没有强调不正当利益，三百八十八条规定除外）就可能构成受贿犯罪；在行贿犯罪中规定，为谋取"不正当利益"，给予财物的，构成犯罪。《意见》规定，"谋取不正当利益"，是指行贿人谋取违反法律、法规、规章或者政策规定的利益，或者要求对方违反法律、法规、规章、政策、行业规范的规定提供帮助或者方便条件。在招标投标、政府采购等商业活动中，违背公平原则，给予相关人员财物以谋取竞争优势的，属于"谋取不正当利益"。

3. 案例参考

王某系某医院科室主任（国家工作人员），全面负责科内事务管理。王某事先与医药代表约定回扣比例，承诺在科室尽量安排医师使用有回扣的药品，由医药代表根据全科医师开具的药品数量每月结算回扣数额。2 年期间，王某收受多个制药公司医药代表回扣共计 10 万余元，存入个人账户；接受某药业公司邀请免费赴日旅游四天，旅游费用 2 万余元。王某作为国有医院内科室主任，具备国家工作人员主体身份，利用主管科室工作的职务便利，在科室内其他医师开具处方后，根据事先与医药代表约定的回扣药品与回扣比例收取商业贿赂，构成受贿罪。

# 七、医疗争议的民事赔偿

## （一）医疗损害赔偿范围

如前所述，《侵权责任法》实施前，医疗损害赔偿纠纷案件在实践中存在如果患者以医疗事故损害赔偿纠纷起诉的，适用《医疗事故处理条例》，而以一般医疗损害赔偿纠纷起诉的，适用《民法通则》和《最高人民法院关于审理人身损害赔偿案件适用法律若干问题的解释》（以下简称《人身损害赔偿司法解释》），即所谓的法律适用二元化的现象。《侵权责任法》实施后，医疗损害赔偿和其他侵权赔偿一样，不再区分医疗事故和非医疗事故，只要患者因医疗过错在诊疗活动中受到损害，在确定医疗损害赔偿范围和标准时，均统一适用《侵权责任法》及相关司法解释的规定。

1. 《侵权责任法》对赔偿范围的规定

根据《侵权责任法》第十六条和二十二条的规定，侵害他人造成人身损害的，应当赔偿医疗费、护理费、交通费等为治疗和康复支出的合理费用，以及因误工减少的收入。造成残疾的，还应当赔偿残疾生活辅助用具费和残疾赔偿金。造成死亡的，还应当赔偿丧葬费和死亡赔偿金。侵害他人人身权益，造成他人严重精神损害的，被侵权人可以请求精神损害赔偿。

2. 《人身损害赔偿司法解释》对赔偿范围和各项赔偿的计算方法的规定

《侵权责任法》虽然对赔偿范围作出了规定，但是，这一规定还过于原则，因此，在确定具体的项目和计算标准时，均按照《人身损害赔偿司法解释》的规定计算。《人身损害赔偿司

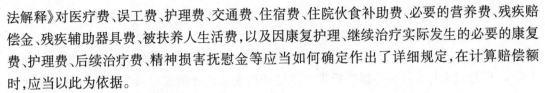

法解释》对医疗费、误工费、护理费、交通费、住宿费、住院伙食补助费、必要的营养费、残疾赔偿金、残疾辅助器具费、被扶养人生活费，以及因康复护理、继续治疗实际发生的必要的康复费、护理费、后续治疗费、精神损害抚慰金等应当如何确定作出了详细规定，在计算赔偿额时，应当以此为依据。

3.《医疗事故处理条例》对赔偿范围的规定

《医疗事故处理条例》对构成医疗事故的赔偿范围也做了规定，与《侵权责任法》和《人身损害赔偿司法解释》相比，其赔偿范围较窄，没有死亡赔偿金、后续护理费、营养费。因此，实践中，患方一般不同意按照《医疗事故处理条例》的规定计算赔偿额。

4. 案例参考

2008年，某患者死亡后，经医学会鉴定构成一级甲等医疗事故，医院承担主要责任。医院认为，本案经鉴定构成医疗事故，因此，应当按照《医疗事故处理条例》的规定计算各项赔偿费用，不应计算死亡赔偿金。但法院经审理后认为，因患方起诉时是按照人身损害的相关法律规定提出的诉讼请求；同时，医院存在误诊误治的行为，导致患者死亡的严重后果，在对本案的处理上应适用有利于患方的法律规定进行法律适用，可以比照人身损害的相关法律规定判决本案，将死亡赔偿金纳入本案损失赔偿范围，这样处理对患方更符合公平原则。遂按照责任比例判令医院承担了包括死亡赔偿金在内的各项损失。

**（二）医疗损害的责任程度**

1. 概述

确定医疗损害赔偿数额，应当综合考虑医疗过错行为在损害结果中的责任程度（或医疗过错行为在损害后果中的参与度），而责任程度或参与度的评判，应当结合医疗过错行为在患者损害后果中的作用、患者原有疾病状况、医疗科学发展水平、医疗风险状况等因素进行综合评判。

《医疗事故技术鉴定暂行办法》第三十六条规定：专家鉴定组应当综合分析医疗过失行为在导致医疗事故损害后果中的作用、患者原有疾病状况等因素，判定医疗过失行为的责任程度。医疗事故中医疗过失行为责任程度分为：完全责任、主要责任、次要责任、轻微责任。

在司法鉴定中，一般是鉴定医疗过错行为在损害后果中的参与度。法院在审理医疗损害责任纠纷案件中，一般依据经过质证可以采信的鉴定结论，对医疗机构侵权行为在损害后果中的责任程度（参与度）进行认定，从而确定医疗机构应当承担的损害赔偿责任比例和各项赔偿金额。

2. 案例参考

某患者因病入院后，医院为其实施手术治疗。但术后患者一直处于昏迷状态，后经抢救无效死亡。此后，原告提起诉讼，要求医院赔偿。法院根据原告的申请委托司法鉴定中心进行鉴定。经鉴定，鉴定机构认为医方在诊疗过程中存在以下过错：①医方对患者病情观察欠仔细，记录不详细（患者呕吐情况病程记录均未反映）；②医方对患者术后呼吸道堵塞处理有延迟及无效的现象，不排除医方对患者呼吸道的管理不足。医方的医疗行为存在过错，且与患者植物状态、最后死亡存在因果关系，医方应承担次要责任。原告对鉴定的分析说明意见无异议,但对医方承担次要责任的结论有异议,认为医方应当承担60%的责任。一审法院未采信原告的意见,判令医院承担30%的赔偿责任。原告不服,提起上诉。

二审法院经审理后认为:患方请求医疗机构承担损害赔偿责任的,人民法院根据医疗损害后果、医疗过失行为在医疗损害后果中的责任程度及医疗损害后果与患者原有疾病状况之间的关系,并结合医疗发展水平、医疗风险、医疗条件及个体差异等因素,确定医疗机构的损害赔偿责任。本案当中,根据司法鉴定中心作出的鉴定意见书,医院对患者的医疗行为存在过错,其医疗过错与患者植物状态(最后死亡)之间存在因果关系,医方应承担次要责任。为此,原审法院判决由被上诉人某某人民医院承担30%的责任,系人民法院在自由裁量范围之内作出的司法裁判,该处理并无失当之处。上诉人一方主张被上诉人应当承担主要责任,无事实依据,本院不予支持。综上,原审法院认定事实清楚,适用法律正确,实体处理妥当,应予维持。判决如下:驳回上诉,维持原判。

(江敏 杨尚春)

## 参 考 文 献

1. 奚晓明,王利明. 侵权责任法条文释义. 北京:人民法院出版社,2010
2. 奚晓明. 医疗损害责任纠纷裁判精要与案例解读. 北京:法律出版社,2012
3. 黄辉,谢杰,须丽红. 医师开具处方后科室主任收受回扣应定何罪. 人民检察. 2009(02):37-38

# 第二章 医院信息管理

## 第一节 医院信息系统概论

### 一、医院信息系统的定义、特性

#### (一) 医院信息系统的定义

医院信息系统是医学信息学的重要组成部分,同时也是信息技术十分重要的应用领域。在全世界的范围内,已经形成了一个专门的、不可忽视的卫生信息化产业。该领域的美国著名教授 Morris Collen 于 1988 年曾著文为医院信息系统下了如下定义:利用电子计算机和通讯设备,为医院所属各部门提供信息服务,并满足所有授权用户的功能需求。一个完整的医院信息系统应该包括医院管理信息系统和临床医疗信息系统。

医院信息系统的基本框架模式是采用计算机、网络通信设备,把医院的医疗信息、业务信息进行管理,进而在有条件的情况下,开发管理决策支持系统和医疗决策支持系统,帮助医院管理者和医务人员作出决策咨询。医院信息系统基本实现了对医院各个部门的信息收集、传输、加工、保存和维护。可以对大量的医院业务层的工作信息进行有效的处理。完成日常基本的医疗信息、经济信息和物资信息的统计和分析,并能够提供迅速变化的信息,为医院管理层提供及时的辅助决策信息。医院信息系统的运用,是医院科学管理和医疗服务现代化的重要标志。

#### (二) 医院信息系统的特性

迄今为止,医院信息系统属于世界上现存的企业级信息系统中最复杂的一类。这是医院本身的目标、任务和性质决定的。它不仅要同其他所有 MIS 系统(management information system)一样追踪伴随人流、财流、物流所产生的管理信息,从而提高整个医院的运作效率,而且还应该支持以患者医疗信息记录为中心的整个医疗、教学、科研活动。因此,鉴于医院环境的独特性,信息系统在医院的实现应具有其特殊的功能要求:①有一个大规模、高效率的数据库管理系统的支持;②有很强的联机事务处理支持能力;③典型的 7 天/24 小时不间断系统,要求绝对安全、可靠;④易学易用的、友善的人机界面;⑤可剪裁性和可伸缩性,能适应不同医院的发展计划需求;⑥开放性与可移植性,适应不同软硬件平台;⑦模块化结构,可扩充性好。信息系统就其应用的意义上来说具有如下特点:

1. 极其迅速的响应速度和联机事务处理能力

一个急诊患者入院抢救的情况下,迅速、及时、准确地获得他们既往病史和医疗记录的重要性是显而易见的。每天高峰时段,门诊大厅中拥挤着成千上万名患者与家属,他们焦急地排队等待挂号、候诊、划价、交款、取药时,系统对 OLTP(on-line transaction processing)的要求可以说不亚于任何银行窗口业务、机票预订与销售系统。

2. 医疗信息复杂性

医学信息系统处理的信息对象种类繁多、流程复杂。仅以 HIS 系统中的信息流来说,就有患者诊疗信息流、财会信息流、药品和卫生材料信息流、综合管理与分析统计信息流、办公管理信息流等多种,而且患者信息是以多种数据类型表达出来的,不仅需要文字与数据,而且时常需要图形、图表、影像等等。因此,许多专家称医院信息系统是公认的世界上最复杂、最难开发、最难管理、最难维护的信息系统。

3. 信息的安全、保密性要求高

患者的医疗记录是一种拥有法律效力的文件,它不仅在医疗纠纷案件中,而且在许多其他的法律程序中均会发挥重要作用,同时还经常涉及患者的隐私。有关人事、财务的,乃至患者的医疗信息均有严格的保密性要求。

4. 数据量大

任何一个患者的医疗记录都是一部不断增长着的图文并茂的书,而一个大型综合性医院拥有上百万份患者的病案是常见的。特别指出的是,随着 HIS 应用的不断扩大,信息量是动态增长的,这种增长常常是爆炸式的,并非平缓的。

5. 高水平的信息共享需求

一个医师对医学知识(例如某新药品的用法与用量,使用禁忌,某一种特殊病例的文献描述与结论等)、患者医疗记录(无论是在院患者还是若干年前已死亡的患者)的需求可能发生在他所进行的全部医疗、教学、科研(医教研)的活动中,可能发生在任何地点。而一个住院患者的住院记录摘要(病案首页内容)也可能被全院各有关临床科室、医技科室、行政管理部门(从门卫直至院长)所需要。因此,信息的共享性设计、信息传输的速度与安全性、网络的可靠性等也是 HIS 必须保证的。

## 二、医院信息系统的作用、意义

完整的医院信息系统实现了信息的全过程追踪和动态管理,从而做到简化患者的诊疗过程、优化就诊环境,改变目前排队多、等候时间长、秩序混乱的局面。如目前多数医院就诊必须经过挂号、等候病历、划价、收费、取药或治疗等一系列过程,一个患者少则排 3 次队,多则 5、6 次,用于过程性的时间经常在 1 个小时以上。若实施 HIS 以后,每个患者用于诊疗的中间过程性时间会大幅度减少。假定一家医院门诊人次为 2000 人次/天,年门诊 250 天,每天少花费半小时,则日节约 1000 小时,一年节约 25 万小时,其产生的社会效益和间接经济效益是明显的。同时 HIS 也强化了医院内部管理,降低了医护人员的工作强度、减少了工作时间,可以解决伪、冒、漏等现象,也加速了资金周转和减少药品、器械等物资积压。如果全国有 2000 家医院应用 HIS,每年每所医院增收节支、加速资金回笼和周转、堵漏、减少物资积压的回收资金方面的效益按 20 万元估计的话,则年效益估计为 4 亿元,十分可观。当然建立 HIS 更主要的意义还在于它可以对医院管理、医疗质量和医学研究所带来的综合效益。

面对日益激烈的医疗竞争市场,医院如何适应医疗卫生体制的变革、医疗保险制度的改革、医院补偿机制的改革以及现代医学模式的深化? 实现医院的现代化、科学化、系统化的

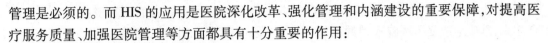

管理是必须的。而 HIS 的应用是医院深化改革、强化管理和内涵建设的重要保障,对提高医疗服务质量、加强医院管理等方面都具有十分重要的作用:

1. 提高了工作质量和工作效率

HIS 改变了手工工作方式,例如,由计算机处理药物、检查、治疗等费用,可以节省划价人员,大大提高收费处的工作效率;可以节省护士转抄和处理医嘱的时间等。对原有的管理模式和工作流程按照卫生部对《医院信息系统基本功能规范》的要求进行了改革与重组,这样既加快了医院内部的信息流动,提高了信息资源的利用率,又减轻了工作人员的劳动强度,大大提高了医院的整体效率和工作质量。

2. 提高了医院经济效益

HIS 的应用提高了信息资源的利用率,加快了病床周转。通过计算机自动计费,基本上堵住了漏费及人情费。对药品及物资进行及时的统一管理,可以使当前的价格与头脑中的滞后价格进行对比,减少了医院隐含的经济损失。通过管理软件对医疗物资实行严格的进销存管理,可以减少药品、物资的积压和浪费、减少库存及流动资金的占用,通过合理配置和使用医院的资源,极大地提高了医院的经济效益。

3. 强化了医院的科学管理

目前的 HIS 系统是按照国家卫生部《医院信息系统基本功能规范》和现行的医院管理制度的要求进行设计制作的,因此具有规范性、统一性和科学性等特点。以此为基础,HIS 系统对医院进行全面、准确、快捷的管理,从根本上改变了传统的静态、呆板、缓慢的管理方式,大大提高了整体管理水平。对于管理者来说,HIS 的自动化管理将帮助他们快速、准确地掌握医院情况,从而消除管理漏洞,做出正确决策和合理规划,从而强化了医院的科学管理。

4. 提高医院信誉,强化市场竞争力

医院管理的科学化、收费的透明化,提高了患者及保险公司对医院的信任度,加强了医院在社会中的地位,增强了医院的市场竞争能力。

5. 可以达到资源共享,提高医院信息的利用率

HIS 不仅加快了医院内部的信息资源的共享、信息的流动,同时也加快了医院与医院、医院与卫生防疫部门、医院与医疗保险部门、医院与其他上级卫生部门及单位之间的信息流动,提高了整体信息网络的效能,提高了综合分析能力和服务水平,对整个卫生事业的和谐快速发展起到了促进作用。

6. 提高了医院的医疗质量

HIS 能够保证医护人员随时掌握患者现在及以往的病案情况,及时地获得患者的检查、检验信息;通过远程会诊、远程医疗及远程教学,一些自身医诊力量不足的地区医院、边缘医院能够快速得到上级医院医师的指导,在此情况下疑难患者无需转院,为患者节省了大量时间及就诊费用;通过远程医疗设置家庭病床,方便了患者,减轻了病区压力;远程教学为院方医疗人员的整体业务水平的提高提供便利,保证了医院的医疗护理质量。

7. 促进了医学教学、科研及临床事业的发展

在 HIS 的管理下,医院数据以电子文档形式保留,为临床循证管理决策提供了科学数据,同时促进了医院的教学和科研。

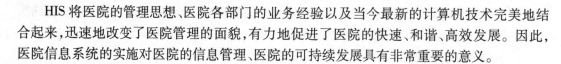

HIS 将医院的管理思想、医院各部门的业务经验以及当今最新的计算机技术完美地结合起来,迅速地改变了医院管理的面貌,有力地促进了医院的快速、和谐、高效发展。因此,医院信息系统的实施对医院的信息管理、医院的可持续发展具有非常重要的意义。

### 三、口腔医学工作者面临的信息学挑战

计算机科学与信息技术正迅速成为口腔医学教育、临床、科研及其基础建设的一个基本组成部分。计算机正从办公桌转移到口腔医师椅旁而成为一种不可缺少的临床辅助工具。口腔疾病患者临床资料的计算机化记存及相关临床辅助诊断技术,如数码 X 线摄影、口腔内照相设备、电子探针等的出现,将加速替代传统的以纸为载体的资料记录及传播方式。而这些新的计算机辅助工具及系统的使用及其价值评估需要经过适当培训的专业技术人员来完成。

在美国,许多牙医学校在应用信息技术方面经历了一个快速扩张时期,如今,计算机及信息技术在牙医学临床、教育、科研,以及基础设施如网络、培训、终端用户支持等方面的应用已渗透到传统的中央管理模式中。这一变革的完成离不开既懂得口腔医学又通晓计算机信息技术的专业技术人员。

在信息学时代,口腔医学生的教育应该从计算机信息技术在口腔医学的应用中获益。然而,目前大多数学生均没有机会接受有关知识及技术的培训,导致了一旦踏入工作岗位就要突然面对工作中的计算机化设备和技术。因此,口腔医学生应该在毕业之前学习有关的计算机知识和信息技术,以便在今后的工作中能运用自如、融会贯通。

## 第二节　医院信息系统的功能分析和系统划分

### 一、功能分析

医院信息系统既然是利用计算机软硬件技术、网络通信技术等现代化手段对医院进行管理,那么,它就不可能、也不应该机械地模拟医院传统的手工管理方法,而是应该根据现代化医院的管理规范,应用科学化、信息化、规范化、标准化的新理念进行设计开发。医院在开发和应用之前,首先应该充分了解信息化的特点和优势,并把这种特点和优势作为一种创新理念融入到具体管理模式中。其次,要对传统的手工管理模式大胆改革,特别是摒弃手工管理的自主性、随意性,建立规范化和标准化的管理制度和管理程序,并力求这种程序的简单、快捷和高效。例如,过去患者取药必须先到一个窗口排队划价,再到第二个窗口排队收费,最后到第三个窗口排队取药。HIS 运行后,在诊室的医生工作站,处方已录入,并经网络传到收费处自动划价记账,传到药房事先配药。这样,患者只需刷卡缴费,并根据屏幕提示或语音提示,直接到指定窗口取药,系统打印的收据附有药品明细账,还可以通过设在大厅的触摸屏查询系统进行查对、核实。

因此,医院信息系统必须具有它所应该具有的功能,满足现阶段医院信息化工作的基本需求,为人们的管理决策提供各式各样尽可能充足可靠的数据,尽可能满足所有授权用户对信息的各种需求。它应该符合医院现行的组织结构、管理和营运模式,能满足当前和今后一定时期内的信息需求,在提高医院的医疗服务质量、工作效率、管理水平和综合效益等诸方

面产生积极的作用。所以,医院信息系统功能虽多而复杂,但需结合系统功能的完整性和实用性,要分析哪些功能是主要的、必需的;哪些功能是次要的、可有可无的。要抓住那些与系统总体目标关系密切的功能、主要功能、核心功能,而不是包罗万象。

## 二、系统划分

按照医院自身的目标、任务和性质、要求的不同,决定了医院信息系统是各类信息系统中最复杂的系统之一。卫生计生委《医院信息化基本功能规范》中,根据数据流量、流向及处理过程,将整个医院信息系统划分为以下五大部分:

1. 临床诊疗部分(CIS)

临床诊疗部分主要以患者信息为核心,将整个患者诊疗过程作为主线,医院中所有科室将沿此主线展开工作。随着患者在医院中每一步诊疗活动的进行,产生并处理患者诊疗有关的各种诊疗数据与信息。整个诊疗活动主要由各种与诊疗有关的工作站来完成,并将这部分临床诊疗信息进行整理、处理、汇总、统计、分析等。此部分包括门诊医师工作站、住院医师工作站、护士工作站、临床检验系统(LIS)、医学影像系统(PACS)、手术室麻醉系统、电子病历系统(EMR)等。CIS部分应该是HIS中主要功能和性能的精华所在,也是提高医疗质量和规范化服务水平的关键所在。所以无论是新建HIS,还是HIS的升级换代,都应该把工作重心放在CIS的研发和应用上。

2. 药品管理部分

药品管理部分主要包括药品的管理与临床应用。在医院中药品从入库到出库直到患者的使用,是一个比较复杂的流程,此流程贯穿于患者的整个诊疗活动中。这部分主要处理的是与药品有关的所有数据与信息。共分为两部分,一部分是基本物流管理部分,包括药库、药房及发药等进、销、存管理;另一部分是临床部分,包括合理用药的各种审核、用药咨询、教育与服务。

3. 经济管理部分

经济管理部分属于医院系统中最基本部分,它与医院中所有发生费用的部分有关,处理的是整个医院中各有关部门产生的费用数据,并将这些数据整理、汇总、传输到各自的相关部门,供各级部门分析、使用并为医院的财务与经济收支情况服务。包括:门急诊挂号,门急诊划价收费,住院患者入、出、转,住院收费,物资,设备,财务与经济核算等。

4. 综合管理与统计分析部分

综合管理与统计分析部分主要包括病案的统计分析、管理,并将医院中的所有数据汇总、分析、综合处理供领导决策使用,包括病案管理、医疗统计、院长综合查询与分析、患者咨询服务。

5. 外部接口部分

随着社会的发展及各项改革的推进,医院信息系统已不是一个独立存在的系统,它必须与社会上相关系统产生互联。因此,这部分提供了医院信息系统与医疗保险系统、社区医疗咨询系统等接口。

医院的业务活动极其复杂,涉及众多的人、财、物沟通与流动,因此,对医疗业务支撑的医院信息系统是一个十分复杂的系统。医院信息系统的研发主要围绕医院的三条主线开展,这三条主线分别是:①HIS(hospital information system)系统:此系统包含医院的主要业务,从患者建卡、挂号、就诊、医护工作站、收费、取药到住院等相关业务都在此系统中实现。②PACS(picture archiving and communication systems)系统:此系统包含放射、B超、心电、病理等相关影像图文业务。③LIS(laboratory information system)系统:此系统主要为检验、化验等相关业务系统。除了这三大主要业务系统外,还有围绕这几大系统衍生的周边业务,医院信息化实施后,整个信息系统的数量可能有上百个左右,数量庞大的信息系统需要大量信息厂商的参与,为了减少系统间信息交互所产生的问题,需要提高信息系统的集成性。只有如此才能减少系统的建设成本,提高系统的稳定性,形成整个医疗信息化的应用框架体系,具体如图2-1所示。

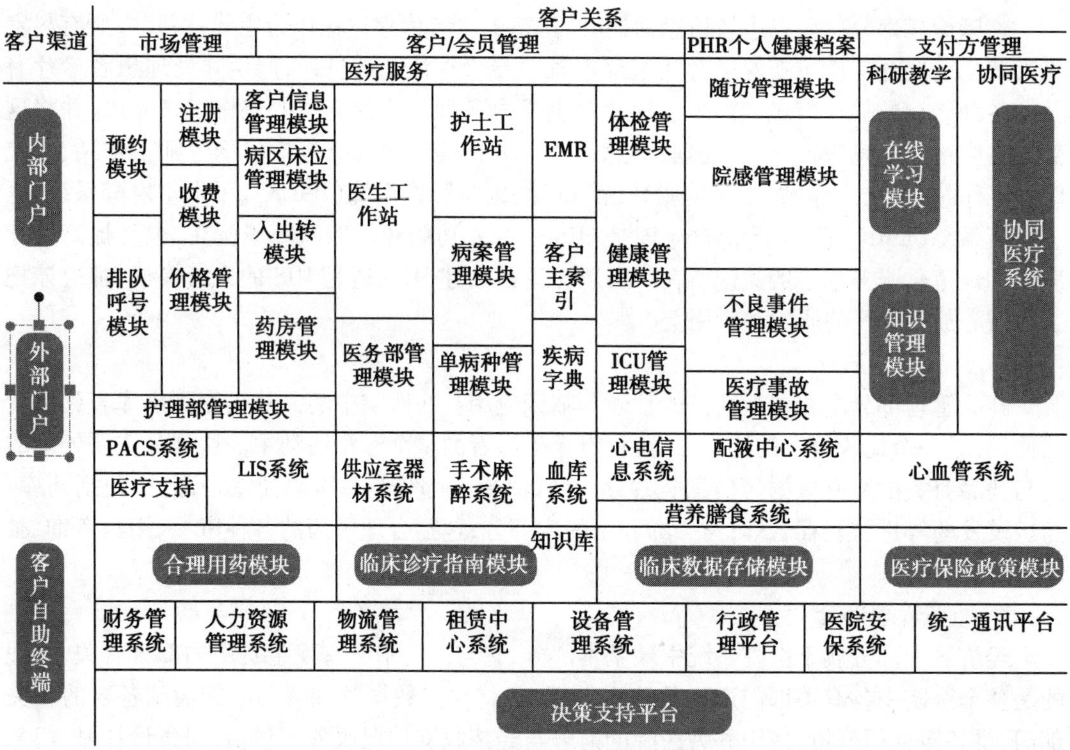

图2-1 医疗信息化应用框架体系

可见,医院信息系统中所包含的内容相当纷繁复杂,依据其在医院实现的先后顺序,信息系统的业务又大体可以分为以下几部分:

1. 管理信息系统

管理信息系统一般包括:

(1) 门、急诊挂号子系统;

(2) 门、急诊患者管理及计价收费子系统;

(3) 住院患者管理子系统(ADT和费用管理);

(4) 药库、药房管理子系统;

(5) 病案管理子系统;

(6) 医疗统计子系统;

（7）人事、工资管理子系统；

（8）财务管理子系统；

（9）医院后勤物资供应子系统；

（10）固定资产、医疗设备管理子系统。

2. 临床医疗业务信息系统

临床医疗信息系统包括的内容很多,甚至可能是专科、专病、专课题的信息处理系统,下面给出一些常见系统的例子：

（1）住院患者医嘱处理子系统；

（2）护理信息系统；

（3）门诊医师工作站系统；

（4）住院医师工作站系统；

（5）临床实验室检查报告子系统（LIS）；

（6）医学影像诊断报告处理系统；

（7）放射科信息管理系统（RIS）；

（8）手术室管理子系统；

（9）功能检查科室信息管理子系统；

（10）病理卡片及病理科信息系统；

（11）血库管理子系统；

（12）营养与膳食计划管理子系统；

（13）临床用药咨询与控制子系统。

3. 以患者为中心的临床信息系统应用

（1）医学图像实时传输与查询、归档系统（PACS）；

（2）患者床边信息系统；

（3）计算机化的患者病案系统/电子健康记录（EMR/EHR）；

（4）科研支持系统；

（5）教学支持系统；

（6）Internet 医学情报系统；

（7）远程诊断与教学。

4. 辅助决策系统

（1）全面的经济核算系统（cost analysis）；

（2）患者关系管理系统（CRM）；

（3）绩效管理系统（PIS）；

（4）院长办公综合查询与辅助决策支持系统（EIS）；

（5）医师临床提示与警告系统（remind and alert system）；

（6）临床路径辅助管理（clinical pathway）；

（7）循证医学与联机医学知识库（evidence based medicine and online reference）。

## 第三节　临床信息系统

### 一、临床信息系统概述

　　临床信息系统是指医院中处理病房、门诊、各种检查、治疗有关信息的计算机系统。按照通常意义来说,它与医院管理信息系统一起构成整个医院的信息处理体系。与管理信息系统不同,使用临床信息系统的主要是医生、护士、医技科室的技师等开展医疗工作的人员。

　　医院是以医疗为中心开展工作的,而医疗工作有具有复杂性。因此临床信息系统比管理信息系统更加繁杂,处理信息的种类更多、范围更大。临床信息系统利用和共享了管理信息系统中的大量基础数据,同时此举又为管理工作提供了更加深入和细致的数据和信息。

　　医疗过程是一个依据信息进行诊断和治疗的过程,因此临床信息系统对于帮助医务人员完成更加安全、优质、高效的医疗服务具有重要的作用。医疗过程是一个获取信息——作出判断——确定治疗方案——执行治疗的循环过程。在这个过程中的主导者是医师,他们需要不断地从临床检查、护理、治疗和病情监护中获取信息,还需要依靠其他检查、检验、手术、药品等医疗支持部门的帮助获取检查信息和协助治疗,这些部门通常被称为医疗支持部门或医技科室。各种病情观察、检查结果信息的获取、治疗方案向护士和各个辅助科室的传递、各个部门治疗情况的记录、检查和治疗结果向医师的传递等都需要大量的信息处理,因此,临床信息管理涉及医院的大部分科室。随着医疗技术的发展,新的检查、治疗手段不断出现,临床信息的种类也将不断增加。

### 二、临床信息系统的主要内容

　　临床信息系统包括门急诊及住院医师工作站、护士工作站、临床检验科、血库、医学影像、手术室麻醉等系统。这些科室和部门作为 HIS 的组成部分,具有各自的事务性功能。同时,这些科室部门又具有一个共同特点,即他们都是以患者为中心,直接或间接为患者提供临床诊疗服务。按照各科室部门功能需求,各系统业务细分及功能模块分解如下:

　　1. 门急诊系统

　　门急诊业务详细流程如图 2-2 所示,根据流程图对各流程环节的分解,门急诊信息系统

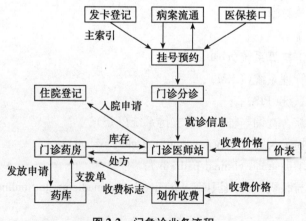

**图 2-2　门急诊业务流程**

的程序功能模块如下:

(1) 就诊卡管理:患者到本院就诊,无论门急诊患者或住院患者,首次就诊的患者必须填写就诊登记表,到建卡处,由工作人员录入基本信息后为患者发放就诊卡。在门诊挂号、医师工作站、门诊收费、取药、LIS系统、PACS系统,以及住院登记、患者自助费用查询、出院结算等子系统中患者的就诊卡号作为患者的唯一身份标志。如果就诊卡丢失,患者在得到身份确认后,可以补办就诊卡。就诊卡号、姓名、性别、年龄、联系电话、工作单位等数据为患者的基本信息,其他详细信息可以在住院登记时补录,比如住院患者类别分为:自费、市医保、省医保、基金等,不同类别患者的差别主要体现在患者的结算方式或支付比例上,其他类型的卡,是指非本院发放的本地区由卫生、医保等主管部门发放的医保或银行卡,为保证患者在其他系统中身份的唯一性,需要将其他信息系统与医院信息系统作对接,把患者在其他系统中的卡与医院信息系统中患者的登记号作对应关系,这样患者在就诊中可以使用其他卡完成各项医疗以及结算业务。

(2) 门急诊挂号系统:挂号系统支持各类医保、商业保险、公费、自费等多种身份的患者挂号,支持多种挂号方式(预约、电话、网上挂号等),并产生挂号信息,支持IC卡、磁卡、条码等多种挂号支付方式,支持集中性挂号、诊间挂号等,支持排队、分诊、叫号、限号、优先就诊等。具体功能为:选择科室和医师,刷卡调出患者信息,对该患者挂号,可提供一个患者挂多个号的功能,如果医师因为某种原因停诊,已经预约出去的号源可以进行换号处理,刷卡查找当天此卡的挂号信息,然后按换卡回到挂号主界面,对此患者重新挂号。

(3) 门急诊划价收费系统:划价收费系统必须符合财政部、卫生部发布的《医院会计制度》和有关的财务制度,使用国家统一的物价编码,遵循票据管理制度,支持挂号、划价、收费一体化,支持多种支付方式,可以直接从医师工作站提取收费项目,也可以支持直接由收款员录入收费项目,并可进行当日退费或隔日退费。可以统计某一段时间内的划价员的工作量,可以按处方或按医嘱两种方式统计。并提供打印功能,打印出工作量的报表,进行个人结算及结算报表的打印。收费员结束一天的工作时,统计核实本天的费用并结算交到财务处。在遇到打印机故障等造成系统中记录的当前发票损毁时,可将本张发票设置为废票,继续取到下一票号。

(4) 门急诊医师工作站系统:门急诊医师工作站是门急诊医师从事日常工作业务的信息平台,该系统能通过网络传输快速地接诊已挂号患者,并能在同一界面上完成医师的日常工作,包括:书写电子病历、开具电子处方、填写医技单、复诊预约、加号、诊间挂号、追踪定制等处理。同时,有效地将患者就诊信息传送到门诊结算处、医技科室等相关模块,保证各种就诊信息在流程中的正常流动,真正实现信息共享。此系统嵌入合理用药实时监控系统,同时可查阅患者历次就诊信息,辅助医生进行医疗决策。具体功能为:根据助记码调出对应的医嘱项和治疗组合项目,如果是药品则需要填写相应的剂量、用法、频率、疗程或包装数量,所录入的处方将根据每次签名归为一张处方,医师可以打印出带有处方号的处方,患者可以拿着此处方直接缴费取药。提供对药品字典、诊疗项目、既往病历的查询。

2. 住院系统

通过图2-3可以对住院流程有个总体的认识,根据住院业务流程各个环节,可划分为以下住院功能模块系统:

(1) 出入院管理系统:刷就诊卡调出患者姓名、性别、出生日期、单位、邮编和联系电话

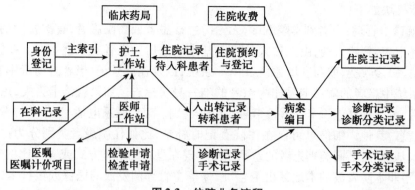

图 2-3　住院业务流程

等基本信息,然后选择病区、医师、交预交金,办理入院登记。住院患者分自费、市医保、省医保、基金等类别,不同患者的类别决定了本次住院的费用结算方式,出院管理应具有出院登记、出院查询等功能。

(2) 住院收费管理系统:此系统应具有对患者费用管理、住院财务管理、收费科室工作量统计、预交金管理等功能。财务科对购入的发票进行管理,将购入的发票发给办理出院结算的收费员。在预交金未结算的情况下,可退回患者的预交金,回收预交金收据。在打印预交金收据出现异常的情况下,将作废预交金收据,打印新的预交金收据。可按患者就诊卡号查询出院患者,根据患者的收费类别计算本次住院的所有治疗的费用总额、自付金额。患者出院时,核对患者费用总额、自付金额后,办理出院并打印出院发票、打印费用明细单。如果结算费用有错误,可取消出院结算,预交金则回到未结算的状态,医师对错误的医嘱调整后,重新计算患者的费用总额、自付费用等,结算人员确认无误后,重新办理患者的出院结算、打印发票并打印费用明细单给患者。随时根据患者在院情况进行预交金判断,并发出提示信息。可查询收费员办理的所有预交金明细和出院发票明细,统计收费员的收预交金总额、退预交金总额,出院结算患者的费用总额,以及应当上交的现金、支票等金额,对作废的预交金收据和作废的发票在日报表中单独列出,并打印收费员的日报表上交财务科。可以查询并打印某个账单的医嘱费用明细、各分类的医嘱费用总额。可以查询并打印某个病区患者的费用明细单,可以单独查询并打印某个患者的费用明细单。

(3) 住院护士工作站系统:住院护士工作站系统应具备床位管理、医嘱处理管理、护理管理、患者费用查询、护士执行等功能。在信息系统中定制病房床位管理界面,床位图上可显示床号、姓名、年龄、诊断、病情、病历号、护理信息等。支持患者入科、转科、出院处理,具有医嘱录入、医嘱审核、打印医嘱单,其他收费项目的录入、审核,生成并打印各种执行单、输液单、护理单等,并显示药物配伍禁忌,录入患者生命体征信息(体温、脉搏、呼吸、血压、体重、尿量、引流量、出入量、大便、身高)。支持录入及打印体温单、医嘱单、护理记录、护理评估等护理文档。可录入其他相关费用项目(一次性材料、治疗费等)、费用查询、费用催缴等,打印患者各种费用清单。

(4) 住院医师工作站系统:工作站系统支持对医嘱、处方的处理,支持完成各项医疗记录,包括录入、审核、确认、打印、签字生效。医师根据助记码调出对应的医嘱项,如果是药品则填写相应的剂量、用法、频率、疗程或包装数量,可以查询患者的相应的过往检查、检验结

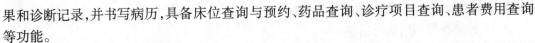

果和诊断记录,并书写病历,具备床位查询与预约、药品查询、诊疗项目查询、患者费用查询等功能。

此系统具备开展临床路径的功能,定义某种疾病或手术的临床路径,每个临床路径都可以分为若干步骤,如入院第一天、术后第二天等,在每个步骤中,可以定义各类临床医嘱组合,包括药物、检查、化验、治疗以及护理等医嘱,医师和护士按照每个步骤规定的医嘱组合为患者进行治疗。同时在每个步骤结束后,都要进行评估,以确定临床路径每一步骤制定的治疗方案与患者实际情况的偏差,调整临床路径的某些环节的治疗方案,从而提高医疗质量,减少患者的住院天数和费用。

# 第四节　电子病历

## 一、电子病历的概念

电子病历(electronic medical record,EMR)是医疗机构对门诊、住院患者(或保健对象)临床诊疗和指导干预的数字化的医疗服务工作记录。它包括:首页、病程记录、检查检验结果、医嘱、手术记录、护理记录等,其中既有结构化信息,也有非结构化的自由文本,还包括了医疗过程中所产生的图形图像信息。电子病历涉及患者信息的采集、存储、传输、质量控制、统计和应用。在医疗中作为主要的信息源,提供超越纸质病历的服务,满足医疗、法律和管理需求。EMR 的目的不仅局限于对传统病历的电子化,更重要的是在治疗过程中为医护人员提供一种更为便捷高效的工作方式,譬如实时的检查检验报告查询,协作科室间病历的调阅,甚至在病房也可以随时调阅患者病历信息。而在治疗完成后可以为患者提供病历查看、检索和医疗评价等服务。实现各个医院间的患者信息快速交互,从而提高医疗质量和减少医疗事故。电子病历绝不仅是简单的病历的电子化存储,它的真实意义是实现医疗过程的全面信息化。电子病历与传统病历相比存在巨大的优势,传统病历是被动的、静态的、孤立的;电子病历是主动的、动态的、关联的。传统病历缺少主动性和智能,不能关联相关知识。传统病历受到纸介质条件的限制,很难和其他介质资料共同保存;在区域医疗协作中,传统病历不能实时的跨区域共享,而电子病历可以通过网络实现这些功能;传统病历无法得到必要的释义,无法进行知识关联,而电子病历有统一的规范,可以进行必要的释义和知识关联。

## 二、纸质病历存在的问题

我国现行病历为纸质病历,所谓纸质病历是指以纸张作为病历的信息载体,用手工书写或录入病历。纸张病历存在着如下一些问题:

1. 病历书写不规范

病历字迹潦草、欠整洁、无法辨认,用刀片刮、涂、改现象时有发生。工作繁忙时,记录不及时、不完整,医师签名潦草、不能辨认现象普遍,有时甚至导致护士错误地执行"医嘱",易导致医疗事故的发生。检验、检查报告单粘贴不规范,异常指标常忽略,未用红笔标出。

2. 医护人员书写任务繁重

为了提高病历书写质量,需要花费医护人员相当大的时间与精力,从而导致观察病情和

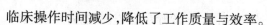

临床操作时间减少,降低了工作质量与效率。

3. 不方便查阅利用病历信息

部分医院未采用病案统计管理系统,未对纸质病历进行数字化管理。因而不便于对病历信息进行多方面检索、统计分析,对医疗信息难以进行深度加工使用。

电子病历与传统病历相比,具有巨大的优势:

1. 完整准确

传统病历无法保证数据完整,电子病历则可保证完整、准确、及时获得信息资料。

2. 知识关联

纸质病历可不断补充新内容,但其内容与内容之间无法建立有机联系,病历内容与患者的实际状态完全脱节,病历知识与其相关知识没有连接。而电子病历却能将新补充的信息实时更新并控制、确保与患者拿到的病历保持一致。

3. 及时获取

传统病历不能保证及时获取信息、不能进行资源共享。

## 三、电子病历系统的基本功能

电子病历是医学专用软件,医院通过电子病历以电子化方式记录患者就诊的信息,它一般包括:首页、病程记录、检查检验结果、医嘱、手术记录、护理记录等,其中既有结构化信息,也有非结构化的自由文本,还有图形、图像信息。它涉及患者信息的采集、存储、传输、质量控制、统计和利用;在医疗中作为主要的信息源,提供超越纸张病历的服务,满足医疗、法律和管理的需求。针对电子病历的诸多规范和要求终究需要通过怎样的应用软件才能得以落实呢?电子病历软件应当整合在医院信息系统中,并实现以下六大功能:

1. 病历信息采集功能

电子病历软件能通过手工或设备采集门(急)诊病历信息、住院病历信息和其他电子医疗记录信息。采集的信息应及时、完整,能满足临床工作需要,符合卫生部《电子病历基本规范(试行)》中"使用中文和医学术语,要求表述准确、语句通顺、标点正确"的要求。为实现这些目标,电子病历采集工具在采集文书病历时不但要做到简便易用,还应具备灵活调用医学术语、主动提取敏感指标、对病历内容进行逻辑审查和编辑二维矢量图的功能。

2. 医疗工作流程的管理功能

病历信息采集后,受医疗工作流程的约束还须进行后续操作,如实习医务人员书写病程记录后,需要经主治医师对其进行审查、签名;上级医师的查房记录也需要审查、签名。会诊申请、手术申请要在不同科室之间流转、修改、会签。处方开出后需要经过审核、记费、配方、发药等环节;辅助检查单开出后也要经过审查、记费、执行、填报告单等环节。

3. 监控监管功能

病历数字化后提供了大量真实、实时的信息,卫生部《电子病历基本规范(试行)》要求"电子病历系统应当为病历质量监控、医疗卫生服务信息以及数据统计分析和医疗保险费用审核提供技术支持,包括医疗费用分类查询、手术分级管理、临床路径管理、单病种质量控制、平均住院日、术前平均住院日、床位使用率、合理用药监控、药物占总收入比例等医疗质量管理与控制指标的统计,利用系统优势建立医疗质量考核体系,提高工作效率,保证医疗质量,规范诊疗行为,提高医院管理水平"。这些管理方面的需求是病历数字化后要满足的、也是电子病历软件应实现的功能。

4. 查阅与复制功能

提供在权限时限允许范围内的查阅病历信息的功能,各类信息可在同一界面展示,既能按时间顺序展示病历资料、又能按分类展示病历资料、还可按设置的排列顺序展示病历资料。提供在权限时限允许范围内复制病历内容的功能,复制出的应是不可更改的病历电子版。为此,可采用数字证书制作数据电文、用特殊方法加密 PDF 格式文件等方式来实现。

5. 安全与加密功能

电子病历软件必须有管理数字证书、支持"数字签名"的功能。采集或修改的病历信息不但要有采集人的电子签名,同时软件还要能提供本次签名可信身份和可信日期时间的证据,通过两个"印鉴"来对文档的内容和生成时间进行确认、共同负责。电子病历软件还应提供重要数据进行加密存储的功能,将能定位到某个人的信息,如姓名、医疗证号、身份证号、工作单位和家庭住址等加密保存。电子病历软件应保存历次操作痕迹和历次修改痕迹。

6. 设置与维护功能

提供六个方面的设置与维护功能。一是设置用户,为系统使用人员(医护、管理者、患者)设置唯一的身份标识,包括标识的编码、识别手段、识别装置的类型及 ID,以及该标识的授权人及有效期限。二是设置操作权限,为用户设置读权限、写权限、修改权限和复制权限。各权限均能细分为对象限制(如全部患者、部分患者、某个患者)、内容限制(如全部内容、部分内容)、时间限制(当前记录、历史记录、修改前的记录)等。所有权限时限的变更均要保留痕迹。三是设置病历框架,设置门(急)诊电子病历、住院电子病历和其他电子医疗记录的框架,即病历所包括的项目、格式和主要内容。四是维护病历模版,包括专科病历模版、常见病的病历模版、临床路径管理疾病的病历模版、特殊疾病的病历模版、单病种管理疾病的病历模版等。五是维护有关规则,如病历逻辑审核规则、病历质量评分规则、临床路径管理规则、手术分级管理规则、分级护理规则、处方审核规则、费用管理规则、合理用药规则、医学术语规则等。六是格式维护,各类病历纸质版本的格式,各类报表、报出信息的格式。

## 四、口腔医院门诊电子病历系统

口腔门诊专科电子病历是基于十余年针对口腔门诊电子病历的研发经验,符合国家卫生部颁布的电子病历相关规范要求,并以规范要求为标准,结合口腔医学特征,吸纳临床经验,而全力打造的支持全结构或半结构化模式全新电子病历。其病历基本结构(如图 2-4)是:由患者和牙位作为病历主体,也就是说,一个病历记录由某个患者的某颗牙构成。接下来再分为初诊和复诊,在初诊时需要完成大部分病历数据,初诊记录需要一一对应于患者和牙位,而复诊记录则可以是一对多的关系。患者就诊时首先需要了解系统病史,以便判定是否适合进行牙科治疗,尽量避免某些意外的情况。接诊后按照现病史、临床检查、X 线检查、诊断、确定治疗方案的步骤和流程来完成初诊记录。复诊可作为愈后随访的记录,以便于进行长期的总结和分析。而在复诊时则需要着重了解患者的初诊或上次复诊时发生的疾病情况有什么变化,发生的症状有无消失,以及前次手术做到哪一步等信息。其主要特点如下:

1. 全结构化

通过节点、文档段落、模版这三级结构化的设计,保证了临床应用的快捷和各种查询

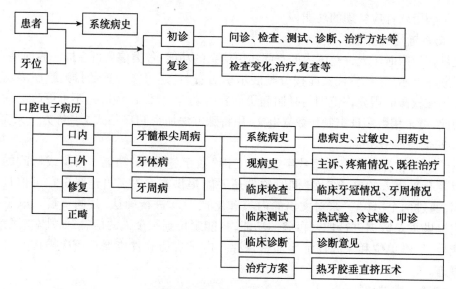

图 2-4　口腔病历基本结构

节点的搜集设置。医师在录入病历的时候,有大量的病情数据需要录入,操作较繁琐。有些电子病历系统特设常见医学短语选择功能,配合模板,医师只需要鼠标点选即可完成病历录入工作,大大减少了工作量。为了配合病历的录入需要,我们的常见短语又分为单项选择、多项选择等多种展现形式,避免了用词的随意性,给今后的数据收集、研究提供了方便。

2. 引导式的设计

引导式的设计最大程度地保证了从诊断到治疗方案,以及到处置、医嘱的规范,极大地规范了医疗文书的合法性,规避了医疗风险,并有效提升了医师临床应用效果。

3. 多模版的合并

不同模版的合同功能,在满足单病种应用的前提下,又可以较快处理复杂的多发病症。

4. 向导式思维

根据临床医疗的总结,按照临床思维模式,前瞻未来电子病历图形化发展的趋势,用向导思维快速完成电子病历的书写。

5. 支持使用牙位图、部位描述,能够符合国际口腔医疗标准的表现形式如图 2-5 所示。

6. 规费管理

如图 2-6,利用电子病历的处置项目,自动生成费用。提高临床医师的工作效率,使收费规则标准化。

7. 病历关联临床路径

书写病历时,如患者诊断与进入临床路径的诊断一致,在病历书写完成后系统提示是否需要入径,并可直接跳转到临床路径操作界面,如图 2-7、图 2-8。

8. 提供所见即所得的病历打印

用户在软件界面视图中所看到文档与该文档的最终打印出的纸质介质具有相同的样式,也允许医师在视图中直接编辑文本、图形、或文档中的其他元素。通过对病历样式的真实模拟,使医师在完成病历之前,可以精确地看到病历的实际效果。如下图 2-9:

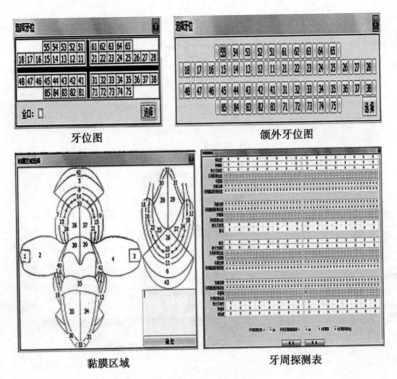

牙位图 　　　　　 颌外牙位图

黏膜区域 　　　　　 牙周探测表

图 2-5 牙位图

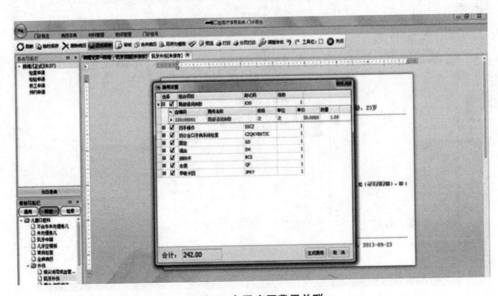

图 2-6 电子病历费用关联

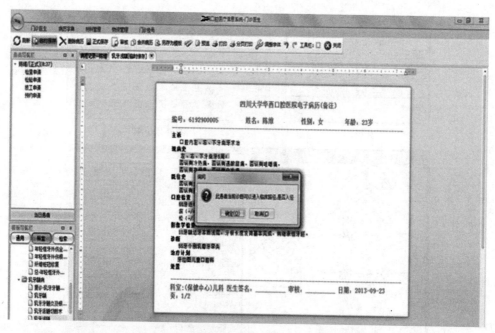

图 2-7　病历书写完成后提示入径界面

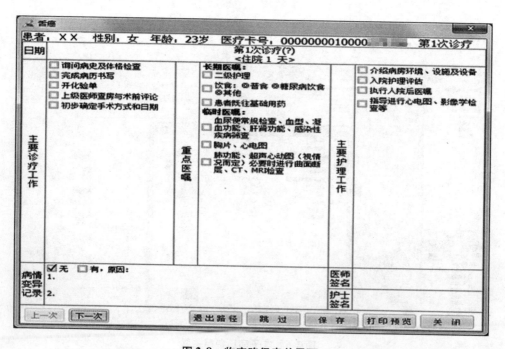

图 2-8　临床路径表单界面

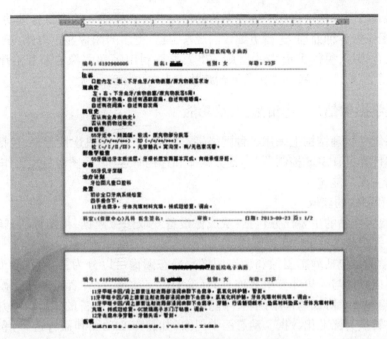

图 2-9　电子病历预览界面

# 第五节　医学影像信息系统

## 一、医学影像信息系统概述

医学影像信息系统狭义上是指基于医学影像存储与通信系统,从技术上解决图像处理技术的管理系统。在现代医疗行业,医学影像信息系统是指包含了 RIS,以 DICOM3.0 国际标准设计,以高性能服务器、网络及存储设备构成硬件支持平台,以大型关系型数据库作为数据和图像的存储管理工具,以医疗影像的采集、传输、存储和诊断为核心,是集影像采集传输与存储管理、影像诊断查询与报告管理、综合信息管理等综合应用于一体的综合应用系统。该系统主要的任务就是把医院影像科日常产生的各种医学影像(包括核磁、CT、DR、超声、各种 X 光机等设备产生的图像)通过 DICOM3.0 国际标准接口(中国市场大多为模拟、DICOM、网络等接口)以数字化的方式海量保存起来,当需要的时候在一定的授权下能够很快调回使用,同时增加一些辅助诊断管理功能。PACS 的目的是促进数字化医院环境的形成,提高医师工作效率,降低成本,从根本上提高医疗服务质量,提升医院的竞争力。

PACS 系统是利用计算机信息技术,将不同型号、类别、地点的设备产生的图像,在统一的数字图像格式标准下,进行存储,按用户需求检索、调阅,用户可以在自己的终端上对图像作各种处理,辅助诊断和治疗。图像保存的传统介质采用的是胶片、照片或纸张等,其缺点是成本高,效率低,保存场地需不断增加,保管不易,需防蛀、霉变、丢失,图像复制、传递不便,历史图像检索困难。PACS 彻底改变了传统的图像保存和传递方式,数字图像保存在磁盘、磁带、光盘上,占地小,成本低,保存时间长。利用计算机信息技术可以高速、高效地进行检索、复制、传递图像,真正实现了医学图像信息资源的共享。图像的跨科室、医院、地区流动,减少了等待检查结果的时间,方便了医师快速获取相关图像,有利于迅速诊断和治疗。

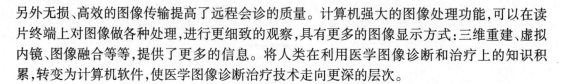

另外无损、高效的图像传输提高了远程会诊的质量。计算机强大的图像处理功能,可以在读片终端上对图像做各种处理,进行更细致的观察,具有更多的图像显示方式:三维重建、虚拟内镜、图像融合等等,提供了更多的信息。将人类在利用医学图像诊断和治疗上的知识积累,转变为计算机软件,使医学图像诊断治疗技术走向更深的层次。

## 二、医学影像信息系统的组成及功能

PACS 系统在物理结构上采用各种网络将不同类型的计算机连接起来,包括医学成像设备、图像采集计算机、PACS 控制器(包括数据库和存档管理)以及图像显示工作站。

PACS 的主要功能包括:

1. 数据和图像的获取

图像采集工作站的主要任务包括:从成像设备获取图像数据,将图像数据转换成 PACS 标准的格式,并将其送往 PACS 控制器。

临床医学图像包括静态图像和动态图像。静态图像可以分为三类:符合 DICOM3.0 的数字数据,可以直接与采集计算机相连;非标准的数字数据,设计者必须获得设备生产厂商关于数据结构和接口协议的详细说明,才能设计应用软件,从设备的串行口或并行口读取非标准数据,并转换为标准化数据。动态医学图像(如超声心动图和血管造影)包括一系列随时间变化的图像,通常采用帧捕捉的方式将其转换成数字图像。非数字数据(如胶片、视频图像等)通过两种方法转换成数字图像:一种方法是使用专用扫描仪直接得到数字图像;另一种则用摄像头获得模拟输出,然后用帧捕捉的方式将其转换成数字图像,这种方法也适用于从医疗设备的监视器输出获得的数字图像。

2. 图像处理

图像处理包括图像预处理和图像压缩,而图像数据压缩技术包括有损和无损压缩。

(1)无损压缩:能实现由压缩图像到原始图像的完全恢复,因此也称为可逆压缩。其特点是:在压缩过程中不会丢失重要信息,但压缩比小,一般在 2~3 倍之间。

(2)有损压缩:不能实现由压缩图像到原始图像的完全恢复,压缩过程不可逆。其出发点是以图像部分损失为代价换取高压缩比,得到视觉上可以接受的图像。能得到较高的压缩比,一般在 10~50 倍或更高。

3. 网络系统　数字通信网络设计中要考虑以下五个因素:通信速度、通信标准、容错性、安全性以及网络建设和维护费用。

主要有以下三类系统:

(1)低速(<10Mb/s)以太网;

(2)中速(100Mb/s)光纤分布数据接口(FDDI);

(3)高速(>=155Mb/s)异步传输模式(ATM)。

4. 图像存储管理系统

图像存储管理系统能够实现对短期、中期和长期图像存档数据的分级管理。系统设计中的两个核心问题是数据完整性和系统效率。数据完整性是指 PACS 系统从成像设备获得的图像数据不能被丢失,系统效率是指要缩短显示工作站对图像数据的访问时间。PACS 存档系统是 PACS 系统的核心,主要由四部分构成:存档服务器、数据库系统、光盘库以及通信网络。采集计算机和显示工作站通过网络与存档系统连接。采集计算机从各种成像设备获得的图像首先被送到存档服务器,然后存储到光盘库,最后送到指定的显示工作站。

一家医院一天的图像数据总量至少有几千兆(MB),医疗资料安全的长期保存的要求使PACS系统的存储方案设计非常重要,高可靠性、超大容量和低成本的图像存储方式是追求的目标。为了平衡投资与应用之间的关系,PACS系统的图像存储通常都分层次存储,如按图像产生时间分为在线、近线、离线三类。SCSI磁盘或磁盘阵列存取速度快,但目前容量有限(数百GB),用于存储在线图像。近线图像多采用光盘库、磁带库、NAS和SAN。网络接入存储(network-attached storage,简称NAS)和存储区域网络(storage area network,简称SAN)

5. 显示工作站

显示工作站包括通信、数据库、显示、资源管理和处理软件。目前常用的显示设备是液晶监视器,根据每屏的扫描线数,可将显示器分成512显示器、1K显示器、2K显示器几种,其扫描线分别为512线、1024线和2048线。每个工作站具有一个本地数据库用于管理当前病案,也可以从PACS数据库获取历史图像。目前,显示工作站一般都具备数字图像管理和图像处理功能,图像处理会提高图像的诊断价值。

## 三、医学影像信息系统工作流程

很多医院在实施PACS系统以前的工作流程如图2-10所示,共需12个步骤,其中两次较长等待时间,为冲洗胶片和临床借片。用设备的操作平台进行打印操作,占用设备的工作时间,遇设备较忙时,无法及时打印。专门人员管理的手工存储过程,有胶片丢失的可能。而医院在实施PACS以后的工作流程如下:

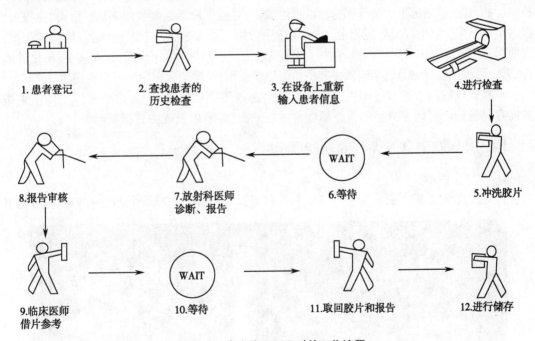

1.患者登记　　2.查找患者的历史检查　　3.在设备上重新输入患者信息　　4.进行检查

8.报告审核　　7.放射科医师诊断、报告　　6.等待　　5.冲洗胶片

9.临床医师借片参考　　10.等待　　11.取回胶片和报告　　12.进行储存

图2-10　未实施PACS时的工作流程

1. 检查信息登记输入

前台登记工作站录入患者基本信息及检查申请信息,也可通过检索HIS系统(如果存在HIS并与PACS/RIS融合)进行患者信息自动录入,并对患者进行分诊登记、复诊登记、申请单扫描、申请单打印、分诊安排等工作。

**2. WorkList 服务**

患者信息一经录入,其他工作站可直接从 PACS 系统主数据库中自动调用,无需重新手动录入;具有 WorkList 服务的医疗影像设备可直接由服务器提取相关患者基本信息列表,不具备 WorkList 功能影像设备通过医疗影像设备操作台输入患者信息资料或通过分诊台提取登记信息。

**3. 影像获取**

对于标准 DICOM 设备,采集工作站可在检查完成后或检查过程中自动(或手动)将影像转发至 PACS 主服务器。

**4. 非 DICOM 转换**

对于非 DICOM 设备,采集工作站可使用 MiVideo DICOM 网关接受登记信息,之后,在检查过程中进行影像采集,采集的影像自动(或由设备操作技师手动转发)转发至 PACS 主服务器。

**5. 图像调阅**

患者在检查室完成影像检查后,医师可通过阅片室的网络进行影像调阅、浏览及处理,并可进行胶片打印输出后交付患者。需要调阅影像时 PACS 系统自动按照后台设定路径从主服务器磁盘阵列或与之连接的前置服务器中调用。在图像显示界面,医师一般可以进行一些测量长度、角度、面积等图像后处理,在主流 PACS 中,除了测量功能外,都会提供缩放、移动、镜像、反相、旋转、滤波、锐化、伪彩、播放、窗宽窗位调节等图像后处理功能。

**6. 报告编辑**

患者完成影像检查后由专业人员对影像质量进行评审,并进行质量分析。完成质量评审控制后的影像,诊断医生可进行影像诊断报告编辑,并根据诊断医师权限,分别进行初诊报告、报告审核工作。在书写报告过程中,可使用诊断常用词语模板,以减少医生键盘输入工作量。诊断报告审核过程中可对修改内容进行修改痕迹保留、可获得临床诊断、详细病史、历史诊断等信息、可将报告存储为典型病例供其他类似诊断使用,供整个科室内学习提高使用。

审核完成的报告通过打印机进行输出后由医师签字后提交,同时诊断报告上传至主服务器存储备份。打印完成后的报告不能再进行修改,但可以只读方式调阅参考。

## 四、某医院 PACS 系统的功能展示

**1. 一体化展示**

针对医技科室,除了提供专业的诊断和报告界面外,还能将与诊断、报告有关的检查结果

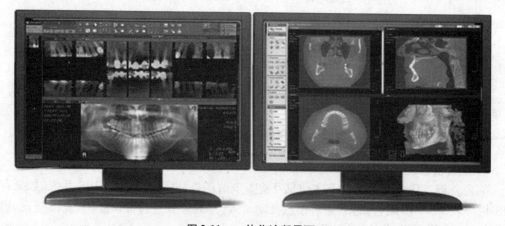

图 2-11　一体化诊断界面

（图像、图形、波形）、报告、医嘱信息、检验结果等进行呈现，使报告医师能够方便、准确地进行诊断和报告。针对不同专业科室对于影像和其他检查资料的要求，系统提供适合不同专业临床科室的一体化浏览和分析、处理工具，如图 2-11 显示口内、颌面外科、种植、矫形等的一体化浏览和工作界面，以及图 2-12 显示的一般诊断的浏览、分析和处理界面。针对口腔医院对科研、

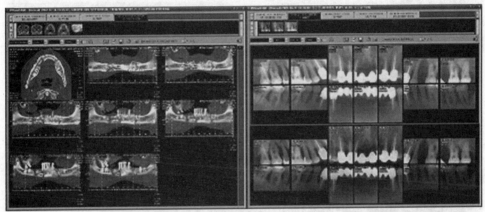

多层面重建(MPR)和3D　　　　　　　　FMX(全口显示模式/对比)

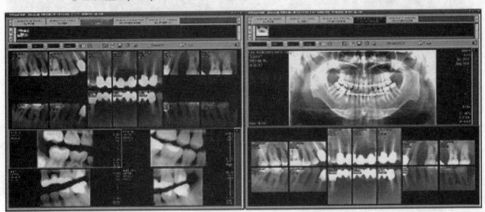

FMX +2X2 (nXn)显示模式　　　　　　　FMX/全景牙片对比显示

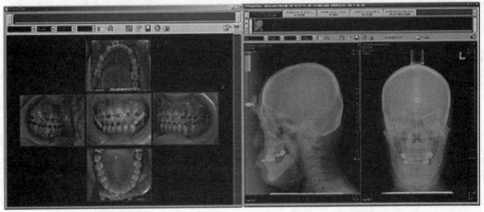

口内照片　　　　　　　　　　　　　正侧位片

图 2-12　一般诊断

教学的要求,为医院和口腔医学院设计满足高端口腔医学院和医院临床、科研、教学的软件模块。

2. 专业化处理

提供基于影像数据中心,面向口腔临床科室的专业化处理,包括三维重建、手术模拟、口腔种植等。如图2-13 ~ 图2-15 所示:

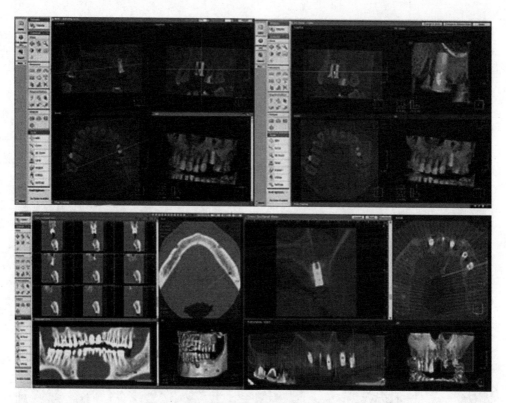

**图 2-13　随处可用的三维、MIP、MPR 处理**

3. 口腔影像远程会诊

提供特有的 B/S 构架的院内和院外会诊系统,不需要增加额外投资,使用现有的计算机和网络,就可以帮医院实现院内、院外(医院与医院、医院与诊所)会诊。大大提高医师工作效率并减少患者就医时间,从而提高医院的效益。院外会诊提供了关联医院、本院医师外出(在家、出差)实时进行院内患者会诊的条件。远程会诊系统是基于中性平台的系统,可以在微软 IE、谷歌 Chrome、苹果 Sarafi 和 Foxfire 平台上运行,支持 IOS 操作系统的 iPad、iPhone 和安卓平台的智能手机、智能平板电脑的应用(图 2-16,图 2-17)。

4. 口腔影像科研教学

可以提供口腔影像学术资料管理系统,包括 TFS(teaching file system)、归属于每个放射或临床医师的 CF(customer folder)用于保存自身需要的影像资料,并可以对其进行合并、拆分、转换为 JPEG/BMP/PPT/AVI 等,以及进行刻盘和导出。

可以提供口腔影像教学系统,可以使用该系统进行影像的诊断、报告的教学、典型病例的分析。教学系统还可以支持学生的考试、评分等教学工作。教学系统对患者隐私有比较好的保护,不会产生因隐私外泄造成与医院的争端。

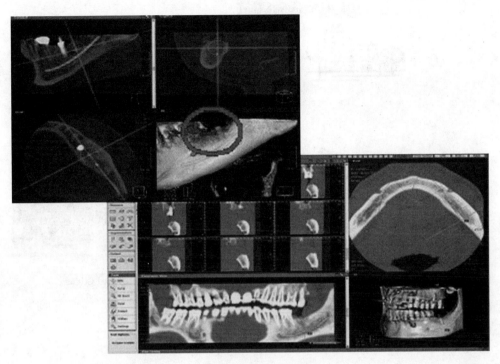

图 2-14　种植牙应用

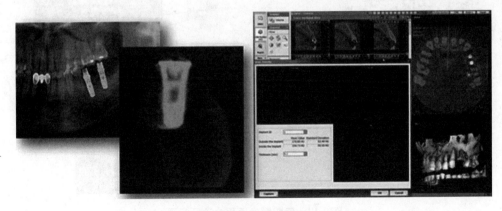

图 2-15　牙密度测量

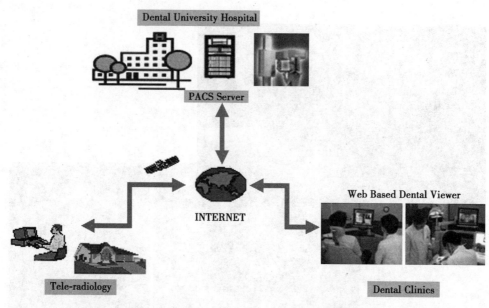

图 2-16　口腔远程影像系统示意图

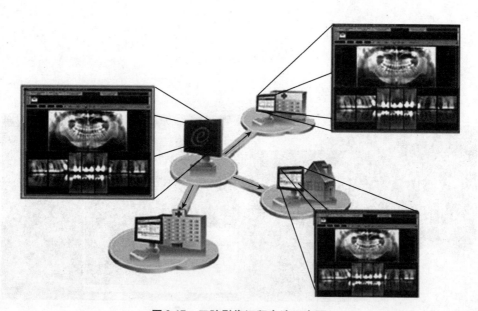

图 2-17　口腔影像远程会诊示意图

## 第六节 医学实验室信息系统

### 一、实验室信息系统的概念

实验室信息系统又称检验科信息系统,英文简称 LIS。在临床实验室的运转中,随时产生着大量的信息,如患者检验结果的信息和项目质量控制的信息等等。传统的手工操作管理办法已无法满足日常信息管理的需要,要实现高效、快速的信息管理,使管理工作流程程序化、管理记录系统化、管理标准报告化,必须使用计算机技术对数据集中进行处理,形成文字、图表、图像等各种信息,辅助临床诊断。

目前国内已开发完成的 LIS 主要任务是协助检验师对检验申请单及标本进行预处理,标本信息的自动采集或直接录入,检验数据处理(文字、图表、图形)、检验报告的审核、查询、打印等,同时具备了向医院信息系统(HIS)提供业务数据接口,提供全院检验结果共享、自动计费、全程条码识别患者样本等功能。应用 LIS 系统,可以减轻检验人员的工作强度,提高工作效率,并使检验信息的存储和管理更加简洁、完善。

同时,完善的 LIS 系统还要有质控管理、经济管理、人事管理、设备管理等。LIS 的应用使检验师从繁杂的手工事务性工作中得以脱身,不必再花很多的精力去收集数据、处理数据、编制报表,而留有更多的精力去提高检验技能,更多地完成创造性工作。同时,LIS 的使用给管理者带来了基础数据的规范化、标准化,使临床检验科管理工作数据的收集更及时、更完整、更准确、更统一。

### 二、LIS 系统的工作原理和工作流程

现代临床实验室的各种自动化仪器分析都配有标准的通信接口,以便仪器与计算机通信,从而保证实时、连续和准确地将检测数据传入计算机系统。各个全自动化仪器根据通过 HIS 获取的工作内容,对患者的标本进行检测。然后,将从患者标本中获取的临床检验数据实时传送入系统,与患者的基本数据如姓名、性别、病室等相组合产生完整的检验数据,再经上级检验医师审核确认无误后打印出实验报告并存入数据库。进入数据库的临床检验数据,通过医院的 HIS,很快便可提供给病房查询和调用。并可以对数据加工产生费用表、检验结果底单和各种报表。

LIS 的工作流程如图 2-18 所示:

1. 医生开具检验申请单

如果医院已经配备了医师工作站,并且完成了与 LIS 的系统集成,则医师直接在医师工作站上完成检验申请单的电子化,然后打印检验申请单(如果医院实行了检验无纸化,则只向患者提供导诊单)。

2. 患者缴纳检验费

收费员依据患者 ID 调出待缴费的项目并完成收费。如果医院建立了预交金体制,则此步骤也可在医生工作站完成,从而简化就医流程。

3. 采样

多数检验需护士采样(如血液化验),某些检验也可患者自己采样(如尿液化验)。采样

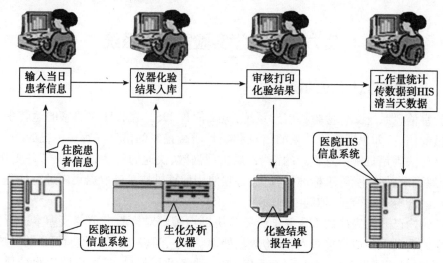

**图2-18 基本工作流程图**

过程中完成样本与样本标识(通用条形码)的关联至关重要,标识样本的条形码既可以现场打印,也可以使用预先贴在样本容器上的条形码。

4. 送检申请单和样本送至检验科

通常由护士、检验人员或患者将检验申请单和样本送至检验科,一些医院设计了真空传送系统,但较高的运行成本妨碍了它在国内医院的推广。

5. 检验技师核收样本

如果医师已经在医师工作站上完成了检验申请单的电子化,则检验技师只需要扫描检验申请单或样本容器上的条形码(或输入患者ID)即可从门诊系统中读出相应的检验申请单。但是,如果医院尚未启用医师工作站,则检验技师必须在核收样本的同时将检验申请单录入LIS,以实现检验申请单的电子化。调出电子化检验申请单的同时,然后确认接收,并在适当的时候打印出工作任务单以便上机化验。

6. 化验样本

检验技师使用仪器(或手工操作)化验样本。

7. 接收分析结果

如果检验仪器具备数据输出端口,检验结果将由联机电脑自动接收。否则,化验结果只能由检验技师手工录入计算机,当然,对于手工化验的结果,也只能由检验技师手工录入。

8. 检验技师审核检验结果

检验技师在正式发布检验报告前必须对检验结果加以审核,倘若无误,将对检验结果予以确认。如果出现异常数值,可根据需要对样本重新进行分析。

9. 输出检验报告

检验技师正式发布检验报告;即可在检验科打印检验报告后送至门诊部,也可由门诊部电脑进行远程打印。

(罗云 黄艳)

# 参 考 文 献

1. 刘臣. 医院信息系统建设. 现代医院管理 2007, 05
2. 李包罗. 医院管理学医院信息管理分册. 北京: 人民卫生出版社, 2003
3. 王明时医院信息系统. 北京: 科学出版社, 2008
4. 李包罗、傅征. 医院管理学医院信息管理分册. 北京: 人民卫生出版社, 2011
5. 陆斌杰. 医院信息系统实用维护手册. 上海: 上海世界图书出版公司, 2012
6. 杨富华. 数字化医院信息系统教程. 北京: 科学出版社, 2014
7. 包志华, 汤乐民. 医学图像处理、存档与通信. 北京: 科学出版社, 2013
8. 石玉玲. 实用医学实验室信息管理系统. 北京: 人民军医出版社, 2011
9. 卫生部. 电子病历基本规范(试行). 2010
10. 卫生部. 电子病历系统功能规范(试行). 2011
11. 陶红兵. 基于临床路径管理的医疗质量与费用控制策略著. 北京: 科学出版社, 2010
12. 郑树森. 数字化临床路径建设. 北京: 科学出版社, 2012

# 第三章 口腔医院感染控制

## 第一节 概 述

### 一、医院感染控制的背景和发展历史

医院感染（healthcare associated infections，HAIs）或医疗相关感染是一个伴随医院诞生而产生的古老话题，同时也随着社会的发展、医学的进步变得愈加复杂。在全球范围内，医院感染已经成为影响患者安全、医疗质量和增加医疗费用的重要原因，更成为了任何医疗机构都无法回避的严重的公共卫生问题。医院感染常导致医疗资源浪费、患者住院时间延长、患者经济负担加重，也极大地增加了医务人员的工作压力和工作负担，成为严重影响医疗安全的隐患之一。早在2004年WHO成立患者安全联盟，就确认HAIs为患者安全的首要挑战。

医院感染控制形成一个系统的学科体系，经历了一个漫长的过程。人类对其理论与研究方法的探讨，可以简要概括为细菌学时代以前、细菌学时代以后和抗生素时代。

1. 细菌学时代以前

早在19世纪，奥地利维也纳大学附属产科医院的产科医师塞麦尔维斯（Semmelweis，1818~1865）首次发现洗手（hand washing，HW）在预防产科分娩患者医院感染方面具有显著的作用。他提出产妇产褥热的假设原因是感染，推断出提高医务人员手卫生依从性是预防和控制医院感染的重要措施。通过一年的干预，采用漂白粉溶液进行手消毒，医院产褥热的发病率从近20%下降到约1.2%，这是史无前例的奇迹。后来他以这项研究成果，发表了名为《产褥热的病原体、观点和预防》的论文。这是细菌学时代以前最有价值的研究成果，但仍尚未明确认识到疾病的传播是微生物迁移的结果。

2. 细菌学时代以后

法国微生物学家巴斯德（J. Pasteur，1822~1895）在显微镜下发现了细菌，并采用加热消毒等方法来减少细菌的数量，从而控制医院感染。在巴斯德的启发下，英国外科医师李斯特（J. Lister，1827~1912）首次阐明了细菌与感染之间的关系，并提出消毒的概念。李斯特认为，手术后切口感染与医疗器械、敷料、医师的手、患者的皮肤等消毒不严格有关，于1867年发表了著名的有关外科无菌操作的论文。这是外科学史上具有里程碑意义的事件。这一时期，人们已经认识到，医院感染是由医院环境里高毒力微生物所致，并可造成暴发流行；预防和控制感染最有效的办法就是切断传播途径。塞麦尔维斯的双手消毒、南丁格尔的改善卫生条件和隔离感染病员、李斯特的消毒和无菌技术等措施，都是为了切断传播途径。这些措施也确实成功地预防和控制了医院感染的发生与传播。

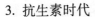

3. 抗生素时代

20 世纪 20 年代,英国微生物学家亚历山大·弗莱明(Alexander Fleming,1881~1955)发现了青霉素。在青霉素被广泛应用于临床、有效地治疗和控制感染性疾病的同时,医务人员对无菌技术的重视程度也相应地削弱了。此后,抗生素大量应用、新型抗菌药物的不断问世并在临床使用,使得曾经对抗生素比较敏感的葡萄球菌、肺炎球菌等许多细菌都产生了耐药性,细菌的耐药性问题开始困扰临床医师且日益突出。同时随着医疗技术的不断进步,大量介入性诊断治疗技术和放疗、化疗等治疗手段的普遍应用,加之疾病谱的变化和人口老龄化程度的不断提高,使医院感染的感染源、感染途径和易感人群等方面都发生了巨大变化,更易在医院内广泛传播,严重影响医疗质量、威胁患者和医务人员的健康。

20 世纪 50 年代初,美国首次发现了 MRSA(耐甲氧西林金黄色葡萄球菌),之后耐万古霉素肠球菌(VRE)以及其他耐药菌的不断出现,使医院感染的预防与控制面临更严峻的挑战,这才引起了医学家和医院管理者对医院感染控制这一研究课题的高度重视并积极行动起来,欧美等国家的公共卫生部门对医务人员开展持续不断的相关技术、操作规范等培训教育,要求医务人员在临床工作中认真执行。

至此,医院感染控制形成了一个较为系统的学科体系,其内容涉及临床医学、微生物学、预防医学、消毒学、护理学、药学、卫生经济学、卫生管理学等多个学科领域。

## 二、医院感染控制的基本概念

作为一门交叉学科,医院感染控制涉及众多知识领域,因此,临床医务人员需要明确有关医院感染控制的一些最基本概念。

**(一) 清洗**

1. 清洗

即使用冲洗、洗涤等方法清除诊疗器械、器具和物品上面的污物的全过程。

2. 清洗的方法

包括机械清洗、手工清洗。机械清洗适用于大部分常规器械的清洗,手工清洗适用于精密、复杂器械的清洗和有机物污染较重器械的初步处理。

**(二) 消毒与灭菌**

1. 消毒

即杀灭或清除传播媒介物上的病原微生物,使其达到无害化的处理。

2. 灭菌

即杀灭或清除传播媒介物上的一切微生物的处理。

3. 消毒灭菌方法的选择

应根据不同的对象和要求,选择物理或化学消毒或灭菌方法。面对众多物理消毒、灭菌法,应该首选高温热力消毒。遵循凡是耐高温、高压的物品首选热力灭菌,不耐高温、高压的物品才选择低温或化学灭菌法的原则。

**(三) 消毒剂与灭菌剂**

化学消毒法所涉及的消毒剂,根据其杀灭微生物的能力不同,又分为灭菌剂、高效消毒剂、中效消毒剂和低效消毒剂。

### （四）清洁

1. 清洁就是去除物体表面的有机物、无机物和可见污染物的过程。一般指对诊疗台（桌）、治疗车、仪器设备台面、病房等环境表面的处理。

2. 一般情况下,先清洁,后消毒;当被患者的血液、唾液等体液明显污染时,应先去除污染物,再进行清洁与消毒。

### （五）手卫生

1. 手卫生为医务人员洗手、卫生手消毒和外科手消毒的总称。

2. 不同的手卫生方法,对应不同的目的和使用范围。洗手是指医务人员用皂液等洗手液与流动水洗手、去除手部皮肤污垢、碎屑和部分致病菌的过程。这是医务人员日常应用最多的手卫生方法。卫生手消毒则是指医务人员用速干手消毒剂揉搓双手,以减少手部暂居菌的过程。外科手消毒特指医务人员在外科手术前对手部的清洁、消毒,需要达到清除或杀灭手部暂居菌和减少常驻菌群的目的。

医务人员的手是导致医源性感染的重要传播媒介,因此手卫生已经成为了控制与预防医院感染最重要的的措施之一。

### （六）标准预防

1. 基本概念

针对医院所有患者和医务人员采取的一组预防感染措施。手卫生是医疗机构内预防控制疾病传播的最重要措施,也是标准预防的主要组成部分。根据预期可能的暴露选用手套、隔离衣、口罩、护目镜或防护面屏,以及安全注射等。也包括穿戴合适的防护用品处理患者环境中污染的物品与医疗器械。

标准预防基于患者的血液、体液、分泌物(不包括汗液)、非完整皮肤和黏膜均可能含有感染性因子的原则。

2. 标准预防的特点

强调双向保护,既防止疾病从患者传至医护人员,又防止疾病从医护人员传至患者。根据不同的传播途径,采取相应的隔离措施,包括接触隔离、空气隔离等多种隔离措施。

### （七）隔离

采用各种方法、技术,防止病原体从患者及携带者传播给他人的措施。

## 三、口腔医院感染的特征

口腔专科的医院感染,与综合性医院相比,既有共性,又有其特殊性。由于口腔专业的特殊性,口腔专科医院的医院感染呈现门诊患者易感因素多、住院患者易感人群多、医务人员感染机会多的特点。

### （一）口腔专科医院医院感染的易感因素

1. 门诊患者易感因素多

口腔专科医院以门诊治疗为主,口腔诊疗所需器械物品多,使用频繁,污染严重,对这些用品的消毒灭菌存在一定难度。绝大部分的口腔诊疗操作需直接接触患者的血液和唾液,是经血源性传播疾病的重要感染途径。口腔治疗持续时间长,复诊次数多,在该过程中患者可能由于自身身体状况而增强各种潜在感染因素的效果,所以口腔门诊患者潜在的医院感染因素较多。

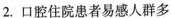

2. 口腔住院患者易感人群多

口腔专科医院收治的住院患者多为颌面部肿瘤、外伤、各种颌面部畸形等,且以高龄、婴幼儿患者居多,他们通常都以手术为主要治疗手段,这些都是医院感染的高危因素,所以口腔住院患者均属于医院感染的易感人群。

3. 口腔医务人员感染机会多

以每一位口腔门诊患者平均就诊时间为 30 分钟为例,每一病种平均治疗疗程约 3~4 次,每位医师日均接诊患者 14~16 人次计算,如此大量的治疗工作都是由口腔医务人员在患者充满唾液、血液以及多种微生物的狭窄口腔环境中完成的,且均为近距离操作,诊疗环境中的物理(如噪声)、化学(如各种挥发性药物)、生物因素等污染严重。此外,医务人员乃至患者本人都无法确定该患者自身传染性疾病的携带状况,这对口腔医务人员的职业健康构成了极大危胁。有文献资料显示,口腔医务人员较其他专业的医务人员有更大的感染概率。

**(二) 口腔专科医院感染的传播途径**

1. 接触传播

(1) 直接接触传播:口腔医务人员在与患者直接接触过程中通过医务人员的手部污染而形成的医患之间、医务人员之间、患者与患者之间的交叉感染,这是口腔医院感染最主要的传播途径。

(2) 间接接触传播:主要是通过被污染的公用或专用物品或设备使病原微生物得以传播。例如在口腔诊疗过程中,医务人员戴着已经污染的手套去添加用品时,就会污染诊室环境和有关物品,如抽屉拉手、敷料盒、盛放消毒剂的容器等。这些都是口腔医院感染控制的薄弱环节。

2. 空气传播

口腔治疗过程中,使用高速涡轮机时产生大量带有病原微生物的飞沫和气雾随同口腔内的组织碎屑等扩散到周围空气中,尤其是高速旋转时所产生的气溶胶(微粒直径≤5μm)可直接被人体吸入,也可以污染医务人员的手,更可以沉降于牙科综合治疗台、诊断桌、治疗车等设备的表面,污染诊室环境。有研究发现,含有细菌的飞沫及气雾大多沉降在医务人员手臂表面、颌下、胸部、头部、口罩或面罩上以及诊室的临床接触表面上。当然,其分布范围变化极大,受诸多因素影响,如:操作类型、牙位、体位,患者的口腔卫生状况,是否使用适当的吸引设备,诊室的空气能否保持清新状态等。因此,任何口腔诊疗过程中都需要常规采取一些防护措施。

3. 综合性传播

牙科治疗过程中感染性疾病的传播途径是复杂而多样的,某些疾病并非通过简单或单一的途径进行传播,通常以一种以上的途径综合传播且需要借助某种或多种媒介物的帮助。

**(三) 导致口腔医院感染传播的重要媒介物**

鉴于口腔专科医院感染的多种传播途径,口腔医疗设备和诊疗用品都可以成为口腔医院感染的传播媒介。

1. 水、气传播

主要是经由牙科综合治疗台的供水、供气系统污染所致。当牙科手机在停止转动的瞬间,其头部的空气呈负压状态,导致患者口内的唾液、血液、组织碎屑、切割碎屑等污染物回吸入手机内部的死角甚至还可能逆行进入牙科综合治疗台的水、气管线系统。病原微生物可以在这些部位繁殖并形成生物膜,污染水、气管路系统。已经证实,当再次使用牙科手机和口腔综合治疗台时,这些污染物可以随水雾进入患者口腔,可能导致医院感染(图3-1)。

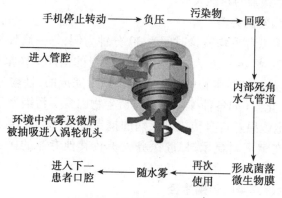

**图3-1 牙科手机回吸原理**

2. 口腔材料、药物、印模、模型所致的传播

口腔诊疗过程中,常需要使用大量的口腔材料和药物(图3-2),如牙体牙髓疾病治疗常用的安抚镇痛、窝洞消毒、盖髓、失活、干髓、根管消毒等药物,这些常用药物在使用过程中反复拿取并与其它药物调拌混合,操作时稍有不慎,就很容易导致这些药物被污染。尽管其中一些药物本身具有杀菌、抑菌作用,但药物本身的污染也不容忽视。有研究发现链球菌、各

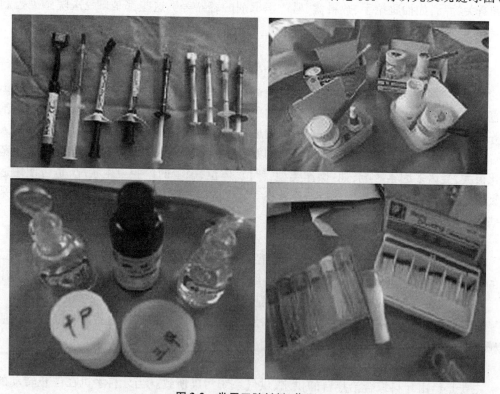

**图3-2 常用口腔材料、药品**

型葡萄球菌、大肠杆菌、枯草杆菌等都能够在这些常用药物中生长。口腔修复所用的调拌材料多为粉剂,且包装体积较大,常反复为多个患者使用,也易于被污染。修复科所取的各种印模上常黏附有患者的唾液、血液等,若没有进行适当的消毒处理,则可能污染模型,进而可能引起技工室医技人员、修复体、临床医务人员和患者之间的医院感染。故口腔口腔材料、常用药物也成为了口腔临床医院感染的重要传播媒介。

3. 口腔综合治疗台等设备所介导的医院感染

牙科综合治疗台与连接在台上的牙科手机一起,构成了口腔最基本的治疗单位。由于现代牙科综合治疗台内部管线系统复杂,牙科手机构造精密、价格昂贵等原因,均增加了清洁与消毒的难度。因此,由牙科综合治疗台和牙科手机、三用枪导致的交叉感染是口腔临床面临的特殊难题。随着牙科综合治疗台配置的多功能化,如高频电刀、牙髓活力测定仪、口腔内镜、数字化牙片机 CCD 传感器等都需要置入患者口腔操作,且在短时间内为多个患者使用,同时又缺乏规范有效的控制污染的措施,使这些高科技设备也成为了引起医院感染的媒介物。

4. 复用的口腔诊疗器械

口腔诊疗使用的各类医疗器械,种类繁多,不同专业有其特殊的诊疗器械,比如牙体牙髓的各种根管治疗器械、牙周科的牙周洁治器械、牙槽外科的拔牙器械、牙种植手术使用的种植器械、正畸修复所用的各型技工钳等(图3-3)。它们当中的大多数为形状不规则的中空器械,有的结构复杂精密,要达到彻底清洗、消毒灭菌的难度较大,若处理不当则可能成为引

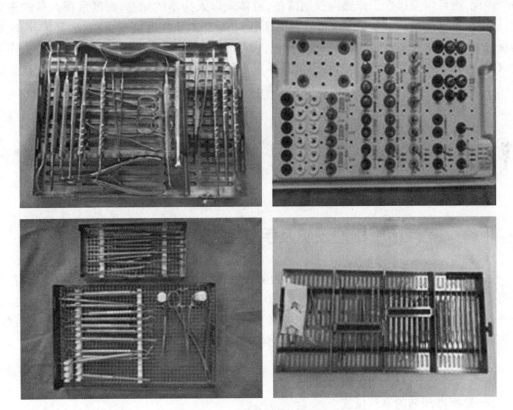

图 3-3 复用口腔诊疗器械

起医院感染的隐患。

### 四、口腔专科医院医院感染控制现状

相较于临床医学类的专业,口腔临床具有"大门诊、小病房"的特点,也就是口腔诊疗以门诊为主、病房为辅,所以口腔感控的重点在门诊。由于口腔诊疗操作的特殊性、诊疗器械的复杂性,还有少数口腔医务人员的感控意识和感控观念未能与时俱进,使得一些医院感染控制的新技术、新举措难以落实到位,针对口腔专科的一些特殊感控要求往往缺乏规范性,存在的医院感染隐患必将影响医疗质量和医疗安全。主要体现在以下几方面:

1. 感染控制观念落后,还停留于消毒灭菌的层面。
2. 手卫生依从性有待于持续提高。
3. 职业安全、自我防护意识较差。

### 五、口腔专科医院感染控制的重点环节

医院感染感染源的多样性、感染途径的复杂性和易感人群的特殊性,使得医院感染的预防与控制演变得越来越困难和复杂。因此必须通过阻断医院感染传播过程的相关环节,来达到预防与控制医院感染的目的。

从传染源、传播途径、易感人群所呈现的流行链结构来看,只要设法阻断其中一个或多个环节,使流行链断裂,不具备导致疾病流行的基本条件,也就控制了医院感染的发生和传播。因此,制订口腔诊疗工作感染控制措施,应体现以人为本的原则,高度重视人身的重要性,最大限度地保护患者及口腔医务人员健康,防止感染的发生。同时,要通过宣传教育、更新观念,不断强化医务人员的医院感染意识,使他们在口腔临床工作中养成良好的工作习惯,自觉遵守、执行相关措施。当然还应当尽量简化各种控制措施,使这些措施具有良好的可操作性。综上所述,口腔专科医院感染控制的重点环节主要体现在以下几个方面:

1. 严守消毒灭菌基础关口。
2. 提高手卫生依从性。
3. 正确实施各种隔离措施:橡皮障、对多重耐药菌的接触隔离、牙科椅位的诊间处理等。
4. 规范进行各项诊疗操作,提高操作技能。
5. 合理应用抗菌药物。

## 第二节　标准预防及手卫生在口腔临床的应用

标准预防的概念,最初是由美国 CDC 为防止以血液为传播媒介的致病因子在相关各方之间传染而提出的。在口腔专科的医疗工作中,是指为了最大限度地减少医院感染发生,防止医务人员与患者的血液、体液、分泌物(不包括汗液)、非完整皮肤和黏膜等物质直接接触,而采取的最基本的感染控制措施,适用于对所有患者进行的诊疗操作。

### 一、标准预防

#### (一) 标准预防的系列措施

在口腔感染控制中,由于已经公认唾液具有潜在传染性,口腔感染控制的标准预防

(standard precautions)措施,除了手卫生、根据预期可能的暴露,选择适当的个人防护用品、咳嗽礼仪、安全注射、职业防护、患者安置、常规的环境清洁与消毒等系列相关措施外,也包括关于牙科综合治疗椅的诊间消毒、诊疗结束后对吸唾系统和水路的处理。

**(二) 个人防护用品的选择**

在口腔临床实践中,常常会使用各种各样的个人防护用品(personal protective equipment)。所谓个人防护用品是指单独或联合使用用于保护黏膜、皮肤或衣服免于接触感染源的各种屏障用品,包括手套、口罩、呼吸防护器、护目镜、面罩、防水围裙、隔离衣等。当医务人员在诊疗过程中有可能接触血液、唾液等体液时,应正确选择、佩戴适当的个人防护用品,在诊疗工作结束时脱卸并丢弃它们。在脱卸个人防护用品时应避免对医务人员个人和周围环境造成污染。

1. 口罩

普通医用口罩适用于一般清洁操作和接触普通污染物。外科口罩用于保护患者和医务人员避免微生物和体液的传递,适用于无菌程度要求较高的诊疗操作,如外科手术、进行体腔穿刺、护理免疫力低下患者等,还适用于保护医务人员和患者周围人群避免接触感染性飞沫(直径>5μm)。当接触经空气传播或近距离接触经飞沫传播的呼吸道传染病患者时,应戴医用防护口罩。有资料显示国外有专用牙医口罩,适用于口腔医师进行各种操作,能有效预防气溶胶的吸入与喷溅。需要注意的是,口罩在使用过程中变湿、破损或有明显污染时应及时更换。

2. 手套

手套是患者与操作者之间的屏障,其保护作用取决于手套本身的质量和使用方法。当手套的完整性受损或已经严重污染时必须及时更换手套。接触患者的血液、体液、分泌物、排泄物、呕吐物及污染物品时,应戴清洁手套。进行手术等无菌操作时,接触患者破损皮肤、黏膜时,应戴无菌手套。特别需要强调的是,戴手套只是手卫生的辅助措施,不能完全取代洗手等手卫生措施。

3. 眼罩/护目镜、面罩

在进行诊疗护理操作,可能发生血液、唾液等体液或分泌物喷溅时,或者近距离接触飞沫传播的传染病患者或为呼吸道传染病患者进行气管切开、气管插管等近距离操作时应使用眼罩或面罩(图3-4),同时在脱卸使用后的眼罩或面罩时,应避免污染其它部位。

4. 帽子

进入污染区和洁净环境前、进行无菌操作时应戴帽子。当帽子被患者的血液、体液污染或可疑污染时,应立即更换。一次性帽子应一次性使用。

5. 其他

如隔离衣(图3-5)、防水围裙等个人防护用品,应根据情况适当选用。个人防护用品旨在为使用者提供防护而不是增

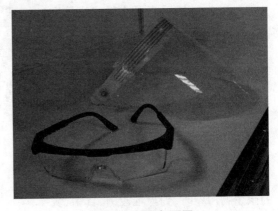

**图3-4 眼罩与面罩**

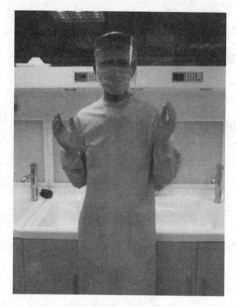

图3-5　隔离衣

加他人或环境的风险,同时个人防护用品资源可能有限,其再次利用可能难以避免,但应该在确保安全的前提下进行。另外也应当注意避免过度使用个人防护用品。

### （三）呼吸卫生/咳嗽礼仪

呼吸卫生/咳嗽礼仪是预防控制呼吸道疾病病原体传播的一项综合措施,适用于所有具有呼吸道症状和体征的医务人员、患者和探视者,这一点对口腔医务人员尤其重要,因为口腔诊疗都是近距离操作。

这些人员应该做到:

1. 咳嗽或打喷嚏时使用纸巾或手帕遮掩口、鼻,或者用臂弯遮掩口、鼻。

2. 若病情许可,应戴口罩,否则尽可能与他人保持至少1米以上的距离。

3. 使用后的纸巾应丢进非手控的有盖垃圾桶。

4. 双手接触呼吸道分泌物后应做手卫生。

## 二、手卫生的基本原则

从20世纪60年代至今,国内外关于手卫生与医院感染控制的相关研究文献都显示:医务人员手卫生依从性的持续改善与医院感染和耐药菌感染的下降呈一致性。2004年WHO清洁卫生更安全小组开展了主题为"拯救生命:清洁你的双手"的全球手卫生运动,并于2009年把以后每年的5月5日定为"世界手卫生日"。

提高口腔医务人员的手卫生依从性、进一步改善口腔医务人员的手卫生状况,是提高医疗质量、保障医疗安全、减少医患纠纷的一个重要举措,在目前医患关系极度紧张的社会背景下,此举有着积极的现实意义。

1. 医务人员手的基本要求

（1）手部指甲长度不应超过指尖。

（2）工作时间手部不应戴戒指等饰物（图3-6）。

（3）工作时间手部不应戴人工指甲、涂抹指甲油等指甲饰物。

2. 选择洗手、卫生手消毒应遵循的原则

（1）手部有明显可见污染时,应洗手。

（2）手部证实或怀疑被可能形成孢子的微生物污染时,如艰难梭菌、真菌、炭疽杆菌等,应洗手。

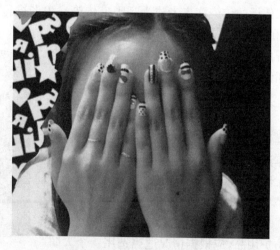

图3-6　不宜佩戴的手部饰品

（3）如厕后应洗手。

（4）其他情况应首选卫生手消毒。

（5）洗手和卫生手消毒不宜同时进行,避免对手部皮肤造成伤害,破坏皮肤屏障。

（6）对于口腔诊疗机构的医务人员而言,除遵循上述原则外,在每接诊一位患者后必须洗手。

3. 外科手消毒应遵循的原则

（1）先洗手,后外科手消毒。

（2）不同患者之间、手套破损或手被污染时,应重新进行外科手消毒。

4. 手卫生相关标准

（1）卫生洗手监测的细菌菌落总数应≤10cfu/cm$^2$。

（2）外科手消毒监测的细菌菌落总数应≤5cfu/cm$^2$。

## 三、WHO 倡导的五个重要时刻

WHO 经过多年的研究,根据循证医学证据,对洗手或卫生手消毒指征的高度概括,极大简化了医务人员对洗手或卫生手消毒指征的判断或记忆,从而有效地提高了医务人员洗手或卫生手消毒的依从性。对于口腔医务人员而言,知道五个重要时刻的意义更甚于掌握洗手方法。因为医务人员只有首先知道了手卫生指征,才能正确地选择手卫生措施（方法）。五个重要时刻可以归纳为:两前三后（图 3-7）。

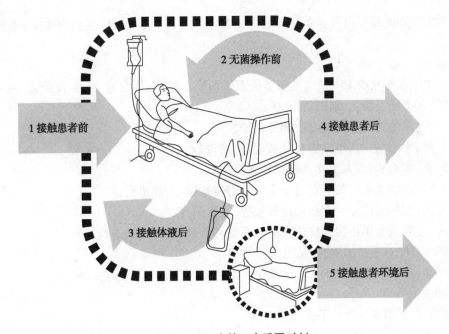

图 3-7　手卫生的五个重要时刻

1. 两前

（1）接触患者前:如握手、搀扶患者、皮肤护理、测脉搏、胸部听诊、腹部触诊等。

（2）清洁/无菌操作前:如口腔诊疗护理,吸痰、吸唾液,皮肤伤口护理,接触伤口敷料,皮下注射,各种插管,静脉穿刺,准备食物、药品和衣被等。

2. 三后

(1) 接触患者体液后:如口腔诊疗护理,吸痰、吸唾液,皮肤伤口护理,接触伤口敷料,皮下注射,抽吸和操作任何体液,打开引流系统,气管插管和拔管,清理大小便、呕吐物,处理废弃物(绷带、尿布、大小便失禁患者的护理垫等),清理污染或有明显污染的物品或区域(医疗设备、卫生间、医疗废物暂存间等)。

(2) 接触患者后:如握手、搀扶患者、皮肤护理、测脉搏、胸部听诊、腹部触诊等。

(3) 接触患者周围环境后:如更换床单、调整输液速度、接触监护仪、接触病床栏杆、清理床旁桌等。即使没有直接接触患者,也应立即清洁双手。

## 四、手卫生方法

手卫生的方法主要有卫生洗手、卫生手消毒、外科手消毒等类型。

手卫生方法的选择是由操作类型、污染程度及期望的抗菌剂在皮肤上的活性持续时间决定。对于常规牙科诊疗操作,如口腔检查及非手术操作,可使用普通肥皂、流动水进行洗手,但必须保持肥皂的清洁与干燥。

### (一) 卫生洗手法

1. 打湿

在流动水下,使双手充分淋湿。

2. 涂抹

取不少于 3ml 或可打湿双手所有表面的足量洗手液,均匀涂抹至整个手掌、手背、手指和指缝。

3. 揉搓

认真揉搓双手至少 15 秒,应注意清洗双手所有皮肤,包括指背、指尖和指缝。整个揉搓步骤使用"六步洗手法",具体如图 3-8。

(1) 内:掌心相对,手指并拢,相互揉搓。

(2) 外:手心对手背沿指缝相互揉搓,交换进行。

(3) 夹:掌心相对,双手交叉指缝相互揉搓。

(4) 弓:弯曲手指使关节在另一手掌心旋转揉搓,交换进行。

(5) 大:右手握住左手大拇指旋转揉搓,交换进行。

(6) 立:将五个手指尖并拢放在另一手掌心旋转揉搓,交换进行。

必要时增加对手腕的清洗,见图 3-9。

业内有人戏称为"非常 6+1",旨在让广大医务人员加深印象,更好地执行。

4. 冲洗

在流动水下彻底冲净双手。

5. 干燥

使用一次性干手纸巾或其他方法干燥双手。

6. 关水

如为接触式水龙头,应避免用手直接关闭水龙头,可用避污纸或擦手后的一次性干手纸巾关闭水龙头。

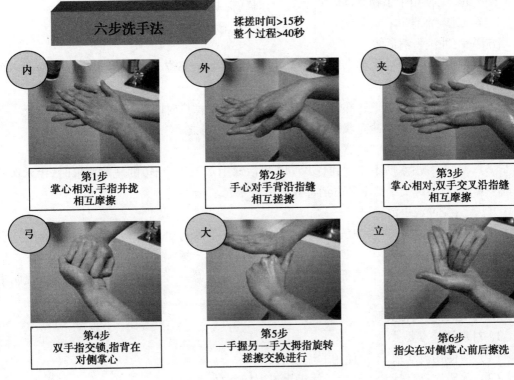

六步洗手法

揉搓时间>15秒
整个过程>40秒

内 第1步 掌心相对,手指并拢相互摩擦

外 第2步 手心对手背沿指缝相互搓擦

夹 第3步 掌心相对,双手交叉沿指缝相互摩擦

弓 第4步 双手指交锁,指背在对侧掌心

大 第5步 一手握另一手大拇指旋转搓擦交换进行

立 第6步 指尖在对侧掌心前后擦洗

图 3-8 六步洗手法

腕

7必要时,请清洗手腕

图 3-9 洗手腕

7. 必要时使用护手液护肤。

从打湿双手到冲洗、干燥完双手,整个过程耗时约 40~60 秒左右。

**(二)卫生手消毒方法**

1. 取液

按产品说明书取适量或可打湿双手所有表面的足量速干手消毒剂于掌心。

2. 揉搓

步骤同"六步洗手法"。

3. 干燥

揉搓时确保速干手消毒剂完全覆盖双手所有皮肤表面,直至彻底干燥。

**(三)外科手消毒方法**

1. 第一步:洗手

(1)准备:洗手之前应先摘除手部饰物,修剪指甲,指甲长度不超过指尖。

(2)打湿:在流动水下,使双手充分淋湿。

(3)揉搓:按照产品说明书取适量洗手液或可打湿双手、前臂和上臂的下三分之一的足量洗手液,认真揉搓上述部位。

(4)冲洗:流动水冲洗双手、前臂和上臂的下三分之一。

（5）擦干：使用干手物品彻底擦干双手、前臂和上臂的下三分之一。

2. 第二步：消毒

方法一：冲洗手消毒法

（1）取液：按照产品说明书取适量或可打湿双手每个部位、前臂和上臂的下三分之一的足量的外科手消毒剂。

（2）揉搓：认真揉搓上述部位，直至彻底干燥，一般揉搓时间按照产品说明书执行。

（3）冲洗：用流动水冲净双手、前臂和上臂的下三分之一。

（4）擦干：用无菌巾彻底擦干。

（5）特殊情况：水质不能达到《GB5749 生活饮用水卫生标准》的规定要求时，手术医师在戴手套前，应用醇类手消毒剂再消毒双手后戴手套。

方法二：免冲洗手消毒法

（1）取液：取适量的免冲洗手消毒液涂抹至双手的每个部位、前臂和上臂的下三分之一。

（2）揉搓：认真揉搓上述部位直至消毒剂彻底干燥，一般揉搓时间按照产品说明书执行。

**（四）手卫生及相关配套设施要求**

1. 对水的基本要求

（1）应使用流动水，不可使用非流动水。

（2）水质应符合《GB5749 生活饮用水卫生标准》的规定。

（3）水温以 20℃左右为宜，水温过高会加快皮肤水分的流失，增加发生皮炎的风险，而水温过低会严重影响医务人员的手卫生依从性。

2. 洗手水池

（1）应专用，不宜与其他用途的水池共用。

（2）应设置在方便医务人员进行手卫生的区域内，且数量足够。

3. 水龙头

尽可能采用非手触式水龙头，如脚踏式、膝碰式、肘式或感应式。

4. 洗手液

（1）所用产品应由医院指定部门统一购进，符合有关标准，适合医院使用。宜含有护肤成分，以免对手造成伤害，破坏皮肤屏障。

（2）出液器尽可能采用非手接触式、使用方便、定量出液，宜使用一次性包装。重复使用的出液器不应中途添加，每次用完后应对出液器进行清洗、消毒。当出现洗手液混浊或变色时，应立即更换洗手液，并及时对出液器进行清洗、消毒。如果使用手接触式出液器，建议用手背按压出液，尽量避免对出液器的污染。

（3）应直接使用原液，不得添加其他成分稀释后使用。

（4）肥皂不易保持清洁与干燥，容易滋生微生物，对手造成二次污染，现已不提倡选用。若使用肥皂，存放容器应出水顺畅，保持肥皂处于清洁、干燥的状态。

5. 干手方法与设备

（1）目前最常用的干手方法有纸巾、毛巾和烘手机。

（2）纸巾是首选干手方法，应由医院指定部门统一购置适合医院使用的合格产品。

（3）烘手机干手较慢,会影响干手的依从性,且可产生水源性病原体气溶胶,频繁使用烘手机还可能导致手部皮肤干燥等不适,故不建议使用。

（4）选用毛巾干手,应做到一人一用,用后清洁、消毒。

（5）使用纸巾或毛巾干手时,宜轻拍而不要擦拭,以免损伤皮肤。

（6）取用纸巾或毛巾时应避免污染。

（7）纸巾盒或毛巾存放器及其存放位置应避免溅湿或污染。

（8）对重复使用的纸巾盒,在每次用完纸巾后应清洁、消毒,以免对纸巾造成污染。

6. 速干手消毒剂

（1）必须使用医院指定部门采购的速干手消毒剂。

（2）宜含有护肤成分,无异味、无刺激性等,易于被医务人员接受。

（3）建议使用一次性包装产品。

（4）乙醇类消毒剂的出液器应具有防燃性能。

（5）出液器应使用方便,尽可能定量出液。

（6）应放置在医务人员伸手可及的地方。

每一个洗手水池配套的手卫生设施,应包括非手触式水龙头、适当的洗手液和干手设施、墙上有提示手卫生时机和洗手方法的小贴士以及生活垃圾袋五个要件(图 3-10),还可以放置时钟等。

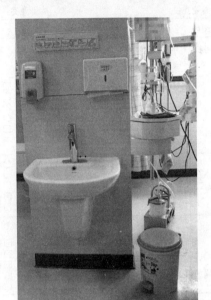

图 3-10　手卫生设施五个要件

## 五、手卫生管理

毋庸置疑,在口腔诊疗机构加强对医务人员的手卫生管理,持续改善口腔医务人员的手卫生状况,是很有必要的。

### （一）手卫生依从性的监测和反馈

监测手卫生的依从性是评价手卫生管理的效果以及向医务人员反馈手卫生干预效果的关键措施。手卫生依从性的监测,可采用直接或间接方法进行评价。直接方法包括观察、患者评价、自我报告;间接方法包括监测手卫生相关产品如洗手液、擦手纸巾等的消耗量、电子监测洗手池的使用频率等。现场观察法虽然有缺陷,但依然是 WHO 优先推荐使用的监测方法。

目前 WHO 建议使用的手卫生依从性观察表(图 3-11)如下:

直接方法对于确定依从性是必须的。依据手卫生指征,直接方法应统计具有不同手卫生要求的医务人员完成手卫生过程的数量,并统计医务人员针对不同手卫生要求所采取的手卫生方法是否正确。进行手卫生行为的反馈对于提高医务人员的手卫生依从性至关重要。

在口腔临床工作中,通常口腔修复和正畸的医务人员对手卫生的认识不足,特别是在为患者试戴、调整义齿时,由于频繁地把义齿从患者口中取出并进行打磨,没有采取相应的避污措施而导致诊断桌、砂轮机、抽屉把手、公用电话等诊室环境污染,鉴于此,口腔感控工作者可以根据这些特点对 WHO 的手卫生观察表做适当调整,使之更符合口腔诊疗机构的实际

## WHO手卫生依从性观察表

科室/病房 _____　　日期：　年　月　日　　观察者编号：_____

开始/结束时间：　：　/　：　　观察持续时间：_____　　观察者：_____

专业类：　　　　　　专业类：　　　　　　专业类：

编码：　　　　　　编码：　　　　　　编码：

| 时机 | 手卫生指征 | 手卫生措施 | 手卫生是否正确 | 时机 | 手卫生指征 | 手卫生措施 | 手卫生是否正确 | 时机 | 手卫生指征 | 手卫生措施 | 手卫生是否正确 |
|---|---|---|---|---|---|---|---|---|---|---|---|
| 1 | □接触患者前<br>□无菌操作前<br>□接触体液后<br>□接触患者后<br>□接触环境后 | □擦手<br>□洗手<br>○未采取<br>○gloves | □是<br>□否 | 1 | □接触患者前<br>□无菌操作前<br>□接触体液后<br>□接触患者后<br>□接触环境后 | □擦手<br>□洗手<br>○未采取<br>○gloves | □是<br>□否 | 1 | □接触患者前<br>□无菌操作前<br>□接触体液后<br>□接触患者后<br>□接触环境后 | □擦手<br>□洗手<br>○未采取<br>○gloves | □是<br>□否 |
| 2 | □接触患者前<br>□无菌操作前<br>□接触体液后<br>□接触患者后<br>□接触环境后 | □擦手<br>□洗手<br>○未采取<br>○gloves | □是<br>□否 | 2 | □接触患者前<br>□无菌操作前<br>□接触体液后<br>□接触患者后<br>□接触环境后 | □擦手<br>□洗手<br>○未采取<br>○gloves | □是<br>□否 | 2 | □接触患者前<br>□无菌操作前<br>□接触体液后<br>□接触患者后<br>□接触环境后 | □擦手<br>□洗手<br>○未采取<br>○gloves | □是<br>□否 |
| 3 | □接触患者前<br>□无菌操作前<br>□接触体液后<br>□接触患者后<br>□接触环境后 | □擦手<br>□洗手<br>○未采取<br>○gloves | □是<br>□否 | 3 | □接触患者前<br>□无菌操作前<br>□接触体液后<br>□接触患者后<br>□接触环境后 | □擦手<br>□洗手<br>○未采取<br>○gloves | □是<br>□否 | 3 | □接触患者前<br>□无菌操作前<br>□接触体液后<br>□接触患者后<br>□接触环境后 | □擦手<br>□洗手<br>○未采取<br>○gloves | □是<br>□否 |
| 4 | □接触患者前<br>□无菌操作前<br>□接触体液后<br>□接触患者后<br>□接触环境后 | □擦手<br>□洗手<br>○未采取<br>○gloves | □是<br>□否 | 4 | □接触患者前<br>□无菌操作前<br>□接触体液后<br>□接触患者后<br>□接触环境后 | □擦手<br>□洗手<br>○未采取<br>○gloves | □是<br>□否 | 4 | □接触患者前<br>□无菌操作前<br>□接触体液后<br>□接触患者后<br>□接触环境后 | □擦手<br>□洗手<br>○未采取<br>○gloves | □是<br>□否 |
| 5 | □接触患者前<br>□无菌操作前<br>□接触体液后<br>□接触患者后<br>□接触环境后 | □擦手<br>□洗手<br>○未采取<br>○gloves | □是<br>□否 | 5 | □接触患者前<br>□无菌操作前<br>□接触体液后<br>□接触患者后<br>□接触环境后 | □擦手<br>□洗手<br>○未采取<br>○gloves | □是<br>□否 | 5 | □接触患者前<br>□无菌操作前<br>□接触体液后<br>□接触患者后<br>□接触环境后 | □擦手<br>□洗手<br>○未采取<br>○gloves | □是<br>□否 |
| 6 | □接触患者前<br>□无菌操作前<br>□接触体液后<br>□接触患者后<br>□接触环境后 | □擦手<br>□洗手<br>○未采取<br>○gloves | □是<br>□否 | 6 | □接触患者前<br>□无菌操作前<br>□接触体液后<br>□接触患者后<br>□接触环境后 | □擦手<br>□洗手<br>○未采取<br>○gloves | □是<br>□否 | 6 | □接触患者前<br>□无菌操作前<br>□接触体液后<br>□接触患者后<br>□接触环境后 | □擦手<br>□洗手<br>○未采取<br>○gloves | □是<br>□否 |
| 7 | □接触患者前<br>□无菌操作前<br>□接触体液后<br>□接触患者后<br>□接触环境后 | □擦手<br>□洗手<br>○未采取<br>○gloves | □是<br>□否 | 7 | □接触患者前<br>□无菌操作前<br>□接触体液后<br>□接触患者后<br>□接触环境后 | □擦手<br>□洗手<br>○未采取<br>○gloves | □是<br>□否 | 7 | □接触患者前<br>□无菌操作前<br>□接触体液后<br>□接触患者后<br>□接触环境后 | □擦手<br>□洗手<br>○未采取<br>○gloves | □是<br>□否 |

**图 3-11　手卫生依从性观察表**

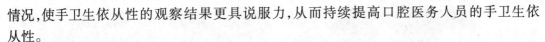

情况,使手卫生依从性的观察结果更具说服力,从而持续提高口腔医务人员的手卫生依从性。

### (二) 营造良好的手卫生文化氛围

在工作场所张贴醒目标志,积极倡导手卫生,并通过各种形式的教育、培训、考核,改变口腔医务人员的观念,强化口腔医务人员的手卫生意识,逐步培养其成为执行手卫生措施的楷模。高年资医务人员更应该起示范带头作用,为年轻医务人员做榜样。鼓励患者主动提醒医务人员在诊疗操作中采取适当的手卫生措施,无论对医务人员还是患者都是双赢的,这一概念已经扩展到患者安全领域,并在 WHO 的手卫生指南中予以明确。还可以通过行政支持和奖励机制、改进就诊流程、完善洗手设施等多种方式,鼓励医务人员积极改善手卫生状况,用清洁的双手为患者提供更安全、更高质量的服务。

## 第三节　口腔医院感染控制的一些特殊措施

在口腔疾病的诊疗过程中,除了常规的预防措施之外,针对口腔临床的特殊性,还采取了一些特殊措施来进一步加强医院感染的预防。

### 一、四手操作

在牙科治疗中,医务人员的手可能会接触患者的唾液并且唾液会随之被播散到其他部位。而牙科诊疗的特点是一名牙科医师配一名护士,二人共四手同时进行诊疗工作,牙科医师专注于各项诊疗操作,护士专门负责准备、传递各种器械、材料及其他用品,这是一种高效率的牙科操作技术和现代化的服务方式。四手操作技术更可以使口腔消毒隔离等措施得到充分落实。护士能及时吸唾,减少唾液污染;合理处置使用后器械,有效降低了发生锐器伤的可能性。治疗过程中医师只负责诊疗操作,其他事宜均由护士完成,有效限制了医护人员手的活动范围和跨区域操作,避免了由医务人员的手所导致的医源性感染,因此四手操作在牙科感控实践中具有非常积极的意义(详细内容见本书第六章)。

### 二、使用橡皮障

牙髓疾病和根尖周疾病是牙科的常见病和多发病,临床进行牙髓疾病治疗时,使用橡皮障防护技术,能够提供一个干燥、清洁的操作区域,可以隔绝唾液及血液的污染,保持手术区域干燥,减少飞沫产生,降低诊室空气和物体表面的污染;使术区视野清晰,减少手术对周围组织的损伤;能够保护患者安全,避免涡轮、牙科手机划伤软组织,药液腐蚀软组织,患者在治疗过程中也不必担心自己的舌头受伤,也不必担心有组织碎片或小型口腔诊疗器械掉到气管或食管里(图 3-12)。

### 三、吸唾

将吸唾器放置于患者口腔内,无论强吸或弱吸,都可及时吸掉口内唾液和手机喷出的水,减少患者频繁起身吐口水的次数,提高就诊舒适度,减少飞沫和气溶胶的产生(图 3-13)。

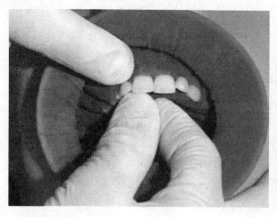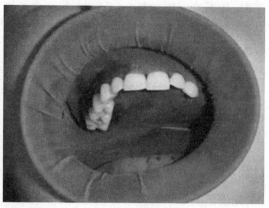

图 3-12　橡皮障

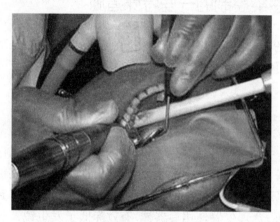

图 3-13　吸唾

## 四、冲洗综合治疗台管路

口腔综合治疗台在停气、涡轮手机停转的一瞬间,手机头部呈负压状态,这种负压状态经研究证实可导致患者口腔中的唾液、微生物、切割碎屑、血液等回吸入手机内部,并经接头进入综合治疗台的水路、气路系统。微生物可以在手机内部死角处定居并形成菌落,进而生长繁殖。微生物也可以在综合治疗台的水路、气路系统的侧壁形成生物膜,当再次使用时,即使换用灭菌合格的手机,微生物也可通过污染的综合治疗台的水、气系统喷入患者口中。为有效控制由于牙科综合治疗台水路、气路系统所导致的交叉感染,美国 CDC 和牙医协会(ADA)共同推荐防止综合治疗台及手机的医源性感染的措施:

1. 对牙科手机进行彻底灭菌。

2. 定期对综合治疗台的水路管道系统进行清洁,并推荐每天在接诊患者前对综合治疗台的水路管道用消毒液反复冲洗 3 分钟以上,从而使附着的生物膜得以清除。所以,卫生部 2005 年颁布的《医疗机构口腔诊疗器械消毒技术操作规范》第十六条规定,每次治疗开始前、结束后及时踩脚闸冲洗管腔至少 30 秒,减少回吸污染。

## 五、抗菌漱口水

治疗前使用抗菌漱口水,可以降低口内菌群数量,这在牙体牙髓病治疗、牙周洁治、牙槽外科手术都是非常必要的。通过预约诊疗,让患者在就诊前用抗菌漱口水漱口,是很有意义的。

## 六、减少污染(limit contamination)

1. 明确区分清洁区与污染区

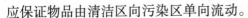

应保证物品由清洁区向污染区单向流动。

2. 适当储存避免污染

应尽量减少开放性放置在牙椅、工作台面的物品数量。车针盒、棉卷、吸唾器、调和玻璃板等常用物品应放在封闭的容器或抽屉内。在工作区域应保持物品量最少。食品和饮料不能放在诊疗区域,且应与牙科材料和其他潜在感染性物质(other potentially infectious materials,OPIM)远离保存。

3. 良好的工作计划

建议在一次预约中做尽量多的治疗、而不是预约多次治疗。良好的工作计划可避免匆忙和慌乱,从而利于有效控制医院感染。预先将治疗所需物品摆放在治疗盘内可减少跨区域操作、降低污染可能性。

4. 各种模型、需要调整的修复体、使用后的托盘、开口器、托冠器以及修复、正畸医师使用的各种手用器械等,均应妥善处置,避免污染诊室环境。

# 第四节 口腔诊室的医院感染控制

口腔门诊与其他医疗机构门诊相比,具有其特殊性。首先,口腔诊室是集检查、诊断、治疗为一体的空间,病患流动性较大,同一患者就诊次数较多,而医务人员对每一位患者自身是否携带 HBV、HIV 等病原体难以了解得非常清楚。其次,口腔诊疗操作又是在寄居着大量菌丛的口腔中进行,治疗过程中更有可能发生各种锐器伤害,且在口腔诊疗过程中医患是近距离面对面,医患之间容易传播传染性疾病,因此口腔医务工作者面临着更高的感染风险。同时,口腔诊疗过程中,所用器械种类繁多,污染严重,成为引起医源性感染的隐患之一,另外,高低速手机和超声洁牙机的频繁使用,能产生大量含有病原体的气溶胶,污染口腔诊室的空气和物体表面。因此,做好口腔诊室的医院感染管理,维护口腔医务人员的职业健康,必须在标准预防、手卫生、做好诊室环境管理等多方面加以重点关注。另外,必须持续不断的开展形式多样的培训教育,让口腔医务人员充分意识到,口腔感控措施不仅仅是保证医疗安全的需要,更与口腔医务人员自身的健康息息相关,逐步实现从"要我做感控"到"我要做感控"观念改变。

## 一、口腔诊室的布局与流程,应符合有关标准和要求

一般包括候诊室、诊疗区、牙片室、技工室等,诊疗器械未实行集中供应的口腔门诊还应该有清洗消毒间。各区域应分开,布局合理。

### (一)诊疗区

1. 一般由多个牙科治疗单元构成。牙科治疗单元是以牙科综合治疗台为中心、由治疗台、治疗车及边台等组成,用于进行各种诊疗操作、存储各种材料和物品以及书写病历等。

2. 每个治疗单元之间,需要有物理屏障,高度不低于 1.2 米。

3. 每个治疗单元设置一台牙科综合治疗台,面积不少于 3m×3m 为宜。

4. 每个治疗单元至少应配备一套便捷的洗手设施和卫生手消毒设施。

5. 每个治疗单元应分清洁区和污染区。清洁区主要包括边台、洗手设施等,污染区主

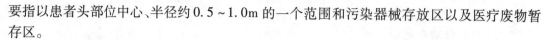

要指以患者头部位中心、半径约 0.5~1.0m 的一个范围和污染器械存放区以及医疗废物暂存区。

### （二）清洗消毒间

没有消毒供应中心的口腔诊室,需要设置清洗消毒间。其基本要求如下:

1. 分去污区、检查包装区、灭菌区和无菌物品存储区。去污区与检查包装区应分开设置、相对独立。检查包装区与灭菌区可以合用。

2. 物品流动应遵循"由污到洁"单向流动的原则,人流则遵循"由洁至污、不交叉"原则。

### （三）牙片室

1. 至少应配备一台牙片机,有条件的可配备能够拍全景片的锥形束 CT 等设备。

2. 放射设备应安排在建筑物的一端、人流相对较少的区域,尽量避免射线对更多的人员造成伤害。

3. 一间机房一般只能安装一台机器。

4. 应有分布合理、便捷的手卫生设施,方便医务人员进行手卫生。

### （四）修复制作中心（技工室）

1. 应相对独立,面积以满足工作需要,能安装必要的设备即可。布局一般由办公休息区、模型间、消毒间、热处理间、烤瓷间、材料间和铸造间等组成。

2. 需要配备工作人员洗手专用水池,还需要带有沉淀箱的清洗托盘、模型等专用水池,防止废弃物堵塞下水道。

3. 各工作间应有良好的采光、隔音、通风及排污设施。热处理间由于是高温作业场所,更需要安装功率足够的排气和换气设备。烤瓷间则要求清洁、无烟无尘、温差变化较小,防止对流风产生。

## 二、牙科综合治疗台的诊间消毒

### （一）口腔诊室环境表面分类

口腔诊室的环境表面,即使是不直接接触患者的表面或设备,在口腔诊疗过程中都可能受到污染。这些表面,尤其是高频接触的牙科综合治疗台照明灯柄和开关、治疗台开关及抽屉把手等完全可能被微生物污染。当接触这些表面时,微生物主要通过口腔医务人员的手传播到器械、其他环境表面乃至医务人员和其他患者的眼、口、鼻上。虽然手卫生是防止传播的关键,但是合理使用防护屏障和环境表面的清洁消毒依然是阻止医源性感染的有效措施。

口腔诊疗环境的表面可分为临床接触表面（clinical contact surface）和一般家居表面（housekeeping surface）。由于一般家居表面如地板、墙壁、水池等导致疾病传播的危险性有限,因此采取常规清洁卫生措施即可,当然特殊情况除外。临床接触表面,通常是一些高频接触、容易被污染的物体表面,如照明灯手柄及开关、牙椅操作键面板或开关、治疗台拉手、抽屉把手、三用气枪座、吸引器软管及痰盂等。

### （二）牙科椅位的诊间消毒

从 2011 年起,卫生部"专科医院质量万里行检查"和"三级口腔专科医院等级评审"的标准里都对牙科椅位的诊间消毒做了明确要求,即对那些高频接触的部位必须进行消毒处理。但是怎样进行合理的诊间消毒、既满足感控要求又具有良好的可操作性,各家口腔诊疗机构都在积极探索。

国外及港澳台地区的相关指南所推荐的方法,是在每一位患者诊疗结束后,采用只更换避污膜、或清洁后贴避污膜、或清洁后喷洒消毒剂、或选择具有清洁及消毒功能的纸巾擦拭等多种方法(图3-14,图3-15)。进行诊间消毒,首先要预清洁,目的是去除有机负荷、避免有机物对消毒剂的干扰作用;然后让消毒剂在物体表面作用一定时间起到消毒作用。就口腔诊疗环境而言,对于那些高频接触的临床表面,如果没有避污膜覆盖,诊间消毒需要使用中效消毒剂进行消毒,才能达到有关的要求。

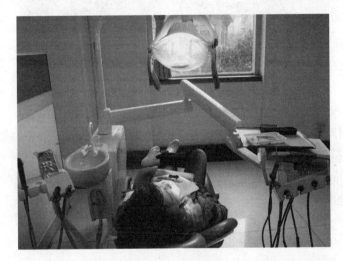

图 3-14 避污膜

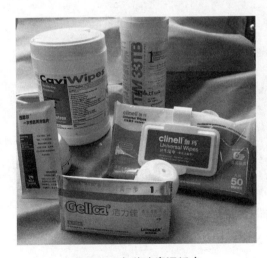

图 3-15 各种消毒湿纸巾

虽然用合适的屏障材料预防污染要比污染后再进行消毒更为简便可靠,但更换避污膜的操作较使用清洁消毒湿纸巾擦拭牙科椅位更为复杂、耗时更长,因此,选择集清洁、消毒功能于一体的湿纸巾擦拭,不失为一种既快捷方便、又能满足各方要求的方法。

## 三、诊疗用品、材料的管理

口腔诊疗用品种类繁多,针对复用器械的清洁、消毒灭菌,详见本书第四章。本节专门就一次性使用的无菌用品和各种口腔材料的管理进行阐述。

### (一)口腔临床使用的一次性无菌医疗用品和耗材分类

1. 对于各种注射器、口腔检查盘等能够直接购买的产品,严格执行卫生行政主管部门的规定即可。

2. 对于各种大、小棉球、酚棉球、纸尖等由有关人员手工制作、需要灭菌后才能使用的耗材,提倡小份额包装。盛装容器开启使用后,其有效期为24小时(图3-16)。

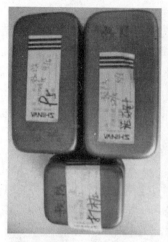
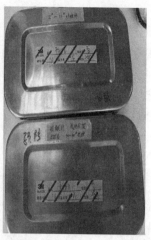

图 3-16　灭菌物品

### （二）口腔材料的医院感染控制

1. 滴取型材料（图 3-17）

主要有丁香油、碘甘油、黏合剂、脱敏剂等，建议购买小剂量包装的成品，在有效期内尽快使用。对大瓶装的滴取型材料，可根据使用量分装于专用玻璃小滴瓶内。取用时，用与滴瓶配套的滴管吸取或蘸取适量，注意滴管应避免接触治疗用棉球，当取用的液体有余时，必须丢弃而不能将多余的液体放回滴瓶内。

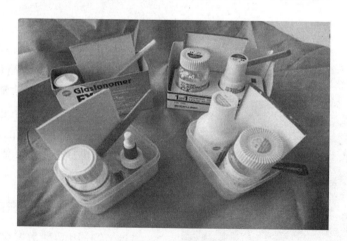

图 3-17　滴取型材料

2. 手调型材料

主要有根冲糊剂、干髓材料、牙周塞治剂以及玻璃离子水门汀、氧化锌丁香油酚水门汀等。这些需要调拌的材料，涉及原料取出、调拌用品的准备和调拌等环节。关于原料的取出，需要用清洁的取粉勺取粉，根据需要将原料置于调拌玻璃板或专用调拌纸。调拌纸为一次性使用，调拌玻板、调拌刀一用一更换，取粉勺每日更换。玻板和调拌刀可采取高温高压灭菌，不耐高温高压的调拌勺可用化学消毒法进行处理。对于调拌材料，提倡现调现用。调拌结束后，立即用 75% 酒精棉球将玻板、调刀上黏附的材料擦拭干净，再集中清洗消毒。

3. 注射型材料（图 3-18）

碘仿糊剂、根管润滑剂、光固化垫底材料及光固化氢氧化钙等注射型材料，非一次使用完毕，使用时注射针头必须"一人一用一更换"，每次使用后需要对针筒表面进行清洁、消毒处理，再套回管帽，并放入专用避光盒内清洁保存。

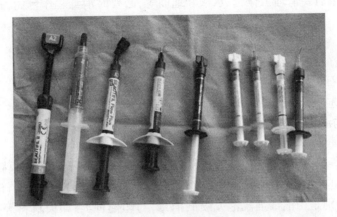

图 3-18　注射型材料

4. 固体材料

对于牙胶尖、暂封补牙条、失活剂、树脂材料等，建议购买小份额包装成品。开启后尽快在有效期内使用完毕。必须使用无菌持物钳等器械来取用这些材料，严禁用治疗操作所用的器械取用，取出的材料严禁再放回储存。

5. 正畸用材料

（1）正畸用托槽：一人一用，禁止重复使用。用无菌镊子夹取托槽，如遇污染，应按照产品说明书的提示选择适当的方法进行妥善处理。牵引埋伏阻生牙的托槽及附件，需要灭菌处理。

（2）对不能耐高温高压的非金属材料，如链圈、结扎圈、分牙圈等，由于均为非单个包装，因此要注意清洁保存，用无菌器械按需取用。

（3）正畸拍照用的口内拉钩和反光镜，应选择适当方法进行中低水平消毒即可。

6. 其他辅助材料

如排龈线、咬合纸、比色板等，原则上按需取用，清洁保存即可，但需要定期（建议一周一次）对存放这些材料的容器或物品柜进行清洁或消毒处置。

## 四、各种使用中消毒剂的管理

1. 按照卫生部颁发的《医疗机构消毒技术规范》（WS/T367-2012）等文件要求，各种使用中消毒剂每周更换两次，容器灭菌处理。建议使用一次性、小包装成品，在三、四天内就能使用完毕。

2. 对于储存状态的消毒剂，按照产品说明书保存。酒精类消毒剂开瓶后的有效期一般为 30 天左右。

3. 对临床使用的各种快速手消毒剂，遵循产品说明书的要求，在其有效期内使用。

### 五、修复制作中心（技工室）的感控要求及模型的消毒处理

#### （一）修复制作中心的感控要求

**1. 环境管理**

每日操作结束后要清理工作台、水槽和地面等，必要时消毒工作台面，并保持开窗通风，防止粉尘聚集。

**2. 技工器械**

使用后，应进行中等及以上水平消毒、清洁保存。

**3. 抛光轮与石英砂**

应根据材质选择适当的消毒方法。

#### （二）模型的消毒处理

**1. 印模的消毒**

在口腔修复科，口腔印模受唾液、血液的污染，肯定会黏附上多种病原微生物，所以对印模进行消毒处理是必须的。如果消毒方法不当，可能导致模型变形，会影响修复效果。采取何种消毒方法，特别是用消毒剂浸泡或喷洒消毒，与印模种类、印模材料等有关。各口腔诊疗机构必须根据自己的实际情况，通过循证研究，探索适合自己医院实际情况的消毒方法。

**2. 石膏模型的消毒**

石膏模型可采用紫外线照射、臭氧消毒、微波消毒或消毒剂喷洒等方法，按照相关设备的操作要求进行。

**3.** 印模和制作完成的修复体的转运，均需要使用专用容器密闭转运。对这些容器，应做到一用一清洁消毒。

### 六、放射科的感控要求

**1. 环境管理**

室内湿式清扫，设备、物体表面保持清洁，如遇污染应立即清洁，必要时进行消毒处理。

**2. 拍片操作过程**

拍片过程中，对高频接触的X线机球管、开关、门把手等表面应采取有效的避污措施（图3-19）。

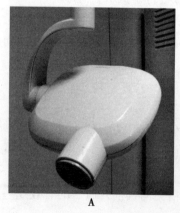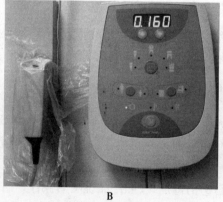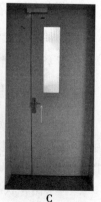

A      B      C

**图 3-19　放射科高频接触区**
A. X线机球管　B. 开关　C. 门把手

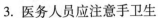

3. 医务人员应注意手卫生

接触患者前后以及接触患者的唾液后,应采取正确的手卫生措施,如洗手或使用速干手消毒剂或更换手套等。

## 第五节　颌面外科病房的感染控制

颌面外科病房收治的患者,主要是颌面部的肿瘤、外伤和各种畸形等,且大多数以手术为主要治疗手段。如前所述,这些住院患者属于医院感染的高危人群。因此,颌面外科病房的感染控制,也有一些不同于综合性医院病房的特点。

### 一、病房的布局、流程

与综合性医院的普通病房一样,分为污染区、半污染区和清洁区。各区域的划分、面积等均应遵照国家的医院建筑、建设标准执行。

1. 污染区

病房、医疗废物暂存点、污洗间、厕所等。

2. 半污染区

护士站、换药室、走廊等。

3. 清洁区

治疗室、交班室、医师办公室、医护值班室等。

### 二、对住院患者和家属进行的有关医院感染控制的健康教育

对入院患者和家属进行必要的健康教育,是病房的常规工作。健康教育的内容,除了一般性的入院须知、护理、饮食指导外,根据颌面外科住院患者的疾病和治疗特点,开展以围术期为重点的有关医院感染控制的健康教育是很有必要的。因为颌面外科住院患者绝大多数都要接受手术治疗。

1. 对于唇腭裂患儿,特别要强调预防感冒和上呼吸道感染,限制探视者的人数、探视时间、保持室内良好的通风换气等就显得非常重要。

2. 有牙体或牙周疾病的患者,在术前必须进行相关治疗,如龋齿修补、残冠或残根拔除、牙周基础治疗等,尽量改善患者的口腔卫生状况。指导患者养成进食后漱口或刷牙的习惯。

### 三、改善患者口腔卫生状况

除前所述的牙体或牙周疾病治疗外,还有一些改善患者口腔卫生状况的措施。

1. 高质量的口腔护理,不仅能极大地改善患者的口腔卫生状况,还能有效预防手术后呼吸机相关的肺部感染的发生。

2. 必要时使用抗菌漱口水。

### 四、对多重耐药菌的防控

#### （一）临床医师的思考

随着抗菌药物滥用、泛用,多重耐药菌也不断在颌面外科病房里频繁检出。虽然临床微

生物报告检出了某一种多重耐药菌,但作为临床医师,必须进行仔细分析:

1. 检出的多重耐药菌是否为引起感染的病原菌或者仅仅是细菌定植或者是送检标本污染?

2. 结合临床做出判断后,制订适合该患者的个体化抗感染治疗方案。

**（二）对多重耐药菌患者的管理**

从感控的角度,对多重耐药菌感染或定植的患者所采取的防控措施都是一样的,重点是接触隔离和手卫生。

1. 当确诊为多重耐药菌感染或定植时,主管医师应立即下隔离医嘱,在24小时内上报感染管理科。

2. 尽量选择单间隔离,当条件有限时也可将同类多重耐药菌感染患者或定植患者集中隔离或床旁隔离,并限制患者的活动范围。在病情许可的前提下尽量限制转运。隔离房间或床旁应悬挂隔离标识。

3. 多重耐药菌感染或者定植患者在进行特殊检查前、手术前、转诊之前应通知相关科室(如:放射科、手术室、术后复苏室和接诊科室等),做好相应的消毒隔离措施。

4. 接触多重耐药菌感染患者或定植患者的伤口、溃烂面、黏膜、血液、体液、引流液、分泌物、排泄物时,应当戴手套,必要时穿隔离衣,完成诊疗护理操作后,要及时脱去手套和隔离衣,并进行手卫生处理。

5. 与患者直接接触的相关医疗器械、器具及物品如听诊器、血压计、体温表、输液架等,尽可能专人专用,并及时消毒处理。轮椅、担架、床旁心电图等不能专人专用的医疗器械、器具及物品,在每次使用后应擦拭消毒。

6. 对医务人员和患者频繁接触的物体表面,使用专用的抹布,采用适宜的消毒剂进行擦拭、消毒。被患者血液、体液污染时应当立即消毒。出现多重耐药菌感染暴发或者疑似暴发时,适当增加清洁、消毒频次。

7. 诊疗过程中产生的医疗废物和该患者产生的生活垃圾,均按照医疗废物有关规定进行处置和管理。患者出院时做好床单元的终末消毒。

## 五、预防手术部位感染(SSI)的集束化措施

手术部位感染(surgical site infection,SSI)是术后患者常见的医院感染,并在口腔专科医院的医院感染部位构成中,长期居于首位,约占住院患者医院感染的30% ~40%左右。外科手术部位感染分为切口浅部组织感染、切口深部组织感染、器官/腔隙感染。具体的诊断标准参见卫生部颁发的《医院感染诊断标准》。

手术部位感染不仅延长了患者住院时间,还增加了发病率和病死率,不仅增加了患者的负担,也极大地增加了医务人员的工作负担和精神压力。如何有效预防手术部位感染,是颌面外科病房医院感染控制的工作重心。

**（一）手术前**

1. 在对患者进行充分术前准备的前提下,尽量缩短患者术前住院时间。择期手术患者应当尽可能待手术部位以外感染治愈后再行手术。

2. 有效控制糖尿病患者的血糖水平,围术期特别要注意控制高血糖或血糖水平的剧烈波动。

3. 正确准备手术部位皮肤,彻底清除手术切口部位和周围皮肤的污染。术前备皮应当在手术当日进行,确需去除手术部位毛发时,应当使用不损伤皮肤的方法,避免使用刀片刮除毛发。

4. 消毒前要彻底清除手术切口和周围皮肤的污染,使用卫生行政部门批准的合适的消毒剂以适当的方式消毒手术部位皮肤。皮肤消毒范围应当符合手术要求,如需延长切口、做新切口或放置引流时,应当扩大消毒范围。

5. 每一例手术患者术前消毒时,常规用碘伏稀释液进行口腔灌洗,灌洗时间不少于 3 分钟。

6. 如需预防用抗菌药物时,手术患者皮肤切开前 30 分钟～2 小时内或麻醉诱导期给予合理种类和合理剂量的抗菌药物。

7. 有明显皮肤感染或者患感冒、流感等呼吸道疾病以及感染多重耐药菌的医务人员,在未治愈前不应当参加手术。

8. 手术人员要严格按照《医务人员手卫生规范》进行外科手消毒。

9. 重视术前患者的抵抗力,纠正水电解质紊乱、贫血、低蛋白血症等。

10. 鼓励择期手术患者在术前戒烟。

（二）手术中

1. 保证手术室房门关闭,尽量保持手术室正压通气,环境表面清洁,最大限度地减少人员数量和流动。

2. 保证使用的手术器械、器具及物品等达到灭菌水平。

3. 手术中医务人员要严格遵循无菌技术原则和手卫生规范。

4. 若手术时间超过 3 小时或手术时间长于所用抗菌药物半衰期的或失血量大于 1500ml 的,手术中应当对患者追加合理剂量的抗菌药物。

5. 手术人员尽量轻柔地接触组织,保持有效地止血,最大限度地减少组织损伤,彻底去除手术部位的坏死组织,避免形成无效腔。

6. 术中保持患者体温正常,防止低体温。需要局部降温的特殊手术执行具体专业要求。控制患者的血糖水平,避免血糖水平的剧烈波动。

7. 冲洗手术部位时,应当使用温度为 37℃ 的无菌生理盐水等液体。

8. 对于需要引流的手术切口,应当首选密闭负压引流,并尽量选择远离手术切口、位置合适的部位进行置管引流,确保引流充分。

9. 不在手术室或手术间门口铺黏性垫子作为控制感染的手段。

（三）手术后

1. 医务人员接触患者手术部位或者更换手术切口敷料前、后应当进行手卫生。

2. 为患者更换切口敷料时,要严格遵守无菌技术操作原则及换药流程。

3. 术后保持引流通畅,根据病情尽早拔除引流物。

4. 做好口腔护理,尽量让患者保持良好的口腔卫生状况。

5. 外科医师、护士要定时观察患者手术部位切口情况,出现分泌物时应当及时进行微生物培养,结合微生物报告及患者手术情况,对外科手术部位感染及时诊断、治疗和监测。

6. 对患者及家属进行宣教,告知合理的切口护理方法、SSI 的症状,并报告这些症状。

## 第六节　医疗废物管理

### 一、定义及分类

医疗废物是指医疗卫生机构在医疗、预防、保健以及其他活动中产生的具有直接或间接感染性、毒性以及其他危害性的废物,分为感染性、损伤性、病理性、药物性和化学性五大类。

1. 感染性医疗废物

指携带病原微生物具有引发感染性疾病传播危险的医疗废物,如被患者血液、唾液、排泄物等体液污染的棉球、棉签、引流棉条、纱布及其他各种敷料、一次性使用卫生用品、其他被患者血液、体液、排泄物污染的物品;使用后的一次性医疗用品及一次性医疗器械等。

2. 损伤性废物

能够刺伤或者割伤人体的废弃的医学锐器,包括医用针头、缝合针、牙科探针、镊子、解剖刀、手术刀、备皮刀、手术锯、载玻片、玻璃试管、玻璃安瓿等。

3. 病理性废物

诊疗过程中产生的人体废弃物和医学试验动物尸体等。

4. 药物性废物

过期、淘汰、变质或者被污染的废弃的药品,如废弃的抗菌药物、抗肿瘤药物、免疫抑制剂、疫苗、血液制品等。

5. 化学性废物

有毒性、腐蚀性、易燃易爆的废弃的化学物品,如医学影像室、实验室废弃的化学试剂,废弃的过氧乙酸、戊二醛等化学消毒剂、病理科浸泡标本后的废弃化学试剂、废弃的汞血压计、汞温度计,当然也包括口腔科使用的汞合金材料等。

具体分类目录见卫生部和国家环保总局下发的《医疗废物分类目录》。

6. 下列物品不属于医疗废物

(1) 各种物品的外包装,包括一次性卫生用品、一次性医疗用品以及一次性医疗器械等用品的外包装。此类物品属于生活垃圾,由保洁公司收集。

(2) 废弃的各种玻璃(一次性塑料)输液瓶(袋)、青霉素、头孢类抗生素以及其他粉剂类的小药瓶等。此类物品可回收利用,由保洁公司收集,交由有资质的单位处理。

口腔诊疗机构应针对医疗废物流失、泄漏、扩散等意外事故制定应急预案,一旦发生这些意外事故时按相应的应急预案紧急处置。

### 二、医疗废物产生科室的管理要求

1. 产生医疗废物的科室必须建立医疗废物登记制度,专人负责。

2. 按卫生部《医疗废物分类目录》的要求做好医疗废物的分类收集;少量的药物性废物可以混入感染性废物中,但应当在标签上注明。放入包装物或容器内的医疗废物不得取出。

3. 根据医疗废物的类别,将医疗废物分置于符合《医疗废物专用包装物、容器的标准和警示标识的规定》的包装物或者容器内:感染性废物放入黄色医疗废物袋中,损伤性废物放入锐器盒,病理性、化学性以及药物性废物均放入专用的容器中,并确保包装物或者容器无破损、渗漏(图 3-20)。

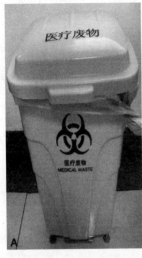
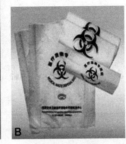
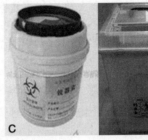
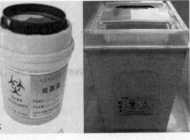

**图 3-20 医疗废物包装物**
A. 医疗废物桶 B. 医疗废物袋 C. 锐器盒

4. 传染病患者或者疑似传染病患者产生的医疗废物应当使用双层医疗废物袋,并及时密封。

5. 传染病患者、疑似传染病患者、多重耐药感染/定植患者产生的生活垃圾按照感染性废物处理。

6. 医疗废物中病原体的培养基、标本和菌种、毒种保存液等高危险废物,应当首先在产生地点进行压力蒸汽灭菌或化学消毒处理,然后按感染性废物收集处理。

7. 医务人员使用后的一次性口罩、帽子、手术衣均为感染性废物。

8. 科室暂存的医疗废物,当盛装容量达到 3/4 或暂存时间达到 48 小时,使用扎口绳有效封口或关闭锐器盒,及时清运。严禁重复使用锐器盒。包装物或者容器的外表面被感染性废物污染时,应当对被污染处进行消毒处理或者增加一层包装。

9. 医疗废物装入医疗垃圾桶(袋)内,不得散放在地面。保持地面清洁卫生,不得有医疗废物残留物及液体、无异味。

10. 科室做好医疗废物袋管理,专袋专用,严禁盛装其他物品。

11. 医疗废物清运员清运时与科室实行交接制度,认真填写《医疗废物院内交接登记本》,每日交接的医疗废物必须分类以公斤记录,双方认可重量后在医疗废物交接本上签字,签字记录保存至少 3 年。

## 三、医疗废物院内转运要求

1. 按照医疗废物种类的不同采取不同的暂存和处理方式:感染性废物及损伤性废物科室产生后统一由保洁公司收集至医院医疗废物暂存站;药物性废物由药剂科报当地药监部门备案然后交由供应公司统一处理;化学性废物由产生地累积到一定量以后交由有资质的专门机构处理;病理性废物先由病理科妥善储存累积到一定量以后按感染性废物处理。

2. 临床科室产生的医疗废物,如果未按照要求进行包装的,医疗废物收集人员要予以提示,必要时可拒收。

3. 运送医疗废物的人员要有防护措施,将分类分装的医疗废物按指定路线和规定的时间运送到医院医疗废物暂存点,每批医疗废物在院内停留时间不得超过 48 小时。

4. 在医疗废物转运过程中,应采取有效措施,防止医疗废物流失、泄漏、扩散。

5. 每日对用后的医疗废物运送工具应及时清洁和消毒。

6. 各类人员在产生、收集、贮存、运输、处置医疗废物的过程中,必须防止医疗废物直接接触身体,一旦发生刺伤、擦伤等意外事故时按职业暴露后处理流程进行处理。

7. 禁止任何科室、个人转让和买卖医疗废物。

### 四、医疗废物院内暂存点的管理要求

1. 医疗废物暂存处应防潮、防湿、防四害、防渗漏,每天清洁和消毒并记录。与当地特种垃圾处理场交接时应双方称重签字备案。

2. 当医疗废物转交出去后,应当对暂存地点、设施及时进行清洁和消毒处理。

## 第七节　口腔医务人员的职业防护

如前所言,口腔医务人员的职业环境中存在的物理、化学、生物性因素已经对他们的健康构成了一定程度的威胁,而他们在诊疗工作中所使用的探针、镊子、车针、扩锉、洁牙机、拔牙钳等大多属于锋锐器械,容易导致锐器伤害,所以口腔医务人员较其他临床医务工作者有着更高的职业风险。我国医务人员职业暴露伤害事件以锐器伤占绝大多数。2011 年卫生部调查显示,平均锐器伤发生率为 145.7 例/(百床·年),远高于美国 2003 年报告的 30 例/(百床·年)。虽然到目前为止,还没有准确数据显示口腔医务人员职业暴露伤害情况高于综合性医院医务人员,但口腔医务人员较其他专业的临床医务人员有更高的职业风险是毋庸置疑的。另外,调查数据所显示的仅仅是冰山一角,对于隐藏在冰山下的那部分究竟有多大则难以预料。因此,维护口腔医务人员的职业健康,体现医疗机构对员工的人文关怀,对于稳定医疗技术队伍、提高医疗技术和服务质量,是非常必要的。

### 一、职业暴露及相关定义

1. 职业暴露(occupational exposure)

指劳动者在从事职业活动中,通过眼、口、鼻及其他黏膜、破损皮肤或非肠道接触含血源性病原体的血液或其他潜在传染性物质的状态。破损皮肤包括皮炎、倒刺、割伤、擦伤、磨伤和痤疮。

2. 医务人员(health care worker,HCW)

医务人员指所有在医疗机构中工作的有报酬和无报酬的人员。这些人可能接触患者或潜在暴露于感染性物质(如血液、组织和特殊的体液以及含有血液、体液的医疗设备、器具和被上述物质污染的环境表面)。医务人员包括以下人员但不仅限于此:临床医护人员、医技人员、药师、各层次研究生和实习进修人员等,以及不直接接触患者但有潜在可能暴露于血液和体液的其他工作人员(如职员、配餐员、保洁员、维修人员和志愿者等)。

3. 锐器

指能刺破皮肤的物品。包括注射针、穿刺针和缝合针等针具,各类医用或检测用锐器、载玻片、破损玻璃试管、安瓿瓶、固定义齿并暴露在外的金属丝及实验室检测器材等。

4. 锐器伤

由锐器造成的皮肤损伤。

## 二、血源性传播疾病职业暴露的处置和报告

### (一) 锐器伤、黏膜暴露后的应急处理与报告

1. 对于锐器伤,立即在伤口旁从近心端向远心端轻轻挤压,尽可能挤出损伤处的血液,再用肥皂液和流动水清洗伤口后用0.5%聚维酮碘等刺激性较小的消毒剂消毒,避免造成二次伤害。口腔、鼻子、眼睛等黏膜暴露后,则用流动水或生理盐水反复冲洗污染部位,直至冲洗干净。

2. 暴露者应立即向科室领导、职能部门汇报并寻求帮助。职能部门工作人员应对暴露事件发生的情况进行调查、登记,包括:发生的时间、地点、经过、具体部位和损伤的情况以及暴露源等,评估职业暴露情况,并根据不同的暴露等级,做相应处理和追踪检测(图3-21,图3-22)。

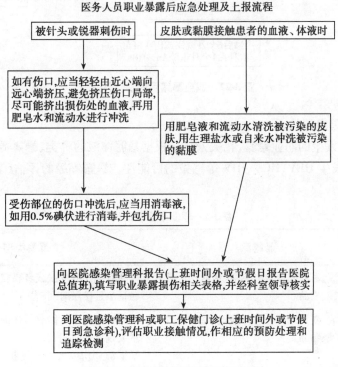

图 3-21　职业暴露紧急处置与报告

3. 暴露者在有关部门的安排下,于暴露事件发生24~48小时内完成自身和暴露源患者血清的 HIV 和 HBsAg 等相关检测,暴露者血清学随访时间为3~6个月,特殊情况下随访12个月,同时根据情况进行相应处理,同时医疗机构还应为暴露者提供必要的心理援助。

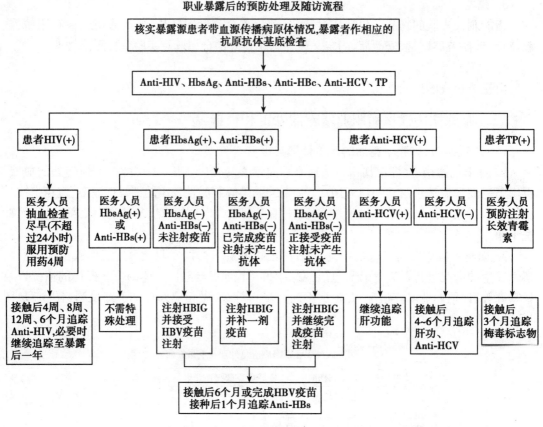

图 3-22　职业暴露后的预防与追踪

### （二）暴露等级评估

对医务人员发生的职业暴露,相关人员应根据暴露体液的种类、暴露源的情况和暴露途径等因素,评估发生 HBV、HCV、HIV 等感染的可能性。暴露等级的评估(表 3-1),需要考虑如下因素:

表 3-1　职业暴露级别评估

| 暴露级别 | 暴露源 | 暴露类型 |
| --- | --- | --- |
| 一级暴露 | 体液、血液或者含有体液、血液的医疗器械、物品。 | 可能有损伤的皮肤或者黏膜接触了暴露源,接触量小且接触时间较短。 |
| 二级暴露 | 体液、血液或者含有体液、血液的医疗器械、物品。 | 暴露源污染了可能有损伤的皮肤或黏膜,接触量大且接触时间长;<br>暴露源刺伤或者割伤皮肤,但损伤程度较轻,为表皮擦伤或者针刺伤。 |
| 三级暴露 | 体液、血液或者含有体液、血液的医疗器械、物品。 | 暴露源刺伤或者割伤皮肤,损伤程度较重,为深部伤口或者割伤有明显可见的血液。 |

1. 暴露类型

包括经皮穿刺、黏膜暴露、非完整皮肤暴露、咬伤等,包括伤口的深度、锐器的类别如针头的粗细等。

2. 体液的类型与量

血液、唾液、含有血液的各种体液、具有潜在传染性的体液或组织以及直接与高浓度的病毒接触。

3. 接触时间长短

4. 暴露源的状态

是否存在 HBsAg 阳性、HVC 抗体或 HIV 抗体等及其抗体滴度。

5. 暴露者的免疫功能

了解其是否接种过乙肝疫苗及是否产生抗体或抗体滴度,以及对 HCV、HIV 等病原体的免疫状态。

### 三、HBV、HIV 等不同职业暴露后的管理

#### (一) HBV 职业暴露后的紧急处理和随访

1. 发生 HBV 职业暴露后,如果医务人员已注射乙肝疫苗并已产生抗体,则没有感染 HBV 的危险,不需要特殊处理。

2. 对已接种过乙肝疫苗却未产生抗体的人员,则需要紧急注射乙肝免疫球蛋白(建议在暴露后 24 小时内),并全程接种乙肝疫苗。

3. 对正在接受乙肝疫苗注射尚未完成全程接种的暴露者,也需要紧急注射乙肝免疫球蛋白并继续完成疫苗接种。

4. 由于 HBV 职业暴露后的处理措施非常有效,故一般情况下不需要进行暴露后随访。如果接受了乙肝疫苗接种,应在完成接种后 1~2 个月内检测乙肝抗体。

#### (二) HCV 职业暴露后的紧急处理和随访

1. HCV 感染多发生在静脉吸毒、多次输血和献血、血液透析等人群。没有确切数据显示有多少医务人员因职业暴露而感染 HCV,但 2011 年的调查显示医务人员总体感染率为 2.5%,远远高于普通人群的 0.43%。

2. 医务人员发生 HCV 暴露后,应尽快进行 HCV 抗体和肝功能检测(作为基线),并于暴露后 4~6 个月进行追踪检测。

#### (三) HIV/AIDS 职业暴露后的紧急处理和随访

早在 20 世纪 80 年代末期,美国就有医务人员发生 HIV 或 AIDS 职业暴露的报道。据美国 CDC 报道,截至 2010 年美国有 57 名医务人员因职业暴露感染 HIV,另有 143 人可能因职业暴露而感染 HIV。据估计全球可能有超过 1000 名医务人员因职业暴露感染 HIV,我国的医务人员也面临着同样的感染可能。

1. 不同的暴露途径对医务人员健康构成的危胁也有差异(表 3-2)。

2. 发生 HIV 职业暴露后应采取的措施

(1) 对创口的紧急处置(见前述)。

(2) 立即报告医院感染管理科,并接受感染风险评估、暴露后检测、心理咨询等。

(3) 必要时到疾控中心的相关部门接受预防性治疗:医务人员发生 HIV 职业暴露,国

家已有相关政策,将提供基本药物免费治疗。如果确有必要进行预防性服药,最好在暴露后 4 小时内开始,但即使超过 4 小时也应使用,预防性服药 28 天为一个疗程。

表 3-2　不同途径的 HIV/AIDS 职业暴露的相对危险性

| 暴露途径 | RR(95% CI) |
| --- | --- |
| 皮肤刺伤 | 0.3%(0.5% ~0.006%) |
| 完整皮肤 | 0.1% |
| 破损黏膜 | 0.1%(0.1% ~0.005%) |
| 无保护性接触 | 0.3% |
| 输血或血液制品 | 1:50 000 |

(4) 发生 HIV 职业暴露后的追踪检测:疾控部门建议,医务人员在暴露后立即检测 HIV 抗体水平和肝肾功能。在预防性服药 2 周后,开始检测肝肾功能和血常规,之后每周复查一次肝肾功能和血常规,直至服药结束。暴露者在服药结束后的 1 个月、2 个月、3 个月、6 个月、12 个月,还应追踪检测 HIV 抗体水平、肝肾功能(必要时)和血常规。

(5) 如果 HIV 抗体检测呈阳性,此份标本应送国家认证实验室进行确诊。一旦确诊为阳性,按照乙类法定传染病的上报规定,由各医疗机构的指定人员在 24 小时内通过网络报告中国 CDC 的疾病监测系统。

**(四) 梅毒职业暴露后的紧急处理和随访**

1. 对创口的紧急处置(见前述)。

2. 于暴露后 24 小时内做相关抗体检测,并在暴露后 3 个月复查相关抗体。

3. 是否需要预防性治疗,由疾控中心性病艾滋病科或相关专科医院的专科医师决定。

**(五) 其他类职业暴露后的紧急处理**

1. 狂犬病毒职业暴露后的紧急处理

(1) 发生狂犬病毒的职业暴露后,立即用 20% 肥皂水(或者其他弱碱性清洁剂)和一定压力的流动清水交替彻底清洗、冲洗所有咬伤和抓伤处至少 15 分钟。然后用生理盐水(也可用自来水代替)将伤口洗净,最后用无菌脱脂棉将伤口处残留液吸尽,避免在伤口处残留肥皂水或者清洁剂。较深伤口冲洗时,用注射器或者高压脉冲器械伸入伤口深部进行灌注清洗,做到全面彻底。

冲洗后用 2% ~3% 碘酒或 75% 酒精局部消毒。如有免疫血清,可注入伤口底部及周围。伤口原则上不缝合、不包扎。

(2) 暴露者在暴露前半年以内,曾接种过狂犬疫苗,不需要再次接种狂犬疫苗,否则应及时接种狂犬疫苗。

2. 其他

对未涉及的其他一些血源性传播疾病的职业暴露,医务人员对创口紧急处置后,也建议立即报告医院感染管理科,寻求职能部门的帮助。

## 四、职业防护管理

1. 医院要持续不断地开展职业安全的宣传教育。通过多种形式的教育培训,使广大的口腔医务人员,特别是新入职的医务人员,树立"职业安全防为先"的理念,并让他们意识到"防患于未然"的重要性,使之在临床工作中自觉遵守、执行标准预防的系列措施,规范化进行各项诊疗操作,尽量降低职业风险。

2. 当医务人员发生职业暴露时,应立即启动应急预案,从伤口的应急处理、检测、预防性治疗、心理支持和干预,乃至后续的相关检测、治疗,医疗机构及相关职能部门都应尽量提供政策层面和技术层面的大力支持,帮助暴露者度过这一艰难时期。

3. 同时,医院要提供合格的个人防护用品,方便医务人员使用。另外,医务人员也应该正确使用个人防护用品而不是滥用。

（刘治清　唐休发）

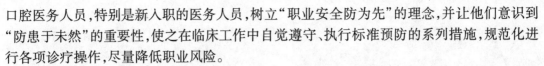

## 参 考 文 献

1. 中华人民共和国卫生部. WS/T313-2009 医务人员手卫生规范

2. 胡必杰,刘荣辉,陈文森,等. 医院感染预防与控制临床实践指引(2013 年). 上海:上海科学技术出版社,2013

3. 胡必杰,郭燕红,刘荣辉. 中国医院感染规范化管理 SIFC 常见问题释疑. 上海:上海科学技术出版社,2009

4. 中华人民共和国卫生部. 医疗机构口腔诊疗器械消毒技术操作规范 2005

5. 中华人民共和国国务院. 医疗废物管理条例[S]. 中华人民共和国国务院令第 380 号

6. 中华人民共和国卫生部. 医疗卫生机构医疗废物管理办法. 中华人民共和国卫生部令第 36 号

7. 中华人民共和国卫生部. 医院感染管理办法 2006

8. 中华人民共和国国家质量监督检验检疫总局、中国国家标准化管理委员会. GB15982-2012 医院消毒卫生标准

9. 中华人民共和国卫生部. WS/T312-2009 医院感染监测规范

10. 中华人民共和国卫生部. WS/T311-2009 医院隔离技术规范

11. 中华人民共和国卫生部. WS/T367-2012 医疗机构消毒技术规范

12. 传染病防治法. 中华人民共和国主席令第 17 号 2004

13. 中华人民共和国卫生部. 多重耐药菌医院感染预防与控制技术指南(试行)2011

# 第四章 医疗机构口腔诊疗器械的消毒灭菌

## 第一节 消毒供应中心与医院感染控制

### 一、消毒供应中心在医院的功能和作用

**1. 功能**

医院消毒供应中心(central sterile supply department,CSSD)是医院内承担各科室所有可重复使用的诊疗器械、器具和物品清洗消毒、灭菌以及无菌物品供应的部门,是医院消毒灭菌系统中的物品处理系统,是医院消毒灭菌系统中的核心部门,好比一颗昼夜跳动的心脏维系着医院无限的生命;它是无菌物品供应周转的物流中心,是医院提供高水平医疗服务的保证,负责全院门诊、病房、所有诊室和手术室可重复使用诊疗器械、器具和物品的回收、清洗、包装、消毒、灭菌和发放,其工作既满足临床科室的诊疗需求,同时也担负着医院感染控制及消毒隔离指导。

**2. 作用**

消毒供应中心是医院的支持系统,是向全院提供各种灭菌级、消毒级医疗器械、器具及其他清洁物品的重要科室,在医院的医疗、教学、科研中扮演着极其重要的角色。俗话说:巧妇难为无米之炊。医师的技术再好,也离不开器械的供给和使用。CSSD 的科学化运作和管理为临床诊疗工作的顺利开展提供了强有力的物资保障。CSSD 在医院中主要承担着以下工作:污染器械的回收、清洗、消毒、包装、灭菌、灭菌监测、无菌物品的供应、库存规划、成本核算、灭菌设备的使用维护等。通过其合理的流程处置,一套器械从最污染到最无菌再次回到临床使用。CSSD 建设与管理工作的好坏、运作质量的优劣直接影响全院无菌物品的质量,关系医疗质量、医疗安全事宜,是医院预防与控制医院感染的重要部门。

### 二、布局流程与设施设备

**1. 布局流程**

消毒供应中心是医院的"无菌物品加工厂",是医院无菌器材的生产和供应部门,在建筑设计中必须符合国家相关的规定和标准。其建筑面积应与医院规模相适应,100 张床位以下的医院,其 CSSD 的最小建筑面积为 70 平方米。建筑位置合理,不宜建在地下室。消毒供应中心应位于住院部、门诊部和手术室之间,周围环境清洁无污染源,自成一区,便于组织工作流水线。如果采用集中管理模式宜靠近手术室并通过洁污电梯同手术室之间建立直接的通路。消毒供应中心与病区之间应建立便捷的物品运送通路,提高供应工作的

效率。

CSSD 区域根据其内部功能划分为工作区域和辅助区域,工作区域即去污区(decontamination)、器械检查包装灭菌区(inspection and packing sterilization area)、无菌物品存放区(sterilized articles store area)。①去污区:是集中处置所有污染物品的作业区域,主要对回收的可重复使用诊疗器械、器具、物品进行分类、清点、清洗、消毒、干燥,通过去污后使污染物品达到清洁状态。该区域为污染区,工作人员需做好个人防护。②器械检查包装灭菌区:是工作人员对灭菌前的物品进行准备的作业区域。该区域工作人员对所有清洗后的器械进行清洗质量及功能完好等方面的检查、装配、核查、包装等一系列灭菌前准备及灭菌的区域,为清洁区域。③无菌物品存放区:是对无菌物品进行保管、存放、供应的区域,为清洁区域。各区域应相对独立,承担其不同的操作流程,各区之间应建立实际的物理屏障隔断。工作流程路线采用单向流程布置,由污到洁、不交叉、不逆行,呈污染递减逐渐净化的过程(图 4-1)。

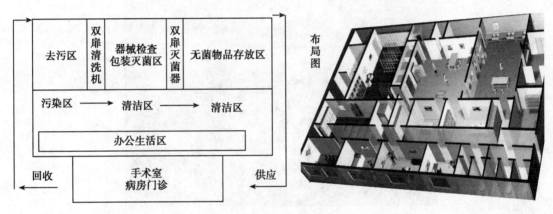

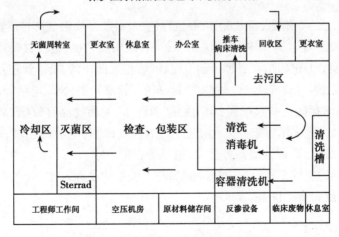

**图 4-1　消毒供应中心布局流程示意图**

辅助区域包括办公室、更衣室、休息室、会议室、卫生间及洁具间。辅助区域与工作区域应严格分开,成为相对独立的区域,可通过内部走廊与工作区连通。在进入各操作区处应设缓冲间或卫生处理区域。

消毒供应中心房间和布局应该符合物流、人流、气流洁污分开的消毒隔离管理原则。设立安全通道,有明确的防火疏散指引标记和完善的灭火装置。采用正压送风的方法,使空气流动方向从洁净度高的区域,流向洁净度低的区域。

2. 装备与设施

1) 去污区设备及配置:污物回收车、推车清洗器、接收分类台、超声清洗机、清洗单槽、清洗双槽、压力水枪、压力气枪、蒸汽清洗机、干燥柜、电动传递窗、全自动清洗消毒机、各型清洗架、清洗篮筐、洗手设施、洗眼装置、个人防护用品(如防护眼镜、防水围裙、防水鞋、胶手套等)、高质量纯水系统、转运车、贮存物品设备、根据管理需要配置电脑1~2台(接收统计、流程管理)、办公桌、工作椅、电话等(图4-2)。

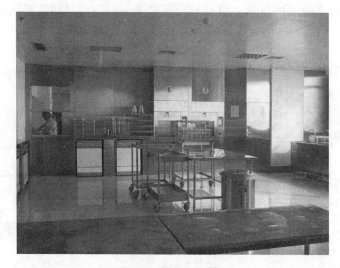

图4-2 去污区示意图

2) 器械检查包装灭菌区设备及配置:器械打包台、器械存放柜、敷料打包台、敷料存放架、清洁物品装载车、物品转运车、牙科手机注油养护机、医用热封机、包装材料切割机、压力蒸汽灭菌器、低温灭菌器、电动传递窗、各型灭菌篮筐、带筛孔灭菌托盘、根据管理需要配置电脑(包装统计、灭菌统计、敷料包装统计、库房收发统计和流程管理)、办公桌、电话等(图4-3)。

3) 灭菌物品储存区设备及配置:灭菌物品卸载车、无菌物品存放架、篮筐储存、篮筐收集车、双门互锁发放柜、手术室物品专用下送车、洁物发放车、电动传递窗、根据管理需要配置电脑1台(收发统计、流程管理)、办公桌、电话等(图4-4)。

各区具有完善的空气消毒设施。缓冲间的洗手设备应是流动水,开关采用肘式、脚踏式或感应式,有洗手液和干手设备。

## 三、运作和管理

1. 管理模式

医院消毒供应中心通常分为两种管理模式:集中式消毒灭菌管理模式和分散式消毒灭菌管理模式。

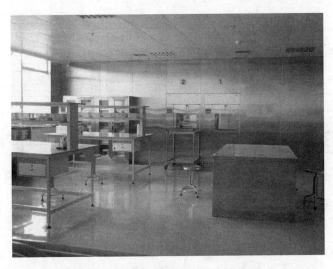

图 4-3　器械检查包装灭菌区示意图

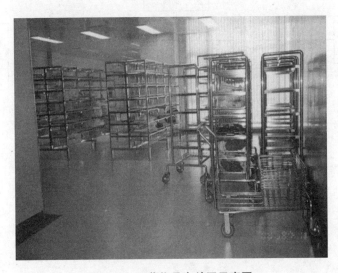

图 4-4　无菌物品存放区示意图

集中式消毒灭菌管理模式：这种类型通常是医院可重复使用诊疗器械器具使用后在消毒供应中心集中处置，包括手术所用物品、器械。该管理模式具有设备集中、灭菌质量可靠、可降低成本、人员素质要求高等特点（图4-5）。

分散式消毒灭菌管理模式：这种类型通常是专科器械和手术室的器械等物品由科室自行清洗包装灭菌，或打包后送消毒供应中心灭菌。消毒供应中心负责处理其他科室物品的清洗消毒和灭菌。该管理模式的不足是：清洗和灭菌质量不易控制，其可靠性、稳定性低，成本高，人员工作效率低。优点是器械周转率相对较高（图4-6）。

目前根据我国卫生行业标准，倡导采用集中管理模式。即医院门诊、病房、手术室等科室使用后的器械，由消毒供应中心进行集中的消毒灭菌处理，集中管理模式，由专业的人做专业的事，专业的场地、专业的设施设备、专业的人员，有利于专业的发展和专业化的管理，确保重复使用的诊疗器械器具物品合格，更好地预防和控制医院感染的发生，确保患者安

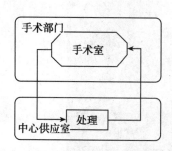

图 4-5 集中式消毒灭菌管理模式示意图

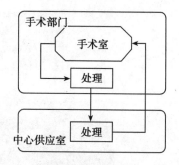

图 4-6 分散式消毒灭菌管理模式示意图

全,同时也可更合理的配置和使用资源。

2. 组织结构

消毒供应中心实行三级领导垂直管理体制,其组织结构见图 4-7。

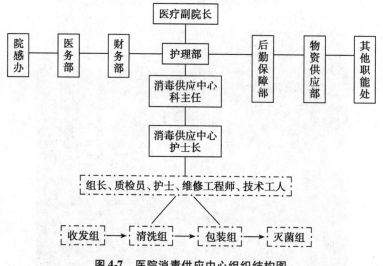

图 4-7 医院消毒供应中心组织结构图

消毒供应中心人员编制与医院规模(床位数)性质(综合、专科、教学)医院等级状况等密切关系。消毒供应中心承担的工作量与标准工作流程管理需求,是制订人员编制的重要参考依据。根据医院消毒供应中心不同规模和运行模式,合理地设置岗位和人员,保证工作运行效率和无菌物品质量。

消毒供应中心人员组成应包括护士、熟练技术工人、设备维修师。在人员配置上应减少护士比例,增加熟练技术工人比例。

3. 组织管理的专业特点

1)消毒供应中心物流管理特点:消毒供应中心在全部的业务工作中,具有物流管理的规律和特点。在物流系统中最为关键的是设计科学、合理、方便的污物和沽物运输系统。

物流系统设计原则:

a. 保证灭菌效果:发放的设施安全,无菌物品不被污染;

b. 回收的设施安全:保证污染物品在运输过程中不传播有害病菌,污染环境;

　　c. 标准化的运输系统:运输工具与器械相互兼容。

　　运输工具:标准的转运箱;标准的灭菌篮筐(需要密闭时加密闭箱)标准的器械清洗托盘;相应的运输移动车。

　　每项物流作业在不同平台上独立运行,又相互影响,每项作业一环套一环不能分离,组成医院消毒供应中心无菌物品生产和供应的物流循环。因此,应用物流管理方法将会产生更好的管理效果,提高消毒供应中心工作效率和服务质量。

　　2)无菌物品生产流程特点:严格的消毒灭菌标准和严格的消毒隔离标准是消毒供应中心无菌物品生产流程管理中具有的显著特点,它不同于与其他行业的物流管理。

　　消毒供应中心的管理人员应十分了解标准工作流程管理项目和步骤,以掌握质量控制重点、不断完善标准、进行质量监测、开展评估等管理活动。

　　4. 人力资源管理

　　根据消毒供应中心工作流程以及管理运行需要,在人员安排方面设立不同岗位,分别承担管理、质量检测、回收、洗涤、包装、灭菌、库房管理、发送工作。编写岗位说明书,拟定岗位任职资格,明确岗位要求,按能力上岗,在机械化生产作业方式中实现良好的人机配合,保证工作效率和无菌物品质量。管理人员应善于策划运行效率,掌握时间管理的方法,工作分时段进行,弹性排班,高峰时段加强人力,在物品制作包装等工作流程中通过人力调配缩短工作时间,提高工作效率。根据消毒供应中心的工作特点对人员进行分层、分岗位培训,定期开展业务学习及技能培训,使工作人员掌握相应的专业知识和操作技能,了解专科器械的结构和特点,严格执行卫生部颁发的各项规定(图4-8,图4-9)。

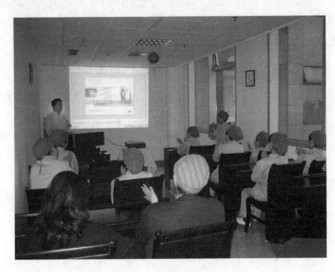

图4-8　业务学习

　　5. 信息化管理

　　运用计算机与条形码扫描技术建立以消毒供应中心为核心的医院无菌物品管理追溯系统,实现过程记录的信息化管理,实现无菌物品的完整记录与追踪,强调质量控制过程以及可追溯要求,将诊疗器械器具物品在每一次清洗、消毒、灭菌、使用循环中所涉及的人员、科室、时间、事件按照相关的规范进行详细记录,实施动态管理,从而达到保证无菌物品质量,

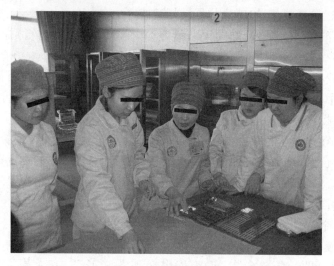

图4-9　技能培训

提高生产与物流的效率,精确成本核算、优化资源配置的目的,为医院提高感染控制水平,减少医疗纠纷,降低医疗风险和医疗成本提供科学的解决方案。

# 第二节　口腔诊疗器械消毒技术操作规范

口腔医师的绝大部分诊疗操作是在患者的口腔内进行的,口腔是微生物寄居数量最多的器官,口腔医师在治疗患者的过程中,其治疗器械常会与患者的血液、唾液、其他分泌物及口腔组织频繁接触。因此,若器械消毒灭菌不善,极易导致医院感染和医源性感染(图4-10)。

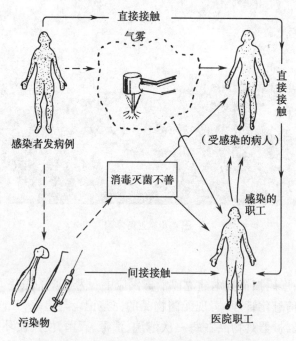

图4-10　口腔临床交叉感染途径和方式图示

口腔设备器械是口腔医疗机构诊治患者的基础和工具(图 4-11),大量研究表明口腔设备和器械是医源性交叉感染的媒介。消毒灭菌不善的器械如拔牙器械、探针、车针、扩挫针、工作尖在口腔治疗中可感染患者或医师。牙科手机因结构和工作原理在使用中存在"回吸"现象,如不经过有效处置并开展一人一机,则是导致口腔医院性感染的严重"源头"之一(图 4-12)。

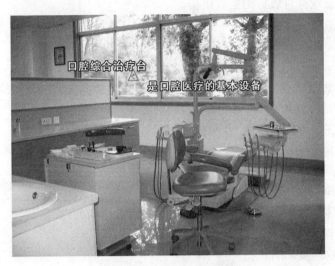

图 4-11　口腔综合治疗台

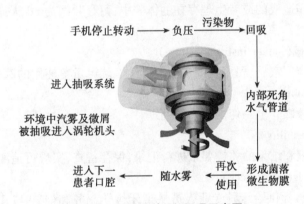

图 4-12　口腔牙科手机回吸示意图

口腔诊疗器械消毒灭菌的工作质量成为社会关注的热点问题。加强消毒供应中心环节质量规范化管理,确保消毒灭菌合格率,在医院的医疗安全管理中可发挥重要作用。

目前口腔诊疗中存在的问题主要有:医务人员消毒灭菌意识欠缺;消毒灭菌方法选择不当且操作不规范;消毒灭菌后物品再次被污染;消毒灭菌效果的监测不规范;口腔诊所的器械灭菌设备缺乏;口腔诊疗器械严重不足;缺乏口腔器械消毒灭菌场所和存放无菌器械的专柜;无专人负责器械的清洗、消毒和灭菌工作。为控制口腔操作中可造成的交叉感染,世界卫生组织(WHO)、美国疾病控制中心(CDC)、美国牙医学会(ADA)先后提出了在口腔医疗工作中,预防经牙科设备、器械等引起的交叉感染和控制的基本原则建议及具体措施。为进一步加强医疗机构口腔诊疗器械消毒工作,保障医疗质量和医疗安全,卫生部组织有关专家,在调查研究的基础上于 2005 年 3 月颁发了《医疗机构口腔诊疗器械消毒技术操作规范》(下简称《规范》),并于 2005 年 5 月 1 日正式实施。

《规范》对口腔医疗器械的消毒和灭菌,防止医院感染和医源性感染作了明确规定和具体要求。合计五章二十二条:第一章总则;第二章基本要求;第三章消毒工作程序及要点;第四章消毒与灭菌效果监测;第五章附则。本规范适用于综合医院口腔科、口腔医院、口腔诊所等开展口腔科诊疗科目服务的医疗机构。

## 一、有关术语和定义

1. 清洗(cleaning)

去除医疗器械、器具和物品上污物的全过程,流程包括冲洗、洗涤、漂洗和终末漂洗。

2. 超声波清洗器(ultrasonic cleaner)

利用超声波在水中振荡产生"空化效应"进行清洗的设备。

3. 清洗消毒器(washer-disinfector)

具有清洗与消毒功能的机器。

4. 消毒(disinfection)

杀灭或清除传播媒介上病原微生物,使其达到无害化的处理。

5. 包装完好性(package integrity)

包装未受到物理损坏的状态。

6. 植入物(implantable medical device)

放置于外科操作造成的或者生理存在的体腔中,留存时间为 30 天或者以上的可植入型物品。

7. 外来医疗器械(loaner instrumentation)

由医疗器械生产厂家、公司租赁或免费提供给医院可重复使用的医疗器械。

8. 灭菌(sterilization)

杀灭或清除传播媒介上一切微生物的处理。

9. 可追溯(traceability)

对影响灭菌过程和结果的关键要素进行记录,保存备查,实现可追溯。

10. 口腔器械(dental devices)

专门制备和(或)提供给牙科专业人员从事牙科学业务和(或)与其有关的操作过程中所使用的除牙科材料、牙科设备部件、个别患者特备装置以外的一切物品、器具或用具(图4-13)。

11. 牙科小器械(small dental devices)

各种型号车针、根管器具等规格较小的牙科器械(图 4-14)。

12. 牙科手机(通用名词)(handpiece,dental)(general term)

用来向牙科工具或器具传递(带转换或不带转换)工作所需能量的手持工具夹(图4-15)。

13. 根管器具(root-canal instruments)

用来对根管进行探查、穿透、预备或充填的器具。注:如根管锉、根管扩大器、根管光滑髓针等(图 4-16)。

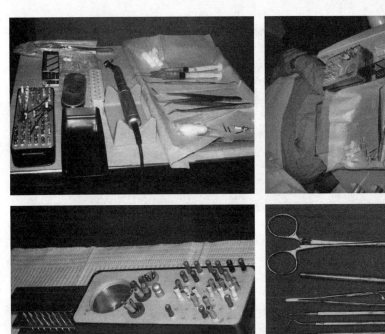
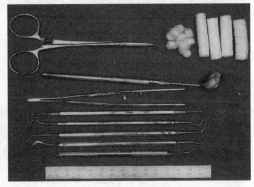

图 4-13　口腔器械

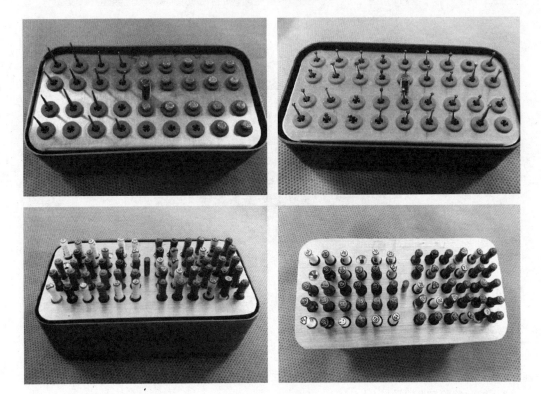

图 4-14　牙科小器械

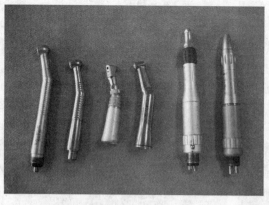
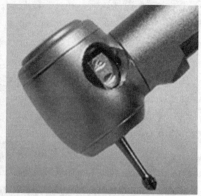
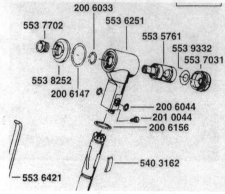
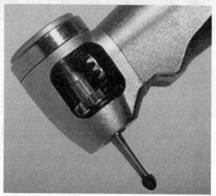

图 4-15　牙科手机

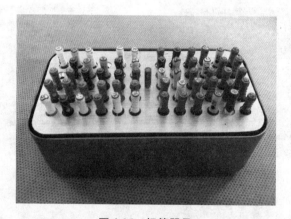

图 4-16　根管器具

14. 牙洁治器(dental scaler)

专门设计和(或)用于清除牙齿表面牙垢的手动或电动牙科器械(图 4-17)。

## 二、口腔诊疗器械危险度分级

口腔诊疗器械根据其在应用过程中可导致医院性感染的危险程度,划分为三级:

1. 高度危险口腔器械(图 4-18)

穿透软组织、接触骨、进入或接触血液循环系统或其他正常无菌组织的口腔器械。

104

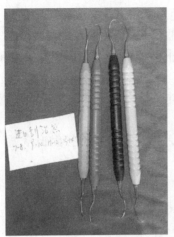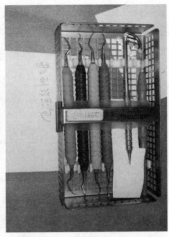

图 4-17 牙洁治器

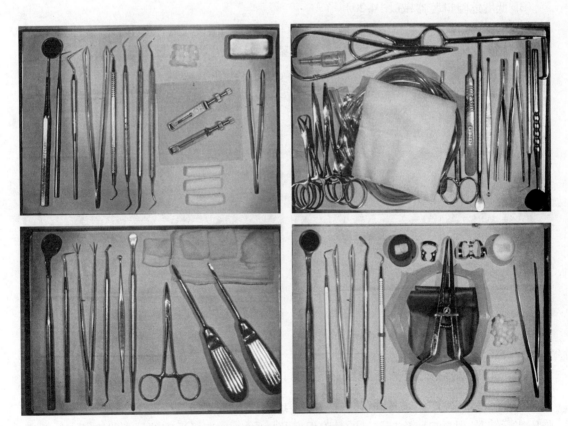

图 4-18 高度危险口腔器械

例如：

拔牙器械：拔牙钳、牙挺、牙龈分离器、牙齿分离器、凿等。

牙周器械：牙洁治器、刮治器、牙周探针、超声工作尖等。

根管器具：根管扩大器、种类根管锉、种类根管扩孔钻、根管充填器等。

手术器械：包括种植牙、牙周手术、牙槽外科手术用器械、种植牙用和拔牙用牙科手机等。

其他器械：牙科车针、排龈器、刮匙、挖匙、电刀头等。

2. 中度危险口腔器械（图4-19）

接触黏膜或受损皮肤，不穿透软组织、不接触骨、不进入或接触血液循环系统或其他正常菌组织的口腔器械。例如：

检查器械：口镜、镊子、器械盘等。

正畸用器械：正畸钳、带环推子、取带环钳子、金冠剪等。

修复用器械：去冠器、拆冠钳、印模托盘、垂直距离测量尺等。

各类充填器：银汞合金输送器。

其他器械：牙科手机、卡局式注射器、研光器、吸唾器、用于舌、唇、颊的牵引器、三用枪头、成形器、开口器、金属反光板、拉钩、挂钩、橡皮障夹、橡皮障夹钳等。

3. 低度危险口腔器械（图4-20）

不接触患者口腔或间接接触患者口腔，参与口腔诊疗服务，虽有微生物污染，但在一般情况下无害，只有受到一定量的病原微生物污染时才造成危害的口腔器械。例如：

调刀：模型雕刻刀、钢调刀、蜡刀等。

其他用具：橡皮调拌碗、橡皮障架、打孔器、牙锤、聚醚枪、卡尺、抛光布轮、技工钳等。

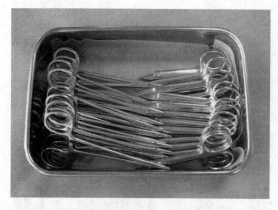

图4-19　中度危险口腔器械

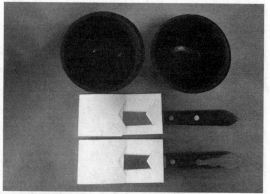

图4-20　低度危险口腔器械

### 三、口腔器械处理基本原则

依据卫生部2005年3月颁布的《医疗机构口腔诊疗器械消毒技术操作规范》要求，结合临床实际情况，根据口腔诊疗器械的危险程度及材质特点，选择适宜的消毒或灭菌方法并遵循以下原则：

1. 凡进入患者口腔内的所有可重复使用的诊疗器械，应达到"一人一用一消毒或灭菌"

的要求。

2. 凡接触患者伤口、血液、破损黏膜或者进入人体无菌组织的各类口腔诊疗器械。包括车针、根管治疗器械、拔牙器械、手术治疗器械、牙周治疗器械、敷料等高度危险口腔器械，使用前应达到灭菌。

3. 接触患者完整黏膜或受损皮肤，不穿透软组织、不接触骨、不进入或接触血液循环系统或其他正常菌组织的中度危险口腔器械，包括口镜、探针、牙科镊子等口腔检查器械、各类用于辅助治疗的物理测量仪器，印模托盘等中度危险口腔器械应达到高水平消毒或灭菌。

4. 低度危险口腔器械应达到中或低水平消毒。

5. 口腔器械危险程度分类与消毒灭菌要求应符合规范性要求。

6. 通常情况下应遵循先清洗后消毒的处理原则。

7. 根据规定进行流程处置并遵循标准预防的原则。

# 第三节　口腔诊疗器械消毒灭菌基本要求

## 一、口腔诊疗器械的特点

现代化口腔诊疗器械的特点是：

1. 品种多、数量大、周转快。

2. 精密度高、价格昂贵、小器械、中空器械多，形态大小不一、材质各异、细小易丢失。如拔牙钳有喙、关节柄之分。各类扩大针、锉、G 钻、充填器等细、尖、软，且有螺纹，细小易丢失。各型牙科手机形状特殊，机头部分构造复杂，结构精密，且因结构和工作原理，在操作中存在"回吸"现象。各类高、低速车针：型号繁多，结构复杂、前段为多层次锯齿状，不易清洗干净，体积短小、易丢失。各规格型号的牙种植用工具（钻头）等：精密贵重、螺纹缝隙多、部分有管腔、锐利、细小易丢失。种植工具器械盒：胶皮插孔细小不易清洗，容易藏污纳垢，空隙多，清洗后不易干燥。超声波洁牙手机：内部结构特殊，内带小电机（换能器）。

3. 器械接触血液、唾液多。口腔诊疗器械在使用过程中被血液、唾液、残屑及炎性组织等污染的机会多。

4. 单个纸塑封装器械多。因器械体积小、价格昂贵，及使用过程的需求，在器械处置流程中单个纸塑封装器械多。

5. 锐利器械多，如：刮治器、洁牙工作尖、探针等。牙周治疗各类工作尖：各种超声工作尖（龈上、龈上）等，贵重，尖锐易变形折断，体积小易丢失。

6. 污染物有其特殊性。如：牙科材料等。又如调拌刀、碗、牙科托盘：附着物多，污染物为印模材料，且牙科托盘结构特殊、常用清洗剂难以去除。

7. 器械管理个性化。器械专科专用或专位专用。

## 二、口腔诊疗器械的椅旁处置

口腔器械因其结构和使用的特殊性，临床护士在诊疗操作配合中，椅旁护士应对使用后的器械进行清洗前的预处理。即护士在配合医师治疗的过程中或治疗完毕后,用敷料或75%酒精棉球及时抹去器械上肉眼可见的未干的材料及污物,再分类回收。

椅旁处置方法如下:

1. 锐利器械用毕由使用者立即用敷料初步清洁工作端,其他器械用毕由护士即时清洁工作端。

2. 器械分类一步到位。

3. 器械用毕后尽快使用酶液浸泡保湿保存,最理想的是浸泡后立即清洗。

## 三、口腔诊疗机构消毒供应中心的建立

1. 消毒供应中心设计需要有据可依

1）消毒供应中心设计必须依据相关法规;

2）消毒供应中心设计必须确定功能模式;

3）消毒供应中心设计必须依据其职能。

2. 建立安全屏障实行隔离措施是贯穿始终的设计原则

1）流程合理,符合感染监控要求;

2）设施齐全,满足工作的需要;

3）位置合理,充分节约占地面积;

4）工作环境(条件)对人体无害、安全;

5）面积适当,满足目前医院的需要、又有一定的发展空间。

# 第四节　口腔诊疗器械卫生处置流程

## 一、整体流程

器械卫生处置十大流程:回收、分类、清洗、消毒、干燥、检查保养、包装、灭菌、储存、发放(图4-21)。

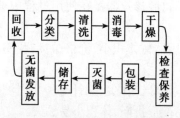

**图4-21　器械处置十大流程图示**

牙科手机处置流程:临床回收→分类、点数、记录→预处理(针对附有血迹及粘固粉等牙科材料的手机)→全自动机械热清洗消毒→气枪吹干牙科手机内腔管路→全自动注油养护(擦净牙科手机机体上残留的机油)→装袋封包→三次预真空灭菌→质量检测→无菌存放→发送至临床(图4-22)。

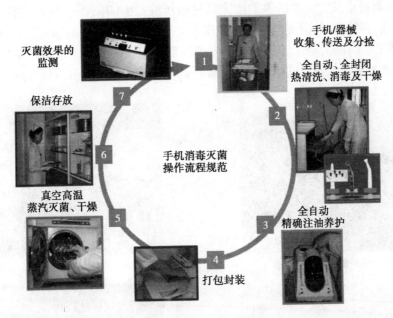

**图4-22　牙科手机处置流程图示**

## 二、环节流程

1. 回收

1）重复使用的口腔器械使用后应与废弃物品分开放置；重复使用口腔器械应根据材质、功能、处理方法的不同进行分类；使用后的牙科小器械应保湿放置，回收至器械处理区进行处理；使用后的牙科手机、电动牙洁治器和电刀应初步去污，存放于干燥回收容器内。

2）重复使用的口腔器械应由消毒灭菌部门进行集中的回收处理。污染回收时，污染器械应放在有盖的容器中或使用封闭专用车，采取保湿和封闭的方法，运送至消毒供应中心污染区进行处理。精密器械应单独放置在容器中运送，防止损坏。回收容器应于每次使用后清洗、消毒、干燥备用。

2. 分类

1）消毒供应中心将回收后的污染手机及器械进行清点接收和分类，将手机和不同类别的器械分开。检查手机状况，对于有问题的手机集中在一起，消毒处理后送专业人员维修。各种分类的物品应放置在不同的容器中或清洗装置上，注明标记防止混乱。标明"特殊感染"的器械需要根据清洗消毒条件选择处理方法。

2）分类方法：可分为常规周转器械物品类、专科专用物品类、问题类（损坏、丢失、报废物品）；也可根据材质、结构分类；或根据精密、有电源和锐利器材分类。分类后置于清洗篮筐中或专用清洗架并进入下一步流程。

3. 清洗

1）通过物理和化学方法将被洗物品上的有机物、无机物和微生物尽可能地降低到比较安全的水平。

2）口腔器械清洗方法包括手工清洗和机械清洗（图 4-23，图 4-24）。机械清洗可选用超声清洗方法或喷淋式热清洗消毒机。操作人员应穿有防水功能的隔离服装，戴口罩、眼罩或面罩、戴手套、工作帽，穿工作鞋。器械先清洗后消毒。特殊感染患者使用过的器械应根据设备条件选择清洗消毒方式。电动洁治器应将其连接的工作尖拆开后分别清洗。

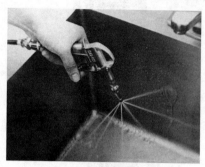

高压多头喷枪

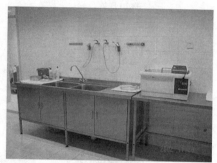

清洗器材　　　　　　　　清洗池

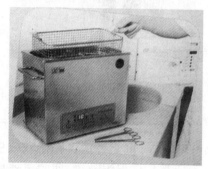

超声清洗机

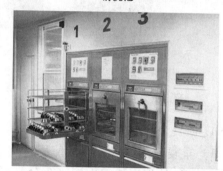

清洗消毒器

**图 4-23　清洗方法图示**

3）人工清洗：在没有配置全自动热清洗消毒机或超声清洗机的口腔医院或诊所，对使用后器械的处置可采用多酶清洗液浸泡后在水面下人工刷洗，做好个人防护。电动洁治器手柄宜选择手工清洗方法。

4）超声清洗：由于超声波特有的"空化效应"能迅速剥落医械表面和内部的污物，可用于结构复杂、缝隙多的器械以及小器械的清洗，牙科小器械及其他结构复杂的器械宜首先超声清洗（不宜用于清洗牙科手机，牙科手机清洗应符合其规范性要求）。

5）喷淋清洗：使用清洗机通过旋臂式温水喷淋冲洗达到对物品彻底的清洗消毒处理。喷淋清洗机械化程度和工作效率高，可自动添加器械清洁剂和养护剂，一站式通过的处理程序包括预冲洗、主洗、漂洗、消毒、烘干，并具有程序显示屏和记录功能。

6）被污染的手机及器械应在养护前进行清洗及消毒：去除器械表面、沟缝及内腔附着的血污、碎屑、脂肪及化学药剂，使致病微生物失去活性并减少数量，最大限度地减少工作人员在后续器械处理、养护过程中被感染的可能性，为灭菌过程提供必要准备。

4. 消毒

1）耐湿热的器材应首选热力消毒。如：清洗消毒器、煮沸槽等。

2）采用手工清洗的器械可用煮沸方法消毒（100℃，3 分钟）。煮沸消毒应使用蒸馏水

口腔热清洗/消毒机

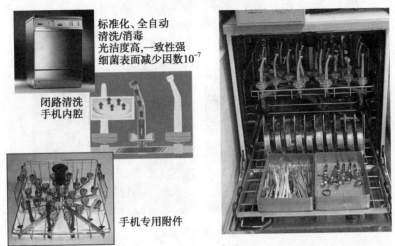

标准化、全自动
清洗/消毒
光洁度高,一致性强
细菌表面减少因数10⁻⁷

闭路清洗
手机内腔

手机专用附件

全自动热清洗/消毒机清洗模式

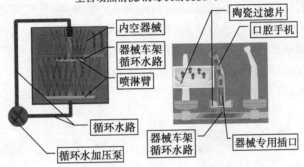

内空器械
器械车架循环水路
喷淋臂
陶瓷过滤片
口腔手机
循环水路
器械车架循环水路
器械专用插口
循环水加压泵

图 4-24　口腔清洗机工作示意图

或纯化水。煮沸时可加入适量的水溶性器械润滑剂,进行器械保养。煮沸消毒后的器械利于加快干燥。

3) 不能耐受高温和湿热消毒的器材可采用:75% 乙醇擦拭消毒、酸性氧化电位水,或取得国务院卫生行政部门卫生许可批件的消毒药械进行消毒,并符合《消毒技术规范》中消毒剂使用规定。

5. 干燥

1) 宜选用干燥设备对器械进行干燥处理(图 4-25)。根据器械的材质选择适宜的干燥温度。金属类干燥温度 70 ~ 90℃;塑料类干燥温度 65 ~ 75℃。

2) 无干燥设备的及不耐热的器械、器具和物品,可使用消毒的低纤维絮擦布进行干燥处理。

3) 目前消毒供应中心应推广使用干燥柜进行器械干燥处理。它可以防止清洗消毒后的器械在手工擦拭中造成的污染,保证器械干燥效果,防止生锈,有利于器械保存。

6. 检查与保养

1) 检查的目的:有两个,一是检查器械的清洁度,二是检查器械的功能性。器械清洁度的检查方法目前主要采用目测检查、5 ~ 15 倍放大镜下检查、ATP 相对荧光值测定。前两种

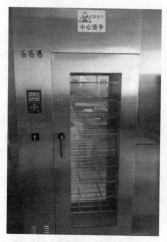
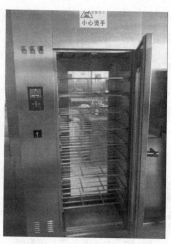

图4-25　干燥柜

属于定性检查,受一些人为因素的影响,后一种属于定量检查,比较客观(图4-26,图4-27)。包装前检查器械清洁度时应特别关注结构复杂部位、难清洗、易忽视部位的质量要求,如轴节、齿槽、关节部位。清洗合格器械表面、螺旋结构处、关节处应无污渍、水渍、锈迹、生物负荷达到安全水平,清洁光亮、没有挂水珠的现象、干燥,不会对工作人员及环境造成危害。清洗质量不合格的,应重新处理。检查每件器械功能完好性,器械不变形、没有裂隙、关节灵活、螺丝牢固无松脱、咬合整齐紧密。损坏或变形严重的器械应及时更换。

## 器械洁净程度 目测标准

1　手术器械经过清洗后,外观上应该光洁如新,无任何残留物质,无血渍,无水垢,达到此标准的手术器械方可进入消毒灭菌程序。

2　锈渍的处理和判定:
原则上清洗完毕的手术器械不应该有任何锈渍,有锈渍的要做除锈处理。对于一些难以处理的锈斑,可以用白纱布擦拭,如果白纱布没有被锈渍污染,则可以视同合格,否则此器械应该重新清洗或淘汰。

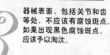

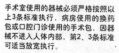

3　器械表面,包括关节和齿等处,不应该有腐蚀斑点。如果出现黑色腐蚀斑点,应该予以淘汰。

4　手术室使用的器械必须严格按照以上3条标准执行。病房使用的换药包或口腔门诊使用的手术包,因器械不进入人体内部,第2、3条标准可适当放宽执行。

图4-26　目视检查

2)牙科手机的注油养护:注油养护即润滑,其作用是清洗轴承或涡轮部件间隙中的碎屑及污物,为手机轴承和传动部件涂润滑油,是维护保养最重要的环节,经常注油可延长手机的使用寿命。方法可分为喷气注油罐手工注油和全自动注油养护机注油。

　　手工加注润滑油先选择与手机注油相匹配的喷嘴配件,注油前适当晃动注油罐让油气混合,对准进气孔喷射,按下注油罐的按钮约1秒钟,2孔手机对准大孔,4孔手机对准第二大孔,注油后应将手机做短时低速运转,让润滑油充分进入手机轴承,同时去除手机内多余的润滑油(图4-28)。

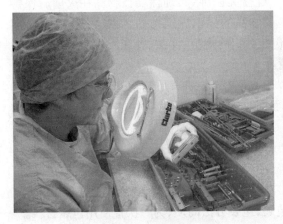

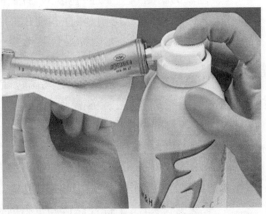

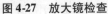

| 图4-27　放大镜检查 | 图4-28　喷气注油罐手工注油 |

全自动清洗/注油养护机在加压条件下,对手机内部水、气管道进行清洗及运动部件的注油养护,操作简便,设有喷清洗液+喷油+吹清(或吹清+注油+吹清)三个程序,具有清洗、润滑、去除多余润滑油的功能,进行标准化的内部冷却水、雾化气管路的清洗以及内部驱动气路、运动机件的注油养护,自动养护注油机与传统的喷气罐手工注油相比:清洗更有效,注油更彻底。全自动清洗注油优于传统注油养护(图4-29)。

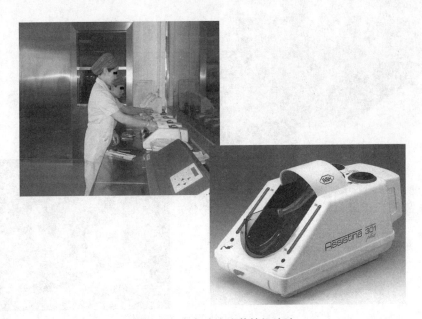

图4-29　全自动注油养护机注油

注油养护的注意事项:注油养护应在清洗消毒后,压力蒸汽灭菌前进行,以保护手机在使用前保持无菌状态,避免污染;注油前应吹干手机内部管腔的水分;注油养护首选带气泵的注油机;手工注油时应注意手法正确;注油后倒放3~10分钟,去除管腔内多余的油及碎屑,防止出现油包及手机连接管道老化;操作过程注意小心轻放,防碰撞、防跌、防摔。

7. 包装

1) 包装的功能和重要性:包装的目的在于建立无菌屏障,确保器械物品在灭菌后保持无菌性,保护器械,方便运输、储存和使用。包装物品的标识提供物品名称、数量、有效日期等,具有信息传递功能。无菌物品包装形式、包装标识的规范、清洁、外观质量能够折射出医院质量、管理、安全水平,有益于改善医疗环境。

2) 无菌包装材料要求及标准:无菌包装材料和敷料必须满足包装工艺、消毒工艺及其临床科室使用的要求。主要涉及以下几个方面:阻菌率、灭菌的适应性、褶皱性、柔软性、脱屑性、抵抗型(抗静电性能)、阻燃性等。

3) 包装材料分类(图4-30):

a. 医用皱纹纸及无纺布:有多种规格型号,用于包装手术器械和各种治疗器械包,也可用作无菌洞巾和覆盖物,为一次性使用包装。

b. 纸塑包装袋:用于各种器械和敷料的包装,包装方法简便,为一次性使用包装材料。

c. 纯棉布包装:必须使用双层棉布制作的包装。国际上已很少使用,应逐步减少。

d. 硬质容器:材料、设计、结构和表面有利于内外部清洗及消毒灭菌的物品容器。

e. 牙科器械盒:应适合各类型车针、根管器具等器械的放置,器械盒灭菌后可密闭。

f. 口腔器械盘:配套装载口腔诊疗、手术器械。

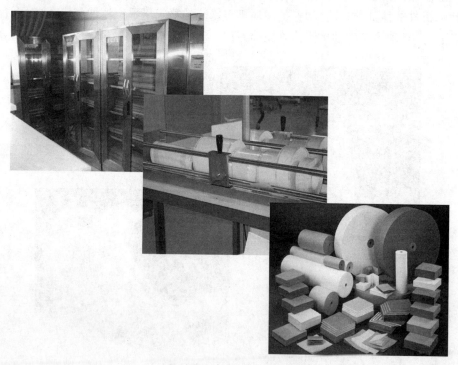

图4-30　包装材料

4) 包装要求:

①包装材料:包括一次性医用皱纹纸、纸塑袋、纸袋、纺织品、无纺布等应符合 GB/

T19633 的要求。

a. 密封包装材料：纸塑包装袋、密封型纸袋等密封包装其密封宽度大于 6mm，包内器械距包装袋封口处大于 2.5cm；使用纸塑袋进行手术器械双层包装时，里面的袋子小于外面的袋子。纸面对纸面，塑面对塑面的套装在一起，利于灭菌介质的穿透。纸塑包装袋属剥离式包装袋，最首选；最可靠无菌屏障；封口严密；刺破可发现。医用热封机在每日使用前应检查参数的准确性和封口闭合完好性。

b. 棉布包装材料：使用棉布包装材料时包装布必须将器材包裹严密，松紧适度，利于灭菌介质的穿透；新的棉布包装必须洗涤脱浆后才能使用，每次用后要清洗。

c. 化学气体低温灭菌应使用一次性包装材料。

d. 等离子气体低温灭菌使用专用的一次性包装。

e. 根据临床使用情况选择合适的包装材料；低度、中度危险的口腔器械可不包装，消毒或灭菌后直接放入备用清洁容器内；牙科小器械宜选用牙科器械盒盛装。

f. 包装材料无菌有效期：纺织材料和牙科器械盒 7 天；一次性纸袋 30 天；一次性皱纹纸和医用无纺布 180 天；一次性纸塑袋有效期 180 天；无包装的高度危险性器械灭菌后应立即使用，有效期不超过 4 小时。

g. 灭菌包装材料应符合要求。开放式的储槽不应用于灭菌物品的包装。纺织品包装材料应一用一清洗，无污渍，灯光检查无破损。硬质容器的使用与操作，应遵循生产厂家的使用说明或指导手册。

②器械制作包装及工作程序：口腔手机与器械在注油养护后，灭菌过程前应根据采用的消毒与灭菌的不同方式对口腔诊疗器械进行包装，包装外注明六项信息。灭菌物品包装分为闭合式包装和密封式包装。手术器械采用闭合式包装方法，应由 2 层包装材料分 2 次包装；密封式包装如使用纸袋、纸塑袋等材料，可使用一层适用于单独包装的器械。程序包括装配、包装、封包、注明标识等步骤（图 4-31）。

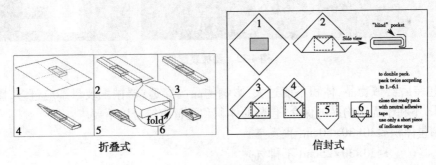

图 4-31 包装方法图示

a. 器械装配：拆卸的器械应进行组装，根据要求进行装配，提倡使用单件器械包装形式，多种器械组合包应按照一次使用量装配组合。手术器械应摆放在篮框或有孔的盘中进行配套包装；盘、盆、碗等器皿，宜单独包装；剪刀和血管钳等轴节类器械不应完全锁扣；有盖的器皿应开盖，摆放的器皿间应用吸湿布、纱布或用吸水纸隔开；管腔类物品应盘绕放置，保持管腔通畅；尖锐或精密器械应有防护措施，避免刺破无菌包装或损伤器械。多种器械组合包装时，固定摆放位置和顺序，方便临床使用符合无菌操作要求。每个器械包中应放置包内化学指示卡。

b. 器械装配的核查:经过装配组合的每个器械包必须进行核对,核对器械的种类、规格和数量,保证符合装配要求。

c. 器械包装(图4-32):规范器械包装,正确选用包装材料和方法进行包装。使用的包装材料须清洁,提倡使用一次性包装材料。使用布类包装必须一用一洗。物品包装严密,包外应有灭菌化学指示物,应标明科室、物品名称、灭菌器编号、灭菌批次、灭菌日期、失效日期、操作人、核对人。灭菌的物品与待灭菌物品不混淆。手术器械应进行双层包装,即包装两次,手术器械筐或托盘上垫吸水巾,码放两层器械时中间放吸水巾,利于器械的干燥。包装后的器械包,质检人员每天进行抽查,抽查率为3%。

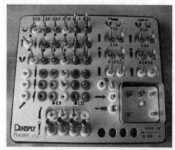
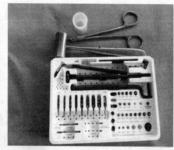
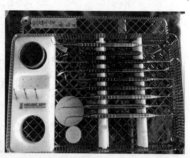
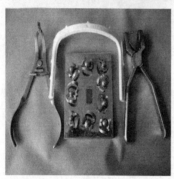
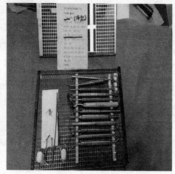
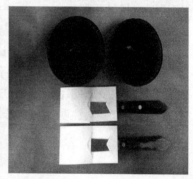

图4-32 器械装配图

d. 包装后器械物品,体积不能过大,影响物品的穿透;器械配装量不应过多,影响器械干燥效果,不利于无菌物品的保存;包装的体积和重量应符合以下要求:

灭菌包体积≤30×30×50cm(预真空)

　　　　　≤30×30×25cm(下排气)

灭菌包重量≤7公斤(金属包)

　　　　　≤5公斤(敷料包)

e. 采用快速卡式压力蒸汽灭菌器灭菌器械时可不封袋包装,裸露灭菌后存放于无菌容器中备用,一经打开使用,有效期不得超过4小时。

8. 灭菌

根据器械材质选择高温灭菌或低温灭菌。口腔器械应首选物理灭菌的方法;牙科手机应首选压力蒸汽灭菌;碳钢材质的器械宜选干热灭菌;其他灭菌方法应符合相应要求。

1)灭菌前:进行灭菌器内的清洁工作,保证排气滤网清洁无杂物。进行灭菌设备检查工作,检查仪表是否在"零"位,门缝是否平整无脱出。检查蒸汽、电源、水源情况。检查蒸汽、水有无泄漏的情况。进行灭菌器预热,排除管道中冷凝水。非小型预真空压力蒸汽灭菌器每晨空锅做 B-D 试验,测试通过后开始当日的灭菌工作。

2）灭菌装载:灭菌物品的重量不能超过该灭菌器最大装载量。灭菌器应配有灭菌架或托盘,托盘应有足够的孔隙使蒸汽穿透。包装后的物品宜使用专用篮筐装载灭菌,或者摆放在灭菌器搁架上进行灭菌。使用灭菌架摆放包装类灭菌物品,物品间应留有一定的间隙,以利于蒸汽置换。使用托盘摆放纸塑包装器械和无包装器械应单层摆放,不可重叠。牙科手机与车针、电动牙洁治器手柄与工作尖等器械应拆开灭菌。待灭菌物品应干燥后装入灭菌器内。小件物品应放在篮筐中灭菌。尽量将同类材质的物品装在一起进行灭菌,如果必须同时灭菌,纺织品应放置在上层,金属器械类物品放置在下层,较大的包放上层,小包放下层,防止出现湿包。手术器械盘应平放,保持器械均匀分布不混乱。纺织物包应竖放,手术盆应当斜立。利于蒸汽进入和物品干燥。纸塑包装材料的物品应当竖放在篮筐内或架子上,若不能竖放时则塑料面朝上。装载的物品不能接触灭菌器的内柜,防止接触冷凝水。记录各类物品装载的日期、时间、灭菌器设备序号、灭菌循环次数、物品名称、数量、操作人等情况(图 4-33,图 4-34)。

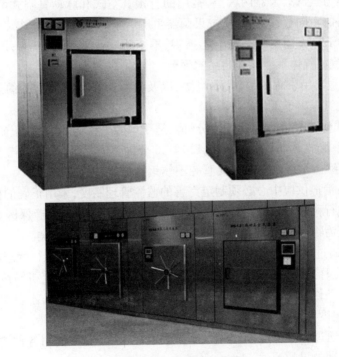

**图 4-33　压力蒸汽灭菌器**

3）灭菌中:进行灭菌器循环中的工艺检测,观察仪表和程序显示屏中的温度、压力、时间、曲线等运行状态。

4）灭菌后:取出灭菌检测品,观测批量监测情况,进行生物检测培养或观察,记录检测结果。每个灭菌周期运行均应形成文件记录,记录应包含以下内容:日期及灭菌锅次、灭菌器标识(编号)、选择的灭菌程序、操作人员、装载物说明或编号、工艺变量(物理参数)、化学

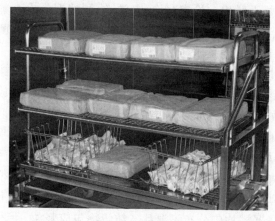

图 4-34　灭菌装载

监测结果。各项检测结果详细记录,档案留存 3 年以上。

5)灭菌物品卸载:灭菌物品取出后放置于远离空调或冷空气入口的地方,冷却 30 分钟,自然降温到接近室内温度时再进行搬运。检查灭菌包干燥情况,如果包装外表或胶带的表面上有明显的水滴或湿迹,应该被视为湿包即灭菌失败。灭菌包掉在地上或误放不洁处,均视为污染,不作为无菌包使用。灭菌后物品存放在专用区域,不得与未灭菌物品混放。

6)灭菌技术:

a. 压力蒸汽灭菌:压力蒸汽灭菌用于既耐高温又耐湿的医疗器械和物品的灭菌,不能用于凡士林等油类和粉剂的灭菌。根据排放冷空气的方式和程度不同分为下排气式压力蒸汽灭菌器和预真空压力蒸汽灭菌器两大类,常用的有预真空式和脉动真空式两种设备。灭菌操作程序根据设备的不同存在差异,应按灭菌器生产厂家说明书进行操作。

b. 干热灭菌:干热灭菌用于高温下不损害、不变质、不蒸发物品灭菌;用于不耐湿热的器械灭菌;用于蒸汽或气体不能穿透物品的灭菌。

c. 低温灭菌:主要用于对不耐热、不耐湿,以及贵重医疗器械和物品的灭菌处理(环氧乙烷灭菌和过氧化氢等离子灭菌)。

d. 预真空台式快速灭菌器,134℃,4 分钟。适于口腔手机洁牙手机、正畸器械、口镜、三用枪头及细小器械;卧式脉动真空灭菌器,134℃,6 分钟。适于耐高温的不锈钢器械、取模托盘;卧式下排汽灭菌器,适于耐高温等无管腔不锈钢器械、取模托盘等。

7)灭菌监测:消毒供应中心必须制定完善的监测管理制度,采用正确的监测方法,对灭菌过程相关因素进行科学有效的质量监测,以达到控制医院内感染,确保医疗安全的目的。采用的检测方法分为物理监测(工艺监测)、化学监测、生物监测三大类。

a. 物理监测:通过仪表和记录的曲线图等显示进行工艺流程和运行状态的监测方法,因此,物理监测方法也称为工艺监测,通常用于灭菌设备运行监测,判定机械运行状况是否达到灭菌标准规定的条件。每次灭菌时必须按照灭菌所确定的灭菌工艺和参数进行观测检查,主要包括灭菌温度、时间、压力、真空度等参数。

b. 化学监测:通过化学反应原理观察测试品变色情况,通常使用各种测试卡和胶带等测试品进行物品灭菌效果的测试。

B-D 试验对预真空和脉动真空压力蒸汽灭菌器进行真空系统性能测试,以判定排除空气有效性。每日每台每晨空锅首先进行一次 B-D( Bowie-Dike Test)试验,作为设备当日能否运行的控制。

包外化学指示标记和胶带监测指示:只说明物品是否经过灭菌处理,不能判定物品灭菌质量和处理效果。每个单包装物品,进行灭菌处理时包外均要有指示标记或粘贴指示胶带。经过一个灭菌周期,观察指示标记或化学胶带颜色在灭菌前后的变化,以指示是否经过灭菌。

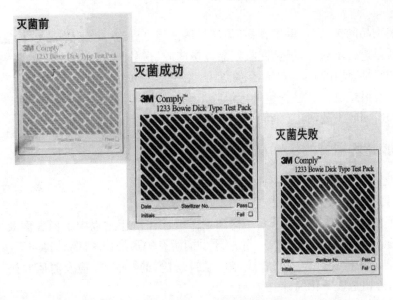

**图 4-35　B-D 试验图示**

　　包内化学指示卡（管）指示：说明物品包在灭菌过程中接触灭菌因子的持续时间和条件。为灭菌人员和使用无菌包的人员提供快速判定灭菌效果的方法。

　　c. 生物监测：用抗力较强的微生物进行灭活试验的监测方法，以判定和裁决灭菌质量是否合格。通常用于灭菌程序监测过程和终末质量的监测，是最有效、最可靠的灭菌效果监测方法。每台灭菌器每周必须对设备灭菌性能生物监测 1 次。植入物每次灭菌循环均应进行生物监测。压力蒸汽灭菌生物监测选用的指示菌株为耐热的嗜热脂肪杆菌芽孢（ATCC7953 或 SSIK31 株）。试验用培养基为溴甲酚紫葡萄糖蛋白胨水培养基。

　　d. 灭菌过程挑战装置（Process Challenge Device，PCD）：对灭菌过程有一定抵抗力的模拟装置。其内部可放置化学或生物指示物，用于灭菌物品的批量监测、B-D 测试、腔体器材的灭菌监测等。

　　9. 储存

　　1）灭菌后物品接收：灭菌物品需冷却后，再从灭菌柜搁架上取下。过热的物品在搬运中会产生较多的冷凝水造成湿包。灭菌后物品必须查验以下项目：检查包装完整性，若有破损，不可作为无菌包使用；检查灭菌物品是否有湿包，湿包视为污染包；检查化学指示胶带变色是否合格；检查物品上标注的日期是否正确；物品名称的标志是否清楚。

　　登记物品灭菌器序号、循环次数、物品名称、数量等信息，确认灭菌质量监测应合格。灭菌包如掉落在地上或误放不洁之处，应视为受到污染。已灭菌物品不能与非灭菌物品混放。

　　2）储存摆放：物品摆放位置规格化。应做到物品分类摆放、摆放位置固定、位置有标记。无菌物品摆放时近期在前远期在后，依序发放，严禁出现过期物品发至临床。

　　3）口腔器械消毒、灭菌后储存环境应符合 GB15982 医院环境要求；储存区应配备物品存放柜或存放车；灭菌后物品和消毒后物品应按照包装类型或盛装容器类型进行分类放置；消毒物品和灭菌物品应有明显区分标识。

　　4）分装备物：根据临床物品领购单进行无菌物品分装备物。

10. 发放

运送无菌物品的车、容器等工具,必须经过清洗清毒处理。无菌物品必须装放在封闭式下送车或容器里进行下送。发送、回收物品人员应收、送分开,应定时、按规定线路进行。记录发送物品的日期、使用科室、物品名称、规格、数量、发物人、接受确认人等信息,各类物品发放记录应具有可追溯性。检查包外指示胶带变色情况(黑色);检查包外标识和有无湿包;核对清单;发放;回收发放清单(询问下送人员有无异常)。

### 三、口腔特殊器械的认知及清洗流程

1. 超声波洁牙手柄的清洗(图4-36)

1)操作目的:

a. 洁牙手柄系空腔器械,由于其结构和工作特性在治疗过程中手柄表面及内腔会附着大量污染物,通过有效的清洗技术,去除洁牙手柄所有的污染物,提高消毒与灭菌的效果。

b. 防止洁牙手柄及工作尖的腐蚀,由于器械材料的特殊性,应及时回收进行清洗避免污染物长时间停留造成氧化腐蚀。

c. 在清洗、消毒过程中保证工作人员操作的安全性,不造成环境及人员的污染。

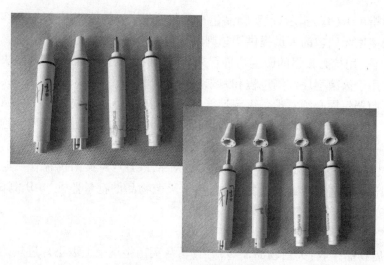

图4-36 超声波洁牙手柄

2)操作步骤:

a. 备物:

人员准备:穿戴好去污区防护用品;

物品准备:清洗设备处于备用状态;

检查清洗剂的有效性,配制适宜浓度的清洗剂。

b. 器械清点:洁牙手柄应按科室做好分科标记;在CSSD去污区接收台由双人核对所收科室器械物品数量;去污区工作人员负责核对回收器械物品数量是否相符;检查器械完好情况,做好登记。

c. 清洗:

手工清洗:血迹干涸的洁牙手柄用多酶溶液浸泡5~10分钟,带电机的洁牙手机勿浸泡

电机端,防止电机进水。将洁牙手柄妥善放于超声清洗机,用多酶清洗剂进行。

超声清洗:水温 40~45℃,超声时间 3~5 分钟,洗时勿浸泡洁牙手柄电机端,防止电机进水;必要时用小毛刷刷洗工作端的螺纹、缝隙处。

冲洗、漂洗:流动水下彻底清洗表面污物、血迹、清洗剂;软水或纯化水最后漂洗。

质量评价:表面及螺纹处无污物、血迹和清洗剂残留。

d. 注意事项:做好职业防护;清洗前拆卸工作尖;注意工作尖与手柄连接处的彻底清洗;做好交接工作,防丢失。

2. 口腔专用碧兰麻注射器的清洗(图 4-37)

1)操作目的:

a. 由于注射器结构复杂金属表面及内腔附着大量患者的唾液及血液,须通过有效的清洗,去除注射器上所有污染物,提高消毒与灭菌质量。

b. 防止注射器腐蚀,及时回收污染注射器进行清洗,避免唾液及血液长时间的停留对注射器表面形成氧化腐蚀。

c. 不造成环境与人员的污染,提高后续器械检查包装区工作人员的操作安全性。

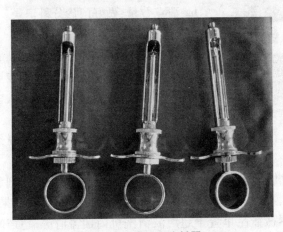

图 4-37　碧兰麻注射器

2)操作步骤:

a. 备物:

人员准备:穿上去污区防护用品;

物品准备:清洗设备处于备用状态;

配制适宜浓度清洗液。

b. 清点数量:做好门诊分科记录

c. 清洗:

超声波清洗机清洗方法:超声波清洗机水温设定为(40~45℃),水中加入含酶清洗剂和碱性清洗剂作为清洗媒介,对常见的血液、黏液及微生物的污染物能达到良好的清洁效果。将装有注射器的篮筐放入超声波清洗机内,时间设定为 3~5 分钟,超声波清洗可以有效清除注射器表面及腔体内的唾液及血液。因超声波清洗机波动频率可达 20~40kHz,穿透力强对清洗效果十分显著。

手工清洗方法——刷洗:由于注射器结构复杂经超声波清洗机清洗取出后目测观察清洁度未到达要求或肉眼无法观察的部位用专用毛刷或清洁布进行刷洗。刷洗时应注意在液面下进行刷洗,防止气溶胶产生和水花飞溅。

清洗质量评价:目测无可见污物。正确操作使用超声波清洗机,确保正常运行和超声效果。

d. 冲洗、漂洗:流动水下彻底冲洗注射器表面污物和清洗剂,软水或纯化水最后漂洗。

质量评估:注射器金属表面及内腔无污物和清洗剂残留。

3)注意事项:

a. 要注意做好职业安全防护;

b. 做好门诊分科记录,避免诊位间混乱;

c. 固定好注射器上的活动零件,避免零件丢失;

d. 漂洗前必须确定注射器经过刷洗,质量达到要求方可进行漂洗。

3. 口腔专科车针清洗流程(图4-38)

1)操作目的:

a. 口腔车针因其结构特点,易附着大量牙科材料、唾液及血液。通过有效的清洗去除车针工作端上所有污染物,提高消毒与灭菌质量。

b. 防止车针上附着的牙科材料干涸,及时回收污染车针进行清洗,避免牙科材料及常见有机污染物长时间的停留对表面造成氧化腐蚀。

c. 不造成环境与人员的污染,保证清洗、漂洗过程中操作人员的安全性,提高后续器械检查包装区工作人员的操作安全。

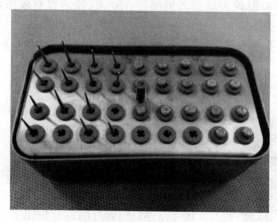

图4-38 口腔专科车针

2)操作步骤:

a. 备物:

人员准备:穿上去污区防护用品;

物品准备:清洗设备处于备用状态;配制适宜浓度清洗液。

b. 清点数量:做好门诊分科记录。

c. 清洗:

预处理——浸泡:评估器械污染程度及是否干涸;用镊子去除车针工作端棉卷以及大块黏性污物;将车针放入多酶液内浸泡5~10分钟。

质量评估:未见大块异物,浸酶时须过液平面,保证充分湿润。

超声波清洗机清洗方法:超声波清洗机水温设定为(40~45℃),水中加入含酶清洗剂和碱性清洗剂作为清洗媒介,对常见的血液、黏液及微生物的污染物能达到良好的清洁效果。将车针插入专用多孔清洗架放入合适的器械篮筐里置于超声波清洗机内加盖清洗,超声时间3~5分钟。

清洗质量评估:目测无可见污物。正确操作超声机,确保正常运作和超声效果。

手工清洗——刷洗:车针经超声波清洗机清洗取出后目测观察清洁度未到达要求的部位可用牙刷刷洗工作端。

刷洗要求:刷洗时应注意在液面下进行刷洗,防止气溶胶产生和水花飞溅。

冲洗、漂洗:流动水下彻底冲洗车针表面污物和清洗剂,软水或纯化水最后漂洗。

质量评估:车针表面无污物、碎屑和清洗剂残留。

3)注意事项:

a. 要注意做好职业安全防护;

b. 做好门诊分科记录,避免诊位间混乱;

c. 去污区工作人员禁用手直接接触车针工作端;

d. 漂洗不彻底会直接影响器械的清洁度,常见器械干燥后出现灰白色粉末附着。

4. 口腔专科扩挫针清洗流程(图4-39)

1)操作目的:

a. 扩挫针是口腔内科根管治疗时所用的口腔小器械,其结构特点为螺纹多,易附着大量根管充填材料。通过有效的清洗去除螺纹上所有污染物,提高消毒与灭菌质量。

b. 防止扩挫针上附着的牙科材料干涸,及时回收污染小器械进行清洗,避免牙科材料及常见有机污染物长时间的停留对器械表面造成氧化腐蚀。

c. 不造成环境与人员的污染,保证清洗、漂洗过程中操作人员的安全性,提高后续器械检查包装区工作人员的操作安全。

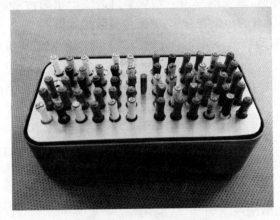

**图 4-39　口腔专科扩锉针**

2）椅旁预清洗:

a. 使用后的扩挫针可放入盛有清洗剂的器皿里进行预浸泡;

b. 椅旁护士可手持扩挫针柄在海绵块上用上下提插的方法去除污物;

c. 预清洁评估:及时去除未干的材料及污物。

3）操作步骤:

a. 备物:

人员准备:穿上去污区防护用品;

物品准备:清洗设备处于备用状态;配制适宜浓度清洗液。

b. 清点数量:做好门诊分科记录

c. 清洗:

预处理——浸泡:评估器械污染程度及是否干涸;扩挫针表面的牙科糊剂可用95%乙醇溶解去除;将扩挫针放入多酶液内浸泡5~10分钟。

质量评估:未见大块异物,浸酶时须过液平面,保证充分湿润。

超声波清洗机清洗方法:超声波清洗机水温设定为(40~45℃),水中加入含酶清洗剂和碱性清洗剂作为清洗媒介,对常见的血液、黏液及微生物的污染物能达到良好的清洁效果。将扩挫针插入专用多孔清洗架放入合适的器械篮筐里置于超声波清洗机内加盖清洗,超声时间3~5分钟。

清洗质量评估:目测无可见污物。正确操作超声机,确保正常运作和超声效果。

手工清洗——刷洗:扩挫针经超声波清洗机清洗取出后目测观察清洁度未到达要求的部位可用牙刷刷洗工作端;刷洗要求:刷洗时应注意在液面下进行刷洗,防止气溶胶产生和水花飞溅。

冲洗、漂洗:流动水下彻底冲洗扩挫针表面污物和清洗剂,软水或纯化水最后漂洗。

质量评估:扩挫针表面无污物、碎屑和清洗剂残留。

4）注意事项:

a. 要注意做好职业安全防护;

b. 做好门诊分科记录,避免诊位间混乱;

c. 去污区工作人员禁用手直接接触锐器尖端;

d. 漂洗不彻底会直接影响器械的清洁度,常见器械干燥后出现灰白色粉末附着。

5. 牙科手机清洗流程

牙科手机(dental handpiece)是安装在各类牙钻机末端的齿科常用设备,是综合治疗台最重要的部件,是口腔医学治疗患者必不可少的工具。功能:用于夹持车针,完成对牙体的钻、磨、切、削,以及对修复体的修整和抛光等。牙科手机结构包括:机头:机头壳、转子(轴承,风轮,夹轴,橡胶圈);后盖;手柄;手机接头。

1)操作目的:

a. 由于手机结构及其工作特性,手机在治疗过程中存在回吸的现象,表面和机头内部管路附着大量患者的唾液、血液、脓液、龋齿碎屑,致使病原微生物对手机造成严重的污染,必须通过有效的清洗去除手机表面及管路内所有的污染物,提高消毒与灭菌的效果。

b. 防止手机表面及管腔内部腐蚀,及时回收进行清洗避免污染物长时间停留造成氧化腐蚀。

c. 在清洗、消毒过程中保证工作人员操作的安全性,不造成环境及人员的污染,提高后续器械检查包装区工作人员的操作安全性。

2)操作步骤:

a. 备物:

人员准备:穿戴好去污区防护用品;

物品准备:清洗设备处于备用状态;

检查清洗剂的有效性,配制适宜浓度的清洗剂。

b. 器械清点:在 CSSD 去污区接收台由双人核对回收手机数量;去污区工作人员负责核对回收手机数量是否相符;清点时应注意轻拿轻放,避免造成手机的损坏;检查手机完好情况,做好手机数量登记。

c. 清洗:

手工清洗方法——刷洗:针对附着有血迹及粘固粉的手机使用多酶清洗剂进行表面刷洗;

用小刷子进行缝隙、出水口和螺纹处进行清洗。

清洗质量评价:目测无可见污物。

冲洗、漂洗:流动水下彻底冲洗表面污物和清洗剂;高压水枪进行内腔清洗,对手机的驱动孔进行冲洗,时间为 30~60 秒;用软水或纯化水做最后漂洗。

质量评价:无污物、碎屑和清洗剂残留。

机械清洗:检查手机清洗前的状态,如:手机的完整性,外观是否有凹陷痕迹;根据手机的种类选择专业的手机清洗插座,将手机稳妥插放于专用架上;检查清洗机内喷淋臂是否可以自由旋转,把清洗架推至轨道尽头,关门,选择程序启动;程序结束后,稳妥取出手机,检查机内、腔底是否有手机跌落;检查手机插座是否有手机密封胶圈等配件遗落。

3)注意事项:

a. 做好职业防护;

b. 做到轻拿轻放;

c. 注意防止卸载手机时烫伤;

d. 在卸载过程中要避免手机受到二次污染;

e. 清洗质量不合格的,及时由传递窗退回去污区重新处理;

f. 发现异常应及时汇报,便于处理。

6. 瓷粉、挖器、蜡刀清洗流程(图 4-40)

1) 操作目的:

a. 器械表面附着大量牙科材料、唾液及血液通过有效的清洗,去除器械表面所有污染物,提高消毒与灭菌质量。

b. 防止器械腐蚀,及时回收污染器械进行清洗,避免牙科材料及常见有机污染物长时间的停留对器械表面造成氧化腐蚀。

c. 不造成环境与人员的污染,保证清洗、漂洗过程中操作人员的安全性,提高后续器械检查包装区工作人员的操作安全。

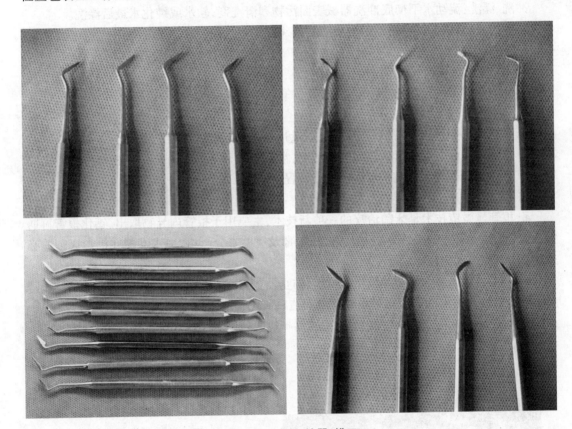

**图 4-40　瓷粉、挖器、蜡刀**

2) 操作步骤:

a. 备物:

人员准备:穿上去污区防护用品。

物品准备:清洗设备处于备用状态。

配制适宜浓度清洗液。

b. 清点数量:做好门诊分科记录。

c. 清洗:

超声波清洗机清洗方法:超声波清洗机水温设定为(40~45℃),水中加入含酶清洗剂和碱性清洗剂作为清洗媒介,对常见的血液、黏液及微生物的污染物能达到良好的清洁效果。

125

将装有器械的篮筐放入超声波清洗机内,时间设定为 3 ~ 5 分钟,超声波清洗可以有效清除器械表面的牙科材料及唾液和血液;因超声波清洗机波动频率可达 20 ~ 40kHz,穿透力强对清洗效果十分显著。

手工清洗方法——刷洗:器械经超声波清洗机清洗取出后目测观察清洁度未到达要求的部位用专用毛刷或清洁布进行刷洗;刷洗时应注意在液面下进行刷洗,防止气溶胶产生和水花飞溅。

清洗质量评价:目测无可见污物。正确操作使用超声波清洗机,确保正常运行和超声效果。

冲洗、漂洗:流动水下彻底冲洗器械表面污物和清洗剂,软水或纯化水最后漂洗。

质量评估:器械金属表面无污物和清洗剂残留。

3)注意事项:

a. 要注意做好职业安全防护。

b. 做好门诊分科记录,避免诊位间混乱。

c. 检查工作端牙科材料附着情况。

d. 漂洗前必须确定小器械经过刷洗,质量达到要求方可进行漂洗。

e. 漂洗不彻底会直接影响器械的清洁度,常见器械干燥后出现灰白色粉末附着。

7. 牙体牙髓根管显微镜手术器械清洗流程(图 4-41)

1)操作目的:

a. 根管显微镜技术是牙髓治疗的一项新技术,主要用于根管内异物取出、钙化根管再通等根管治疗项目。所以对手术器械的清洗、消毒及灭菌十分严格,手术器械在消毒灭菌前必须做到彻底清洁,才能确保消毒灭菌效果。

b. 手术器械大多为精细及较贵重器械,防止器械腐蚀,及时回收污染器械进行清洗,避免唾液及血液长时间的停留对手术器械表面造成氧化腐蚀,延长手术器械的使用寿命。

c. 不造成环境与人员的污染,提高后续器械检查包装区工作人员的操作安全性。

2)操作步骤:

a. 备物:

人员准备:穿上去污区防护用品;

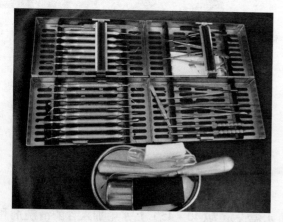

**图 4-41 牙体牙髓根管显微镜手术器械**

物品准备:清洗设备处于备用状态;配制适宜浓度清洗液;准备好器械清洗篮筐、转运车。

b. 器械清点:在 CSSD 去污区接收台由专人负责核对回收器械物品数量是否相符;检查器械完好情况,做好登记;精细贵重小器械清洗后由去污区专人负责与检查包装区工作人员进行当面交接。

c. 清洗:

手工清洗——评估器械污染种类及程度。

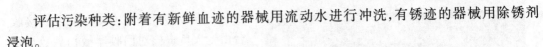

评估污染种类:附着有新鲜血迹的器械用流动水进行冲洗,有锈迹的器械用除锈剂浸泡。

评估污染程度:血迹干涸的器械用酶浸泡或手工刷洗。

手工处理完毕后,再进入清洗消毒机内清洗。

机械清洗——装载:准备清洗篮筐将针持、剪刀充分打开或使用专用器械架撑开;精细、贵重器械放入带盖小框。单体器械放置一层,如骨膜剥离器、显微口镜、显微探针等,镊子人字形或纵队排列一层,不能重叠放置。

机械清洗——进机:器械摆放完成后,检查清洗机内清洗臂能否正确定位及转动,再将清洗架推入机内;清洗架进入清洗机后检查器械放置是否移位;检查清洁剂是否足量,选择剂量是否正确。

进机装载质量评价:器械装载位置不影响清洗臂自由旋转,喷嘴无阻。

机械清洗——清洗:按“开始”键前,再次检查选择程序是否正确;检查清洗剂管路是否通畅;洗涤程序质量评价:清洗臂旋转正常、水流正常;检查显示板温度、时间、程序参数是否正常。

机械清洗——卸载:程序结束后,器械在包装区取出;检查机内腔底有无散落器械,特别注意精细小零件有无掉落等。

清洗质量评价:目测器械无肉眼可见的污垢、锈迹,器械无水珠,确认器械物品清洁干燥。

清洗质量不合格的器械,及时由传递窗退回去污区重新处理。

3) 注意事项:

a. 做好职业防护;

b. 精密贵重器械当面交接清楚;

c. 正确选择清洗机清洗程序;

d. 加强责任心,防丢失与损坏;

e. 手工清洗时应注意显微口镜镜面容易出现划痕。

8. 牙周翻瓣手术器械清洗流程(图 4-42)

1) 操作目的:

a. 牙周翻瓣术是清创刮除病变组织和菌斑牙石的手术治疗,为避免患者造成伤口感染,翻瓣手术器械在消毒灭菌前必须做到彻底清洁,才能确保消毒灭菌效果。

b. 翻瓣手术器械大多为较贵重器械,防止器械腐蚀,及时回收污染器械进行清洗,避免唾液及血液长时间的停留对手术器械表面造成氧化腐蚀,延长手术器械的使用寿命。

c. 不造成环境与人员的污染,提高后续器械检查包装区工作人员的操作安全性。

2) 操作步骤:

a. 备物:

人员准备:穿上去污区防护用品;

物品准备:清洗设备处于备用状态;

配制适宜浓度清洗液;

准备好器械清洗篮筐、转运车。

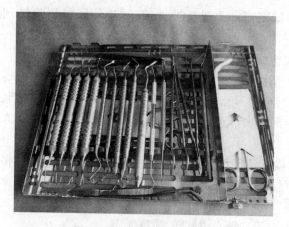

**图 4-42　牙周翻瓣手术器械**

b. 器械清点：在 CSSD 去污区接收台由专人负责核对回收器械物品数量是否相符；检查器械完好情况，做好登记。

c. 清洗：

手工清洗——评估器械污染种类及程度。评估污染种类：附着有新鲜血迹的器械用流动水进行冲洗，有锈迹的器械用除锈剂浸泡。评估污染程度：血迹干涸的器械用酶浸泡或手工刷洗。手工处理完毕后，再进入清洗消毒机内清洗。

机械清洗——装载：准备清洗篮筐将针持、剪刀充分打开或使用专用器械架撑开；扁平、单体器械放置一层，如骨刀、骨凿、骨锉等，镊子人字形或纵队排列一层，不能重叠放置；检查刮治器刃部是否锋利。

机械清洗——进机：器械摆放完成后，检查清洗机内清洗臂能否正确定位及转动，再将清洗架推入机内；清洗架进入清洗机后检查器械放置是否移位；检查清洁剂是否足量，选择剂量是否正确。

进机装载质量评价：器械装载位置不影响清洗臂自由旋转，喷嘴无阻。

机械清洗——清洗：按"开始"键前，再次检查选择程序是否正确；检查清洗剂管路是否通畅。

洗涤程序质量评价：清洗臂旋转正常、水流正常。

检查显示板温度、时间、程序参数是否正常。

机械清洗——卸载：程序结束后，器械在包装区取出；检查机内腔底有无散落器械。

清洗质量评价：目测器械无肉眼可见的污垢、锈迹，器械无水珠，确认器械物品清洁干燥。

清洗质量不合格的器械，及时由传递窗退回去污区重新处理。

3）注意事项：

a. 做好职业防护；

b. 正确选择清洗方法；

c. 加强责任心，防丢失与损坏；

d. 精密贵重器械当面交接清楚。

9. 牙周刮治器养护与清洗流程

1）操作目的：

a. 刮治器锐利与否和临床治疗工作密切相关为了确保有效地去除牙石，必须保持其正常的外形、结构和锋利度。

b. 为提高临床工作效率，清洗时需检查器械刃部是否锋利，并及时加以琢磨。

c. 防止器械腐蚀，通过及时回收污染器械进行清洗，避免牙石及常见有机污染物长时间的停留对器械表面造成氧化腐蚀。

d. 不造成环境与人员的污染，保证清洗、漂洗过程中操作人员的安全性，提高后续器械检查包装区工作人员的操作安全。

2）操作步骤：

a. 备物：

人员准备：穿上去污区防护用品；

物品准备：清洗设备处于备用状态；

配制适宜浓度清洗液和消毒水。

b. 清点数量：做好门诊分科记录。

c. 牙周刮治器养护——琢磨：检查刮治器刃部是否锋利；根据器械特点选择合适的磨石；器械在琢磨时需要水或矿物油，琢磨刀缘时必须保持器械原有的角度，尤其是正面和侧面的夹角角度，要正确掌握磨石与器械的用力方向，尽量避免破坏器械的原有形态。

d. 清洗：

超声波清洗机清洗方法：超声波清洗机水温设定为（40~45℃），水中加入含酶清洗剂和碱性清洗剂作为清洗媒介，对常见的血液、黏液及微生物的污染物能达到良好的清洁效果；将装有器械的篮筐放入超声波清洗机内，时间设定为3~5分钟，超声波清洗可以有效清除器械表面的污物和血液；因超声波清洗机波动频率可达20~40kHz，穿透力强对清洗效果十分显著。

手工清洗方法——刷洗：器械经超声波清洗机清洗取出后目测观察清洁度未到达要求的部位用专用毛刷或清洁布进行刷洗；刷洗时应注意在液面下进行刷洗，防止气溶胶产生和水花飞溅。

清洗质量评价：目测无可见污物。正确操作使用超声波清洗机，确保正常运行和超声效果。

冲洗、漂洗：流动水下彻底冲洗器械表面污物和清洗剂，软水或纯化水最后漂洗。

质量评估：器械金属表面无污物和清洗剂残留。

3）注意事项：

a. 要注意做好职业安全防护；

b. 做好门诊分科记录，避免诊位间混乱；

c. 琢磨前器械需进行预处理；

d. 漂洗前必须确定器械经过刷洗，质量达到要求方可进行漂洗；

e. 漂洗不彻底会直接影响器械的清洁度，常见器械干燥后出现灰白色粉末附着。

10. 口腔种植手术器械清洗流程（图4-43）

1）操作目的：

a. 由于口腔种植手术是种植体植入手术，为提高种植体植入成功率及避免患者造成伤口感染所以有效清洗在处理种植器械过程中的作用十分重要，种植器械在消毒灭菌前必须做到彻底清洁，才能确保消毒灭菌效果。

b. 口腔种植手术器械大多为较贵重及精密器械，防止种植手术器械腐蚀，及时回收污染种植手术器械进行清洗，避免唾液及血液长时间的停留对种植手术器械表面造成氧化腐蚀，延长种植手术器械的使用寿命。

c. 不造成环境与人员的污染，提高后续器械检查包装区工作人员的操作安全性。

2）操作步骤：

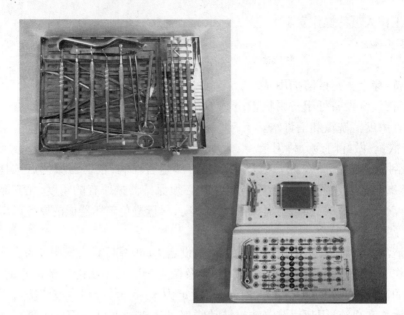

图 4-43    口腔种植手术器械

a. 备物：

人员准备：穿上去污区防护用品；

物品准备：清洗设备处于备用状态；

配制适宜浓度清洗液；

准备好器械清洗篮筐、转运车。

b. 器械清点：在 CSSD 去污区接收台由专人负责核对回收器械物品数量是否相符；检查器械完好情况，做好登记。

c. 清洗：

手工清洗——评估器械污染种类及程度：评估污染种类：附着有新鲜血迹的器械用流动水进行冲洗，有锈迹的器械用除锈剂浸泡；评估污染程度：血迹干涸的器械用酶浸泡或手工刷洗；手工处理完毕后，再进入清洗消毒机内清洗。

机械清洗——装载：准备清洗篮筐将带有轴节和有齿器械充分打开或使用专用器械架撑开如止血钳、布巾钳、剪刀等；精细、贵重器械放入带盖小框。扁平、单体器械放置一层，如骨刀、骨凿、骨锉等，镊子人字形或纵队排列一层，不能重叠放置。

机械清洗——进机：器械摆放完成后，检查清洗机内清洗臂能否正确定位及转动，再将清洗架推入机内；清洗架进入清洗机后检查器械放置是否移位；检查清洁剂是否足量，选择剂量是否正确。

进机装载质量评价：器械装载位置不影响清洗臂自由旋转，喷嘴无阻。

机械清洗——清洗：按"开始"键前，再次检查选择程序是否正确；检查清洗剂管路是否通畅。

洗涤程序质量评价：清洗臂旋转正常、水流正常；检查显示板温度、时间、程序参数是否正常。

机械清洗——卸载：程序结束后，器械在包装区取出；检查机内腔底有无散落器械，特别

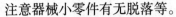

注意器械小零件有无脱落等。

种植工具盒内器械因结构特殊,精密、贵重、体积小,以超声清洗为主。

清洗质量评价:目测器械无肉眼可见的污垢、锈迹,器械无水珠,确认器械物品清洁干燥;清洗质量不合格的器械,及时由传递窗退回去污区重新处理。

3)注意事项:

a. 做好职业防护;

b. 正确选择清洗方法;

c. 加强责任心,防丢失与损坏;

d. 精密贵重器械当面交接清楚。

(曾淑蓉)

## 参 考 文 献

1. 卫生部. 医疗机构口腔诊疗器械处置规范. 北京:卫生部卫生法制与监督司编印,2005

2. 卫生部. 医院消毒供应中心"两规一标". 北京:卫生部卫生法制与监督司编印,2009

3. 卫生部. 消毒技术规范. 北京:卫生部卫生法制与监督司编印,2002;162-167

4. 钟秀玲. 医院供应室的管理与技术. 北京:中国协和医科大学出版社,2002;49-56

5. 中华护理学会. 消毒供应中心管理指南. 北京:科学技术文献出版社,2006;7-13

6. 张镇静,霍孝蓉. 消毒供应中心(室)建设管理规范. 南京:东南大学出版社,2006;18-22

7. 曾惠军,吴欣娟. 实用专科护士丛书·供应室分册. 长沙:湖南科学技术出版社,2004;162-169

8. 沈远平,陈玉兵. 现代医院人力资源管理. 北京:社会科学文献出版社,2006;83-100

9. 张志君. 口腔设备学. 成都:四川大学出版社,2011;278-286

10. 赵佛容. 口腔护理学. 上海:复旦大学出版社,2004;428-429

11. 刘玉村,梁铭会. 医院消毒供应中心岗位培训教程. 北京:人民军医出版社,2013;89-200

# 第五章 口腔医疗常用设备的分类与使用

## 第一节 概　述

　　口腔设备学是口腔医学与其他自然科学密切结合,在实践中逐步发展而成的一门新的边缘学科。口腔设备学是在总结口腔医学设备的产生、发展、使用、维修和管理的基础上,结合口腔医学技术装备的实践,从口腔医学发展和卫生事业发展的需要出发,综合运用自然科学和社会科学的理论和方法,研究和探讨口腔设备的运行过程及发展变化的基本规律的学科。

### 一、口腔设备学的形成与发展

　　口腔设备同口腔器械材料一样,是在口腔医疗实践活动中逐步产生和发展起来的。特别是20世纪50年代以来,随着社会经济的发展,科学技术的进步以及口腔材料的发展,口腔医疗设备得以飞速发展。从历史发展过程来看,每当口腔设备出现更新,口腔医学的理论与技术就会出现一次新的变革,这充分体现了口腔医疗设备在口腔医学中的推动作用。口腔设备学就是在此基础上逐步形成和发展起来的。先进的设备和技术不仅促进了口腔医学的发展,也对口腔医学教育水平和在职人员的知识更新提出了更高的要求。医院经营体制改革如何发挥设备的使用率和完好率,提高其社会效益和经济效益已成为口腔医学界共同关心的问题。

　　现代口腔医学是由古老的牙医学逐渐发展起来的。18世纪中叶,在第一次产业革命以前,受科学和技术水平的限制,人们对口腔疾病的认识比较肤浅,以致治疗口腔疾病的方法处于较原始的阶段,所使用的治疗工具只是一些最简单的器械。随着自然科学技术的进步和社会工业化水平的不断提高,口腔医学理论与技术以及口腔材料得以发展,逐渐产生了现代的口腔医疗设备和器材。

　　口腔设备属医学技术装备的范畴,在英国称为"设备综合工程学",其定义是"为使设备寿命周期费用最经济,而把适用于有形资产的有关工程技术、管理财务以及其他实际业务加以综合的学问"。在美国用"设备工程"或者"设备工程管理"的名称,把有关设备寿命周期费用的学说体系称为"后勤学"。我国90年代才形成的"口腔设备学"是根据中国国情而创建的,有着自身的学术价值和理论水平,是具有中国特色的一门新学科,正处于发展阶段。

　　口腔设备学是口腔医学的重要组成部分,属口腔医学的分支学科,其发展与其他学科,如理工学、经济学、口腔材料学、口腔技工工艺学、口腔生物力学、口腔生物工程学、医院管理学、社会学等的发展有着极其密切的关系,具有理、工、医学相互交叉的鲜明特色。

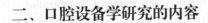

## 二、口腔设备学研究的内容

### (一) 口腔设备的含义

口腔设备是医学技术装备的组成部分。在国际上称为牙科设备(dental equipment),是指用于口腔医学领域的具有显著口腔医学专业技术特征的医疗、教学、科研、预防的仪器设备的总称。与医学专业相同的口腔病理、外科手术等设备未列此类。

### (二) 口腔设备的分类

口腔设备品种繁多,按其口腔医学亚学科分类:

1. 口腔基本设备

主要指口腔各科共用的设备,如牙科椅、牙科综合治疗台、各型牙钻、牙科手机、激光治疗仪、光固化机、消毒设备等。

2. 口腔内科设备

主要用于牙体、牙髓、牙周及口腔黏膜等疾病的诊断和治疗的设备,如根管长度测试仪、超声波洁牙机、汞合金调拌器等。

3. 口腔修复设备

主要用于牙体缺损和牙列缺失修复的设备。按制作修复体的种类及加工工艺过程又分为成膜设备、胶联聚合设备、金属铸造设备、陶瓷修复设备、打磨抛光设备和其他辅助设备、CAD/CAM 计算机辅助设计与制作系统等。

4. 口腔颌面外科设备

主要指用于口腔颌面部疾病(如肿瘤、外伤、整形)以及颞颌关节疾病的诊断和治疗设备。包括各类手术设备、麻醉管理系统、监护仪等具口腔医学特色的是颌骨骨锯和颞颌关节内镜。

5. 口腔影像成像设备

主要用于牙体、颌面及颞颌关节疾病诊断的设备,包括牙科 X 机、口腔曲面体层 X 线机、CT、B 超、牙科 X 线洗片机、口腔内镜等。

### (三) 口腔设备学的研究内容

1. 口腔设备的发生、发展的规律。

2. 常用口腔设备的基本功能和结构原理、操作常规、维护保养、常见故障及排除方法。

3. 口腔设备的管理,按设备运动全过程中物质运动和价值运动两种状态结合进行管理,包括计划管理、装备管理、应用管理和维修管理。特别是选购设备的因素和如何提高设备使用率和完好率,充分发挥经济效益,进行成本核算、效益评估等方面进行了深入的研究和探讨。

4. 口腔医疗装备的布局设施与环境要求,包括筹建口腔医院(诊所)的综合因素及其内部设计等。

5. 医患姿位与口腔设备的关系。

## 三、口腔设备的标准及监督管理

口腔设备的标准包括产品标准、安全标准和技术要求,是评价口腔设备质量和性能的技术文件。各生产厂家必须向有关的质量管理部门申报,经测试符合标准后方可注册,投放市场。

国际上的质量管理部门是 ISO 国际标准化组织(International Standard Organization, ISO),该组织是一个国际性的、非政府性的组织,由 84 个国家的标准化组织构成。其主要目标是制定国际级的标准,现已制定的认证系列是 ISO 9001、ISO 9002。欧洲及各国均有相应的负责验证标准的组织机构。我国亦在 1987 年成立了口腔材料和器械设备标准化技术委员会(简称 Tc 99),负责我国口腔设备和器械材料的国家标准和行业标准的规划、制定和管理工作。

# 第二节　口腔医疗基本设备

口腔医疗基本设备是指开展口腔各种疾病的诊断和治疗所必备的设备,它是口腔各科进行医疗工作的基础。主要包括各种类型的口腔治疗椅、牙钻机、口腔综合治疗机、治疗台及光固化机和超声波洁牙机等。

## 一、口腔治疗椅

口腔治疗椅(dental chair)又称口腔手术椅、牙科手术椅,简称牙科椅或牙椅,用于口腔疾病的检查、治疗。通常与各型电动牙钻机、牙科涡轮机、口腔综合治疗机等配套使用。其主要类型有简易折叠式、油泵式、电动式三种。较广泛使用的是油泵牙科椅和电动牙科椅,均具有升降、俯仰和前倾等功能,使用方便、快捷、省力。但牙科椅现已逐渐被口腔综合治疗机取代。

### (一) 油泵牙科椅(图 5-1)

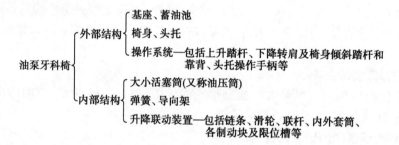

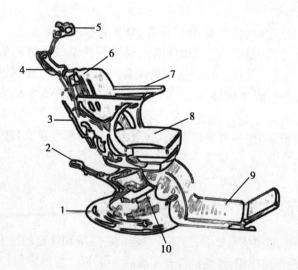

**图 5-1　油泵牙科椅结构示意图**
1. 基座　2. 上升踏杆　3. 靠背倾斜扳手
4. 头托角度调节扳手　5. 头托　6. 背靠
7. 扶手　8. 坐垫　9. 脚踏板　10. 蓄油池

### (二) 电动牙科椅

电动牙科椅(electric dental chair)(图5-2)是在油泵牙科椅的基础上发展而来。是以电力驱动椅座升降和椅背俯仰的口腔治疗椅。

将牙科椅由坐式改为卧式,设计造型美观、符合人体工程学原理,操作轻便省力,便于医师调整椅位以符合治疗要求,同时也大大减轻了医师的劳动强度,患者亦感到轻松舒适。电动牙科椅和治疗台相结合就构成了完美的口腔综合治疗台。电动牙科椅按其传动形式可分为液压传动式和机械传动式两种,但其基本功能和椅位的调节基本相似。

电动牙科椅
- 底座
- 椅身
- 电动机(机械传动式)或电动液压机(液压传动式)
- 电器控制开关系统—按钮式和电脑控制的触摸式
- 升降和背景传动装置

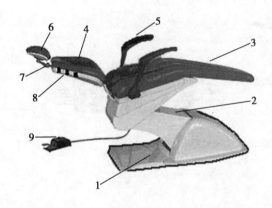

**图5-2 电动牙科椅结构示意图**
1. 底板 2. 支架 3. 椅座 4. 椅背 5. 扶手 6. 头托 7. 头托调整按钮 8. 手控开关 9. 脚控开关

## 二、牙科手机

牙科手机(dental handpiece)(图5-3)安装在各类牙钻机末端,用于夹持车针,完成对牙体的钻、磨、切、削,以及修复体的修整和抛光等,常与牙钻或综合治疗台配套。牙科手机的种类较多,根据其转速和结构,可分为高速手机和低速手机。高速手机包括滚珠轴承式涡轮手机和空气浮动轴承式手机,该类手机利用高压空气驱动手机机头内的微型涡轮,使涡轮的转速达$(3 \sim 5) \times 10^5 \mathrm{r/min}$,车针的切削线速度达$15\mathrm{m/s}$以上。低速手机包括气动马达手机、微型电动牙钻手机和台式牙钻手机,其转速为每分钟数万转以下。以下仅介绍气动涡轮手机、气动马达手机和电动马达手机。

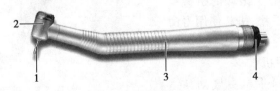

**图5-3 牙科手机**
1. 钻针 2. 机头 3. 手柄 4. 接插头

### （一）滚珠轴承式气涡轮手机

滚珠轴承式气涡轮手机（图 5-4）具有转速高（30 万 r/min ~ 50 万 r/min）、切削压力大、钻削形成窝洞时间短、车针转动平稳、使用方便等特点。按照其对交叉感染的阻止性可分为普通型和带卫生机头系统型。

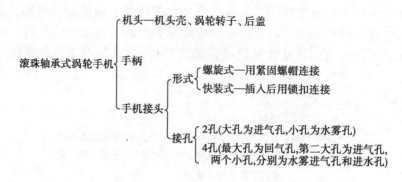

**图 5-4　普通型滚珠轴承式涡轮手机结构**
1. 机头　2. 手柄　3. 接头

### （二）空气浮动轴承式气涡轮手机

空气浮动轴承式气涡轮手机的整体结构及工作原理与滚珠轴承式气涡轮手机相似，不同的是空气浮动轴承式气涡轮手机的叶轮夹轴依靠前后各一个空气轴承支撑。空气轴承为精密度和光洁度很高的硬质合金钢套，其上有数个圆周分布的微孔，钢套的内孔与夹轴之间有 0.05mm 的间隙，钢套外环的上下各有一条凹槽，凹槽内装有耐油的 O 形橡胶圈，它具有密封和减震作用。当高压空气进入手机头部，一部分气体通过微孔，均匀地进入夹轴与钢套内孔的间隙，形成气膜，将夹轴悬浮在气膜之中，另一部分气流推动叶轮旋转。空气浮动轴承式高速气涡轮手机工作时没有了滚珠的机械摩擦，因而转速更高，更平稳，机芯使用寿命更长。

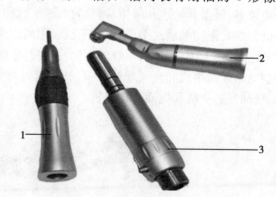

**图 5-5　气动马达**
1. 直机头　2. 弯机头　3. 气动马达

### （三）气动马达手机

气动马达（图 5-5）手机由气动马达和与之相配的直机头或弯机头组合而成，具有正、反转和低速钻削功能。

气动马达手机 { 气动马达—定子、转子、轴承、滑片、滑片弹簧、输气管、调气阀、
　　　　　　　　　消音气阻及空气过滤器
　　　　　　　 直机头—芯轴、轴承、三瓣夹簧、锁紧螺母、外套
　　　　　　　 弯机头—带齿轮和夹簧的夹轴、齿轮杆、轴承、钻扣及机头外套

### （四）电动马达手机

电动马达(图5-6)手机由直/弯机头、低速电动马达和控制电路组成,可以完成打磨,切割等一系列手术操作。有扭矩大、速度和力量可有效控制以及低噪声、低震动、低回吸、可变速、高性能、寿命长等优势。根据控制电路还可以选择正转和反转工作模式。

电动马达手机 {
　电动马达— { 有碳刷—定子(永磁铁)、转子(绕组和磁钢)、碳刷、
　　　　　　　　　控制电路板(内置或外置)和连线等
　　　　　　　 无碳刷—转子(永磁铁)、定子(绕组)、
　　　　　　　　　控制电路板(内置或外置)和连线等
　直机头—芯轴、轴承、三瓣夹簧、锁紧螺母、连接叉和外壳等
　弯机头—带齿轮和夹簧的夹轴、齿轮杆、轴承、变速齿轮盘、
　　　　　　连接叉、头壳和外壳等
}

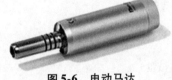

图5-6　电动马达

### （五）变速电动手机

随着科学技术的发展,电动手机的性能在不断提高,其相对于气动手机有更多的优势:①电动手机在全工作速度范围内保持稳定的力量和速度输出,可以进行一些需要在很低转速下完成的工作如根管治疗、种植手术等;②根据力量水平控制电动手机转动方向或停止转动,气动设备无法做到;③由于有效控制速度和力量,便于控制切削的深度和切削操作的方式,防止烧伤;④速度稳定不受气压高低的干扰,有利于打磨抛光的质量,对牙齿美容有重要意义;⑤相对气动设备,更经久耐用并且便于维护。

1. 低速直机头

低速直机头由芯轴、卡簧、轴承、锁紧螺母、连接叉和外壳等组成。通过连接叉装置和马达连接,马达的动力传导到芯轴,后者带动卡簧上的钻头一起旋转。根据不同的使用需要,可以选择不同变速比的直机头。常见的有 PM1:1常速直机头和 PM1:2增速直机头。

2. 弯机头

由带齿轮的夹轴、轴承、齿轮杆、变速齿轮盘、连接叉、头壳和外壳等组成,有的还配有光纤导体。动力由马达通过连接叉传导到弯机头,又通过变速齿轮盘、齿轮杆、夹轴逐级传导到钻头,钻头旋转产生切削力。根据用途不同,弯机头分为变速比在 1:1 到 1:1024 不同的种类,其中常用的有 CA1:1常速弯机头、CA1:5增速弯机头、CA10:1减速弯机头。另外,在种植手术过程中也会用到不同速比的减速弯机头如 CA30:1,CA20:1,CA15:1等等,这样既可以避免高速度对种植创面的烧伤,同时有利于增加种植所需的力矩。

## 三、口腔综合治疗台

口腔综合治疗机(dental unit)是指机、椅分离的综合治疗机。将牙钻手机、照明灯、痰

盂、喷枪、吸唾器、器械盘等组成一个完整单位,能与各种类型的牙科椅配套使用。按其装备手机动力不同又分为两种类型,一种是以气动手机的综合治疗机,含高速气涡轮手机和低速气动马达手机,此种综合治疗机如配上联动的牙科椅则构成综合治疗台。另一种是只带有电动手机的综合治疗机,亦称为简易综合治疗机,具有体积小,操作方便,技术性能稳定,故障发生率较低,便于维修等特点,适用于基层单位。

　　口腔综合治疗台(dental treatment system)(图5-7,图5-8)又称连体式口腔综合治疗机,是口腔医疗诊治工作的基本设备,由口腔治疗机及口腔治疗椅两大部分组成。

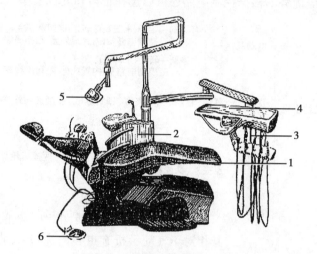

**图5-7　口腔综合治疗台示意图**
1. 牙科椅　2. 附体箱　3. 手机　4. 器械盘
5. 冷光手术灯　6. 脚控开关

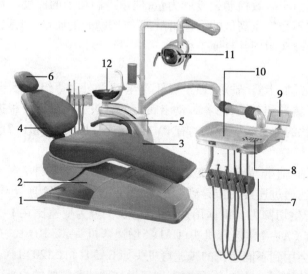

**图5-8　口腔综合治疗台**
1. 底座　2. 支架　3. 椅座　4. 椅背　5. 扶手　6. 头托
7. 高低速手机和三用枪　8. 控制面板　9. 观片灯　10. 器
械盘　11. 手术灯　12. 痰盂

口腔综合治疗台一般具有椅位预置位和自动复位功能,可以自动记忆医师最习惯使用的治疗椅位和方便患者上下的治疗椅位。口腔综合治疗台具有自动保护功能,当其整机下降时,不慎碰压了其他硬物,治疗椅会立即停止下降,并略为上升后自动停机;当口腔综合治疗台的一支器械正在治疗操作时,整机被锁定,其他任何操作均无效,以便保证医师治疗操作的准确和安全。

随着医学科学的发展,口腔综合治疗台的设计更符合人机工程学原理和四手操作要求。实现了机椅连动,使其功能齐全,操作简便,适用于口腔各专业的临床诊断与治疗。随着口腔医学和现代高新技术广泛用于口腔技术装备中,口腔综合治疗台也在不断增加功能。一些口腔综合治疗台就加装了光敏固化机、超声洁治器、心脏监护仪、口腔内镜和用数字技术处理的 X 线片显示屏等。提高了口腔综合治疗台的综合功能,方便了医师的操作,加强了医患之间的沟通,增强了患者配合治疗的意识。口腔综合治疗台主要由电动牙科椅和治疗机及附属地箱组成。

1. 组成结构

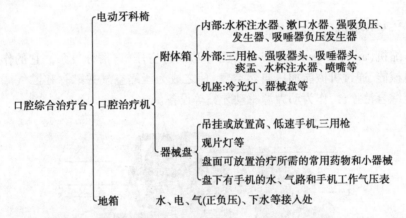

（1）电动综合治疗机:主要由机体、电动机及三弯臂、冷光手术灯及灯柱、器械盘及污物罐、痰盂及排污管、脚踏开关等组成。工作原理同电动牙钻。

（2）气动手机的口腔综合治疗机:除动力源不同外,其基本结构同电动口腔综合治疗机。动力源主要由气路、水路系统组成。

1）气路系统:以压缩空气为动力,通过各种控制阀体,供高速手机、低速手机、三用枪、气动洁牙器以及器械臂气锁、气流负压吸唾等用气。气体压力 0.5～0.7MPa。手机驱动气体调定值一般为:高速涡轮手机的工作压力 0.25MPa,耗气量 35L/min,最大转速 350 000r/min;低速气动马达手机的工作压力 0.3MPa,耗气量 55L/min,最大转速 15 000r/min。

2）水路系统:净化水或经过过滤的自来水,供高速手机、低速手机、三用枪、气动洁牙器、冲洗痰盂以及患者漱口等。压力一般为 0.2MPa。

2. 操作维护

1）检查气、水、电是否安装良好,压力和流量是否符合技术指标的给定值。

2）按要求调定高、低速手机的工作压力、流量、冷却水雾量等。手机的工作压力不可过高,否则会导致手机提前损坏。

3）手机在使用前,应清洗润滑。注油后手机应放置 30 分钟左右再用,以便清洗液中的雾化剂安全挥发,润滑油达到最佳脂化状态。如用高温高压消毒手机,消毒前后都要对手机清洗润滑。

4）使用手机治疗时,应做到轻触、点动。

5）严禁使用钝针、弯针、锈针等不合格车针。

6）连接吸唾器的软管内通常有一个小过滤器,用以阻止较大颗粒进入负压发生器,影响其正常工作。过滤器应经常清洗或更新,不允许在无过滤器的情况下使用吸唾器,以免堵塞负压发生器的排水口。

7）每日开诊前和停诊后,应将空气过滤器的排水阀开启数分钟,直至排气中不含油、水为止。

8）每位患者治疗完毕,应用吸唾器吸入两杯以上的清水,用于清洗吸唾器的管道和负压发生器,防止污物结痂后阻塞负压发生器和吸唾管。同时也可以防止有害物质老化塑料制品和其他部件。

9）每日停诊后,切断综合治疗机的电源、水源和气源。并对设备进行彻底擦拭,防止有害物质锈蚀设备。

## 四、空气压缩机

空气压缩机(air astringent machine)(图5-9)简称空压机,俗称气泵。它的作用是:将电能转换为机械能,通过机械能加压自然空气,使之成为压缩空气并贮存在贮气罐中,通过管路送至口腔综合治疗台,作为动力源驱动牙钻等设备。

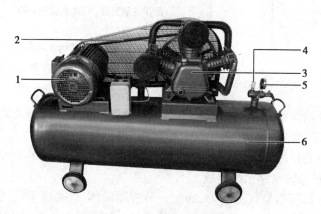

图5-9　空气压缩机示意图
1. 电动机　2. 传动带　3. 压缩机主机
4. 出气口　5. 压力表　6. 储气罐

1. 组成结构

空气压缩机按机械形式分为:有润滑油型和无润滑油型两大类。有油泵包括皮带活塞式、直联活塞式、旋片式、单螺杆式等类型。无油泵包括电动机驱动膜片式、电磁驱动膜片式、直联活塞式、旋涡式等。以下仅介绍口腔医疗常用的有油泵为直联活塞式,无油泵为电动机膜片式。

（1）活塞式空压机:由电动机、曲柄、活塞、缸体、单向阀片、压力控制器、储气罐、支架及脚轮等组成(图5-10)。

（2）电动机膜片式空压机(图5-11)

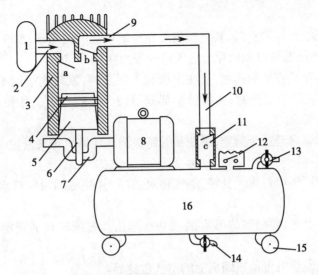

**图 5-10 活塞式空压机结构示意图**
1. 空气滤清器 2. 进气口 3. 缸体 4. 活塞环 5. 活塞
6. 连杆 7. 曲轴 8. 电动机 9. 出气口 10. 管路 11. 单
向阀 12. 压力开关 13. 出气口 14. 排水阀 15. 脚轮
16. 储气罐

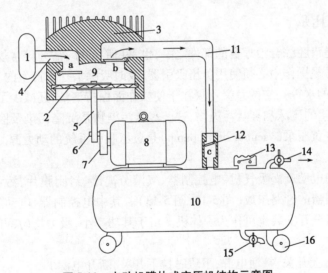

**图 5-11 电动机膜片式空压机结构示意图**
1. 空气滤清器 2. 橡胶膜片 3. 缸体 4. 进气口 5. 连杆
6. 含油轴承 7. 偏心轮 8. 电动机 9. a、b、c 单向阀片
10. 储气罐 11. 出气口 12. 单向阀 13. 压力开关 14. 供
气口 15. 排水阀 16. 脚轮

由电动机、偏心轮、橡胶膜片、缸体、单向阀片、压力控制器、单向阀、储气罐、支架及脚轮等组成。与活塞式空压机比较,只是用橡胶膜片取代了活塞,使气体通过的地方没有润滑油。橡胶膜片的直径远大于活塞直径,但膜片的行程很短,所以效率较低。

2. 操作维护

(1)接通电源,空气压缩机即可自动工作。中、小规模的空气压缩机不需要额外设置电

141

器控制设备。

（2）初次使用空气压缩机时，要调整安装在压缩机上的调压器，没有调压器时要加装这个器件，通过调整调压器使口腔治疗台进气口的压力在0.45MPa。

（3）通过视油窗检查油面高度，应在上限和下限之间，发现润滑油不足时，要及时补充同型号的润滑油。在季节更换时，要换掉全部润滑油。一般每年3月和10月，分别换上冬季或夏季空压机专用油。

（4）压缩机如果启动过于频繁，可能是管路渗漏或压缩机排气量过小，应检查管路或更换较大的压缩机。

（5）压缩机使用环境要通风良好，空气相对洁净，并使压缩机保持水平放置，及时清除泵头上的灰尘和油污。

（6）下班关闭电源，将储气罐残存的气和水排出。根据气候的潮湿程度1～3天排水1次。

（7）按照使用说明书更换压缩机上的空气过滤器。

需要说明的是，口腔医疗机构完善的供气系统应包括以下4部分：①空气无菌化净化器，②空气压缩机，③两级过滤器，④干燥机等。干燥机有热式干燥机和冷冻干燥机两种。热式干燥机中心温度大于150℃，具有杀菌和干燥的双重效果，冬季还可提供适宜温度的气源（37℃）。冷冻干燥机则具有内管线路冗长、温度适宜细菌滋生、无法消毒等缺点。

## 五、真空负压泵

负压吸引器是口腔综合治疗台的部件之一，也是口腔治疗、洁牙等常规操作中必不可少的重要工具。在常规操作中必须使用负压吸引器，及时吸除治疗中产生的液体（唾液、血污，手机、洁牙头喷出的水等），它的意义不仅在于使操作面保持清洁，还减少了治疗过程中随高速手机、洁牙机产生的飞沫和雾状污染物，这些雾状污染物是沉降污染及医护人员吸入污染的主要来源。真空负压泵（vacuum brunt pump）是负压吸引系统的动力源。

1. 组成结构

真空负压泵由电动旋涡吸气机、电控制器、气液分离罐、封闭膜片、污水排出区、连通口腔治疗台负压吸引器的管路组成（图5-12，图5-13）。其中电控制器、电动旋涡吸气机、气液分离罐三个部分可分开安装也可作为一体机。由于其功率小，吸力均匀，可减少诊室污染。

2. 操作维护

（1）上班时合上开关，接通电源；下班时拉下开关，断开电源。

（2）单台的使用方法：拿起口腔综合治疗台助手侧的吸唾器手柄，支架里的开关接通信号，旋涡吸气机工作，吸唾头就有负压，吸力可调。使用完毕，把吸唾手柄放回支架，电源断开，旋涡吸气机停止工作。

（3）多台的使用方法：任何一台口腔综合治疗台，从助手侧拿起吸唾器手柄，支架里的开关接通信号，旋涡吸气机开始工作。多台口腔综合治疗台可以同时使用，直到最后一个使用者把吸唾手柄放回支架，旋涡吸气机才停止工作。

（4）吸唾使用前先吸200ml清水润滑管壁，防止黏液滞留在管壁。使用后再吸200ml清水冲洗管壁。

（5）每次使用完毕需将吸引器手柄抬高至最大限度，排出U型管路中存在的液体。

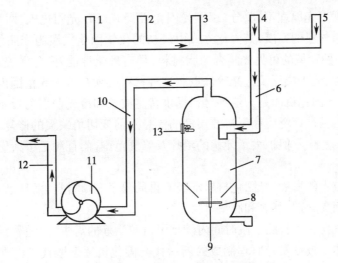

**图 5-12　真空负压泵结构示意图**

1~5. 综合治疗台　6. 治疗台管路　7. 分离罐　8. 分离膜片
9. 分离膜片固定柱　10. 吸气机与分离罐连管　11. 旋涡吸气机
12. 排气口　13. 液位感应器

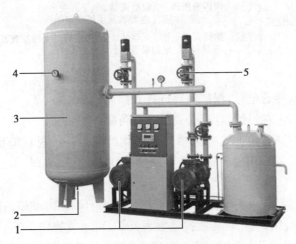

**图 5-13　真空负压泵**

1. 电动机　2. 废液排出孔　3. 气液分离罐
4. 压力表　5. 旋转开关

（6）旋涡吸气机的周围要保持良好的通风条件。每隔半年打开泵的轴承加注黄油。有的机型设有黄油嘴,直接使用加油枪注油。

（7）根据使用的情况每隔 1~3 个月清洗一次气液分离罐,重点是分离膜片,并确保分离罐中液位感应器灵敏度。

（8）定期检查吸引气管路,防止漏气,影响使用效果。

（9）发现噪声过大或吸引力不足应查找原因、及时维修。

## 六、光固化机

光固化机（light curing unit）亦称"光固化灯",是用于聚合光固化复合树脂修复材料的口腔医疗设备。根据发光原理不同,分"卤素光固化机"和"LED 光固化机"两种类型。

随着复合树脂材料的发展,其固化方式由最初的化学固化发展为光照射固化。20 世纪 70 年代,研制出一种新型的可见光复合树脂材料,具有理化性能好、色泽美观、表面光洁、有相当的硬度和韧性、便于成形及抛光等优点。这种材料必须在可见光范围内,在特定波长的光照下才能固化,光固化机即是为这种材料提供特定波长和冷光照射的设备。目前,光固化机及复合树脂材料已被广泛应用于口腔疾病的治疗及前牙切角缺损的修复。有着良好的效果。这一新技术的产生不但扩大了牙病的治疗及修复范围,而且满足了人们对美容、美齿的要求。

随着光固化技术的发展,光固化材料已经不再局限于充填材料,而且已研究出如印模材料、牙周敷料、镶面黏合剂、基底和底垫材料。

卤素光固化机在相当长的一段时间内满足了口腔治疗的需求,但随着科学技术的进步,近年来利用半导体二极管发光原理制成的新一代光固化机逐渐取代了卤素光固化机,其具有操作简便、安全、光源寿命长、光强度高、不需要冷却、能持续工作、体积小、可移动等优点。

**(一) 卤素光固化机**

1. 组成结构

$$\text{光固化机}\begin{cases}\text{主机:恒压变压器、电源整流器、电子开关电路、}\\\qquad\text{音乐信号电路、电源线及手机固定架}\\\text{手机:钨线卤素灯泡、光导纤维管(光束管)、干涉滤波器、}\\\qquad\text{散热风扇、定时装置、手动触发开关}\end{cases}$$

2. 操作维护

(1) 连接光导束,接通电源,根据需要选择光照时间。

(2) 医师、护士戴上护目镜,若有必要患者也可戴上护目镜。

(3) 固化时间的选择:根据需要选择光照固化时间。一般材料厚度小于 2mm,光照时间为 20 秒;材料厚度 2~3mm 时,选择 30 秒;材料厚度大于 3mm 时,应适当增加光照时间和光照次数。

(4) 照射固化:将光导束头端面靠近被照区,其间距保持 2mm 以内距离。触发开关,进行光照固化。一次定时结束后,可再次按动触发开关,可重复操作。

(5) 机器在运输及使用过程中,避免剧烈震动;光导纤维管应避免碰撞或挤压,以防折断。光照结束后,将手机放置在固定搁架上,待冷却风扇停止运转,温度降低后,关闭电源,拔下电源插头。

(6) 保持光导束输出端清洁,防止污染,工作时不可接触牙齿及树脂材料。若被污染,应用棉球擦净后使用,否则将影响光输出效率。

(7) 使用各类开关及手机,要注意轻拉、轻放,用力适当。

(8) 为避免灯泡过热,要注意间歇性使用。

(9) 机器使用完毕,应擦去水雾,清洗污迹,放置于干燥、通风、无腐蚀性气体的室内。

**(二) LED 光固化机**

1. 组成结构

LED(light emitting diode)(图 5-14)光固化机主要由发光二极管、电子开关电路、音乐信号电路、光导纤维管、定时装置、充电器、锂离子电池、变压器、整流器等组成。

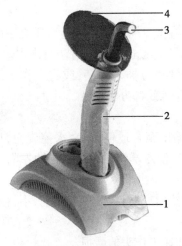

**图 5-14　光固化机**
1. 底座　2. 手柄　3. 光导
纤维棒　4. 遮光片

2. 操作维护

（1）常规安装、接通电源,根据材料厚度选择光照时间及光固化模式。

（2）操作者须佩戴护目镜,将光导束头端靠近被照区域,其间距为 1mm ~ 2mm,按动触发开关,工作端发出冷光进行光照固化,定时结束后,光线熄灭,蜂鸣器发出提示信号,光照结束。再次按动触发开关可重复操作。

（3）临床大多数复合树脂材料的光敏剂为樟脑醌,但有少数复合树脂的光敏剂为苯基丙脂（PPD）,则吸收波长敏感区为 400nm 以下,此类复合树脂不适合使用 LED 光固化灯固化。

（4）使用运输过程中避免过度磕碰,保持光导束输出端清洁,使用中保护光导束,避免交叉感染及损坏。

（5）LED 虽然为冷光源,但二极管发光时仍会产生一定热量,连续使用三次以上时应注意保持适当的间歇时间。

## 七、超声波洁牙机

超声波洁牙机（ultrasonic scaler）（图 5-15）是利用 20kHz 以上频率超声波震动以清除菌斑、牙石的口腔医疗仪器。与传统的手工洁牙相比,具有效率高、速度快、创伤轻、出血少及省时、省力等优点,可减轻患者的痛苦和降低医务人员的劳动强度,目前已广泛应用于口腔临床。

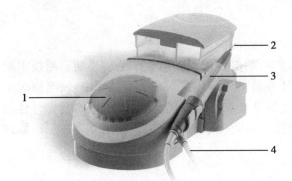

**图 5-15　超声波洁牙机**
1. 主机　2. 工作头　3. 手柄　4. 连接导线

超声波洁牙机除具有洁治和刮治功能外,更换不同的工作头,可进行根管扩大、摘取套冠和固定冠桥、喷砂、去渍和抛光。

1. 组成结构

超声波洁牙机
├ 发生器
│　├ 电子振荡器:产生工作频率输出至换能器工作头
│　└ 水流控制系统:调节流向换能器的水流量
├ 换能器
│　├ 磁伸缩换能器
│　└ 电伸缩换能器
├ 工作头(可互换)不锈钢和钛合金制造
└ 脚踏开关主要控制高频振荡电路和冷却水

145

2. 使用维护

（1）连接水路：将蒸馏水灌入压力水桶至容积 3/4 处，将压力桶出水管接至洁牙机后面进水接头并扎紧，向压力桶内打气加压至 0.16MPa。也可直接连接过滤后的清洁自来水。

（2）安装工作接头：将装好洁牙机工作头的换能器（磁伸缩）插入手柄，或将工作头螺纹拧紧在手柄螺栓上（电伸缩）。工作头应安装稳固可靠，否则影响功率输出。

（3）连接脚踏开关，接通电源。

（4）功率、水雾调试：调小功率旋钮，再逐渐调大功率输出至合适值；调大水控旋钮，反复踩下脚开关，直至水从工作头喷出，再调节水量调节旋钮，使水雾量达 35ml/分钟左右为宜，工作头喷水温度约 40℃。

（5）电伸缩换能器质底较脆，不能承受过大冲击，手柄使用完后，应放在支架上，不得跌落或碰撞。

（6）治疗中不可对工作头施加过大压力，以免折断并加速工作头的磨损。

（7）手柄电缆内导线较细，易折断，严禁电缆打死弯和用力拉。

（8）洁治时，输出功率强度不应超过其最大功率的一半，如有特殊需要加大功率时，应缩短操作时间，以免工作刀具和换能器超负荷工作。

（9）不应在工作头不喷水情况下操作，否则易损伤牙齿，损坏工作刀具及换能器。

（10）机器连续工作时间不宜过长，以免机器发热产生故障。

（11）带有心脏起搏器的患者慎用。

# 第三节　口腔医疗专用设备

## 一、电阻抗龋检测仪

通过测量牙齿表面到髓腔间电阻值以判断龋损严重程度的一种龋病早期诊断技术设备。主要由主机、电极元件、脚控开关、ECM 专业软件等组成。在龋病过程中，硬组织脱矿使得晶体间的孔隙增大，充满来自口腔环境的富含离子的液体，此时硬组织的电传导性增加，电阻下降，下降程度与其脱矿程度成正比。电阻抗龋检测仪也即利用了这一工作原理（图 5-16）。

1. 组成结构

电阻抗龋检测仪 {
主机:液晶显示屏(LCD)、电路板、电源插座、快插气路连接器、
　　电极插座、气路单元、输出接口、模式选择开关
电极元件:测量和参比电极、体外试验用参比电极、钝探针、气流计
电源、气源、ECM专业软件
脚控开关、蜂鸣器
}

2. 操作维护

（1）正确连接各电极、气路，接通电源，系统安装、自检。

（2）需要进行功能性检测及患者测量。

（3）设备不宜暴露于水和任何其他液体，一旦发生，应立即断开气路和电源。

（4）每检测完一名患者，应对设备进行消毒并更换测量探针。

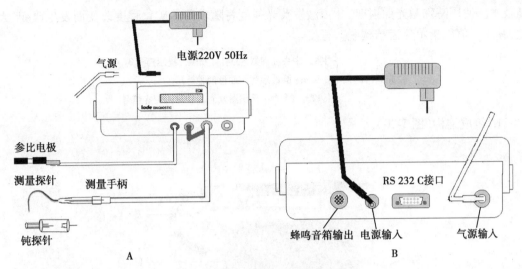

图 5-16 电阻抗龋检测仪示意图
A. 正面 B. 后面

## 二、激光龋检测仪

激光龋检测技术(laser caries detection)(图 5-17~图 5-19)是利用固定波长的光波照射牙齿,检测牙齿硬组织及细菌产物产生荧光的能力,并依此判断龋坏程度的一类早期龋诊断

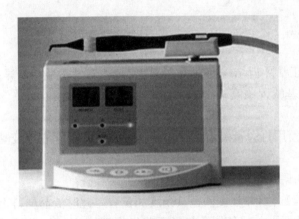

图 5-17 DIAGNOdent

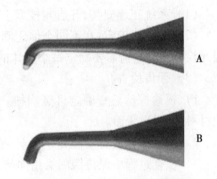

图 5-18 DIAGNOdent 探测头
A. 圆锥形探测头 B. 平面形探测头

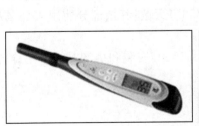

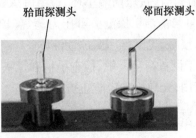

图 5-19 DIAGNOdent pen 及探测头

147

新技术。使用特殊激光照射时,牙齿激发荧光强度将随表面的矿化程度改变而发生改变,因此,其改变值能指示牙齿结构脱矿程度。

$$激光龋检测仪\begin{cases} 主机:中央处理器,液晶屏、光源、提示声音等 \\ 探测头:圆锥形和平面形两种外形 \\ 传输光导纤维:导出激发光源和导入荧光信号 \end{cases}$$

1. 组成结构(图 5-20)

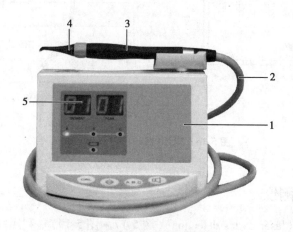

**图 5-20   激光龋检测仪**
1. 主机   2. 传输光导纤维   3. 检测手柄   4. 探测头   5. 显示屏

2. 操作维护

(1) 系统正确安装、开启与校准。

(2) 零基线确定:在不同个体之间正常牙齿结构存在差异,其荧光表现也就存在差异;因此检查开始之前需要确定每个个体的基线读数值。

(3) 牙齿检查

1) 视诊探诊检查确定可疑病损。使用打磨膏等清洁待检牙面,去除菌斑、牙石以及其他材料,并干燥牙面。

2) 探测头轻放在待检查牙面上,按压并立即松开手柄前端小环开始检查。

3) 检查过程中保持探测头指向待检部位,并缓慢调整其角度和位置。此时液晶屏幕上将显示荧光信号的实际值,该值不断变化;同时,峰值屏幕将显示曾经达到的最大值,除非更高值出现,该值不会变化;最终达到的最高值即为测量值。

4) 记录后再次按压前端小环,检测值清零。这时可进行下一个部位检查。

(4) 消毒与清洁。探测头可压力蒸气(135℃)灭菌;其余部分使用75%酒精进行表面消毒,忌与水接触,也不可用腐蚀性液体。

(5) 由于设备精巧灵敏,检查手柄和探头易碎,其安装和拆卸时尽量用旋转力,忌用暴力,应小心使用;光导纤维应防止折叠弯曲。

## 三、定量光导荧光龋检测仪

定量光导荧光技术(quantitative light-induced fluorescence,QLF)是以牙齿自荧光现象为

基础,检测龋损组织矿化状态的一种早期龋检测技术。牙体硬组织的荧光通常由牙本质发出,釉质是其传导通路。当龋蚀发生时,龋损组织脱矿,釉质的光传导性下降,荧光辐射减少,与釉质健康者相比显示为暗区。目前以定量光导荧光技术为基础的龋齿检测仪为荷兰Inspector Research System B. V. 的便携式 QLF 系统(图 5-21)。

1. 组成结构

QLF系统 { 光学系统:氙灯光源、光学滤镜和液体光导、CCD微型摄像机
电脑处理系统:常规硬件、图像采集卡、图像采集软件、分析软件

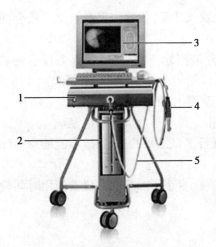

**图 5-21　QLF 系统**
1. 氙灯光源　2. 电脑主机　3. 显示器,显示 QLF 图像摄取界面　4. 改良式口镜及 CCD 照相机,整合于一手机样结构中　5. 液体光导

2. 操作维护

(1) 正确安装并连接设备。

(2) 开启光源系统,长时间未使用先预热约 30 分钟,调节光亮度参数。

(3) 检查前应清洁牙面,去除食物残渣、软垢、菌斑及牙石等,使用压缩空气系统干燥待检查牙面。

(4) 图像摄取需调节 CCD 相机(或者改良式口镜)的距离、角度等,直到电脑屏幕上显示清晰的牙齿图像,确定并存储图像。

(5) CCD 相机与电脑系统之间通过多条数据线连接,操作小心轻巧,防止数据线折断。

## 四、牙髓活力测定器

牙髓活力测定器(pulp tester)(图 5-22)是用于口腔诊疗中判断牙髓活力灵敏度及特异度的仪器。该仪器分为手动调节式和数字显示式两种类型。手动调节式是将探头置于被测试的牙面,旋转旋钮使其逐渐增大高频电流,直至患者牙体对电流产生反应,然后放开探头,读出旋钮读数;数字显示式则只要按下开关,显示的数字便逐步增加,电流强度也随之增大,刺激患者牙体产生反应。

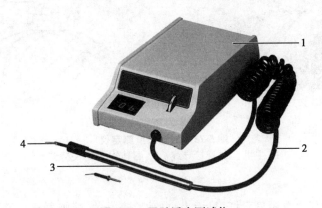

**图 5-22　牙髓活力测试仪**
1. 主机　2. 电缆　3. 检测手柄　4. 探头

1. 组成结构

牙髓活力测定器的主体为一脉冲发生器,其电生理刺激装置能产生 600～700V 的脉冲电刺激,输出端为方波电压波形。操作时电流从探头输出,通过导电橡胶头传导自患牙→患者表面皮肤→操作者左手→操作者身体→操作者右手→主体下金属下盖板→仪器内部,形成一个电流回路,有活力的牙髓便出现反应。电压全部集中在牙齿上,对操作者无不良影响。

2. 操作维护

(1) 检测前被测牙应隔湿,吹干牙面。特别注意邻接点处干燥,防止刺激电流通过邻接点向邻牙传导,出现假阳性。

(2) 检测时探测棒尖端(探测电极)将蘸有少量电胶或牙膏,放置位置在被测牙咬合面中央或唇颊面切(殆)1/3 处。

(3) 当被测牙感到酸、麻、痛时,立即将探测棒离开被测牙,观察此时面板上显示的数值,即为该牙的电刺激阈值,此阈值自动保存 7～10 秒,以便记录,此电路自动关闭。

(4) 装有心脏起搏器的患者及严重心律异常的患者,禁止使用本仪器。

(5) 使用完毕应保存在干燥防潮处,防止震动、撞击。长期不用应卸下电池。

(6) 仪器探头上的橡胶套采用导电橡胶制成,以保证测试结果的准确,故不能随意拆除导电橡胶。

(7) 若稍用力时指示灯不亮,可轻轻旋转探头的角度,直至指示灯亮。仪器使用时间较长后,可能造成弹簧开关接触不良。

## 五、根管长度测定仪

根管长度测定仪(apex locator)(图 5-23)是用于测定根管长度的仪器。早期的根管长度测定仪,使用单频率的电流进行测量,由于根管内存在着血液、渗出液及药液,测量出的数据有相当大的误差,并且对每一个待测根管都必须进行标定,在根管口尺寸和测量极的配合上也存在问题,根尖孔直径越大测量值越小。因此,早期的方法受到许多限制。新型的根管长度测定仪能够摆脱这种制约。

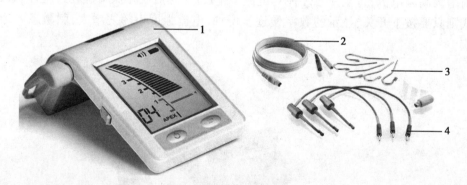

**图 5-23 根管长度测定仪**
1. 主机  2. 连接导线  3. 唇挂钩  4. 夹持器

1. 组成结构

根管长度测定仪由电源显示灯、显示表、自动检查开关、蜂鸣器音量开关、管线插孔及附属零件组成。

2. 操作维护

（1）检测前应干燥被测牙表面，形成绝缘状态。将根管吸干后，向内注入适量的电解溶液（生理盐水等），用干棉球吸去多余的电解溶液。

（2）测定时建议使用 ISO#15～#20 的扩大针，过细过粗均会影响测定数值。

（3）参照预先拍摄的 X 线片估计根管长度。

（4）仪器应放置无震动、无冲击的场所，避免强烈冲撞及跌落，避免日光照射、高温、潮湿及灰尘，以及电解质、强电磁场的影响。

（5）测量用具可以用高温、高压消毒。用沾上中性洗涤精的毛巾等擦拭仪器，切忌直接接触洗涤精和水，禁止使用有机溶液。

## 六、根管扩大仪

根管扩大仪（torque control motor endo）（图 5-24）是用于牙齿根管治疗手术中根管扩大成形的一种电子机械设备。此设备配合机用镍钛旋转根管扩大锉针使用，可以大大提高根管扩大的效率、质量并缩短治疗时间，减轻医师的劳动强度，特别适合处理手用锉针难以预备的弯曲细小根管。根管扩大仪具有稳定的速度和扭矩预设功能，因此可以减少镍钛锉针在根管中折断、卡榫的机会，使治疗变得更加安全。

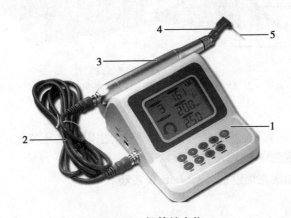

**图 5-24　根管扩大仪**
1. 控制器（主机）　2. 连接导线　3. 马达　4. 减速手机　5. 根管扩大针

1. 组成结构

$$
\text{根管扩大仪}\begin{cases}
\text{控制器:}\begin{cases}
\text{电源开关,手机减速比选择键,马达转速增减键}\\
\text{扭矩大小增减键,保护模式选择键}\\
\text{马达正反转选择键,显示屏幕等}
\end{cases}\\
\text{马达:分为碳刷和无碳刷马达,速度可调}\\
\text{手机:各种减速比手机,可调出适合的锉针转速和扭矩}\\
\text{脚控开关:控制输出电源的通断,达到马达的停与转}
\end{cases}
$$

2. 操作维护

（1）设定保护功能：自动限制功能（AL），自动保护功能（AP）。

（2）根据要求设定适合的扭矩和转速，踩下脚控开关开始工作。

（3）扩锉针应在旋转的状态下进出根管，不可将锉针放入根管后再启动马达。

（4）设备一旦设定某一速度、扭力数值，仪器将保持此记忆，即使关闭关机也不会丢失。

（5）手机、马达和连线定期维护，可高温高压消毒，不要用高压气体清理马达。

（6）正确选择锉针，应与手机匹配。

## 七、热牙胶充填器

热牙胶充填器（图5-25），主要用于根管充填，与传统的冷挤压充填技术相比，具有充填更加严密的优点，不但能充填主根管，而且能充填侧、副根管和根尖部位的分歧、分叉以及管间交通枝等根管附属结构，也更适合不规则根管的充填。

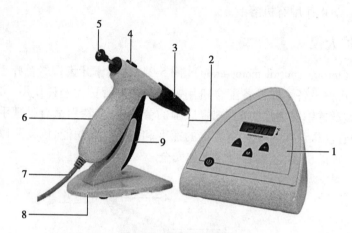

**图5-25  热牙胶充填器**
1. 主机  2. 针头  3. 热保护罩  4. 活塞释放按钮  5. 活塞
6. 手柄  7. 连接导线  8. 底座  9. 扳机

用于根管充填的热牙胶充填设备种类较多，包括注射式热牙胶充填设备、垂直加热加压充填设备以及固体载荷插入充填设备等。

### （一）垂直加热加压充填设备（Symtem B 系统）

1. 组成结构

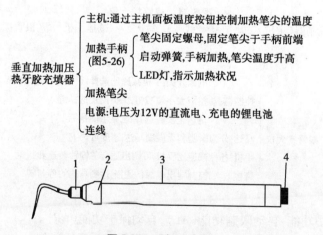

**图5-26  手柄示意图**
1. 笔尖固定螺母  2. 启动弹簧  3. LED 灯  4. 导线连接头

2. 使用要点

（1）按要求连接主机、加热手柄、电源等，选择合适笔尖固定。根据待治疗的牙齿，调整适当的角度，可供选择的笔尖型号有 F、FM、M 和 ML。

（2）打开电源开关，按下待用按钮启动手柄。检查显示屏上的温度和笔尖模式，根据工作状况用温度控制按钮和笔尖模式选择按钮进行调整。

（3）按下接触弹簧启动手柄加热（手柄发出"嘟嘟"声，LED 灯亮）。边加热边加压在根管内将笔尖向根尖移动，一般需要达到距根尖 5 ~ 7mm 处，停止加热，保持加压。

（4）再加热 1 秒，将笔尖取出根管。

（5）笔尖在应用前必须进行消毒。

（6）如在使用中（加热情况）要擦拭笔尖，须用干纱布，勿用酒精棉球或湿布擦拭。

（7）笔尖快速升温，操作时小心烫伤。

（8）使用完毕，将模式切换到待机模式或者关闭电源开关。

**（二）热牙胶根充式注射系统**

1. 组成结构（图 5-27）

热牙胶根充式注射系统
- 主机:通过主机面板温度按钮控制枪的加热温度
- 加热枪:带有加热功能，将加在枪腔内的牙胶加热融化
- 枪针:注射针不同型号(20,23、24),针头为纯银制造
- 连线、电源(主机电压为220V)
- 耗材:牙胶棒
- 保护罩—使用时枪头变热,避免烫伤患者的嘴唇

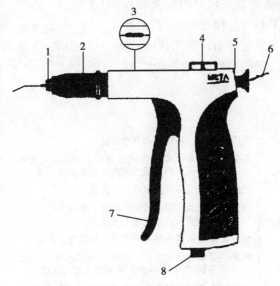

**图 5-27　热牙胶根充式注射系统示意图**
1. 针头　2. 热保护罩　3. 牙胶棒插孔　4. 活塞释放按钮
5. 牙胶棒套管　6. 活塞　7. 扳机　8. 导线连接头

2. 操作维护

加热枪可将热熔牙胶直接注入根管。此项操作简单快捷，但在充填根尖部时，建议先用

垂直加压技术封闭根尖,以免超充或欠充,之后用枪将根管剩余的部分填满。

（1）选择合适的枪针与注射枪连接。

（2）安装好热保护罩,根据待治疗的牙齿情况,适当调整弯曲枪针头。

（3）用导线连接注射枪和主机,调整合适的操作温度。

（4）按下活塞释放按钮,拉出活塞,置入牙胶棒,推动活塞至感觉到牙胶棒时为止。

（5）在开动注射枪之前确保先放入牙胶棒,以免烧坏注射枪的加热器。在牙胶尚未完全热熔前,过度用力扣动扳机会损害活塞槽,这也是牙胶从针头漏出的主要原因。

（6）待牙胶完全热熔后(大概需要2分钟),缓慢扣动扳机,完成根管充填。

（7）使用完毕,应将剩余牙胶从注射枪内取出,或扣动扳机清除所有的剩余牙胶,并将注射枪恢复到待机状态或关闭电源开关。

（8）请在牙胶冷却前取下枪针头。为了避免交叉感染,应该在每次使用时更换新的枪头和热保护罩。

## 八、根管显微镜

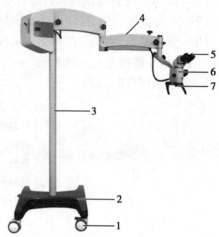

根管显微镜(dentel microscopes)(图5-28)主要用于牙髓、根管的检查和治疗,可以清晰准确地观察到根管口的位置、根管内壁形态、根管内牙髓清除情况,进行根管的预备、充填、取出根管内折断器械以及根尖周手术等操作。

根管显微镜可以给医师提供较好的检查和治疗手段:①提高诊断水平和治疗精度;②提高治疗效率和质量,使患者获得最好的治疗效果;③改善医师诊断治疗时的姿态,降低医师的疲劳强度,保护医师的健康。

**图 5-28　根管显微镜**
1. 底座轮　2. 底座　3. 支架　4. 悬臂
5. 目镜　6. 镜头支架　7. 物镜

1. 组成结构

根管显微镜
- 底座:配重铁、移动轮和制动装置
- 支架:形式—悬吊式(吸顶式)、壁挂式和落地式三种
  作用—固定和安装控制箱、悬臂及镜头等
- 控制箱:用于安装和控制电源、光源
- 悬臂:用于镜头支架和镜头的安装、移动
  锁定装置可防止位置的改变
- 镜头支架:安装镜头并可调整镜头的位置和方向
- 镜头:是手术显微镜主要工作部分,包括物镜、目镜、分光镜、助手镜(图像采集接口)和调整旋钮等组成
- 照明系统:电压为12V,功率为100W的卤素灯或氙灯
- 摄像系统:分为内置式和外置式

2. 操作维护

（1）显微镜是光学设备,应按光学设备的要求进行维护保养;注意保持显微镜的清洁和镜头的干燥,镜头应使用专用镜头纸或清洗液擦拭,使用完后及时盖上防尘罩。

（2）开机后先检查光源，如灯不亮，可检查灯泡和保险；在使用过程中灯泡损坏，可按自动切换开关，使用备用灯泡，手术完后及时更换灯泡。

（3）使用中将镜头移向被观察物体时应平稳缓慢，调整焦距、放大倍数、光强及光斑。

（4）被观察物体成像清楚后，锁定镜头，可进行检查和治疗。

（5）使用完关机前，将亮度调到最小，待充分散热后关闭电源，盖上防尘罩。

## 九、光子化合口腔消毒仪

光子化合口腔消毒仪（Aseptim™系统）（图5-29）是利用光子化合作用在龋病和牙髓病治疗中，迅速杀灭口腔细菌，达到减少继发龋，保存已脱矿的牙体组织和促进再矿化作用，提高患牙修复和长期保存的成功率。同时对种植体周围炎、术后牙龈、牙周炎均有良好的预防与康复治疗作用。配套LED光固化灯可聚合光固化树脂修复材料。

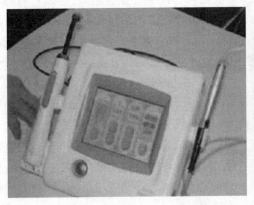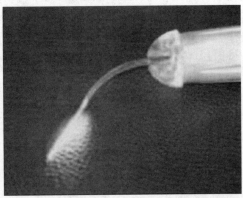

图5-29　光子化合口腔消毒仪

1. 组成结构

光子化合口腔消毒仪由主机、手柄和脚控开关组成。利用激光二极管产生特殊波长的红光系统，激活黏附于细菌细胞壁或被其吸收的光敏剂（Aseptim溶液，高纯度的甲苯胺蓝稀释溶液），通过光子化合作用，释放出单氧分子，使细菌细胞壁破裂，迅速将目标杀灭，达到消毒的目的，且细菌不会产生耐受性也不会伤害正常组织。

2. 操作维护

（1）龋齿治疗的使用方法：按常规方法去除龋齿感染组织，用小毛刷对整个病损区反复涂抹Aseptim溶液，持续60秒，将红光系统发射器头放到病损中心，发射红光对准感染组织表面照射60秒，该光能穿透2.5mm的硬组织，激活Aseptim溶液进行消毒。如果有两个感染表面，且距离超过3mm，需分别消毒每个表面。消毒完毕后按常规操作进行充填。

（2）牙髓治疗的使用方法：按常规方法进行根管预备后干燥根管，往根管和髓腔内注满Aseptim溶液，用小于根管的挫针搅动溶液60秒，清除所有气泡，插入红光发射头直至遇到障碍，一般距根尖3mm以内，每个根管照射150秒。消毒完毕后按常规操作进行充填。

3. 注意事项

（1）本方法为无痛治疗，不产热，对牙髓无损伤，无副作用。根管治疗可一次完成，节省了时间。在根管充填之前杀死细菌，减少或消除感染的机会，提高根管治疗成功率。

（2）采用光子化合口腔消毒仪提高了患牙治疗的成功率,但不能代替根管预备,冲洗,玷污层和生物膜处理步骤。

（3）工作中应确保光敏剂对病损区全面覆盖,光照射时间按要求严格执行,保证消毒效果。

（4）除急性根尖周炎病例外,根管可以在光子化合治疗完成和干燥后可直接充填。

（5）采用一次性的光导纤维头,手柄可以进行压力蒸汽灭菌,保障患者与医护人员的安全

（6）光子化合口腔消毒仪的结构简单可靠,使用低功率发光元件,可长久使用,无需特别维护保养。

## 十、银汞合金调和器

银汞合金调和器(silver amalgam mixer)（图5-30）是调和银汞合金材料的仪器,可将银合金粉与汞按比例调和成银汞合金。该调和器为密闭自动调和,使汞的扩散降到较低程度,减少操作者与汞的接触机会。银汞合金调和器分为半自动式和全自动式两种。但随着树脂材料的发展与广泛使用,银汞合金及其调和器的使用逐渐减少。

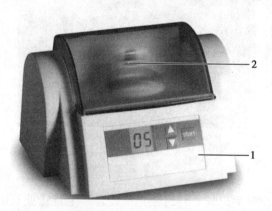

**图 5-30　银汞合金调合器**
1. 控制面板　2. 保护罩

1. 组成结构

银汞合金调和器主要由电机、偏心装置、摆动装置及调节控制装置构成。由电机通过偏心装置带动杠杆式摆动装置进行工作,料碗与摆动臂之间采用螺纹连接,摆动臂以 2000r/min 左右的往返运动完成调和工作。

2. 操作维护

（1）半自动银汞调和器,要先将合金粉和汞比例适宜地放入料碗内（一般合金粉与汞的体积比为 4:1）,然后将其旋紧在摆动臂上,接通电源,启动调和开关即可调和。调和完毕,倒出调和物,挤出多余汞。

（2）全自动式银汞调和器,使用前要将合金粉和汞分别置于机内的大小容器内,通过调整合金粉调节盘,使汞与汞的比例适宜,一次投料可使用多次。每次加料不能超过 3 份,且必须在摆动器开始摆动后,才可扳动加料器扳手进行加料。

（3）开机前都要旋紧料碗,保持材料清洁和干燥。当定时器自动切断电源后,摆动装置未完全停止摆动前,不能强行制动。

（4）使用后必须用软性毛刷清洁料碗及通道,而不能用硬性工具,以防划痕。特别注意螺丝口处的银汞合金,以防时间过久粘固在螺丝上,造成螺纹损坏。

（5）保持工作环境的干燥及清洁,定期清理工作环境的残留物。

## 十一、口腔内镜

口腔内镜又称口腔内摄像系统(intraoral camera system)、口腔镜、口腔内窥镜,是用于口

腔科的视频形象系统。兴起于 20 世纪 80 年代中期。该系统以逼真的影像显示口腔内牙体、牙周及黏膜组织的病变和治疗情况,并可储存和打印。多数类型可与 X 线数字图像系统配套使用,将可见光表面图像与 X 线图像同时在荧光屏上显示。主要用于医患之间的交流与沟通,进行口腔卫生宣传教育和临床教学与科研等。

1. 组成结构

(1) 装有摄像头的手柄,有的机型装有光导纤维和卤素灯。摄像镜头为定位镜头或可变焦镜头,能作 90°旋转,10 ~ 40 倍放大。

(2) 影像接收(CCD 板)和照明系统,用电缆或电子迅速与摄像手柄相连。

(3) 电脑处理系统彩色监视器或电视机。

(4) 高分辨率的彩色打印机。

2. 操作维护

(1) 摄像机采用握持高速涡轮手机的方式,选择稳定的支撑点,以便减少抖动,使影像更清晰。

(2) 掌握脚踏板控制图像的选择和存贮。

(3) 易碎元件,使用中应避免磕碰,尤其应注意防止患者用牙齿咬损。

(4) 口腔内镜要使用自带光源照明,应尽量避免连续长时间使用,以延长光源的寿命。

(5) 口腔内镜的消毒防护,一是使用一次性塑料防护套;二是使用可反复消毒的防护罩,即在摄像头手柄上装备可拆卸的钛合金护套,护套的摄像头区有高清晰度玻璃,可高压蒸气消毒。

## 十二、根管镜

口腔根管镜(endodontic visualization system)又称纤维口腔内镜、根管内镜、根管内窥镜,是将内镜技术应用于口腔根管治疗领域,以增强术区照明和放大视野的一种新设备,用于常规根管治疗和根尖外科手术治疗等。根管镜的应用,使手术者更准确地掌握整个治疗过程,可以识别根管壁隐裂纹,可用于定位并移除根管内折断器械和碎屑等阻塞物。手术者和助手可同时通过监视器观察手术进程,提高了临床诊治水平,扩大保存患牙的范围,改善和提高患者的口腔功能和健康水平。

1. 组成结构

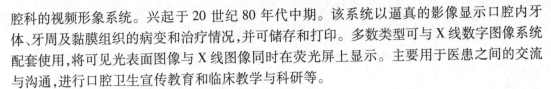

口腔根管镜 {
可移动机座:电缆支架臂,可旋转、伸缩,便于灵活操作
光源及摄像机控制台:用于提供光源和控制图像的采集、资料的传输保存等
设置有开关按钮—电源插座、电源开关、电源按钮、白平衡按钮、定格按钮、放大(zoom)、反向按钮、灯光开关按钮、电缆接口、视频输出S端口、常规视频输出端口、脚控开关插口等
光导电缆及摄像机手柄:照相机和调焦环,传输图像和调整照相机的焦距
内镜探头:由不同规格的特制玻璃棒(硬镜)和光纤(软镜或纤维镜)组成
监视器
图像采集系统等
}

2. 操作维护

(1) 在电源关闭的情况下将光导电缆连接到控制台上,在使用过程中,不能拔插电缆,否则会损坏摄像机。正确连接将监视器、图像处理系统等。

（2）选择适合的内镜探头，与摄像机手柄连接。

（3）接通电源，打开光源，光预热 30～40 秒，达到最大亮度。

（4）调整图像。调整白平衡、窗口、定格、放大、图像方向等功能。这三个功能可以联合使用。

（5）图像采集和保存：在使用过程中，如有资料和图像需要保存，可将图像通过录像机、刻录机等同步录像。也可以通过采集器输入到电脑保存。单幅图像通过定格处理，使用打印机打印或保存在电脑内。

（6）根管镜是光学设备，内镜的摄像镜头和探头要保持清洁干燥，防霉、防碰撞以及其他损伤。

（7）摄像机镜头要防止液体或异物掉入；如有液体或异物掉入，应立即关掉电源，将摄像机及电缆从控制器上拆下，由专业人员维护。

（8）摄像机头清洁维护时，使用专用清洁剂和软布清理，也可用蘸酒精的棉球清洁。不能使用有棱的工具或刷子来清洁镜头，外部可以用湿布清洁。

## 十三、咬合力计（合与颌同义，牙科常用颌字）

咬合力分析系统（T-Scan occlusal analysis system）又称咬合力计，是一套专门用来精确记录和分析上下牙齿或义齿咬合力、时间及两者间对应关系的仪器。它通过一次性电阻薄片感应器对咬合力进行感应，并利用电子计算机对咬合数据进行记录和分析，是一种准确可靠、操作简单的临床诊断工具，可应用于义齿修复（固定和可摘义齿）、种植修复、颞颌关节病治疗、牙周病、口腔正畸、正颌外科、患者教育和学生教学等方面。

1. 组成结构

咬合力分析系统主要由咬合力感应器、信号转换器、电脑、咬合力分析软件和外部设备五部分组成。

（1）咬合力感应器：超薄（0.1mm）、柔韧的印刷电路，由大约 2000 个独立的压力感应单元组成。感应单元成矩阵排列，其输出的力值分为 256 个增量。

（2）信号转换器：处理感应器采集的数据，将电信号转换为数字信号，然后输入计算机当中。通过转换器上的操作按钮，可以快速启动或停止咬合记录。

（3）电脑：普通的台式电脑或笔记本电脑，用于储存咬合记录。

（4）咬合力分析软件：与微软 Windows 95/98/2000/XP 操作系统兼容。主要包括：主窗口（由菜单栏、工具栏和状态栏组成）、实时窗口、动画窗口、曲线窗口和颜色指示栏等。

（5）外部设备：主要包括打印机，可以对记录的咬数据进行打印输出。

2. 操作维护

（1）正确连接咬合力分析系统各组成部分。

（2）启动计算机及分析软件，建立患者信息，实时记录患者的咬合情况。

（3）利用分析软件对患者的咬合数据进行浏览和分析。

（4）保存患者的咬合记录和分析结果或打印输出。

（5）确保系统安放牢固，连接正确，切勿碰撞，防止损坏。

（6）根据患者情况，选择大小合适的咬合力感应器及其托架。

### 十四、下颌运动描记仪

下颌是人体运动最为频繁的部位之一，下颌运动与个体咀嚼系统的功能密切相关。准确地转移患者的个性化咬合关系，并应用到𬌗架上，是成功制作修复体的重要前提。传统的转移患者的咬合关系方法是牙医在口内制取咬合记录（蜡堤或硅橡胶）或使用面弓数据转移，但在𬌗架转移测量数据时，常因蜡堤或硅橡胶变形造成转移误差。口外面弓测量系统有时会产生错误的投影信息，以及不能准确测量出髁突间距离引起的一系列的位置转移误差问题。

三维下颌运动轨迹记录仪系统（ARCUS digma）由德国卡瓦公司研制，采用了一种新型的设计理念。通过使用特殊的上颌𬌗叉，使得 ARCUS digma 三维下颌运动轨迹记录仪系统能够识别上颌相对于𬌗架的髁突关节的位置。这样就可以计算出下颌运动中𬌗架的三个参考点（髁突以及可调节切导盘）的三维运动轨迹。下颌运动轨迹记录仪能在 5 分钟准确地测出和记录患者的下颌运动数据资料。根据相关的测量数据和软件，下颌运动轨迹记录仪具有 3 个功能：分析 TMJ 运动诊断、𬌗架调整、EPA Test 电子位置分析。ARCUS digma 通过三维方式显示运动中心和切点的运动轨迹，为判断相应的颞颌关节所处状态提供有用的信息，为医师在初步的功能性治疗的提供帮助。𬌗架调整将所获得的患者下颌运动的精确数据完整地转移到𬌗架上，从而可以在𬌗架上准确模仿患者的咀嚼运动，牙科技师将通过测量和记录的数据调试𬌗架，准确无误地制作出符合动态咬合的修复体效果。有效地减少牙医在患者口腔内的打磨和修整时间，提高修复体的咀嚼效率。EPA Test 电子位置分析可以比较所选择的任意两个下颌的位置。

1. 组成结构

三维下颌运动轨迹记录仪系统的组成部分及附件主要包括操作系统，脚控开关，电源盒，头托，超声接收器，超声发射器，上、下颌叉等。三维下颌运动轨迹记录仪系统的功能是建立在三维超声定位基础之上。

2. 操作维护

（1）正确连接开机，屏幕菜单可提供三个功能选项："Function Analysis"功能分析 TMJ 运动诊断、"Articulator Adjustment"𬌗架调整、"EPA Test"电子位置分析。

（3）确定上颌位置。固定头托，将带硅橡胶记录的上颌咬合叉放入患者口内，嘱做正中咬合。确定后，将超声传感器通过磁力固定于上颌咬合叉上，按"next"记录上颌位置后，将上颌咬合叉从患者口中取出。

（4）确定下颌位置。用光固化树脂材料，把下颌咬合叉固定在口下颌牙列上，以不妨碍咬合关系为原则。再将超声传感器通过磁力固定于下颌咬合叉上，嘱做正中咬合，按"next"记录下颌位置。

（5）记录运动轨迹。测定𬌗架的前伸路径：嘱患者分别做前伸、侧方运动。按"next"键，记录运动轨迹。重复三次，系统自动计算平均数值。

（6）测试完成后，患者个性化的𬌗架调节所需数据：髁导、切导、Bennett 角、瞬即侧移、shift 角、尖牙导显示在操作屏幕上，打印送往技工室调节。

（7）超生传感器比较敏感，轻拿轻放，放入专用盒。

## 十五、高频电刀

高频电刀(high frequenoy electric knife)(图5-31)是利用高频电流进行生物组织切割与凝血的一种设备,主要用于口腔颌面外科以及牙周各类手术。高频电刀与传统的手术刀相比,具有功率高、组织出血少、可缩短手术时间等优点,是理想的外科手术设备之一。

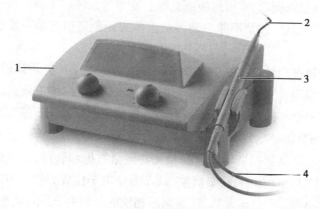

**图5-31　高频电刀**
1. 主机　2. 工作头　3. 手柄　4. 连接导线

按高频电刀产生高频电流的原理,分为火花式高频电刀(已淘汰)、集成电路高频电刀和氩气增强电刀。本节只介绍集成电路高频电刀。

集成电路高频电刀具有以下特征:①微电脑控制,切割与凝血自动转换,功率设置可调;②浮地输出,声光报警,数字显示;③具备单极电刀纯切、混切,单极电凝和双极电凝等功能;④具有射频隔离、板极监测、单项输出等各项安全措施;⑤可选配各种不同形状的电刀头,以满足不同手术的需要;⑥具备手控和脚控方式。

1. 组成结构

高频电刀由主机和相应的附件包括手控开关刀柄、单极刀柄、脚控开关、电极板、电源线、接地线、双极线、双极电凝镊子及电刀刀头等组成。高频电刀是利用高频电流的原理进行生物组织的切割和凝血。

2. 操作维护

(1) 开机前准备,机器良好接地,将模式调节旋钮、电切强度调节旋钮及双极强度调节旋钮置于"0"位,接地报警选择开关置于"开"位。

(2) 接地电阻小于或等于0.4Ω。接好电源和脚控开关导线。

(3) 单极电切和电凝的使用,可用手控或脚控输,首先调节好合适的输出功率。手控刀柄和单极刀柄两者不能同时插入相应插座,只能将需要的一件刀柄插入。电切与电凝有不同的脚控开关。

(4) 双极电凝的使用:将双极线一端插头插入双极插座内,双极镊子钳尾部插入双极线插套内,根据手术需要将双极输出选择按钮开关置于低或高位置,踩下绿色脚控开关,双极指示灯亮,并伴有不同于电切和单极电凝的音响,缓慢调节双极强度调节旋钮,直至凝血满意为止。启动脚控或手控开关后,功率输出能持续25秒左右,之后需重新启动开关。25秒内若不需要输出,只要放开脚控或手控开关。电刀有功率输出时,不可调节各种旋钮。

(5)使用过程中,若发现切割或止血作用降低时,可清除刀具上的污物或检查极板是否接触良好。在清除刀具上的污物时,请勿接通脚控开关和手控开关。

(6)工作时,刀尖与极板、机壳、双极镊尖均不可随意接触,以免损坏刀具。

(7)患者同时使用高频手术设备和生理监护仪器时,任何没有保护电阻的监护电极应尽可能远离手术电极,此时一般不采用针状监护电极。

### 十六、牙种植机

牙种植机(dental implant machine)(图5-32)是在口腔种植修复工作中,用于种植床成形手术的一种专用口腔种植设备。合理选择种植机及其所配套种植床成型刀具,是减少骨损伤、提高种植体与种植床的配比(密合)度,建立良好骨整合的重要措施,对种植体的精确植入及加快种植体骨愈合具有重要意义。

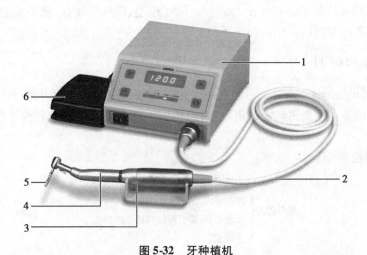

**图5-32 牙种植机**
1. 主机 2. 连接线 3. 马达 4. 减速手机 5. 骨钻 6. 脚踏开关

1. 组成结构

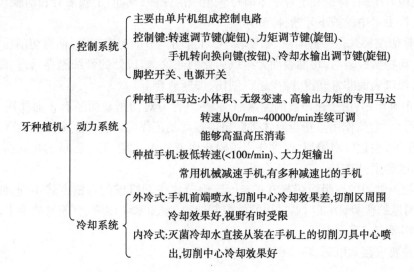

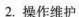
2. 操作维护

（1）使用前仔细阅读说明书,确认其基本工作环境及使用禁忌。

（2）正确安装、接通电源,按序连通水冷却系统(临床上使用的水冷却系统是无菌的,安装时注意无菌操作)。

（3）选择恰当减速比的手机插入手机马达,调节手机减速比。

（4）调节手机输出转速、输出力矩以及冷却水输出量达到预期状态。

（5）装入选定的切削钻具。用脚控开关试车,在口外试车一切正常后,方可将手机置入术区开始工作。

（6）改变马达的转向,须在停机后再进行,否则容易损坏马达。

（7）选用正确方式对手机进行消毒、清洁与保养。禁止用脂溶性溶剂、腐蚀性溶剂擦拭。

（8）马达与手机按说明书定期保养。

（9）切削钻具应与手机相匹配,无偏心、尺寸超差、粗钝等现象,更不要勉强使用不合格钻具。以免在高速大扭矩工作时损伤手机。

# 十七、超声骨刀

超声骨刀(ultrasonic surgybone)是利用超声波对硬组织的破碎能力进行骨及牙体组织切割的临床医疗设备。主要由电能超声发生器、换能手柄和旋入手柄的各种工作尖、冷却系统组成。

1. 组成结构

超声骨刀 { 主机:电能超声发生器,控制与显示组件 / 冷却系统:无菌冷却组件 / 换能手柄:易于握持与操作的外壳 / 工作尖

2. 超声骨刀的特点

（1）超声骨刀的选择性切割:由于工作频率为 28 ~ 36kHz,超声骨刀只对硬组织有切割作用,不损伤软组织,特别利于骨手术时对软组织的保护,例如:上颌窦开窗时保留完整的窦黏膜、下颌骨手术中保护下牙槽神经等。

（2）骨切割模式是一种间断、幅度较小、可自动调节的超声振动,使得切削压力小、切口清晰精细、动物实验表明,切割表面无组织坏死的征象,切口处的骨细胞存活,肉眼观察可见切口整洁,切口表面非常光滑,减少组织创伤,加速愈合。

（3）止血作用:由于超声波的空爆原理,超声骨刀对切割表面还有止血作用(部分是新生氧的作用)。空爆作用是指当液体接触超声振动的工作尖时将产生大量的微气泡,在超声能量的高压下,空化气泡爆裂,这种作用可阻止血液外渗、清洁工作区域的骨碎屑、使术野清晰,避免术区温度升高。

（4）超声骨刀的硬组织切割方式与传统旋转式切割机械的切割方式不同,使得在某些使用中有明显的优势,例如对器械更好的控制能力、减少术者疲劳、更简易的手术入路等。

3. 使用要点

（1）按要求接入电源,将手柄正确接入主机。

（2）顺序连接无菌生理盐水、管道、蠕动泵及手柄,调节供水量。

（3）根据手术需求选择工作尖连接在手柄上。

（4）通过脚控开关启动超声骨刀工作。

（5）工作结束后,顺序拆下的部件按规范进行必要的清洗、保养和灭菌,以备再次使用。

（6）定期检查工作尖是否磨损并及时更换。应避免工作尖掉落受损。

（7）术前详细检查确认手柄线完好无损,附件齐全;根据说明书进行维护;按设备供应商推荐的灭菌规范进行灭菌操作。

（8）术后须详细检查超声发生器电源线、接口、脚控开关是否完好无损。

## 十八、颌骨手术动力系统

颌骨动力系统（powered surgical system）是以电动或气动为动力源,用于各类正颌外科手术、颌骨骨折的内固定及肿瘤手术中的切骨、截骨的口腔颌面外科设备。颌骨动力系统主要包括各类骨钻和骨锯,其种类较多,结构略有差异,但功能和用途基本相同。

先进、高效的颌骨手术动力系统（powered surgical system）对于口腔颌面外科手术具有重要的意义。颌面部手术多在止血较困难的窄而深的腔隙中进行,切骨线复杂而精细。为了施行精确的骨切开术,保证手术操作的安全、准确和高质量实施,对颌骨专用手术动力系统有一系列特殊要求:如机头微型化、高强度机械能量输出和高切割效率、可施行三维空间方向的切骨操作、可配备冷光源等。

目前,较为成熟通用的颌骨动力系统,依其动力源划分为气动和电动两大类。近年来,出现了一种较新类型的超声颌骨手术动力系统,是采用电—超声换能技术、动力输出较小的一种骨科手术器械。相比传统的电动颌骨动力系统,其具有一些新的特点,如:无机头高速旋转运动,同时由于超声换能器的特性,可以对密度大、声阻抗高的骨骼输出较大功率,而对声阻抗低的软组织输出较小功率,所以在切割骨骼时,对周围的软组织尤其是神经和血管威胁小,可以降低操作风险;操作振幅小,握持力小,手柄易控制;避免了传统磨钻切削骨组织时由于摩擦而产生高温,不易产生焦痂等。在口腔颌面外科领域有一定的发展潜力。

1. 组成结构

颌骨动力系统
- 控制器
  - 电源、电子电路
  - 各种功能开关—脚控开关、速度调节手柄、指示灯、正反转控制开关等
- 电动机或气动马达
  - 单相串激式电动机:转动力大,转速可调节,由定子铁芯线圈、转子、碳刷及碳刷架、换向器、电动机罩壳
  - 无碳刷微型电动机:不需碳刷和换向器,消除了积碳和碳刷磨损微机控制使转速的显示更为简便和准确
- 机头:直机头、弯机头、反角机头
- 钻针:旋转切骨钻,渐细、圆柱和倒锥型,直径为1mm~3.2mm不等
- 圆钻:用于骨断端、骨嵴等的打磨,直径为1mm~5mm不等
- 锯片:往复锯、摇摆锯、矢状锯

2. 操作维护

（1）使用前应详阅随机说明书,并按要求操作。

（2）正确连接设备，接通电源。

（3）选择电/气动机旋转方，选择控制方式（手控或脚控），选择适宜转速。

（4）选择直机头、弯机头或反角机头，选择钻针或锯片，稳固安装。

（5）使用时用力均匀，应沿骨切割线均匀运动避免局部深入，且压力不宜过大。

（6）保持机头和电/气动机的清洁和干燥。

（7）使用前、后均应用润滑清洗剂清洗机头，以延长其使用寿命。

（8）防止机头碰撞或摔落。

（9）电动机不能加油。

## 十九、CAD/CAM 计算机辅助设计与制作系统

CAD/CAM（computer-aided design and manufacture）计算机辅助设计与制作系统既可在临床牙椅旁即刻完成所需的修复体设计和制作，也可在制作室完成相应修复体的设计和制作。加工的材料包括复合树脂材料、陶瓷材料和金属材料，主要用于嵌体、贴面、多面嵌体、全冠和简单固定桥的制作，也有报道可用于全口义齿的制作。随着科学技术的发展，CAD/CAM 制作系统也在不断改进完善，但其工作原理基本相同。

1. 组成结构

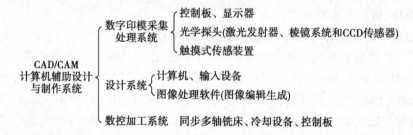

2. 操作维护

（1）插入钥匙软盘，接通电源启动系统。

（2）将光学探头置于预备体上一定位置，或用触摸式传感器按一定顺序，采集数据预备体印模，并于显示器上生成正确图像。采集印模如果不清楚，切勿进行下一步。

（3）人机对话在预备体图像上设计修复体的外形参考点，并最终生成修复体数据体。

（4）自动或人工选择加工块的材料、颜色和大小，置于加工单元并固定。启动加工。同步显示进度。

（5）完成后取出修复体并试戴。

（6）电源应稳定，有条件可配稳压器。

（7）设备安放牢固，光学探头切勿碰撞。

（8）光学探头每次使用后应消毒并用纤维纸擦净，以免影响印模质量。

（9）多次加工每次加工应间隔 5 分钟以上。

（10）冷却水应定期更换。加工刀具也应定期更换，更换时必须使用专门工具。

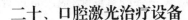

## 二十、口腔激光治疗设备

口腔激光治疗机(dental laser)是一种利用激光治疗口腔疾病的设备,主要用于去除龋坏、根管消毒、牙体脱敏、牙体倒凹的修整、牙周手术、口腔黏膜病治疗、颌面外科手术、颌面美容等。与传统的治疗方法相比,激光疗法具有操作方便、精确度高、易于消毒、对周围组织的损伤较轻、缩短手术时间、手术视野清晰、出血少或不出血、患者痛苦轻等特点。

用于口腔的激光治疗机种类较多,包括 He-Ne 激光治疗机、$CO_2$ 激光治疗机、Nd:YAG 激光治疗机、Er:YAG 激光治疗机以及半导体激光治疗机等。本节仅简要介绍脉冲 Nd:YAG (掺钕钇铝石榴石)激光治疗机和 Er:YAG(掺铒钇铝石榴石)激光治疗机。

### (一) 脉冲 Nd:YAG 激光治疗机

1. 组成结构

(1) 传统的脉冲 Nd:YAG 激光治疗机

脉冲Nd:YAG激光治疗机
- 脉冲激光电源:由储能电容器和配套电路组成
- 激光发生器
  - 激光工作物质—Nd:YAG晶体是激光工作物质,俗称激光棒
  - 泵浦灯—通常采用脉冲氙灯作为泵浦灯
  - 聚光腔、光学谐振腔、冷却系统等
- 指示光源:波长1064nm的Nd:YAG激光是红外光,不可见,需要有同光路指示的可见光,以确定Nd:YAG激光的作用位置及范围；通常采用He-Ne激光或红色的半导体激光作为指示光源
- 导光系统:将激光束导于需治疗的部位,一般采用石英光纤作为导光系统
- 控制与显示系统:由控制键或旋钮、表头及相关电路组成

(2) 计算机程序控制脉冲 Nd:YAG 激光治疗机:该种治疗机除了包含上述激光治疗机的部件之外,还具有能量闭环检测系统,故障诊断及显示系统,安全互锁及报警系统等。

1) 能量闭环检测系统:该系统由计算机控制单元、能量探测系统组成。其原理是从激光光路上取出激光强度信号,实时反馈给计算机中央处理器(CPU),计算机将反馈值和预置值进行比较,自动调整激光的输出,实现激光输出的自动补偿,使其输出状态和预置的显示状态一致,确保了显示值的真实性和激光功率的稳定性,使治疗剂量的可重复性和疗效的稳定性有了可靠的保证。

2) 故障诊断及显示系统:该种治疗机设置了多个故障检测点,计算机实时进行监测,如发现故障会自动进入故障程序给予处理,以故障代码的形式显示在窗口上,同时自动停机。

3) 安全连锁及报警系统:该种治疗机带有安全连锁装置,发现有安全问题时会自动停机,并发出警报。

2. 操作要点

使用前,操作人员必须先经过有关的操作及临床培训,认真阅读使用说明书,严格按照说明书的操作步骤操作。

(1) 传统的脉冲 Nd:YAG 激光治疗机

1) 接通电源,冷却系统启动(可听到水泵的工作声),启动预燃,氙灯处于预电离状态,相应的指示灯亮。

2) 根据需要调整电压和频率,由于该类设备没有能量检测系统,而激光能量又存在衰

减问题,无法进行自动补偿,故电压与激光脉冲能量的对应关系会经常变化,应经常进行标定修正。

3)按下"激光"键,指示灯亮。此时脚控开关处于有效状态,踏下时会有激光输出。

4)在操作时,不能随意调整面板上的旋钮。

(2)计算机程序控制脉冲 Nd:YAG 激光治疗机

1)接通电源,将开关旋至"开启"状态("I"),冷却系统启动,自动预燃。治疗机进行自动检测,一切确认正常后,进入待机(STANDBY)状态,窗口显示"0.00"瓦,待机指示灯亮。

2)根据需要,设置脉冲频率(PPS)和激光功率(POWER)至所需值。确认无误后按一下指示光(AIMING)键,将有红色指示光输出。

3)按一下准备(READY)键,治疗机进入激光准备发射状态。

4)将光纤末端对准患者待治疗的部位,用脚控开关控制治疗激光的输出,按照培训的方法进行照射治疗。

5)治疗完成后,按待机(STANDBY)键使治疗机进入待机状态,相应指示灯亮。再次使用时可重复上述操作步骤。

6)关机前,先按待机(STANDBY)键,然后将钥匙开关旋至断开("O")状态,切断电源,拔下电源钥匙。取下光纤,将 SMA 光纤插头套上防尘帽,将激光窗口的防护盖拧上,将仪器罩套在治疗机上。

3. 安全防护

(1)检查光纤,确认无破损,中间无断裂。

(2)治疗机的工作区或其防护包装的入口处,应挂上相应的警告标志。

(3)应防止意外的镜面反射。

(4)治疗时,操作者和患者都应带上激光防护镜,并让患者闭上眼睛。当有任何意外发生时,应立即按下急停开关。待查明情况处理完毕后,顺时针旋转此开关复位。

(5)每治疗一位患者,都应将光纤末端受污染部分用光纤刀去掉,并进行清洁及消毒处理,防止交叉感染。

(6)光纤末端是激光的最终输出窗口,严禁指向人(治疗部位除外),不工作时,使其出口光路低于人眼以下,避免误伤。

(7)功率及频率的组合设定,应严格按临床验证的数据进行,严格控制剂量,严禁超剂量操作。

(8)治疗间隔时间较长时,可将治疗机置于待机状态或关机。

(9)脚控开关是激光准备发射状态下唯一的控制开关,严禁误踏。

(10)一定要提高自我保护意识及对他人的保护意识。

4. 维护保养

(1)保持室内环境及治疗机的清洁,不用时将治疗机罩上。

(2)SMA 插头的光纤端面一定要保持洁净,不用时将防尘帽套上。该端面严禁触及他物。有污染时,用无水酒精按厂家培训的清理程序进行清理,严禁用嘴吹。

(3)注意光纤的使用与取放,严禁折断或人为拉断。保持自然松弛,轻取轻放。使用时,必须将 SMA 插头拧紧,以防被打坏。

（4）应经常检查机器内的冷却系统,一旦发现渗水或漏水,应及时维修。冷却水为去离子水,按厂家规定进行定期更换。

（5）注意保护电源线及脚控开关连接线,严禁碾、压,保持自然松弛状态。

（6）治疗机中有许多光学元件,应注意防震、防尘及防潮。

（7）长期停放时,每隔15天要开机1次,在待机状态下通电15分钟。

（8）检修周期为1年。

**（二）Er:YAG 激光治疗机**

掺铒钇铝石榴石(Erbium:Yttrium Aluminium Garnet,Er:YAG)激光治疗机的激光波长为2940nm,是红外不可见光,适用于对牙周、种植、根管等区域口腔软、硬组织疾病的治疗。

1. 组成结构

Er:YAG 激光治疗机和脉冲 Nd:YAG 激光治疗机均属于固体激光发生器,两者结构相似,Er:YAG 激光治疗机也是由脉冲激光电源、激光发生器、指示光源、导光系统及控制与显示系统组成。两者的不同之处主要有以下两方面：

（1）激光发生器不同:①两者的激光工作物质分别为 Er:YAG 和 Nd:YAG,激光波长分别为 2940nm 和 1064nm;②激光谐振腔和聚光腔分别针对波长为 2940nm 和 1064nm 的进行设计。

（2）导光系统不同:Er:YAG 激光治疗机目前的主要传输方式为:与激光发生器的连接部分为中空波导管,手机末端通过很小的一段光纤,激光先通过中空波导管,再经过末端的光导纤维输出到治疗区域;而脉冲 Nd:YAG 激光治疗机的激光传输完全由光纤来完成。

2. 工作原理

Er:YAG 激光治疗机和脉冲 Nd:YAG 激光治疗机的工作原理类似,产生激光的机制相同。在激光传输上,Er:YAG 激光通过激光发生器输出后,先通过中空波导管,在其内部管壁进行内反射,在末端通过聚焦耦合到输出光纤内,通过光纤的全内反射,传输到光纤末端输出治疗激光。波长为 2940nm 光在水的吸收峰上,极易被水强烈吸收,对软组织的作用深度浅,对健康组织损伤小,但凝血效果差。由于水的强烈吸收,会形成微爆破效应,产生机械力,从而实现对硬组织的剥离。

3. 操作要点

（1）插上电源。

（2）察看盛水装置,保证水量充足。

（3）选择正确的治疗手机,安装好。

（4）开启激光仪器。

（5）手机校正。

（6）选择治疗项目。

（7）设定所需能量、脉冲频率、冷却设置。

（8）选择治疗模式。

（9）医师和患者带上防护眼镜。

（10）手机对准治疗部位,踩下脚踏开启治疗。

4. 维护保养

（1）在治疗暂停时，手机应放置在手机支架上。

（2）只有在关闭装置时才可进行设备清洁以及保养。

（3）使用湿布立即清洁受污染部位。

（4）表面产生的残留物可使用中性、无研磨性的清洁剂清除。

（5）磨损的油漆（可从降低的光泽、暗淡不清的颜色清楚判断）应按照上述方法首先清洁，然后使用商品级油漆保养产品进行维护。使用不会脱毛的布涂抹油漆保养产品，并采用转圈动作涂抹。然后使用棉绒或布抛光，直到表面具有光泽。

（6）地板表面的质量必须符合 DIN 1055 Sheet 3 对结构承载能力的要求，耐压强度必须符合 DIN 18560 T1。

（7）运输时保持竖立箭头朝上、避免碰撞、防潮。

# 第四节　口腔 X 线影像设备

口腔医学图像成像装置的发展在现代医学中占有非常重要的地位，为疾病的诊断和治疗提供必要的参考依据。医学影像设备集中了当代多种科学领域的最新成果，已成为医院诊断水平现代化的重要标志。不仅可详细地观察分析体内脏器的结构，病灶位置大小、范围，而且还能进行功能性的判断。医学成像技术可分为 X 线成像、磁共振成像、超声成像、核素成像、红外线成像及内镜成像技术。这些成像技术已应用或逐渐被应用于口腔医学领域。为口腔医学事业的发展做出了贡献。本节主要介绍在口腔医疗工作中应用较多的 X 线成像技术。

## 一、牙科 X 线机

牙科 X 线机（dental X ray unit）简称牙片机，是拍摄牙及其周围组织 X 线片的设备。主要用于拍摄牙片、根尖片、咬颌片和咬翼片。

1. 组成结构

牙片机分为座式、壁挂式和附设于综合治疗台牙片机三种类型。牙片机的特点是体积小、安装简便、机头转动灵活、使用方便、选用固定阳极 X 线管、清晰度高等。

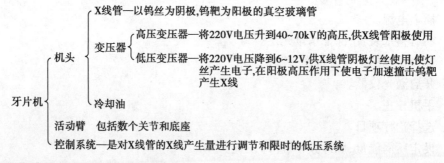

2. 操作维护

（1）合闸接通外电源。打开牙片机电源开关，绿色指示灯亮调节电源电压到所需数值。

（2）根据拍摄部位，在面板上选择曝光时间。

（3）按要求放好胶片，X线管对准投照部位后，开始曝光。

（4）曝光完毕，将机头复位，冲洗胶片。

（5）下班前，关闭牙片机电源开关，关闭外电源。

（6）X线管在使用时应有一定的间歇冷却时间，使球管散热，防止烧坏阳极靶面。

（7）使用牙片机时，应避免碰撞和震动。保持机器清洁、干燥。

（8）发现有异常现象，应立即停机检查，防止故障扩大。

（9）定期检查接地装置，防止漏电。

（10）定期校准管电流和管电压数值，调整各仪表的准确度。

（11）定期给活动开关部位加润滑油。

（12）定期全面检修，及时消除隐患，保证机器正常工作。

## 二、数字化牙科 X 线机

数字化牙科 X 线机（digtal dental X ray set）是由牙科 X 线机和电子计算机系统联合组成，分为有线连接和无线连接两种。数字图像技术的应用极大扩展了牙科 X 线片的诊断领域。

1. 组成结构

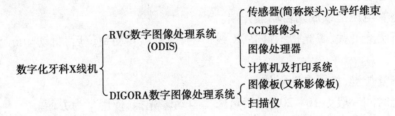

2. 操作维护

（1）接通外电源。打开数字图像系统和牙科 X 线机开关，使电压稳定在所需数值。

（2）根据拍摄部位，选择相应的曝光时间。

（3）将传感器或图像板放入配置的小塑料袋内，然后放入口腔内所需拍摄的部位，RVG 的图像直接在监视器上显示；DIGORA 则将图像板放入扫描仪中扫描及显示。

（4）在计算机上设定患者的编号或姓名、性别等所需资料，并及时储存。

（5）根据需要打印屏幕上的图像。

（6）拍摄完毕，关闭机器开关及外电源。

（7）每个患者都要更换套在传感器或图像板上的塑料袋，防止交叉感染。

（8）患者图像资料应及时存盘，以防停电或其他原因造成资料遗失。

（9）操作时应轻柔，避免传感器连接线的断裂或损坏。

（10）出现故障时，应及时停机检查或请专业人员维修。

（11）保持机器的清洁和干燥，定期检查。

## 三、口腔曲面体层 X 线机

口腔曲面体层 X 线机（dental orthopantomographic X ray unit）又称全景曲面体层 X 线机、全景 X 线机、曲面断层 X 线机，主要用于拍摄下颌骨、上下颌牙列、颞下颌关节、上颌窦等，增设有头颅固定仪,可作头影测量 X 线摄影,进行定位测量分析,确定治疗方案,观察矫治前后头颅和颌面部形态变化及其疗效。

1. 组成结构

口腔曲面体层X线机
- 机头—内装有X线管、高低压变压器和冷却油
- 电路系统—电源电路、控制电路、高压初级电路、灯丝变压器初级电路、高压次级电路及管电流测量电路和曝光量自动控制电路
- 控制台—为电路控制和操作部分,其面板上有电源电压表、时间/电压调节器、程序调节、机器复位和曝光开关键等
- 机械部分—头颅固定架、底盘、立柱、升降系统和头颅定位仪等

2. 操作维护

（1）拍摄口腔曲面体层 X 线片:首先应将主机上的曲面体层 X 线片与定位拍片选择钉卡到曲面体层 X 线片摄影位置上,然后将 X 线管窗口限域板换成条缝挡板。

1）接通电源,调整电源电压值到所需数值。

2）按下复位键,使机头复位,放好胶片。

3）调整患者头部的位置,摆好体位,

4）调整管电压值或放到自动曝光挡。

5）按下曝光开关,曝光指示灯亮,X 线产生,待机器转动到位后,自动切断曝光,曝光指示灯熄灭。

6）按下复位键,机器自动复位。

7）曝光时间一般为 16～20 秒钟,可选择自动曝光挡,使用更为方便。

（2）拍摄头颅定位片:将主机上的曲面体层 X 线片盒打开,按复位键使机头与头颅定位片位置一致,选择方形窗口。

1）接通电源,调整电源电压值。

2）调整机器高度,摆好患者体位,将耳塞放到患者外耳道内,眶点指针放到眶下缘最低点或鼻根点。

3）开始曝光。采用自动拍摄或手动拍摄。

（3）常规操作维护

1）接通电源,调整电源电压到所需数值或绿色指示灯亮。

2）选择曲面体层或定位限域挡板及选择钉,同时调整患者的体位。

3）在控制台上调整管电压和曝光时间或选择自动"Auto"挡。

4）曝光完毕,关闭电源。

5）使用时应预热,并有一定间歇时间。

6）防止碰撞 X 线管。

7）患者的手应握住扶手杆,防止夹伤手指。

8）保持机器表面洁净。检查活动部件,加油或固定等。

9）安全检查,主要检查接地装置。

10）保证机器水平位置,使其运行平稳。

11）保证双耳塞对位良好,发现错位及时调整。

## 四、数字化曲面体层 X 线机

数字化曲面体层 X 线机(digtal dental orthopantomography)与普通的曲面体层 X 机在工作原理上有一定的区别。数字化曲面体层 X 线机采用无胶片的摄影方式,图像直接在屏幕上显示,无需化学药水冲洗,成像快捷方便,同时扩大诊断范围和提高诊断能力。

1. 组成结构

(1) X 线机的结构:包括机头、电路系统、机械部分和控制部分。所不同的是没有片盒夹。

(2) 传感器当 X 线照射时,传感器接收来自 X 线的信号,通过 PC 自动储存。拍摄头颅测量片时,可通过插入遥控 X 线成像装置的专用数字式传感器而获得 X 线的图像。

(3) 计算机系统根据曲面体层和头颅测量片的不同要求,设定不同的界面,利用鼠标选择界面框实现各种功能。

2. 操作维护

(1) 接通外电源和打开机器开关。

(2) 调整电源电压到所需数值,根据患者情况选择曝光时间。

(3) 调整体位。拍摄曲面体层片时,患者上下前牙咬住定位板或颏部放在颏托板上,光标竖线正对矢状线,横线正对鼻翼-耳屏线。拍摄头颅测量片时,耳塞放入外耳道内,框针放在框下孔处。用头颅固定夹将头固定,然后进行曝光。曝光完毕,将机器电源关闭。

(4) 在屏幕上根据需要选择不同的界面框,用鼠标操作。可作图像放大、局部显示、骨密度测定、头颅定位测量等。

(5) 把图像储存在计算机内,以便其他相关科室调用。图像资料及时存盘,防止因停电或其他原因导致资料遗失。

(6) 操作完毕,关闭机器电源和外电源。

(7) 保持机器的清洁和干燥。

(8) 定期检查机器的各部件。

(9) 发生故障,及时请专业维修人员维修。

(10) 严格按照操作规程操作,避免违章操作以防损坏机器。

## 五、口腔颌面部 CT(CBCT)

锥形射线束计算机/立体体层(cone beam computed tomography,CBCT 或 cone beam volumetric tomography,CBVT,以下简称 CBCT),也称 3D CT 或口腔颌面部 CT,是近年来口腔影像领域最新的 X 线成像技术。这种成像技术在保证放射剂量接近数字化曲面体层成像的同时,带来比普通二维影像更多的信息,是口腔影像发展的新趋势。其影像更直观,可满足诊断中对目标空间定位的需求,结合种植计划软件及外科修复计划软件可进行术前计算机虚拟计划,提高了手术的准确度和安全性,也使整个治疗过程更加快捷、手术效果更加理想。

## 1. 组成结构

CBCT
- 数字化曲面体层X线机:球管、机械部分、电路系统、控制部分
- 数字化传感器 (图5-33)
  - 平板探测器
  - ——接收X线信号
  - 影像增强器
- 计算机系统
  - 影像重建工作站:重建三维影像
  - 影像数据存储服务器:专用影像处理软件进行影像的管理

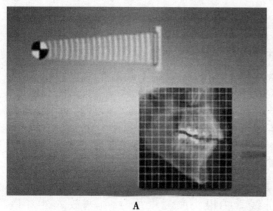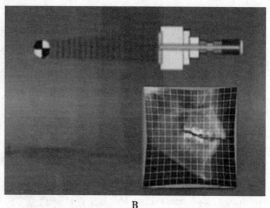

A        B

**图 5-33　平板探测器与影像增强器处理过程比较**
A. 平板探测器　B. 影像增强器

## 2. 操作维护

（1）使用人员培训,严格操作规程,避免违章操作以防止机器损坏。

（2）接通外部电源,打开 CBCT 机器电源,并启动影像重建工作站及影像数据存储服务器。

（3）启动影像数据存储服务器中对应程序,并输入患者信息。

（4）设定相应的投照程序,调整曝光参数(电压 kV 值、电流 mA 值)。

（5）患者入位,根据不同机型有站立、坐姿、卧姿三种拍照方式。患者入位后,根据激光束进行患者定位,与数字化曲面体层 X 线机成像相似。

（6）可选预拍程序,预先拍摄正位及侧位二维投影片各一张,然后通过电脑端点击准确的目标区域进行患者位置微调。

（7）曝光。

（8）电脑操作,重建三维影像,调整对比度亮度,寻找目标区域并重新切片。随后可进行测量及标注工作。

（9）导出 DICOM 影像至本地硬盘、CD 或 PACS 网络,启动专用软件(模块)进行三维图像的进一步应用。

（10）操作结束,保存影像,关闭所有机器电源及外部电源。

（11）保持机器的清洁和干燥。

（12）定期进行校准,影像增强器机型为每月一次,平板探测器机型为每年一次。

（13）影像资料定期备份,防止电脑系统问题导致的数据丢失。

（14）定期检查机器各部件。如发生故障,应及时请维修人员维修。

## 六、牙科 X 片洗片机

牙科 X 片洗片机(dental X-ray film processor)为冲洗牙科 X 线胶片的专用设备。X 线胶片洗片机主要分为三种类型:第一种是冲洗普通 X 胶片的洗片机;第二种是冲洗牙片专用洗片机;第三种是混合型洗片机,既能冲洗牙片又能冲洗曲面体层片和定位 X 线胶片;后两种称牙科 X 片洗片机。

1. 组成结构

牙科 X 片洗片机分机械部分和电器部分。机械部分包括齿轮和传动杆等;电器部分包括加热器、电动机和控制系统等。

2. 操作维护

（1）上班后接通电源,使药液加温。一般 10～15 分钟即可达到所需温度,然后机器自动恒温。

（2）打开自来水开关,使水洗部分形成循环水,有利于胶片的保存。在冲洗时机内水源自动打开,不冲洗胶片时自动关闭。

（3）使用前应先确定干燥温度、驱动时间、补液时间和药水温度等。干燥温度一般固定在中挡位置;驱动时间是驱动电动机转动进行的洗片时间,通常固定在 4 分钟;补液时间选择 10～15 秒钟即可;显影温度一般为 28℃或 30℃。

（4）在明室内将手伸入遮光罩,在罩内拆去牙片包装,取出牙片,将其放入输入口,传动系统自动启动,输片指示灯亮,胶片在传动杆带动下进入机内。

（5）该机分为手动和自动两种类型。使用自动时,在输入口处有光敏接收器,可在放入胶片时自动启动驱动电动机,直至胶片从输出口送出后自动停机;使用手动时,无论是否冲洗胶片,驱动电动机均在转动。无论自动或手动,在驱动电动机启动的同时,水源和烘干系统也开始工作。

（6）保证管道畅通,防止液体溢出,损坏电器元件。

（7）定期更换显、定影液,每 15 天更换 1 次,使用普通药液或快速药液均可。更换药液时,不能将定影液溅进显影液,避免产生化学反应。

（8）定期清洁,一是清除显、定影槽和水洗槽内的沉淀物;二是清洁传动杆上的沉积物,保证传动杆光滑,防止传动杆产生划痕。

（9）机器长时间使用,风机和电阻丝周围容易存积灰尘,应及时清除,以免影响胶片的干燥。

（10）定期检查接地装置,防止机器漏电。

**（万呼春）**

## 参 考 文 献

1. 张志君. 口腔设备学. 第 3 版. 成都:四川大学出版社,2008

2. Gelbier S: 125 years of developments in dentistry, 1880-2005. Part 3: Dental equipment and materials. British Dental Journal ,2005;199: 536-539

3. 闫冰，孙志辉，杨冬，等.口腔光固化机发展现状及应用安全分析.医疗卫生装备，2014，(5)：113-116
4. 张华林.智能超声波洁牙机的设计.单片机与嵌入式系统应用，2006，(2)：71-73
5. 刘红春.电阻抗仪在根龋早期诊断预防中的基础和应用研究.成都：四川大学，2005
6. 冯岩.定量光激发荧光技术在早期光滑面龋损诊断预防中的基础和应用研究.成都：四川大学，2007
7. 范伟.管长度电测法的原理及其临床应用.口腔材料器械杂志，202，(4)：27-29

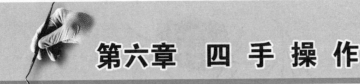

# 第六章 四手操作

## 第一节 四手操作理论简介

### 一、四手操作的概念

口腔四手操作技术是在世界工业技术不断发展及牙科设备、器械不断改革的情况下,为保护口腔医师、护士的体力及健康的前提下逐步发展完善起来的国际标准化牙科操作模式。早在1945年,美国牙医 Kil Pathoric 就曾提出"四手操作",但受当时经济形势及工业技术等限制未能付诸实践。50年代初,牙科设备及器械进行了改革,平卧位式的牙科综合治疗台、高速涡轮手机和强力吸引器的出现,明显地提高了口腔科医师的治疗效果及治疗时间。为了适应这种改革,1960年,美国牙科医师 Dr. Beach 提出 B. H. O. P with N. C. M(balanced home operating position with natural consistant movement),译为"平衡的家庭操作位",其主导思想是要求牙科医师在治疗患者时的姿势就像在家中坐着看书或编织毛线那样轻松自如,身体各个部位处于放松的状态。这一观点的提出,改变了牙科医师长期处于弯腰、扭颈的工作姿势,减少了牙科医师颈椎、腰背部疾病及精神上的疲劳,身体没有任何紧张和扭曲,既缩短了患者就诊及治疗的时间,又提高了工作效率及质量。1985年,在日本 HPI 研究所(Human Performance and Informatics Institute),Dr. Beach 在 B. H. O. P 的基础上提出了"pd"理论,"pd"意译为"固有感觉诱导",其原文为 proprioceptive derivation,即通过人体内部的平衡感觉及肌筋膜的本体感觉诱导,使人及其自身的行为和周围环境建立起自然的平衡状态,其核心观点为"以人为中心,以零为概念,以感觉为基础",凡是自然的健康的状态它都看作是零。"pd"操作原理是通过人的本体感觉诱导,使人体的各个部位处于最自然、最舒适的状态,在这种姿势与体位下进行精细操作,既保护了医护患免受不良姿势造成的身体损害又保证了医护人员的工作效率,使治疗达到最大的功效(图6-1)。经过长期临床实践,Dr. Beach 将这种由 pd 理论指导的牙科四手操作称为"pd performance",中文可译为 pd 操作。从而为口腔医护人员正确的操作姿势和体位提供了理论基础。口腔四手操作技术是指在口腔治疗的全过程中,医师、护士采取舒适的坐位,患者采取放松的平卧位,医护双手同时在治疗中完成各种操作,平稳而迅速地传递和交换器械、材料等治疗用物,从而提高工作效率及医疗护理质量(图6-2)。根据 Dr. Beach 在日本 HPI 研究所的研究,实施四手操作技术比未实施此项技术(图6-3)的牙科医师工作效率至少高1倍。口腔医师和护士在诊疗过程中,按 pd 理论原理,在自然闭眼状态下靠固有感觉诱导,通过反复测试,取最舒适、最轻松自如的姿势和体位,这种姿势和体位能长时间不感疲劳地进行精细操作。

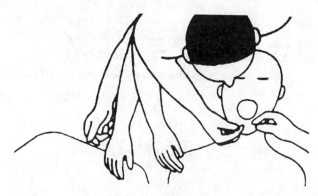

图 6-1　固有感觉诱导

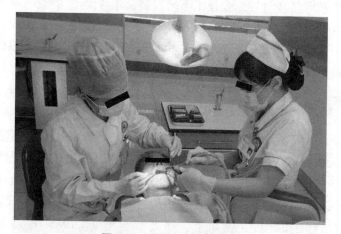

图 6-2　口腔四手操作技术

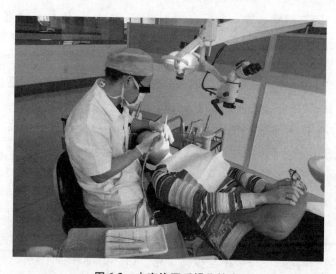

图 6-3　未实施四手操作技术

四手操作技术的优点：减少医护人员在精神和体力上的疲劳；充分有效地利用椅旁时间，缩短治疗时间，提升工作效率；充分发挥医护人员的技术优势，提高工作质量；提升患者治疗时的舒适度。

## 二、四手操作的基本要求

### （一）医护人员的素质要求

1. 仪表端庄大方，态度和蔼可亲；

2. 要求医护人员具有高度的责任心、同情心、爱心及全心全意为患者服务的精神；

3. 有不断钻研业务技术、不断创新的能力；

4. 掌握基础医学、口腔医学、护理学及四手操作知识；

5. 熟悉口腔常用仪器、设备、材料等的性能、正确的使用方法、操作注意事项及维护和保养知识。

### （二）环境及设备的要求

1. 诊室环境的要求

诊室环境应整洁、明亮、安全、舒适（图 6-4）。按照 pd 理论以"人"为中心的原理，要求有足够的诊疗空间，医护人员实施四手操作的空间约 9 平方米为宜，且通风良好，室内环境的温度应保持在 20～25℃，湿度应保持在 50%，才能确保四手操作能有效、顺利的开展。

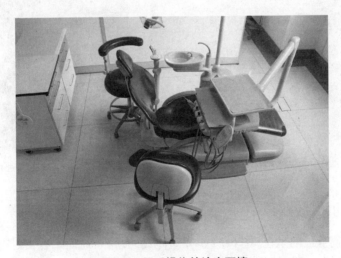

图 6-4 四手操作的诊室环境

2. 设备的要求

根据各口腔临床专科工作特点，实施口腔四手操作技术的设备基本配置为：高效多功能可调节型牙椅、医师治疗椅、护士治疗椅、器械柜、各类专科治疗仪器、洗手池、诊疗桌、信息化管理系统等。

### （三）人力资源配置的要求

在实施四手操作时，每台牙椅最低配置 1 名医师和 1 名护士，必要时，可配置多名护士或牙医助理,以便于信息化系统的规范应用及帮助传递各类牙科仪器和器械等。

## 第二节 四手操作的体位

### 一、医师的体位

医师采用平衡舒适的坐位(图6-5)。腓骨小头同坐骨结节的连线与地面平行,大腿上缘与地面呈 10°~15°角,小腿与地面垂直,脚掌着地。上臂与地面垂直,肘部放于胸廓两侧,前臂与地面平行置于胸前,双手持于心脏水平,手指放松呈睡眠时的状态。背部左右对称,两肩连线与地面呈水平。头部微向前倾,视线向下、两眼瞳孔的连线及眼角-耳屏线与地面平行。操作点位于胸骨中点位置或心脏位置,医师的眼与患者口腔距离约为 36~46cm,以能看清指纹的距离为准(图6-6)。

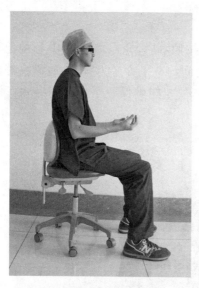

图 6-5 医师的体位

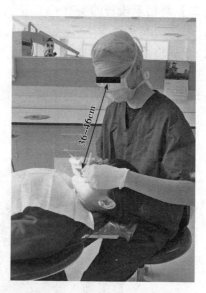

图 6-6 医师的眼与患者口腔的距离

### 二、护士的体位

护士采用平衡舒适的坐位(图6-7)。背部伸直,大腿与地面平行,双脚放于脚踏上。上臂与地面垂直,座椅扶手调至内下方,一前臂放于扶手上,另一前臂与地面平行置于胸前,手指自然放松。头部微向前倾,视线向下、两眼瞳孔的连线及眼角-耳屏线与地面平行。操作时,护士应面对医师,坐位比医师高 10~15cm(图6-8),眼与患者口腔距离约为 46~61cm(图6-9)。

178

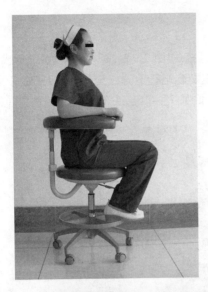

图6-7 护士的体位

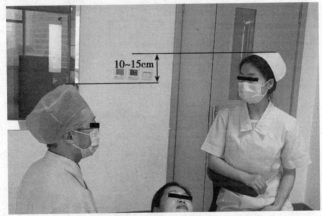

图6-8 护士坐位比医师高 10～15cm

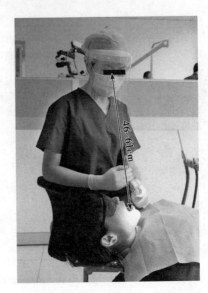

图6-9 护士的眼与患者口腔距离
46～61cm

### 三、患者的体位

患者采用平卧位(图6-10)。身体平躺于牙椅的中间位置,脊柱完全放松,腰背部与牙椅靠背紧密贴合,臀部位于牙椅坐垫的最低处,双腿贴合平行放置于坐垫上,双脚放于牙椅尾端,鼻尖、胸和膝呈一条直线。诊疗椅靠背呈水平或抬高 7°~15°,头部靠于头托内(图6-11)。操作

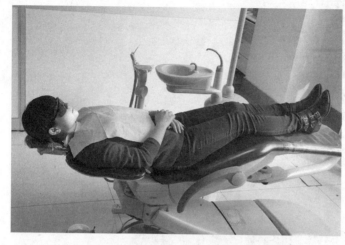

图 6-10　患者的体位

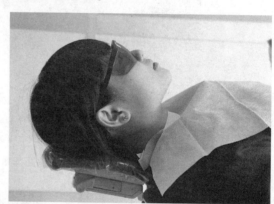

图 6-11　患者头部靠于头托内

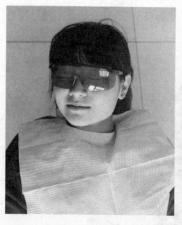
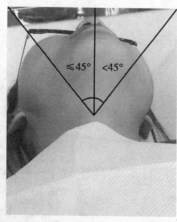
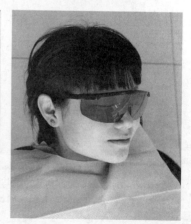

图 6-12　患者头部左右转动度不得超过 45°

时,患者的头部左右转动的角度分别不得超过 45°(图 6-12),头部前倾或后倾分别不得超过正 8°及负 25°(图 6-13)。

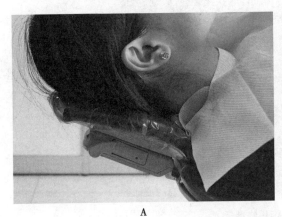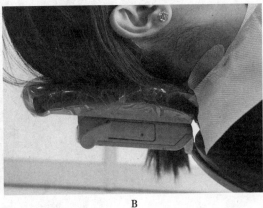

A  B

图 6-13 患者头部前倾或后倾要求
A. 前倾不得超过正 8° B. 后倾不得超过负 25°

# 第三节 四手操作的常规流程

## 一、操作前的准备工作

1. 用物的准备

(1) 常规用物准备:口腔检查器械(口镜、探针、镊子)、诊间消毒用物、纸巾等(图 6-14);

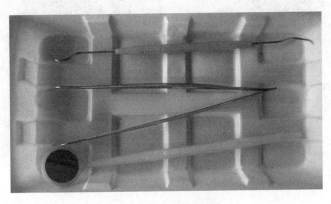

图 6-14 常规用物准备

(2) 治疗用物准备:根据患者的病情选择相应的治疗方法,准备相应的治疗用物。如:当龋病患者选择光固化复合树脂窝洞充填术时,应准备隔离材料(纱球、棉球、橡皮障等)、窝洞消毒材料、高低速手机、各型车针、各类充填器械、比色板或比色仪、光固化仪、楔子、成形片、咬合纸、光固化复合树脂、酸蚀及粘接材料、小棉棒、打磨抛光材料等

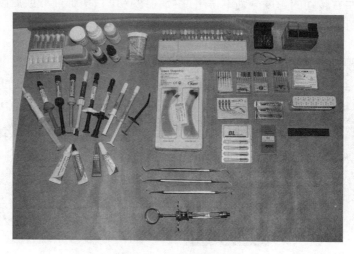

图 6-15　治疗用物准备

（图 6-15）。

2. 医护人员的准备

衣帽整洁，修剪指甲，洗手，戴好口罩、帽子及防护面罩，注意衣领的防护，必要时穿隔离防护衣（图 6-16）。

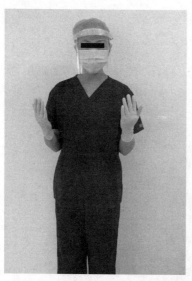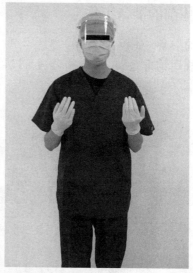

图 6-16　医护人员的准备

3. 患者的准备

（1）常规核查：核对患者的姓名、性别、年龄、牙位等。

（2）评估病情：评估患者的健康史、过敏史、口腔局部症状及口腔卫生习惯等，并作好相应的记录。

（3）心理护理：口腔患者大多具有对医院环境不熟悉，牙痛焦虑；对治疗方法的不确定性、对牙科器械和治疗的恐惧;担心治疗效果;关心治疗时间和费用等心理特点。医护人员应向患者告知当前口腔疾病的情况,治疗目的、方法;所需时间、费用;预期效果及治疗中可能出现的问题、并发症等,并耐心地听取患者的疑问,细致地解释以消除患者的焦虑心理,使其对治疗积极配合,达到治愈口腔疾病的目的。

(4) 签署知情同意书:根据《医疗机构管理条例实施细则》、《执业医师法》、《医疗事故处理条例》等法律法规的规定,患者就医时享有知情权和同意权。医师需告知患者的病情、将要进行的治疗方式、此次治疗及治疗后可能发生的并发症和风险、可能存在的其他治疗方法并且解答患者关于此次治疗的相关问题;患者对治疗方式知情同意、了解此次治疗及治疗后可能发生的并发症和风险、治疗后注意事项,认可医师的治疗方案,医患共同签署知情同意书。

## 二、接诊患者流程

(1) 接待患者上椅位(图 6-17);
(2) 给患者系胸巾(图 6-18);

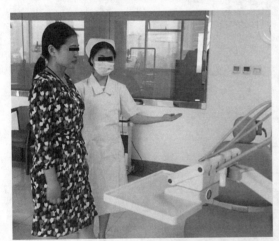
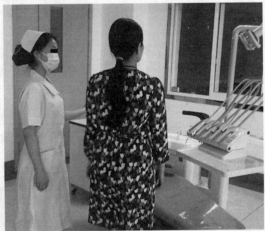
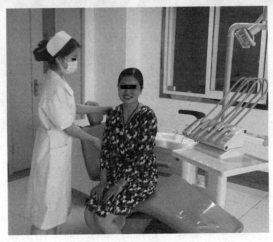

图 6-17 迎接患者上椅位

（3）给患者漱口（图6-19）；

（4）给患者戴眼罩（图6-20）；

（5）调节椅位至治疗位（图6-21）；

（6）调节头靠（图6-22）；

（7）调节光源（图6-23）；

（8）常规检查（图6-24）；

（9）根据病情确定治疗方案。

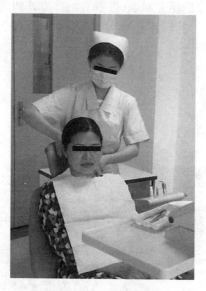

图6-18　给患者系胸巾

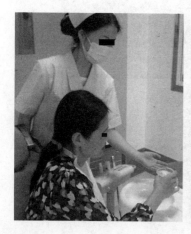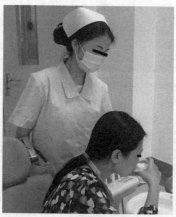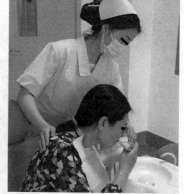

图6-19　给患者漱口

## 三、四手操作区域

在实施四手操作时，医师、护士有其各自的互不干扰的工作区域，以保证通畅的工作线路和默契配合。将医师、护士、患者的位置关系以患者的口腔为中心假想成一个时钟的钟

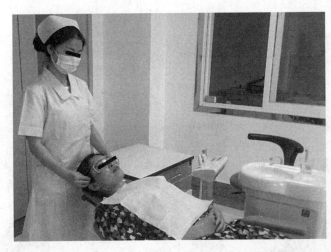

图 6-20　给患者戴眼罩

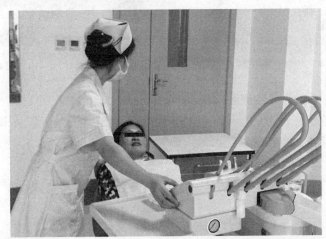

图 6-21　调节椅位至治疗位

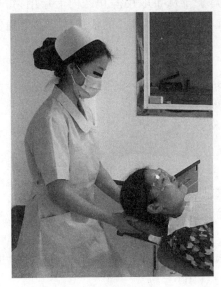

图 6-22　调节头靠

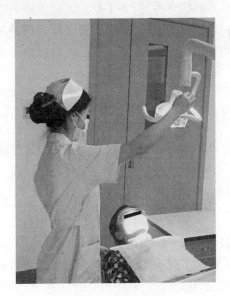

图 6-23　调节光源

面,可将四手操作区域分为四个时钟区(图 6-25)。

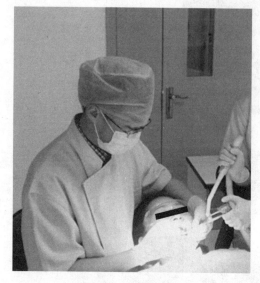

图 6-24 常规检查

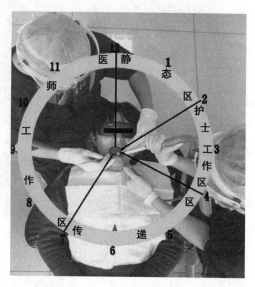

图 6-25 四手操作区域

### (一)医师工作区(operating zone)

在假想时钟的 7~12 点的区域为医师工作区,是医师从事口腔治疗操作的区域,医师根据患者的口腔情况在此区域内调整最佳的体位。

### (二)静止区(static zone)

在假想时钟的 12~2 点的区域为静止区,是放置治疗所需的器械、材料等用物的区域。

### (三)护士工作区(assisting zone)

在假想时钟的 2~4 点的区域为护士工作区,是护士从事取用静止区内治疗用物、吸唾等护理操作的区域,护士根据医师选择的体位在此区域内调整自己的最佳体位。为确保治疗顺畅进行,此区不能放置任何治疗物品。

### (四)传递区(transfer zone)

在假想时钟的 4~7 点的区域为传递区,是医护双方传递和交换器械、材料等治疗用物的区域。

## 四、器械的握持、传递和交换方法

### (一)器械的握持方法

常用的器械握持方法有握笔法、改良握笔法、掌握法、掌拇指法、抓持法和指套法。

(1)握笔法:器械握在拇指与示指之间,中指放在下面作支持,类似握钢笔的方法,是临床上最常用的器械握持方法(图 6-26)。

(2)改良握笔法:用拇指、示指、中指握持器械柄部,中指腹紧贴器械的颈部,示指的第二指关节弯曲,拇指、示指、中指构成一个三角形力点(图 6-27)。

(3)掌握法:器械握于手掌内,示指、中指、无名指和小指并拢扣住一侧器械柄,拇指扣

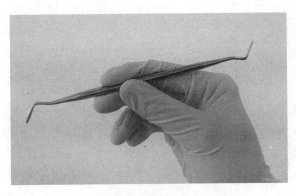

图 6-26  握笔法

住另一侧器械柄,利用拇指及鱼际肌和掌指关节活动来张开或合拢器械,常用于拔牙钳、橡皮障夹钳、技工钳等器械的握持(图6-28)。

(4) 掌拇指法:器械握于手掌内,四指紧绕器械柄,大拇指沿器械柄伸展作为支点,常用于牙铤、三用枪、强力吸引器、釉凿等器械的握持(图6-29)。

(5) 抓持法:用拇指、中指、无名指和小指握器械,示指沿器械柄伸展作为支点,常用于调拌刀等器械的握持(图6-30)。

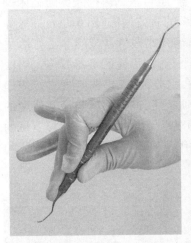

图 6-27  改良握笔法

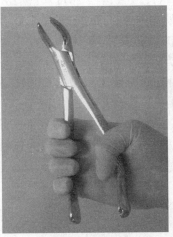

图 6-28  掌握法

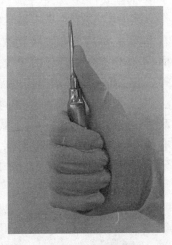

图 6-29  掌-拇指法

(6) 指套法:分为单指套法和两指套法。单指套法即拇指插入器械柄的环内,示指和中指夹持器械柄并将器械托起,常用于碧兰麻剂注射器等器械的握持(图6-31)。两指套法即拇指和无名指分别插入器械柄的两环内,中指放在无名指环上,示指压在器械轴节处作为支撑,常用于剪刀、针持等器械的握持(图6-32)。

(二) 器械的传递方法

在四手操作过程中,为维持医师正确

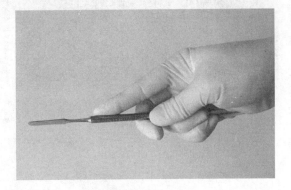

图 6-30  抓持法

的操作体位,充分利用治疗时间及提高工作质量,护士应协助医师选择并传递治疗所需的器械。器械传递是指在口腔治疗过程中,护士将器械传递给医师时,医师能快速接过器械,而不需要更换手指位置就能使用器械。器械传递的方法分为:单手传递法和双手传递法。单

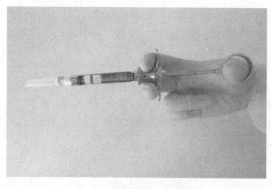

图 6-31　单指套法

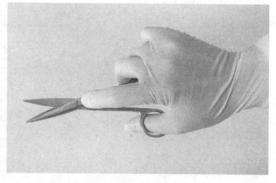

图 6-32　两指套法

手传递法是用于传递单支使用器械时的器械传递方法,它分为:单手握笔式直接传递法、单手掌-拇握式传递法、单手拳握式传递法、单手抓持式传递法等,也可根据医护人员的临床操作习惯拓展方法,临床上最常使用的器械传递法为单手握笔式直接传递法(图 6-33),即医师右手拇指、示指分开呈接器械的准备姿势,护士用左手以握笔方式握持器械的非工作端手柄,工作端指向治疗牙的牙位方向,器械柄与患者口角连线平行,在传递区将器械传递给医师。双手传递法是用于传递两支同时使用器械的传递方法,它分为:双手握笔式直接传递法、双手拳握式传递法等,也可根据医护人员的临床操作习惯拓展方法,临床上最常使用的双手器械传递法为双手握笔式直接传递法(图 6-34),即医师双手拇指、示指分开呈接器械的准备姿势,护士用双手以握笔方式分别握持两支器械的非工作端手柄,工作端指向治疗牙的牙位方向,在传递区将器械传递给医师。

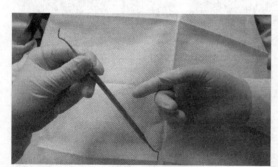

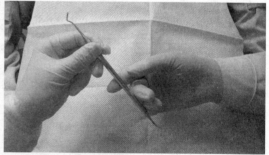

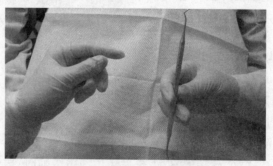

图 6-33　单手握笔式直接传递法

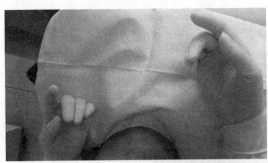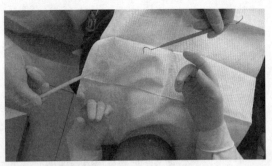

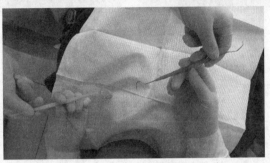

图6-34 双手握笔式直接传递法

传递过程中应注意:①器械传递时要求及时、准确、无误;②禁止在患者头面部传递器械,以确保患者安全;③器械传递的位置为患者的颏下至胸以上的区域。

（三）器械的交换方法

器械交换是指根据口腔治疗操作程序,当医师使用完一种器械,还需使用另一种器械时,前后两种器械要进行交换,它是口腔四手操作中医护双方互动交流的操作方法。器械交换的方法有单手器械交换法和双手器械交换法,单手器械交换法分为单手平行器械交换法、单手旋转器械交换法和单手拳握夹持式交换法等,也可根据医护人员的临床操作习惯拓展方法,临床上最常用的器械交换法为单手平行器械交换法(图6-35),即医师和护士将准备交换的两支器械放置于传递区内呈平行状态,护士以左手无名指或(和)小指接过使用后的器械,再以拇指、示指及中指递送备用器械给医师使用。双手器械交换法即护士用右手接过医师使用后的器械,并用左手传递备用器械给医师使用,常用于交换体积较大的器械或两支以上器械的交换,如拔牙器械、橡皮防水障器械等(图6-36)。在器械交换过程中应注意:①护

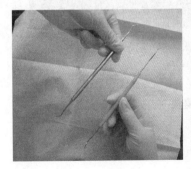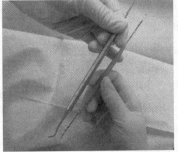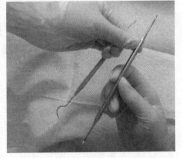

图6-35 单手平行器械交换法

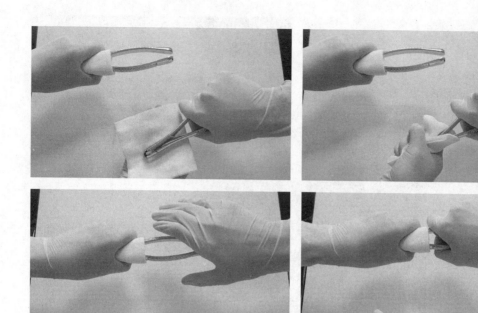

图 6-36　双手器械交换法

士应预先知晓医师需要使用什么器械,以便及时、准确地进行器械交换;②器械交换过程中,应确保器械交换顺利,无碰撞。

## 五、吸引器使用方法

吸引器是现代口腔四手操作过程中必备的工具之一,有助于保持手术视野的清晰,它既可以帮助牵拉口角以便充分暴露术区,又可及时吸净口腔内的水雾、粉末及唾液,保持治疗区域清楚、明晰。使用吸引器时,正确的操作方法是护士用右手握持吸引器,左手握持三用枪(图 6-37)。操作时应注意:①操作时,以不遮挡医师的视线、保持治疗区域清楚、明晰为原则;②吸引器吸头勿紧贴口内黏膜,以避免损伤黏膜和使管口封闭;③吸头切勿放于患者口内敏感区,如舌根、软腭、咽部等,以免引起患者恶心等不适反应。

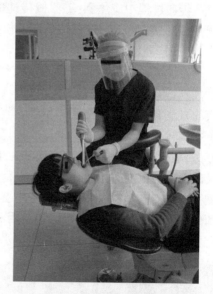

图 6-37　吸引器的使用方法

(赵佛容　李灏来　赵晓曦)

## 参 考 文 献

1. 麻健丰,潘乙怀. 口腔护理四手操作参考细则. 北京:科学出版社,2013
2. 李晓箐,张凌琳. 口腔医学临床前技能训练. 北京:人民卫生出版社,2013

3. Donna J. Phinney，Judy H. Halstead. Delmar's Dental Assisting：A Comprehensive Approach. 2nd Edition. New York：Delmar learning,2004

4. Betty Ladley Finkbeiner. Four-Handed Dentistry：A Handbook of Clinical Application and Ergonomic Concepts. London：Prentice Hall,2000

5. J. Ellis Paul. Manual for Four Handed Dentistry. Chicago：Quintessence Pub Co. 1980

6. 林自强. 牙科 pd 操作基础与临床. 上海：上海医科大学出版社,1993

7. Edward Wolfson. Four-Handed Dentistry for Dentists & Assistants. Saint Louis：C. V. Mosby Company,1974

# 第七章 口腔急救基本操作

## 第一节 心肺复苏流程及操作

### 一、基础生命支持

2010 年美国心脏协会修订的心肺复苏指南提出的生存链为:①早期识别与呼叫;②早期心肺复苏:强调胸外心脏按压,对未经培训的普通目击者,鼓励急救人员电话指导下仅做胸外按压的心肺复苏;③早期除颤:如有指征应快速除颤;④有效的高级生命支持;⑤完整的心脏骤停后处理。其中前 3 步为心肺复苏的第一阶段:基础生命支持(basic life support,BLS),需要所有医务人员掌握,也推荐公众掌握。

#### (一) 基础生命支持简易流程(图 7-1)

在该流程图中的急救系统即急救医疗系统(emergency medical service system,EMSS),是指在紧急情况下该区域能提供的合适的急救人员、器械和设备,通常在医院范围,应有组织急救的医师及相应护理人员(4~6 人),设备应包括抢救车(内备有急救药物、球囊面罩和气管插管用具)、监护仪及除颤仪。

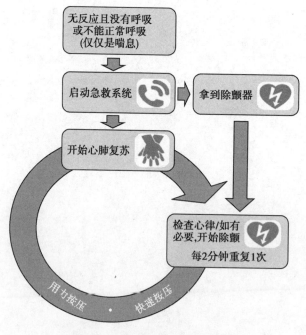

图 7-1 基础生命支持简易流程

（二）具体操作

通常将 BLS 的步骤总结为 CABD，即胸外心脏按压（chest compression），开放气道（airway），人工呼吸（breath）和电除颤（defibrillation），这是操作的重要步骤。具体流程如下：

1. 判断意识

拍肩、呼叫，证实患者意识丧失。

2. 摆放体位

若患者非仰卧位，可整体翻转，头、颈、身体同轴转动为仰卧位后才能观察呼吸。将患者置于硬床板上或地面（图7-2）。

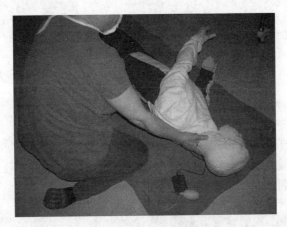

图7-2　整体翻转

3. 检查呼吸

观察患者胸部起伏 5～10 秒，是否没有呼吸或不能正常呼吸。

4. 呼救/启动急救系统

"来人啊！""推抢救车！""除颤仪！"

5. 检查循环

成人检查是否有颈动脉搏动，用右手中指和示指从气管正中环状软骨划向近侧颈动脉搏动处（图7-3）；幼儿可检查上臂内侧中间部位肱动脉搏动，5～10 秒。

6. 快速松解上衣及裤带

7. 胸外心脏按压

两乳头连线中点（胸骨中下 1/3 处），用左手掌跟紧贴患者的胸部，两手重叠，左手五指翘起，双臂伸直垂直于患者（图7-4），用上身力量用力按压 30 次（按压频率至少 100 次/分，按压深度至少 5cm，每次按压后胸廓完全弹回，保证松开与压下的时间基本相等）。高质量的胸外心脏按压是抢救成功的关键因素。

8. 开放气道

仰头抬颏法：一手掌压前额，另一手中示指向上向前抬高下颌，两手合力头后仰（图7-5）。观察口腔有无异物，有异物立即取出，5～10 秒。

9. 人工呼吸

193

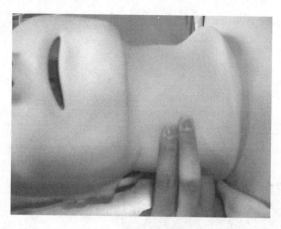

图 7-3　检查颈动脉搏动

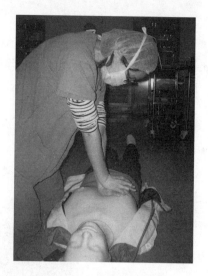

图 7-4　胸外心脏按压

应用简易呼吸器,一手以"E-C"手法固定,一手挤压简易呼吸器,每次送气 400～600ml,频率 10～12 次/分(具体见"球囊面罩通气"章节)。

10. 持续 2 分钟的高效率的 CPR

成人与儿童以心脏按压:人工呼吸=30:2的比例进行,不论单人还是双人操作(图7-6),操作 5 个周期(心脏按压开始送气结束)。

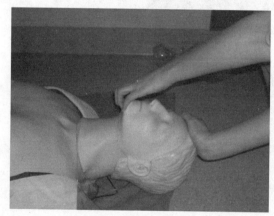

图 7-5　仰头抬颏法

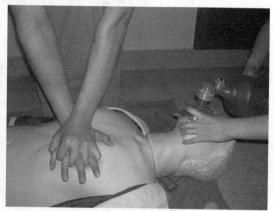

图 7-6　双人操作 CPR

11. 判断复苏是否有效

每 5 个循环即可检查,观察有否呼吸动度,同时触摸是否有颈动脉博动。

12. 除颤

在 CPR 过程中,除颤仪随到随除(具体见"电除颤"章节)。

## 二、电除颤

室性心动过速在非外伤性心跳停止中非常普遍,早期去颤是决定患者存活与否的重要因素,去颤每拖延 1 分钟,生存的希望降低 10%,去颤越早越好,因此电除颤在心肺复苏中的重要性可见一斑。

电除颤仪(图 7-7)分单相波与双相波两种,可在能量键上看出区别,单相波除颤仪最大能量为 360J,双相波为 200J。

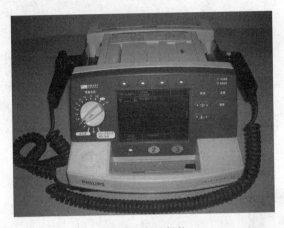

图 7-7　电除颤仪

**（一）准备**

1. 除颤仪应经常充电,保证能随到随用。

2. 导电胶或盐水纱布。

**（二）操作步骤**

1. 能量选择

成人双相波除颤仪 150～200J,单相波除颤仪 200～360J;小儿 2～4J/kg 起,最大可 10J/kg。

2. 充电

涂导电胶或用盐水纱布,按 CHARGE 键充电,可单人或双人操作,单人操作可按心尖电极手柄上充电按键(图 7-8),双人操作可一人持电极,一人按除颤仪上充电按键(图 7-9)。

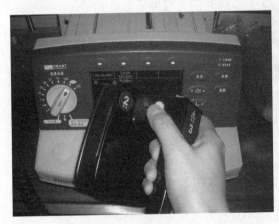

图 7-8　电极手柄上的充电按键

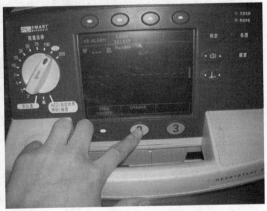

图 7-9　除颤仪上的充电按键

3. 放电

充电完成后将电极用力按压在患者心尖部位和胸骨右侧锁骨下部位(图 7-10),确定所有人未与患者直接、间接接触后(高喊"让开!"),按 SHOCK 键除颤,可单人或双人操作,单人操作可双手同时按压电极手柄的放电按钮(图 7-11),双人操作时一人用力按压放置电极,一人按除颤仪上放电按键(图 7-12)。电极手握处标识有放置部位,标"心尖"或"APEX"的电极置于心尖部位,标"胸骨"或"STERNUM"的电极置于胸骨右侧锁骨下位置。

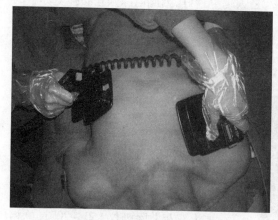

图 7-10　除颤电极放置位置

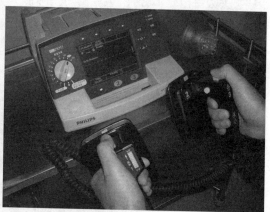

图 7-11　电极手柄的放电按钮

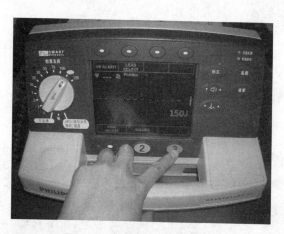

图 7-12　除颤仪上的放电按键

### （三）注意事项

1. 患者若胸毛浓密，用力按压电极使其与患者皮肤接触良好，如效果不佳则尽快除去胸毛。

2. 患者若身上被水湿透，则将患者转移至尽可能干燥处，快速为其擦干（为节约时间大概擦干即可）。

3. 患者在放置自动体外除颤器电极片的部位有药物贴剂或其他物品，应尽量除去。

4. 心肺复苏时，电除颤后立即胸外心脏按压。

## 三、球囊面罩通气

在建立高级气道以前，球囊面罩通气是最常用的方法，以解决无呼吸及不能正常呼吸患者的呼吸问题。在所有抢救推车内都可以找到球囊面罩（图 7-13）。

### （一）球囊面罩的结构

如名称所示，球囊面罩既是由球囊与面罩组成，根据患者的体量大小可选择与之相适应型号的球囊面罩（图 7-14）。

1. 面罩

呈水滴形，尖的一端置于鼻根处。通过充气阀可将面罩适当充气。通气时选择合适的面罩将患者的口鼻部完全覆盖。

2. 球囊

由一自动充气皮囊和单向开放的活瓣组成，通过对球囊的挤压和活瓣的开关作用可提供正压通气，使肺充分膨胀，呼气时由于单向活瓣不开放，呼出气体由出气阀排出，避免重复

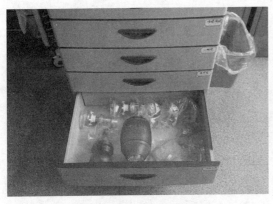

图 7-13 球囊面罩

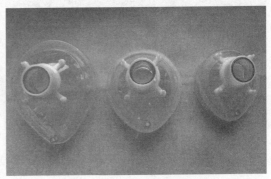

图 7-14 不同型号的面罩

吸入(图 7-15)。

在有氧源提供的场所使用球囊面罩时可在球囊后端接氧气管与储氧袋(图 7-16),无氧供时不可接储氧袋,会导致新鲜气体不足。

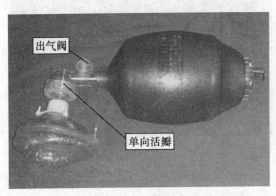

图 7-15 球囊的构造

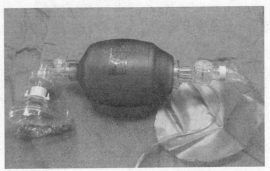

图 7-16 接氧气管与储氧袋的球囊

（二）球囊面罩的使用

1. 选择合适大小的球囊面罩相连接,确认连接紧密。球囊面罩均为标准的 15mm/22mm 接口。

2. 实施通气者最好位于患者的头顶侧。

3. 排除禁忌的情况下,用推头抬下颌或垫高肩部的方法开放气道。

4. 一手用 E-C 姿势将面罩紧密扣于患者面部,另一手挤压球囊(图 7-17),以见到患者胸廓起伏为有效通气的标准。一手的中指、无名指、小指置于患者下颌部提下颌("E"字),示指和拇指置于面罩接口前后将面罩压向面部("C"字),两组手指同时用力,将面罩紧密扣于患者面部,使其不漏气,即 E-C 技术(图 7-18)。通气频率等具体要求见第一节。

如有双人操作,一人双手 E-C 手法持面罩,保持气道开放,一人用双手挤压球囊,通气效果则更好(图 7-19)。

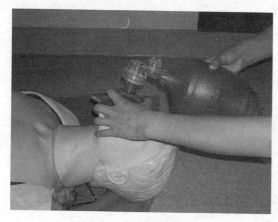

**图 7-17　球囊面罩的使用**

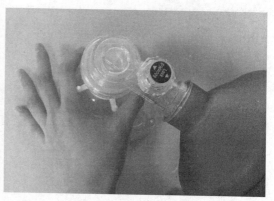

**图 7-18　E-C 技术**

### （三）优缺点

**1. 优点**

无创且操作简便，实施者稍加训练即可掌握。

**2. 缺点**

面罩与面部难以保证良好密封；潮气量难以准确控制，可能过度通气或通气不足；胃胀气致膈肌上抬，限制肺的活动，还可致反流、误吸和肺炎。

## 四、气管内插管

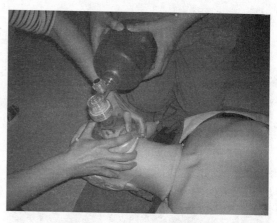

**图 7-19　双人操作球囊面罩**

气管内插管是最常见的人工建立气道，在急救中主要用于面罩通气不能解决的通气问题及避免面罩通气的不足。本节主要讲述成人经口气管内插管术。

### （一）准备

**1. 气管导管**

气管导管型号众多（图 7-20），选择大小合适的导管（成人男女均可用 7.5 号经口气管导管），向气囊充气检查气囊有否破损，检查完毕后将气囊内空气抽尽，以便于插管。

**2. 喉镜**

选择合适大小的喉镜片（图 7-21）与镜柄连接，检查光源是否正常（图 7-22）。

**3. 其他**

注射器用于向气囊充气；胶布用于固定气管导管；牙垫可防止患者将导管咬闭；还可准备润滑剂润滑导管。

### （二）插管

**1. 体位**

开放气道体位（颈椎伤患者除外）。

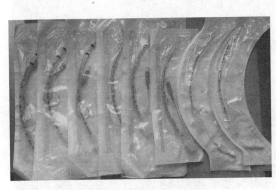

图 7-20 经口气管导管

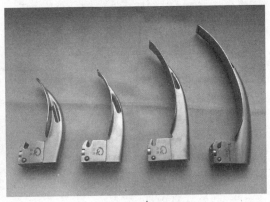

图 7-21 喉镜片

2. 暴露声门

打开喉镜,操作者用右手拨开患者口唇及上下齿(图 7-23),左手握喉镜柄,将喉镜送入患者口腔的右侧向左推开舌体后居中,以避免舌体阻挡视线(图 7-24)。沿中线推进,暴露患者的腭垂(第一解剖标志,图 7-25),再循咽部自然弧度推镜片,使其顶端抵达舌根,即可见到

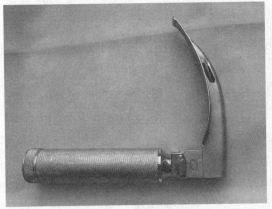

图 7-22 连接后的喉镜

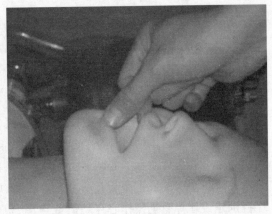

图 7-23 开放口腔

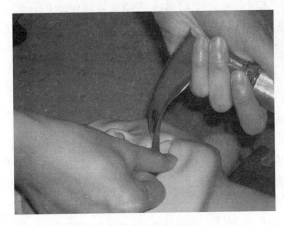

图 7-24 放置喉镜

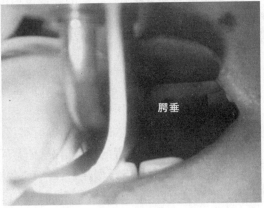

腭垂

图 7-25 暴露腭垂

199

咽和会厌(第二解剖标志),行至会厌和舌根之间,左手上提,挑起会厌,暴露声门。

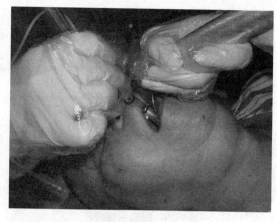

图7-26　置入气管导管

3. 插入气管导管　操作者用右手以握毛笔状持气管导管从口腔的右侧进入,将导管前端沿着喉镜气管槽插入口腔(图7-26),对准声门后,轻旋导管进入气管内,直至套囊完全进入声门。导管深度距门齿成人男性为 22～24cm,女性为20～22cm。

4. 确认导管位置

通常,人工通气时,可见双侧胸廓对称起伏,听诊双肺可听到有清晰的肺泡呼吸音即可确认位置正确。

5. 气囊充气

气囊内的气体量一般为 3～5ml,人工通气时未听见明显的漏气声即可。

6. 固定导管

用胶布将牙垫和气管导管固定于面颊。

# 第二节　口腔门诊治疗常见急症与处理

在口腔门诊的治疗过程中,可能会突发一些危及患者生命而需要紧急医学处理的急症。急症类型多种多样,几乎涵盖人体每一个系统,包括晕厥、体位性低血压、高血压、低血糖、心绞痛、心肌梗死、过度通气、哮喘发作、癫痫发作、脑血管意外、药物过敏、药物中毒等,其中大约四分之一的医疗急症与心脑血管系统相关。实际上,这些急症在日常生活中也时有发生,只是在口腔诊所的发生率会有所上升。因为,口腔诊所的特殊紧张氛围,人们普遍对牙科治疗特别是拔牙等有创操作心存恐惧或焦虑,机体对令人紧张的环境所产生的应激反应容易诱发出各种不适症状。这些急症多半发生在口腔治疗实施后,最常见于局部麻醉药物注射之后,但也可能发生在治疗之前的候诊过程中,还可以发生在即将或已经离开诊室之时。需要指出的是,这些在口腔诊室发生的医疗急症,不仅仅只发生在接受治疗的患者身上,陪伴患者的家属或者医护人员也可能发生。因此,作为一名合格的口腔医务工作者,不能将自己定位在一个牙科医师层面,心里和眼里只有牙和牙科疾病的概念,而必须明确自己首先是一名医师,应该也必须具备常见医疗急症的基本诊断能力和应急处理技能,方能有效预防和正确处理在诊室里发生的医疗急症。

有些急症在采取有效的预防措施时有可能能够避免,如药物的过量引起的中毒反应,只要操作者准确评估了患者的基本情况,熟悉所使用药物的代谢途径特点,局麻注射时不要将局麻药注入血管,并注意缓慢注射,一般来说就能够防止药物血药浓度短时间内上升过快而中毒。然而,即使采取了充分的预防措施,也不能避免临床上发生的大多数急症完全不发生。作为口腔专科医师,在口腔诊室处理医疗突发事件时,要记住常规的急救处理程序,即

PABCD。首先使患者身体处于一个正确的体位 P(position);然后评估和管理患者的气道 A(airway),确保其上下呼吸道气道通畅;检查患者的呼吸 B(breathing),判断呼吸的有无,有自主呼吸时呼吸的状态是否正常;确认患者的血液循环系统 C(circulation),以及及时做出相应的应急处理 D(definitive treatment),应急处理包括在诊断及鉴别诊断的基础上,应用适当的药物或器进行械辅助治疗。经过正确处理后大部分突发紧急情况能够得到康复或有效缓解,极少数严重情况需要将患者转送至有条件的大型综合医院继续治疗,当然,也有极个别的医疗紧急情况会在短时间内发展成一场不可挽回的悲剧。在本章节接下来的内容中,将简要阐述口腔诊室里经常会发生的几个医学急症及其应急处理,包括晕厥、药物的过敏反应、局麻药物的中毒、过度换气与气道异物梗阻五种情况。

## 一、晕厥

晕厥属于意识丧失的一种,特指突然发生的短暂的意识丧失,通常是由于一过性的大脑缺血引起。据文献报道,晕厥的发生数量大约占全部口腔诊室医学急症发生总例数的一半左右。尽管任何口腔治疗,例如补牙、拔牙、义齿修复等操作过程中都有可能会引起患者发生晕厥,但总体来说还是常见于拔牙和其他外科操作过程中,最常见于局部麻醉注射时。这是因为一般患者对于侵袭性操作如药物注射及拔牙心存恐惧。值得提醒的是,患者发生晕厥的时间点既可以是坐在牙椅上开始治疗时、治疗中、治疗后,也可以是患者第一次走进口腔诊室的时候。晕厥一般是良性的,患者的意识将在其脑血流灌溉量恢复正常时得以恢复。前提条件是患者要得到正确的处理。

1. 病因

一般来说,在口腔诊室里导致患者发生晕厥的原因可以归纳为两个方面。第一个方面与患者的精神心理因素直接相关,例如,对牙科治疗有恐惧和焦虑的人在进入诊室封闭且有压迫感的小环境的时候、对于肿瘤患者不能接受一个得到最终确诊的"恶性肿瘤"的"坏消息"的时候。另外引发患者不适的身心体验,如未告知患者的注射痛或者操作中局麻效果欠佳疼痛控制不良出现的始料未及的疼痛,还有少部分患者看见血(即生活用语"晕血")和手术器械等等。第二是非精神因素方面,而是各种原因导致的机体不适应。包括患者的体位不恰当,例如患者如果常时间处于一个端坐位或站立姿势,这种体位会使血液在机体外周聚集,随着事件的推移,将导致脑血流量下降,一旦脑组织的血流灌注水平不足以保持意识清醒状态,晕厥随之发生;另外,也包括由于早晨空腹、节食或少餐引起的大脑血糖供应不足,即低血糖;还包括患者的体质差或过度劳累,就诊前熬夜等。虽然任何人任何年龄阶段都可发生晕厥,但文献报道发生晕厥的人群以 16~35 岁的男性居多。

2. 预防

理论上,针对上述可能导致晕厥发生的两个方面的多个因素采取有效的预防措施应该可以阻止晕厥的发生。但需要提醒的是,在临床实际工作中即使预防措施做得再充分,也没法保障晕厥的彻底不发生。尽管存在"防不胜防"的现实,我们还是应该努力消除那些容易诱发晕厥发生的因素。例如,所有患者不应该在空腹的情况下进行治疗以防止低血糖的状况出现,操作前要评估患者的健康状况,对患者所表现出来的紧张与焦虑程度也要进行评估,尤其对患有全身性疾病的患者行口腔治疗时要更谨慎。有创操作前要与患者进行充分的交流,告知治疗程序和治疗过程中可能出现的不适,治疗过程中应仔细观察患者的情绪变化,及时处理患者出现的焦虑和恐惧。对于那些过度紧张的患者,在应该考虑更改治疗方案,例如采用笑气镇静、静脉镇静的方法或者全麻的方法控制焦虑再实施口腔治疗计划。而采用一个合适的体位也常常是有效的。例如,让患者以仰卧位或半仰卧位在牙椅上进行口腔治疗,可避免很多晕厥发生的可能性。如果口腔治疗需要端坐位,可在注射完局部麻药后,再改变患者的体位。

3. 临床表现

在医疗环境中,患者晕厥的临床表现一般在特定刺激后会在短时间内快速呈现出来,通常情况下,他们在失去意识之前都有较短但也足够的反应时间来坐下或躺下,这就不至于身体突然摔倒继发机体的二次外伤。刚开始时,患者的颈部和面部发热、皮肤苍白、从额头开始的全身冒冷汗。患者自我感觉差、乏力虚脱,部分患者会有恶心想吐的反应。生命体征也发生变化,虽然此时血压仍处于正常临界值附近,但心率明显加快。随着时间的推移,患者的瞳孔会开始扩大,出现打哈欠的动作,同时呼吸会增强,触摸其手脚能感觉到皮肤冰凉。接着,随着血压的下降、心率由快转慢并在意识丧失前急剧下降,心率可减至每分钟50次以下。血压仍旧会很低,通常很难测到,且脉搏细弱。患者出现视力模糊和头晕,随之意识的丧失发生晕厥。这时患者的呼吸首先变得不规律、急促,然后变浅变平静以致几乎感觉不到呼吸。

针对晕厥,有两点值得特别提醒:其一,如果将患者置于适当的体位并且得到及时正确的处理后,意识在5分钟内还没有恢复,或者患者意识有好转但在15~20分钟内还没有完全恢复,就应该开始考虑是否是其他原因导致了意识丧失;其二,发生晕厥的患者在恢复后的几小时内一旦突然坐起或站立,可能再次发生晕厥。

4. 处理方法

临床任何操作过程中,医师和护理人员都需要密切观察患者,要重视患者所表述或表现出来的任何不适。一旦发现患者出现晕厥发作前期的症状和体征,应立即停止正在进行的口腔治疗,并将患者置于仰卧位,如果处理及时该体位常能终止晕厥的发生。很多情况下都是操作者忽略患者的不适感,也没有采取上述的果断措施而失去阻断晕厥发生的可能时机。在给予患者正确体位后通过鼻导管或者呼吸面罩给氧,迅速对患者进行评估,同时确保气道开放,评估循环状况,一定要能触摸到颈动脉的细弱搏动。解开患者的领带、衣领以及腰带。对血压、心率、呼吸频率等生命体征进行监测、记录,使用诸如氨水类的挥发性刺激剂。通常情况下,患者晕厥时能保持自主呼吸。将患者置于正确的体位并建立开放的气道常会使患者意识迅速恢复。

当患者意识恢复后,医师应与其充分沟通决定是否按计划继续口腔操作。只有患者和医师双方都感到满意可行时再开始实施。也就是说如果任何一方有疑问和担心,都应该推迟此次治疗。病例中应该记录好患者晕厥发生和救治的整个过程,以便以后再次就诊时作为参考。患者离开医院或者诊所诊室回家时,一般需要有家属或朋友陪伴,除非康复得十分彻底,最好不要自己驾车。

## 二、药物的过敏反应

过敏反应是指机体受同一抗原物质再次刺激后产生的一种异常或病理性免疫反应。过敏性疾病的发病率大约占人口的20%，没有明显的好发年龄段或性别倾向，但有明显的遗传性倾向。如果开展一项调查，我们的口腔医务工作者在临床诊疗过程中最害怕哪个词语？"过敏"这个词肯定是首当其冲。因为"过敏"的发生防不胜防，没有可预见性，关键是有些严重的过敏反应还会导致严重后果。而我们常规使用的很多药物都可能引起过敏反应，在西方国家还有很多人对佩戴的乳胶手套过敏，这种过敏症可发生在医师、护士、患者，以及其他相关工作人员身上，有一组报道称这类型居然占到所有外科手术时发生过敏症的17%。

过敏反应的临床表现差别很大，轻微的过敏会在接触过敏原后48小时才出现症状，甚至不必做任何处理就会痊愈，但严重的过敏可能会在接触过敏原后的几秒内发生而且威胁生命。对临床医师和护士来说，尽管需要重视所有的过敏现象，但是发生在口腔诊室中的主要是其中的Ⅰ型和Ⅳ型过敏反应。Ⅰ型过敏反应，又称速发型过敏反应，是在口腔诊室最常见的危及生命的紧急情况。Ⅳ型过敏反应，又称迟发型过敏反应，在临床上以接触性皮炎为代表，很多口腔诊室工作人员有这种过敏史。因为迟发型过敏反应一般不会引起危及生命的紧急状况，本节内容主要讨论Ⅰ型过敏反应的紧急处理。

1. 过敏原

引起过敏反应的物质，叫做过敏原。大多数能与IgE和IgG抗体发生反应的过敏原是蛋白质，它们通常带有碳氢侧链，但是在某些情况下单纯碳水化合物也可以作为过敏原。在接触性过敏性皮炎的病例中典型的过敏原是小分子的化学物质，如：铬、镍和甲醛，它们可以与T细胞发生反应。在临床上，虽然每一种药物均有可能引发过敏反应，但是其中某些药物的确要比其他药物更容易引起。有文献报道70%的过敏反应与巴比妥类、青霉素类、甲丙氨酯、可待因和噻嗪类利尿药有关。在过敏导致死亡的药物中最常见的是青霉素。可以导致过敏死亡的药物还包括一些医师常规使用的药物，如阿司匹林和其他非甾体类抗炎药等。

口腔诊疗过程中应用最多的药物是局麻药物。局麻药物的不良反应尽管少见，但也偶有发生。绝大部分的不良反应不是药物所导致的过敏，而是药物本身的直接作用所致。局麻药物的过敏表现较为多样，从过敏性皮炎到典型的支气管痉挛，甚至是致命性的全身过敏反应都可能出现。目前市场上以普鲁卡因为代表的酯类局麻药已经基本淘汰，广泛使用的是以利多卡因为代表的酰胺类局麻药。对酰胺类局麻药的过敏反应尽管很少见，但还是偶有发生，患者可能不是对利多卡因之类的局麻药物本身过敏，而是对局麻药注射液当中的某种成分过敏，其中可能导致过敏的成分主要是对羟基苯甲酸甲酯和亚硫酸钠。

其他制剂，例如丙烯酸树脂可以引起过敏，自凝丙烯酸树脂比热凝丙烯酸树脂更容易出现过敏反应。此外，口腔人员和技工也可能出现接触性皮炎，这些症状经常出现在手指和手掌上，通常是由丙烯酸树脂的单体引起。

2. 速发过敏反应的临床表现

在抗原暴露后几秒钟或几小时内发生的速发过敏反应会影响很多组织和器官，特别是皮肤、心血管系统、呼吸系统、眼睛和胃肠道等等。在有些患者身上可能累及某一个或者某两个系统，如果所有这些系统都受影响则称为全身性过敏症。如果出现低血压，并导致意识丧失时，则为过敏性休克。只累及一个器官的反应是局限性过敏症，例如以呼吸系统为靶器官的支气管哮喘、以皮肤为靶器官的荨麻疹。患者从接触过敏原到出现临床症状的时间长短是很重要的一个指标。总体来说过敏的体征和症状出现得越快，最终的反应会越严重。

用药后最常见的过敏反应是皮肤的过敏反应。包括皮肤瘙痒、团块状的荨麻疹、一过性的红疹和直径为数厘米的局限性肿胀的神经血管性水肿。

呼吸系统的过敏反应症状与体征通常出现在皮肤、外分泌腺和胃肠道反应之后，心血管系统反应体征和症状之前。支气管痉挛是最常见的呼吸系统过敏反应的表现。它表现为支气管平滑肌收缩。包括呼吸困难、喘息、皮肤潮红，可能出现发绀、出汗、心动过速和极度焦虑等。另外一种呼吸系统过敏反应的表现是喉部组织的神经血管性水肿，严重者出现气道阻塞。出现明显的神经血管性水肿是一种不良的临床体征，除非及时纠正，否则急性呼吸梗阻会导致快速死亡。

如果过敏累及循环系统出现最严重的过敏性休克，患者可能在几分钟之内死亡。大部分过敏反应导致的死亡通常发生在严重过敏发生后的30分钟内。要记住任何途径的给药方法都会引起全身过敏反应，只是注射用药物更容易引起。

如果是致命的全身性过敏，患者的主要症状是呼吸和循环系统衰竭。一个典型的全身性过敏症，最先受累的是皮肤。患者表现为全身性发热，面部、口唇、上胸部、手掌、足底或其他暴露于过敏原的部位发麻。可能伴随着皮肤变红和荨麻疹的皮肤瘙痒。结膜充血、鼻塞，毛发末端直立，腹部绞痛伴随恶心、呕吐、头痛、濒死感或者意识丧失。

这些临床表现之后，会很快出现轻到重度的呼吸窘迫，患者会咳嗽、自述胸部压迫感、呼吸困难、支气管哮鸣音、喉部紧缩感、吞咽痛或者由于喉部水肿或口咽部的神经血管性水肿引起的嘶哑。在快速进展的过敏症中，症状会在一小段时间内重叠发生。而在特殊的严重反应中，呼吸系统和血管系统的症状可能是唯一的症状。接下来出现心血管系统的症状，包括面部皮肤苍白、头昏眼花、心悸、心搏过速、低血压、心律失常，然后会发生意识丧失和心搏停止。

3. 过敏性休克应急处理

一旦发生过敏性休克，应迅速就地抢救：立即停止药物注射，停止一切牙科治疗，让患者平卧，从患者的口内取出口腔材料，评测患者意识和生命体征，呼救启动医疗应急抢救小组或者程序！立即注射肾上腺素0.5～1mg。如发生心搏骤停，立即CPR，保持呼吸道通畅，给氧（球囊、插管或气管切开、呼吸机），建立2条静脉通路，地塞米松10～20mg，静脉推注或琥珀酸钠氢化可的松200mg抗炎治疗，快速补液扩充血容量，应用多巴胺维持血压，注射盐酸异丙嗪25～50mg抗组胺治疗，或者应用肌注苯海拉明50mg肌内注射（成人），或2mg/kg肌内注射或静脉注射（儿童）。直至生命体征平稳，发生了过敏性休克的患者在生命体征平稳后应该继续住院观察24小时。

### 三、局麻药物过量与中毒

药物过量反应是由于在单位时间内进入血液的药物量过多,或者因为患者体质特殊药物降解过慢而导致血药浓度过高,在身体不同器官和组织产生的副作用,这种副作用会持续一定的时间,直到血药浓度低于过量反应的阈值。除非是直接静脉内注射或滴注,在通常情况下,例如口腔的局麻药注射,药物在其给药部位逐渐吸收进入血液,然后再通过血液循环分布到机体其他部位,最后由机体代谢和降解,很少出现血药浓度过高的现象。但是,许多情况下这种药物稳定吸收进入血液循环的状况发生改变,导致血药浓度突然升高,而引起突然发作的症状和体征;或者血药浓度逐渐升高,导致缓慢发作的症状和体征。

由于局麻药在口腔治疗领域使用量巨大,实际上存在大量的局麻药过量反应,但这些反应并未见报道,这是因为一般来说反应是暂时的和轻微的,以至于医师们没有注意到过量反应或认为反应轻微不必报道;或者是患者和医师太过随意地将过量反应认为是一种过敏反应,然而,如果仔细回顾评估患者出现的大多数所谓的"过敏反应",其实是因为药物使用过量或是由于患者精神紧张所致。

1. 局麻药物过量的原因

对于一种正常或常规使用剂量的药物,个体的反应一般呈现为正态分布曲线,大约68%的患者反应正常,16%的患者反应迟钝,而16%的患者则反应过度。其他影响药物反应的潜在因素还包括年龄、体重、病理过程、遗传、心态、环境和性别。就最常使用的局麻药利多卡因而言,通常个体中毒的血药浓度阈值为 $5 \sim 7.5 \mu g/ml$,低敏感患者不会发生过量反应直到血药浓度达到相当高的水平,而高敏感患者发生过量反应时的血药浓度低于 $5\mu g/ml$,因此对于这些患者尽管药物使用量在正常范围也会发生过量反应。因此,如果一个患者需要局麻下进行口腔治疗,应该充分评估其全身健康状况。例如,有心血管疾病的患者,特别是充血性心衰患者,使用相同剂量的局麻药的血药浓度几乎为健康患者的 2 倍,这种差别源于血容量降低和心输出不足导致的肝血流量下降等。肺部疾病特别是二氧化碳潴留,与局麻药药物过量反应风险增加相关,二氧化碳潴留引起呼吸性酸中毒,导致局麻药过量反应阈值降低。有肝肾功能降低的患者,局麻药物的代谢和排出会减慢,也会相应增加局麻药物的血药浓度。

如果局麻注射时无意中将其注入血管,血药浓度瞬间内急速升高,将导致急性剧烈的过量反应;经口腔黏膜吸收的某些表面麻醉药物和经多次口腔内注射所吸收的药液也可能导致过量反应,例如某些表面麻醉药可经口内黏膜快速吸收。

注射速度对于导致和预防药物过量反应至关重要。局麻药注射速度不超过1ml/分钟的缓慢注射可以有效预防血药浓度显著升高。注射部位的血管数量影响着药物吸收速度,注射部位的血管分布越多,药物吸收进入血液循环越快。口腔是身体中血管分布非常丰富的部位,在口腔内注射的药物相对于身体其他部位吸收进入血液循环的速度快,加上大多数局麻药固有的血管扩张作用,因此有时需要在局麻药中添加使用血管收缩剂。

造成血药浓度过高的另一个原因是总剂量过大。任何药物过量用药都会产生过量中毒的症状和体征。然而,精确到引起个体毒性反应的剂量是不可能预测的。当其他潜在的危险因素相同时,在接受相同剂量的药物时,体重小的成年患者药物过量的风险比体重大的患者要大得多。

2. 临床表现

快速血管内注射可以在短时间(如数秒钟)内出现意识丧失的过量反应。由于局麻药总量过大或异常的快速吸收入血,导致药物过量的体征和症状的发作速度与血管内注射不同。通常在未添加血管收缩剂的局麻药物注射后的 5～10 分钟出现,或者是添加血管收缩剂的局麻药物注射后 30 分钟出现,这些体征和症状最初是轻微的。可能表现为明显的焦虑,但在接下来的几分钟内症状逐渐加剧,如果血药浓度持续升高则症状持续发展。与血管内注射相似,由于局部麻醉药的持续全身分布和降解,过量反应也具有自限性。然而,它们明显比血管内注射反应持续的时间长。

在患者接受大剂量的局部麻醉药物的情况下,轻度的过量反应的体征和症状可能在 90 分钟或更长的时间之后发生。但此时,在大数情况下患者已经离开了口腔诊室。因此,一定要控制好每次给予患者局麻药物的总剂量。总的来说,局部麻醉药物过量通常的临床表现是靶器官明显的兴奋后出现一段时间的抑制。

低到中等的血药浓度:临床上药物过量反应在中枢神经系统的最初体征表现为兴奋作用。在轻度过量反应的血药浓度水平下,患者通常变得思维混乱、多语、恐惧和兴奋,语言含糊,经常出现口吃,继而发展为肌肉震颤和抽搐,常见于面部的肌肉和肢体的远端。患者可能也会表现出眼球震颤,血压、心跳和呼吸速率加快。

头疼是药物过量的另一个症状。另外,大多数患者最初的反应是感觉到头晕和眩晕,与"饮酒"后的感觉不同。进一步发展为视觉和听觉障碍(比如聚焦困难、视力模糊和耳鸣等)。当反应进一步发展且麻药的血药浓度继续上升,患者有昏睡或方向感丧失并最终失去意识。局部麻药中度过量反应的体征和症状可能类似于痉挛或颞叶癫痫的表现。

中到高度的血药浓度:当局麻药的血药浓度持续上升,药物过量的临床表现进展为在全身痉挛状态下发生强直阵挛。在这个"刺激"或"兴奋"阶段之后,中枢神经系统被抑制的阶段随之而来,其严重程度与兴奋程度相关。因此,患者如果兴奋反应是剧烈的强直阵挛性癫痫发作,癫痫后出现的抑制作用就越强烈,可能表现为意识丧失和呼吸抑制或呼吸停止。如果兴奋阶段表现轻微(比如多语或是激动),则抑制阶段的表现也是轻微的,可能仅包括迷惘和昏睡等症状。血压、心率和呼吸速率在这个时期通常受到抑制,然后回到兴奋前的水平。

虽然以上描述的是临床上一般局麻药过量反应的过程,但是兴奋阶段的反应可能十分短暂甚至不出现,尤其是使用利多卡因时。药物过量反应可能最初表现为昏睡和眼球震颤,而后直接导致意识丧失或全身强直阵挛性癫痫发作。过量反应一直持续到颅内的血药浓度低于引起过量反应浓度的最低浓度,或是通过使用包含药物治疗在内的合理的治疗而停止。

值得反复强调的是,在局部麻醉注射时和之后应该对患者进行持续的观察。如晕厥的预防一样,在局部麻醉注射后对患者行为变化的仔细观察可以及时发现和处置不良反应,最大程度地减少患者潜在的危险。

3. 应急处理

局麻药过量反应的处理方法以其症状和体征的严重性为基础,由于没有局麻药物的拮抗剂,多是对症处理。在大多数病例中,反应是轻微并可逆的,需要很少或者不需要特殊治

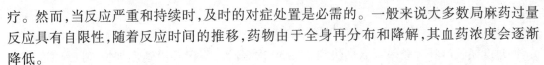

疗。然而,当反应严重和持续时,及时的对症处置是必需的。一般来说大多数局麻药过量反应具有自限性,随着反应时间的推移,药物由于全身再分布和降解,其血药浓度会逐渐降低。

（1）快速发作的轻度过量反应:在药物注射后 5～10 分钟出现过量反应的症状和体征被认为是快速发作。可能的原因是血管内注射,不同寻常的快速吸收,或者注射的总量过大。如果临床表现是温和的中枢神经系统兴奋并且意识清醒,则不需要特殊的精确治疗,但是基本的应该吸氧气,并监测、记录患者的生命体征。局麻药经过全身再分布和生物降解,在相对短的时间内血药浓度会低于过量反应时的水平。

（2）延迟发作的过量反应:正常局部麻醉 10 分钟后,如果镇痛效果良好,口腔治疗已经开始,患者出现轻微过量反应的体征和症状最可能的原因是药物的异常迅速吸收或总剂量过大。此时,应立即停止口腔治疗,将患者调整为一个舒适的体位,安抚患者,保证气道、呼吸和循环通畅。如果患者失去意识需要实施基础生命支持,则实施吸氧和嘱咐患者深呼吸,监测重要的生命体征,如果需要则使用抗惊厥药物。因异常迅速吸收或总剂量过大引起的药物过量反应,通常其严重程度逐步加重且持续时间超过因血管内注射引起的过量反应。应该建立静脉通道,静脉滴注抗惊厥药,如地西泮或咪达唑仑,直至临床症状和体征消失。患者应该有足够长的时间恢复,如果本单位急救条件不够,应将患者转院到附近综合医院急诊科。

## 四、过度换气

过度换气是指通气超出维持正常血氧浓度和血二氧化碳浓度的需要。其原因是呼吸频率增加或呼吸深度加强,或两者皆是。过度换气是口腔诊室常见的急症,几乎均为过度焦虑所致。多数情况下,过度换气常导致患者出现意识状态方面的变化,有感觉要晕倒、头晕眼花等症状,但并不会失去意识。

最有效的预防措施是缓解患者的焦虑和紧张情绪。要通过口腔诊室全体人员的努力,使患者每次就诊都成为愉快的过程,可以让恐惧的患者重新认识口腔治疗,并缓解牙科焦虑症。

1. 临床表现

过度换气的相关症状、体征是由一系列独立的表现组合而成,其中包括焦虑、呼吸性碱中毒、血儿茶酚胺水平升高、血钙离子浓度降低。

过度换气常发生于对局部麻醉注射的恐惧。患者可能会自述胸部发紧、有窒息感,而并没有意识到他们正在过度呼吸。持续过度换气使血液化学成分改变,患者会感到头晕发飘,这更加重了其恐惧感。增加的恐惧会导致更严重的发作,由此形成了恶性循环。由牙科焦虑引发的过度换气在当患者意识到出现问题后,会继而进一步加重其焦虑情绪,以致出现更为严重的过度换气,此阶段的治疗目的就是终止这一循环。

过度换气开始出现时多伴发心血管系统和胃肠道反应,包括心悸、心前区不适、上腹部不适、喉头发紧等。如不作处理,过度换气会持续相当长一段时间,可持续 30 分钟以上或更长时间,重者还会有一整天都是如此感受。如果过度换气时间过长,患者会出现手、脚及口周皮肤感觉异常,或麻木或发冷的感觉。如果过度换气再持续发展,患者描述的感受是出现肌肉震颤和手足抽搐,表现为腕、踝关节屈曲、肌肉震颤甚至抽筋、惊厥。采取措施不及时或不得当,还可导致昏迷。

过度换气的主要临床表现是呼吸频率和呼吸深度的变化。正常呼吸频率为 14 ~ 18 次/分钟,过度换气时呼吸频率可以加快到 25 ~ 30 次/分钟,不仅呼吸速度加快,呼吸幅度也会加深。

2. 处理方法

过度换气的治疗关键在于纠正患者呼吸问题,降低其焦虑程度。口腔医师及其他工作人员应从一开始就努力安抚患者,并始终让自己保持平静,以免加重患者的焦虑。停止口腔治疗,应将可能导致恐惧的各种诱因(如注射器、牙钻、拔牙钳等)移出患者的视野,选择端坐位,过度换气患者极少需要基础生命支持,因为他们是清醒的,并且呼吸通畅、心脏功能完好。清除各种口内异物,包括橡皮障、固定夹、活动义齿等,并松解过紧的领口、领带、上衣等,使患者放松呼吸。安抚患者,使患者确信所有的状况都很好,保持平静放松的交流方式,通过交谈促使患者重新控制其呼吸。如有可能,让患者进行缓慢而规律的呼吸控制,以升高血二氧化碳分压,使血 pH 值降低至正常范围,消除呼吸性碱中毒。

如果以上措施没有效果,则需要着手升高患者血二氧化碳分压。增加二氧化碳分压最为实际的做法是指导患者用双手呈杯状捂住口鼻,重复吸入自己呼出的富含二氧化碳的气体。同时,呼出的温暖气体还可以对双手加温,从而降低紧张情绪。也可以使用氧气面罩,但注意不能再给氧气,而是通过面罩呼吸,获得更多的二氧化碳。

如果以上措施无效,可以考虑注射药物缓解患者焦虑,降低呼吸频率,可选择的药物包括苯二氮䓬类、地西泮、咪达唑仑等。

消除过度换气及其临床症状体征后,口腔医师必须分析其产生原因,如同晕厥,过度换气常常是内在牙科恐惧的第一临床表现。只有患者及医师均感觉舒适后,才可继续治疗,并且应注意调整方案。治疗完成,患者各种症状都已消除后,可以正常离开。如果医师对患者恢复情况有所担心,应让患者家属或者朋友前来陪同患者离开。病历中应有过度换气情况及其处理过程的记录。

## 五、气道异物梗阻

在口腔治疗过程中,患者头部处在仰位,异物很容易掉入口腔后部并进入喉腔。实际上,每年都有许多不同的器械和异物从喉部取出的事件发生。我们所知道的有扩锉针、口镜头和金属冠、牙齿等,在患者意外吞下之后,有些是从口内取出的,也有从大便标本中找到的。

对于有意识的口腔患者,异物进入喉腔后常被吞咽进入食管或被咳出来,因此,实际上突然进入或被吸进气管并阻塞肺的情况很少发生。常见意外事件是直径较小的物体通过喉部进入气道而并不发生呼吸阻塞,在这种情况下异物可以在重力的帮助下进入气管并进入到肺的支气管主干某个部分或小支气管。

尽管大部分异物不会立刻出现生命危险,但很关键的步骤是马上在合理的时间内开始取出异物并防止发生严重的后果。当然,也有可能异物在喉腔并阻塞气管,所以所有工作人员必须熟悉如何处理上呼吸道梗阻。在多数病例中急性气道梗阻物在气道内比较牢固,没有特殊器械(如喉镜或支气管镜),从口腔既看不见也不能触到。医师应当迅速识别这些问题并快速取出异物。

1. 预防

不管在预防上尽多大的努力,小的物品,如嵌体、银汞合金、钻针、残渣残片都可以进入患者的口咽腔并能被吞咽或者吸入。患者在口腔治疗中处于半卧或平卧的体位也增加了发生这些意外的可能。

当异物被吞咽后常进入消化道。异物被吸进左右主支气管可造成感染,肺脓肿、肺炎和积液。有学者强调使用两种主要的预防措施,橡皮障和口障,这些措施可以有效地减少异物吞咽发生。其他预防方法有患者体位、助手、吸引、Magill 插管钳和采用栓线保护。

使用栓线或者牙线保护可以帮助预防误吞误吸,并可以将咽部或口腔深部的物体取出,牙线应当紧固在橡皮障夹、牙体牙髓器械、棉卷、纱布垫、固定桥或其他在口腔治疗时放入口内的小物品上。

2. 应急处理

当异物进入患者的口咽部时,应将患者体位调整至头低脚高位,希望借助重力作用使异物移动到口腔以利气管插管钳将异物取出。

如果不能看到异物,应当进行放射线检查以确定它的位置,在没有进行放射线检查时,患者不能离开医院,在临床症状和体征不能明确异物是进入消化道或气道时,医师应当护送患者到急诊室或放射线检查室,放射线医师常建议给患者拍腹部平片,以及胸部前后位或侧位片检查。

在任何情况下,如果异物被认定在消化道或气道,必须寻求相关专业医师帮助,如消化科、胸科或麻醉科医师,一般是由相关专业的主治医师处理。当然,假如异物位置不能明确或存在其他有关异物定位及并发症方面的问题,应当立即请相关临床医生会诊。当患者停止咳嗽并主诉异物被吞咽后,患者仍然不能离开诊室直到放射线确定异物的位置不在气管或支气管内。如果异物进入气管,必须遵循完备的抢救预案:患者不能坐直,必须将患者的身体保持头低脚高位并向左侧侧卧。患者可能会自发咳嗽,或鼓励患者咳嗽以促进异物排出。正常的咳嗽反射足够强力,很多情况下可以将误吸的异物咳出来。如果确定异物在支气管,从支气管取出异物常需要纤维支气管镜以确定异物的位置和取出异物;如果支气管镜取异物不成功,可能需要进行开胸手术。

(林洁　潘剑)

## 参 考 文 献

1. Stanley F. Malamed . Medical emergencis in the dental office. 胡开进,译. 北京:人民卫生出版社,2010

2. Al-Bayaty HF, Murti PR, Naidu RS, et al. Medical Problems Among Dental Patients at the School of Dentistry, The University of the West Indies. J Dental Educ,2009,73(12):1408-1414

3. Anders PL, Comeau RL, Hatton M,et al. A Twenty-Year Follow-Up Survey of Medical Emergency Education in U. S. Dental Schools. J Dental Educ,2010,70(12):1316-1319

4. Anders PL, Comeau RL, Hatton M,et al. The Nature and Frequency of Medical Emergencies Among Patients in a Dental School Setting. J Dent Educ,2010,74(4):392-396

5. Rohida NS, Bhad WA. Accidental ingestion of a fractured Twin-block Appliance. Am J Orthod Dentofacial Orthop,2011,139:123-125

6. Haas DA. Management of Medical Emergencies in the Dental Office:Conditions in Each Country, the Extent of Treatment by the Dentist. Anesth Prog,2006,53:20-24

7. Ospina JC, Ludemann JP. Aspiration of an Extracted Molar. J Can Dent Assoc,2005,71(8):581-358

8. Daniel AH. Preparing Dental Office Staff Members for Emergencies: Developing a Basic Action Plan. JADA, 2010,141(suppl 1):8S-13S

9. Morton Rosenberg. Preparing for medical emergencies-The essential drugs and equipment for the dental office. JADA. ,2010,141(5 suppl):14S-19S

10. Becker DE, Reed KL. Local Anesthetics: Review of Pharmacological Considerations. Anesth Prog,2012,59: 90-102

11. KC Barcelos, DP Furtado, JC Ramacciato. Effect of PaCO2 and PaO2 on Lidocaine and Articaine Toxicity. Anesth Prog ,2010,57:104-108

# 第八章 病历书写

病历是医师对整个诊疗过程中患者病情、诊疗措施、处置效果等内容的医疗记录,是医疗、教学、医学科研的重要资料,也是具有法律意义的医疗档案。因此,对病历书写一定要以严肃认真的态度,客观、真实、准确、及时、完整、规范地记录。

## 第一节 病历书写的基本要求

### 一、法律法规的要求

以往临床医师书写病历时,主要注意要在病历中详细描述某种疾病的临床发生、发展、诊治以及预防的过程,以利于对某种病例的教学和科学研究。由此也产生了许多符合当时病历书写要求的优秀病历,为促进我国以及世界医学事业的发展起到了重要的作用。不难看出,这个时期医学行业实际上更多地是注重医疗技术和详细记载了医疗技术信息的病历资料的学术作用,病历是"法律依据"的重要性还未真正得到重视。

随着 2002 年 4 月国务院《医疗事故处理条例》的颁布,国家将病历书写提高到了法律、法规的最高层面,给病历资料赋予了具有"法律依据"的属性,也给各级医师和卫生行政管理者提出了病历书写要遵守法律、法规的警示。

1. 符合《中华人民共和国民事诉讼法》的要求

《中华人民共和国民事诉讼法》第六章第六十三条规定"证据有下列几种:(1)书证(2)物证(3)视听资料……";第六十四条规定"当事人对自己提出的主张有责任提供证据";第六十七条规定"经过法定程序公证证明的法律行为、法律事实和文书,人民法院应当作为认定事实的根据",即确认其法律效力;第六十八条规定"书证应当提供原件……"。在处理医疗纠纷的过程中,病历是属于书证的一种,但是医师书写的病历在法庭中是否具有效力尚需经过法院的确认,这就为医师书写病历提出了要求。怎样才能使病历被法院确认为有证据效力,这是医师必须面对的重要问题。如:病历记录不完整及时、实习医务人员书写的病历无上级医师审签、不规范修改病历等,即使这些问题与造成患者的后果无明显因果关系,但因违反了法律相关事项的规定,这类病历也不会具有法律效力。

2. 符合《中华人民共和国执业医师法》的要求

《中华人民共和国执业医师法》第三章第二十二条第三项规定,医师在执业活动中应"保护患者的隐私";第二十三条中规定"医师实施医疗、预防保健措施,签署有关医学证明文件,必须亲自诊查、调查并按照规定及时填写医学文书,不得隐匿、伪造或销毁医学文书及有关资料,医师不得出具与自己执业范围无关或者与执业类别不相符的医学证明文件";第

211

二十六条规定"医师应当如实向患者或其家属介绍病情,但应注意避免对患者产生不利后果"。这些条款都向医师在执业活动中提出了医疗行为规范,第二十六条规定还向医师在实行告知义务时提出了告知的技术要求,也使"避免对患者产生不利后果"。如果医师有违规行为,将要负以法律责任。第五章第三十七条就明确了相应的法律责任,其中与病历书写有关的规定:"(一)违反卫生行政规章制度或者技术操作规范,造成严重后果的;(二)由于不负责任延误急危患者的抢救和诊治,造成严重后果的;(四)未经亲自诊查、调查签署诊断、治疗流行病学等证明文件或者有关出生、死亡等证明文件的;(五)隐匿、伪造或者擅自销毁医学文书及有关资料的;(九)泄露患者隐私,造成严重后果的"。有上述行为之一者均可给予"警告或者责令暂停六个月以上一年以下执业活动;情节严重的,吊销其执业证书;构成犯罪的,依法追究刑事责任"。因此医师在病历中就应注意反映各种处置手段符合技术操作规范;治疗患者措施及时,抢救积极;亲自诊查方可出具执业范围内的医学证明文件。

3. 符合《中华人民共和国侵权责任法》的要求

(1) 过错推定的规定:《中华人民共和国侵权责任法》第七章第五十八条规定,"患者有损害,因下列情形之一的,推定医疗机构有过错:(一)违反法律、行政法规、规章以及其他有关诊疗规范的规定;(三)伪造、篡改或者销毁病历资料"。这条规定也再次明确了医师应依法行医并遵从有关诊疗规范,正确书写并妥善保存病历的要求,否则就会承担侵权责任。

(2) 告知义务:《中华人民共和国侵权责任法》第五十五条还规定,"医务人员在诊疗活动中应当向患者说明病情和医疗措施。需要实施手术、特殊检查、特殊治疗的,医务人员应当及时向患者说明医疗风险、替代医疗方案等情况,并取得其书面同意;不宜向患者说明的,应当向患者的近亲属说明,并取得其书面同意"。但在实际工作中,医师们往往注意告知了病情及风险,但在病历中未将具体风险明确记录下来;在医疗措施告知特别是在替代方案告知中,未将各种方案的各自利弊详细告知,或进行了告知,但未将告知内容一一记录下来,这就为引起医疗纠纷埋下了隐患,并使医方在医疗纠纷处理过程中陷入不利局面,应当给以高度重视。

(3) 对近亲属的界定:根据《中华人民共和国民法通则司法解释》第12条规定,"近亲属包括配偶、父母、子女、兄弟姐妹、祖父母、外祖父母、孙子女、外孙子女"。因此,若需要向近亲属告知事项时,应在此范围内人员进行告知。若患者入院时委托朋友作为被委托人签署了委托书,但由于医疗行为的特殊性,在尽告知义务时,仍主张向患者本人或近亲属告知。

(4) 对成年人的界定:《中华人民共和国民法通则》第十一条规定"十八周岁以上的公民是成年人,具有完全民事行为能力,可以独立进行民事活动,是完全民事行为能力人。十六周岁以上不满十八周岁的公民,以自己的劳动收入为主要生活来源的,视为完全民事行为能力人。"因此,对不具备完全民事行为能力的患者,在实行知情告知时,应选择其监护人进行。按照民法通则的规定,监护人的顺序依次为:配偶;父母;成年子女;其他近亲属等。

(5) 规范体现告知义务:在临床工作中,患者及家属的知情同意权是通过医师与患方交谈沟通的形式实现的,并且还要对告知的内容记录在病历中或专门设计的知情文件中,经医患双方签字以证明患者的知情同意权得到保护。在正常情况下,医师的告知事项与患者的知情同意内容是一致的,但在造成医疗纠纷时,患者常投诉医师没尽到告知义务。此时,如果医师的病历记载并未对告知的事项做一详细记录,或记录内容少于实际告知事项,或无患者签字等,则都会将医师置于违反法律规定的不利境地。因此,规范体现告知义务尤为重要。根据《中国人民共和国侵权责任法》第五十五条规定的精神,应告知:患者当前诊断,疾病特点及严重程度,需要采取的治疗措施、药物和器材,大概的治疗费用及自费项目,治疗所需的时间、疗程,治疗的效果,及疾病预后包括可能出现的并发症等。在向患者告知治疗方案时应注意提供可供选择的治疗方案,但应同时向患者阐明各种治疗方案的利弊。同时,将上述告知内容记录下来,并由告知医师和患者双方签字后保留在病历中。记录内容必须与告知事项一致。

## 二、《病历书写基本规范》的要求

2010年3月1日起执行的卫生部颁发的《病历书写基本规范》(后简称《规范》)是我国病历书写的最高标准,各省的病历质量评审标准也是在此《规范》的框架下建立的。因此,按《规范》要求书写病历是医师形成合格病历的必须法则。

1.《规范》第三条规定,"病历书写应当客观、真实、准确、及时、完整、规范"。这是书写病历的基本要求。这就要求医师要以正确的物理检查手法(如视、触、叩、听)、专业知识以及负责的态度,结合辅助检查结果,获取客观、真实、准确、完整的病情资料,并加以分析归纳并规范地记录,才能使病历书写达到标准要求。

2.《规范》第七条规定,严禁刮、粘、涂等方法掩盖或去除原来的字迹。出现错字时,应在错字上划两条平行线,于其后注明修改时间及修改人签字。但临床上仍有以违规方法掩盖或去除原来字迹的情况。其实多数这些不规范修改的字迹都是无关紧要的错字、错词、错句,但是,一旦此类病历作为证据呈现时,法院将会因此判定其证据效力差甚至违规而让医院承担赔偿责任。

3.《规范》第八条对实习医务人员、试用期医务人员、进修医务人员书写病历也做出了明确规定,要求其书写的病历需经过本医疗机构执业医师审阅、修改、签字。因此,本医疗机构执业医师应当承担起对这些人员所书病历的质量把关的责任。

4.《规范》第二章、第三章均分别对门(急)诊病历、住院病历书写内容及其完成时间作了明确规定,特别是对住院病历法律允许复印的部分做了详细明晰的限定。如:门(急)诊病历记录应当由接诊医师在患者就诊时及时完成;入院记录、交接班记录、转入转出记录、出院记录、死亡记录须在事件发生后24小时内完成,手术记录须在手术完毕后24小时内完成;首次病程记录须在入院后8小时内完成;主治医师首次查房记录须在患者入院48小时内完成;术后首次病程记录须在术后即时完成;抢救记录须在抢救完毕后6小时内完成等。这些有关书写内容、书写频次、完成时限的规定,都是医师在书写病历时必须严格遵从的条款,在庭审时也必然是作为是否执行法规的硬性判定标准。

## 三、医疗、教学、科研、医学管理的要求

病历书写应满足医疗、教学、科研、管理的要求,这是医师们最熟知的书写病历的规定。但即便如此,在患者复诊再治疗或作各方面研究需要利用病案资料时,才发现存在当初书写

病历时未阐述清楚的内容,以至于能够利用的病案信息非常有限。其造成原因就是在病历书写时未按标准进行书写,最终无法形成具有医、教、研、管价值的病案。

### 四、社会医疗保险、商业医疗保险的要求

1. 患者的医疗费用支出应符合"合理检查、合理用药、合理治疗"

患者的各种检查、用药、治疗的依据、目的均需在病历中作记录,从而为这些措施的运用提供合理性证据。否则将会因过度检查、用药、治疗或滥检查、用药、治疗而被社保局、商业保险公司拒付医疗款,给医院、患者带来损失,也同时造成可能的医疗纠纷隐患。

2. 要设法保证患者提供信息的真实性

如患者姓名、年龄、症状起始时间、受伤方式和原因等现病史内容及既往史、个人史等方面内容,一般需让患者在病历中这些内容后签字承诺所提供信息准确、真实,防范患者事后否认这些信息的准确性,并认为是医师书写错误造成,而让医师修改成利于患者保险报账的虚假信息。因此,医师一旦让患者以签字的形式将患方提供的信息确定下来后,就不得随意更改以上信息,否则,也会因涉嫌与患者共同骗保或纵容患者骗保行为而涉入法律纠纷,同时,也会遭到社保局、商业保险公司的拒付款。

书写病历是临床医师的基本义务,书写符合《规范》的病历是临床医师的基本责任。各级临床医师只有书写出符合《规范》的病历,才能使之一旦成为法庭中的证据时发挥出保证医院胜诉的有力作用。

# 第二节　病历书写规范

## 一、门(急诊)病历书写内容及要求

1. 门(急)诊病历内容

包括门(急)诊病历首页、病历记录、检验报告、医学影像检查资料等。

2. 门(急)诊病历首页内容

包括患者姓名、性别、出生年、月、日、民族、婚姻状况、职业、工作单位、住址、药物过敏史等项目。

注释:患者的药物过敏史应认真填写,其信息将是临床医师在患者处置过程中规避用药风险的重要依据。

3. 门(急)诊病历记录

分为初诊病历记录和复诊病历记录。初诊病历记录书写内容包括就诊时间、科别、主诉、现病史、既往史,阳性体征、必要的阴性体征和辅助检查结果,诊断及治疗意见和医师签名等。复诊病历记录书写内容包括就诊时间、科别、主诉、病史、必要的体格检查和辅助检查结果、诊断及治疗意见和医师签名等。急诊病历书写就诊时间应当具体到分钟。

注释:

(1) 主诉是促使患者本次就诊的主要症状(或体征)及持续时间。解决这些问题是患者本次就诊的主要目的。因此,围绕主诉牙的症状、体征应作详细病历记录,旨在为后面的诊断、治疗措施、处置项目提供重要的依据。初诊患者应对其口腔进行全面检查,以便早期

发现、治疗其他口腔疾患。但是,处理主诉牙问题始终是本次医师应首要解决的问题。对于口腔全面检查时发现的其他问题,即使有现在治疗的必要性,也必须在经过患者同意的情况下才能治疗。因此,病历记录中一定要清楚地反映口腔检查情况和非主诉牙治疗前与患者的知情同意情况。如果患者本次对非主诉牙的问题不予处理,病历记录中也必须记录医师对这些问题的处理建议或者延缓症状加重的预防保健措施。

（2）现病史是指患者本次疾病的发生、演变、诊疗等方面的详细情况,应当按时间顺序书写。内容包括发病情况、主要症状特点及其发展变化情况、伴随症状、发病后诊疗经过及结果(或效果)。

（3）必要的阴性体征是指与诊断相关的阴性体征,它是支持医师形成目前诊断、排除其他诊断的重要依据之一。因此,病历记录中,除常规记录阳性体征与症状外,还需清楚反映必要的阴性体征。

（4）门诊患者的牙病治疗常常需要其他科室在本科治疗过程中共同参与或本科治疗结束后需要其他科室完成后续治疗。无论哪种情形,均需当科医师在病历上详细记录需要其他科完成的治疗要求、目的,并让患者知晓理解治疗意义,利于多科医师们实施完整的综合治疗计划和患者主动参与完成完整的治疗方案。

4. 门(急)诊病历记录应由接诊医师在患者就诊时及时完成。

5. 急诊留观记录是急诊患者因病情需要留院观察期间的记录,重点记录观察期间病情变化和诊疗措施,记录简明扼要,并注明患者去向。抢救危重患者时,应当书写抢救记录。门(急)诊抢救记录书写内容及要求按照住院病历抢救记录书写内容及要求执行。

常常因为患者仅仅是留观而易忽略对患者病情及诊治情况的记录,患者的去向也疏于注明。如果对留观患者病情需要记录的意识不强,一旦出现抢救情况,则之前的基础信息就得不到准确完整的提供,抢救记录的完整性就会受到影响。

6. 对需取得患者书面同意方可进行的医疗活动,应由患者本人签署知情同意书。无民事行为能力的患者,应由其法定代理人签字。

注释:

（1）什么时候需要尽告知义务:需要实施手术、特殊检查、特殊治疗的,医务人员应当及时向患者说明医疗风险、替代医疗方案等情况,并取得其书面同意;不宜向患者说明的,应当向患者的近亲属说明,并取得其书面同意。

（2）告知内容:应告知患者当前诊断,疾病特点及严重程度,需要采取的治疗措施、药物和器材,大概的治疗费用及自费项目,治疗所需的时间、疗程,治疗的效果及疾病预后,包括可能出现的并发症等。在向患者告知治疗方案时应注意提供可供选择的治疗方案,但应同时向患者阐明各种治疗方案的利弊。

（3）近亲属:亲属包括配偶、父母、子女、兄弟姐妹、祖父母、外祖父母、孙子女、外孙子女。

（4）告知顺序:配偶、父母、成年子女、其他近亲属等。

临床上仍有少数医师由于对书写要求不清楚或对防范医疗纠纷的意识不足或者因为工作繁忙等原因,往往遗漏对必要的阴性体征、辅助检查结果及临床意义与分析、下一步治疗建议、医师告知项目及患者知情同意等内容的记录;或者有的医师是习惯限于口头告知,但不作记录;或者口头告知十分详尽,但书面记录少于告知内容。这类医师往往认为所书写的病历记录仅仅是为了方便自己在患者复诊处理时能对前次治疗情况进行了解的一个备忘录,或者仅限于同行可以看懂的医疗信息。他们没有意识到病历的法律证据的属性,由此埋下可能的医疗纠纷隐患。因此,不管在何种工作条件下,医师在医疗活动过程中的各种医疗行为不但要符合临床诊疗技术规范的要求,而且,一定还要具有必要的法律意识,符合法律法规的要求。

## 二、住院病历书写内容及要求

住院病历内容包括住院病案首页、入院记录、病程记录、手术同意书、麻醉同意书、输血治疗知情同意书、特殊检查(特殊治疗)同意书、病危(重)通知书、医嘱单、辅助检查报告单、体温单、医学影像检查资料、病理资料等。

### (一)病案首页

病案首页的信息是由医务人员从整份病案中提取的核心医疗信息,具备了提供患者基本信息、医疗数量、质量、效率信息、医疗费用等信息的功能,是医学统计、管理、疾病和手术/操作分类必需采用的资料。

于2011年由卫生部颁布的卫医政发【2011】84号文件对2001年下发的原有病案首页进行了修订,并于2012年1月1日起执行。此文件附件2对规范填写病案首页作了详细的说明和规定。

1. 逐一填写病案首页中的医疗信息项目

在填写说明"基本要求"第(三)条中规定"凡栏目中有方框'□'的,应当在方框'□'内填写适当阿拉伯数字。栏目中没有可填写内容的,填写'—'……"。不可对无填写内容的项目不做任何标记,造成填写缺项的状况。

2. 出院诊断中主要诊断的选择原则

ICD-10(国际疾病分类第10版)明确规定,应选择对健康危害最大、花费医疗精力最高、住院时间最长的疾病作为主要诊断。

临床医师应正确规范地书写疾病诊断,便于病案编码人员准确地进行ICD编码,利于对病案资料的再利用。

3. 损伤、中毒的外部原因

指造成损伤的外部原因及引起中毒的物质,如:意外触电、房屋着火、汽车翻车、误服农药。不可笼统填写为车祸、外伤等。

4. 签名

病案首页填写说明第二点第(二十八)规定,"医师签名要能体现三级医师负责制……。"意指须是在此患者住院治疗中负责和主管的医师在相应级别栏签字。

这部分主要存在的不足有:上级医师不及时完成签字;下级医师代替上级医师签字;签字潦草,不易辨认;非此患者负责或主管的其他相应级别医师签字。前三项问题均是医师责任心所致,第四项问题主要是医师对该项要求理解偏差造成。只要各级医师负起各自的责任,加强对相关要求的学习,这些不足都容易解决。

5. 手术及操作编码

病案首页填写说明第二点第(二十九)规定,"表格中第一行应当填写本次住院的主要手术和操作编码"。因此,医师在填写此栏时,需注意主次手术的填写顺序。同时,还应认识

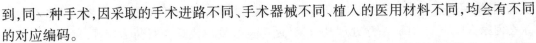

到,同一种手术,因采取的手术进路不同、手术器械不同、植入的医用材料不同,均会有不同的对应编码。

但在工作中,由于临床医师书写手术名称不完整、不规范、不准确或漏写某些手术性操作,给 ICD-9. CM3(手术/操作分类)编码造成困难。如果编码出现错误,将会造成病案资料再利用和检索中的麻烦。

病案首页中的每一条信息都十分重要,只有每份病案首页的信息完整准确,才能保证汇集而成的统计数据具有指导意义。

**(二) 入院记录**

入院记录是指患者入院后,由经治医师通过问诊、查体、辅助检查获得有关资料,并对这些资料归纳分析书写而成的记录。可分为入院记录、再次或多次入院记录、24 小时内入出院记录、24 小时内入院死亡记录。

入院记录、再次或多次入院记录应当于患者入院后 24 小时内完成;24 小时内入出院记录应当于患者出院后 24 小时内完成,24 小时内入院死亡记录应当于患者死亡后 24 小时内完成。

书写规范的入院记录是低年资住院医师必须接受的培训内容之一,是每位医师成为优秀临床医师必须经历的培训阶段。

1. 入院记录的要求及内容

(1) 一般项目:患者一般情况包括姓名、性别、年龄、民族、婚姻状况、出生地、职业、入院时间、记录时间、病史陈述者。

注释:病史叙述者应为具有完全民事行为能力的成年人。根据《中华人民共和国民法通则》第十一条"十八周岁以上的公民是成年人,具有完全民事行为能力……"的规定,十八周岁以上的患者,在神志清楚的情况下,可以成为独立的病史叙述者,除此之外的患者则应由其监护人或法定代理人陈述病史。

(2) 主诉:指促使患者就诊的主要症状(或体征)及持续时间。应以患者的语言且为书面语来进行记录,不应使用医学术语。应以简明、突出疾病特点和时间的语言来描述。

易出现的不足:主诉不准确、文字过多、使用医学术语、以诊断代替主诉以及主诉时间、症状体征与现病史不符等。

(3) 现病史:指患者本次疾病的发生、演变、诊疗等方面的详细情况,应当按时间顺序书写。内容包括发病情况、主要症状特点及其发展变化情况、伴随症状、发病后诊疗经过及结果、睡眠和饮食等一般情况的变化,以及与鉴别诊断有关的阳性或阴性资料等。

注释:现病史应与主诉反映的时间范围一致来进行阐述,是对主诉的内容进行进一步具体描述的形式。与鉴别诊断相关的重要阴性症状与体征不应遗漏,它是支持形成入院诊断、排除其他诊断的重要依据之一。

易出现的不足有:与主诉反映的时间范围不一致,与鉴别诊断相关的重要阴性症状与体征未反映,与本次就诊疾病相关的入院前检查、治疗及其效果未记录或描述不清,本次住院的目的未反映。

(4) 既往史:患者过去的健康和疾病情况。内容包括既往一般健康状况、疾病史、传染病史、预防接种史、手术外伤史、输血史、食物或药物过敏史等。

注释:患者的既往史尤其是药物过敏史、既往疾病史(包括传染病史、手术外伤史)应认真询问、填写。过敏史应详细反映其过敏的具体症状和治疗处理情况;既往疾病史应详细记录在何家医院下的诊断,治疗处理及效果,近年是否复发或是否服药治疗等,这些信息将是临床医师在患者处置过程中规避用药风险、制订相应治疗计划的重要依据。

(5) 个人史、婚育史、月经史、家族史。如实记录。

(6) 体格检查应当按照系统循序进行书写。内容包括体温、脉搏、呼吸、血压,一般情况,皮肤、黏膜,全身浅表淋巴结,头部及其器官,颈部,胸部(胸廓、肺部、心脏、血管),腹部(肝、脾等),直肠肛门,外生殖器,脊柱,四肢,神经系统等。

易出现的不足:书写漏项。

(7) 专科情况应当根据专科需要记录专科特殊情况。

注释:以必需的视、触、叩、听的物理检查方法,结合熟悉的专业疾病知识,检查获取到充分的体征,尤其要获得标志性的体征,并予以准确仔细的描述,才能形成具有支持诊断意义的专科检查记录。

易出现的不足:专科检查漏项或对症状、体征描述不具体、完整。

(8) 辅助检查指入院前所作的与本次疾病相关的主要检查及其结果。应分类按检查时间顺序记录检查结果,如系在其他医疗机构所作检查,应当写明该机构名称及检查号。

注释:辅助检查是确定临床诊断的有力的客观依据。但也有医师对此资料缺乏收集或收集不全,这将使后面首程记录中诊断依据和鉴别诊断的阐述缺乏一定的依据支撑,影响入院诊断的确定性。

(9) 初步诊断是指经治医师根据患者入院时情况,综合分析所作出的诊断。如初步诊断为多项时,应当主次分明。对待查病例应列出可能性较大的诊断,这是医师能清晰地与其他疾病诊断相鉴别的重要前提。

(10) 书写入院记录的医师签名。

入院记录的书写,可以使低年资医师根据所掌握的医学知识,对所收集的信息进行梳理、分析,然后,逻辑性地阐述出本次疾病的发展过程和疾病现状。通过这样多次、大量的书写来不断提高对疾病的认知能力。

2. 再次或多次入院记录的要求及内容

是指患者因同一种疾病再次或多次入住同一医疗机构时书写的记录。要求及内容基本同入院记录。主诉是记录患者本次入院的主要症状(或体征)及持续时间;现病史中要求首先对本次住院前历次有关住院诊疗经过进行小结,然后再书写本次入院的现病史。

易出现的不足:应写再次或多次入院记录,但写成了入院记录;现病史中未对本次住院前历次住院诊疗情况进行小结;未准确标出第几次入院记录。

3. 患者入院不足24小时出院的,可以书写24小时内入出院记录内容

包括患者姓名、性别、年龄、职业、入院时间、出院时间、主诉、入院情况、入院诊断、诊疗经过、出院情况、出院诊断、出院医嘱,医师签名等。

易出现的不足:书写漏项。

4. 患者入院不足24小时死亡的,可以书写24小时内入院死亡记录

内容包括患者姓名、性别、年龄、职业、入院时间、死亡时间、主诉、入院情况、入院诊断、诊疗经过(抢救经过)、死亡原因、死亡诊断、医师签名等。

易出现的不足:书写漏项。

**（三）病程记录**

病程记录是指继入院记录之后，对患者病情和诊疗过程所进行的连续性记录。内容包括患者的病情变化情况、重要的辅助检查结果及临床意义、上级医师查房意见、会诊意见、医师分析讨论意见、所采取的诊疗措施及效果、医嘱更改及理由、向患者及其近亲属告知的重要事项等。

注释：病程记录以大量的篇幅，十分详细地反映了患者住院期间疾病的诊疗过程，是病案组成的重要部分。它既有客观描述，又有医师认真思考分析的主观内容；既有主管医师的诊疗思路和具体做法，也有上级医师的指导意见；既要反映出在医疗活动中遵守了尊重患者知情权、决定权的法律法规要求，又要反映出执行了行业标准和各种诊疗规范，最终成为对医、教、研、管具有充分参考利用价值的病案资料，其在纠纷或庭审中利于医疗机构方胜诉的法律证据效力也会得到确定。

病程记录各部分的要求及内容如下。

1. 首次病程记录

首次病程记录是患者入院后由经治医师或值班医师书写的第一次病程记录，应当在患者入院 8 小时内完成。首次病程记录的内容包括病例特点、拟诊讨论（诊断依据及鉴别诊断）、诊疗计划等。

（1）病例特点：应当在对病史、体格检查和辅助检查进行全面分析、归纳和整理后写出本病例特征，包括阳性发现和具有鉴别诊断意义的阴性症状和体征等。

（2）拟诊讨论（诊断依据及鉴别诊断）：根据病例特点，提出初步诊断和诊断依据；对诊断不明的写出鉴别诊断并进行分析；并对下一步诊治措施进行分析。

（3）诊疗计划：提出具体的检查及治疗措施安排。

注释：记录时，应首先顶格书写记录的年、月、日、时、分，时间采用 24 小时制记录，然后，另起一行、在居中位置标出"首次病程记录"，再另起一行，空两格记录具体内容。

首次病程记录是组成病案的重要内容之一，最能体现医师病案书写水平，但也是最容易出现缺陷和不足的项目。首次病程记录设立的目的，主要是培训医师的循证医学思维能力。即：为什么要作出目前入院诊断？作出此入院诊断的依据是什么？因此，在总结病例特点时，一定要对收集到的现病史、既往史、体格检查和专科检查、辅助检查进行循证分析、提炼归纳，使之成为对诊断的形成具有导向性的记录，并同时对鉴别其他疾病诊断时提供鉴别依据，也为诊疗计划的制订提供依据。诊断依据应突出表达出某种疾病的病理发展特点和解剖关系，突出反映它的标志性症状、体征，使诊断依据的描述能给人以明确的提示，否则将起不到作为疾病诊断依据的作用。鉴别诊断应围绕当前入院诊断的相似与相别点进行讨论描述，按常见病、多发病、少见病、罕见病的先后顺序进行鉴别。而诊疗计划的制订一定要针对患者病情和已作检查项目而进行，即要体现个性，避免千篇一律。同时，医师也应考虑所拟作检查或治疗措施的依据和目的，否则就会违反"合理检查、合理用药、合理治疗"的规定。

易出现的不足：盲目复制现病史、既往史、体格检查和专科检查、辅助检查等资料，缺乏对资料的分析、归纳，未突出病例特点；以盲目复制现病史、专科检查等粘贴在一起的集合形式代替诊断依据，缺乏分析；鉴别诊断未围绕当前入院诊断进行，或仅仅分别列出鉴别疾病的临床表现而脱离与入院诊断相鉴别，或未按先多发后少见疾病的鉴别顺序进行记录。诊

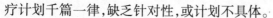

疗计划千篇一律,缺乏针对性,或计划不具体。

2. 日常病程记录

日常病程记录是患者住院期间诊疗过程的经常性、连续性记录。由经治医师书写,也可以由实习医务人员或试用期医务人员书写,但应有经治医师签名。

注释:在书写时,应该顶格书写记录的年、月、日、时、分,时间采用 24 小时制记录,然后另起一行并空两格记录具体内容,最后,经治医师署名并签字。各类医师书写签名应符合上述规定。书写频次:病危患者——据病情变化随时书写,每天至少 1 次,记录时间具体到分钟;病重患者——每 2 天记录一次;病情稳定者——每 3 天记录一次。

易出现的不足:记录不及时,不能及时反映病情变化,或对患者进食、睡眠等一般情况和心理状况缺乏关注而未予反映;对病情缺乏分析;重要检查结果不记录或临床意义未反映,或无对检查结果异常的分析或(和)无结果异常的相应处理意见;治疗措施或重要操作及其效果未反映,特别是手术科室对伤口敷料交换时的处理情况及伤口的变化情况未反映;治疗方案更改的依据不反映;对治疗中改变的药物、治疗方式进行说明;医嘱更改的理由未反映;各种重要事项与患方沟通情况未记录或记录内容少于告知患者的实际内容或记录告知事项不具体等;记录内容千篇一律,缺乏病例特点。

3. 上级医师查房记录

上级医师查房记录是指上级医师查房时对患者病情、诊断、鉴别诊断、当前治疗措施疗效的分析及下一步诊疗意见等的记录。

上级医师查房记录有主治医师查房记录、科主任或具有副主任医师以上专业技术职务任职资格医师查房的记录。主治医师首次查房记录应当于患者入院 48 小时内完成。内容包括补充的病史和体征、诊断依据与鉴别诊断的分析及诊疗计划等。

注释:记录时,应该顶格书写记录的年、月、日、时、分,时间采用 24 小时制记录,再另起一行,居中以"上级医师的姓名+职称+(首次)查房记录"的形式单独标出,然后另起一行并空两格记录具体内容。

病程记录中规定以适宜的记录格式可以分别表现出主管医师诊疗行为和上级医师的思维脉络。一份好的病历可以在整个病程记录中清楚地反映上级医师在诊断治疗中的思维过程、本专业前沿的学术思想、临床教学意识、管理患者的水平和能力,即可以表现出主管医师的专业水平和上级医师的指导能力。

易出现的不足:上级医师首次查房记录未反映上级医师对所缺病史、体征的补充以及对诊断依据和鉴别诊断的分析、诊疗计划制订的思路;上级医师查房的意见不记录或记录不全或以辅助检查结果代替内容,或与下级医师查房内容完全雷同;未反映上级医师对病情的分析和诊疗意见或反映欠缺;未反映上级医师查房医嘱或诊疗计划未执行的原因;上级医师查房记录超时完成。

4. 疑难病例讨论记录

疑难病例讨论记录是指由科主任或具有副主任医师以上专业技术任职资格的医师主持、召集有关医务人员对确诊困难或疗效不确切病例讨论的记录。内容包括讨论日期、主持人、参加人员姓名及专业技术职务、具体讨论意见及主持人小结意见等。

注释:记录时,应该顶格书写记录的年、月、日、时、分,时间采用 24 小时制记录,再另起一行,居中将"疑难病例讨论记录"单独标出,然后另起一行并空两格记录具体内容。

此记录应反映各位参加讨论发言的医师围绕讨论的问题从不同角度阐述自己的观点,提出不同的处理措施,由主持人总结最终形成的治疗方案,以彰显出科室集体的智慧。

　　易出现的不足:仅集中反映主持人的意见,未反映各位医师有价值的讨论意见,从而显得讨论不够活跃,没起到集思广益、增加对此病例特点认识的作用。

　　5. 交(接)班记录

　　交(接)班记录是指患者经治医师发生变更之际,交班医师和接班医师分别对患者病情及诊疗情况进行简要总结的记录。交班记录应当在交班前由交班医师书写完成;接班记录应当由接班医师于接班后 24 小时内完成。交(接)班记录的内容包括入院日期、交班或接班日期、患者姓名、性别、年龄、主诉、入院情况、入院诊断、诊疗经过、目前情况、目前诊断、交班注意事项或接班诊疗计划、医师签名等。

　　注释:记录时,应该顶格书写记录的年、月、日、时、分,时间采用 24 小时制记录,再另起一行,居中写出"交(接)班记录",然后另起一行并空两格记录具体内容。

　　易出现的不足:未列出入院情况、入院诊断、诊疗经过、目前情况、目前诊断、交班注意事项;接班记录照抄交班记录、无接班诊疗计划。

　　6. 转科记录

　　转科记录是指患者住院期间需要转科时,经转入科室医师会诊并同意接收后,由转出科室和转入科室医师分别书写的记录。包括转出记录和转入记录。转出记录由转出科室医师在患者转出科室前书写完成(紧急情况除外);转入记录由转入科室医师于患者转入后 24 小时内完成。转科记录内容包括入院日期、转出或转入日期,转出、转入科室,患者姓名、性别、年龄、主诉、入院情况、入院诊断、诊疗经过、目前情况、目前诊断、转科目的及注意事项或转入诊疗计划、医师签名等。

　　注释:记录时,应该顶格书写记录的年、月、日、时、分,时间采用 24 小时制记录,再另起一行,居中写出"转科记录",然后另起一行并空两格记录具体内容。

　　易出现的不足:治疗经过罗列大量检查数据,未归纳总结诊疗经过,呈现治疗思路不够清晰;未反映转科目的及注意事项、转入诊疗计划。从而表现出医师对该病例缺乏认识,对下一步治疗缺乏进一步打算的盲从性。

　　7. 阶段小结

　　阶段小结是指患者住院时间较长,由经治医师每月所作病情及诊疗情况总结。阶段小结的内容包括入院日期、小结日期,患者姓名、性别、年龄、主诉、入院情况、入院诊断、诊疗经过、目前情况、目前诊断、诊疗计划、医师签名等。交(接)班记录、转科记录可代替阶段小结。

　　注释:记录时,应该顶格书写记录的年、月、日、时、分,时间采用 24 小时制记录,再另起一行,居中写出"阶段小结",然后另起一行并空两格记录具体内容。

　　易出现的不足:未归纳提炼诊疗经过,呈现治疗思路不够清晰。

　　8. 抢救记录

　　抢救记录是指患者病情危重,采取抢救措施时作的记录。因抢救急危患者,未能及时书写病历的,有关医务人员应当在抢救结束后 6 小时内据实补记,并加以注明。内容包括病情变化情况、抢救时间及措施、参加抢救的医务人员姓名及专业技术职称等。记录抢救时间应当具体到分钟。

　　注释:抢救记录往往是纠纷病例医患双方高度关注的重点,是证明医务人员是否及时、正确、尽力、尽责挽救患者生命的重要依据。所以,抢救记录对每一事件发生的时间准确性、给予措施的依据和及时性,病情记录的详尽性等都必须正确反映。因此,必须注意到在抢救患者时,由于参加抢救的医务人员较多,给予的抢救措施也较频繁,而这些抢救措施实施的具体时间及效果、患者的病情变化等往往是多人记录而易出现时间不准确或时间不一致或事件记录漏项的情况;也可能因抢救初期抢救人员少而影响记录的准确性和完整性。这些情况的出现,均易将医务人员拖入医疗纠纷或在庭审中陷于不利境地。所以,抢救时必须有一个抢救组织者对参加抢救人员合理分工,统一指挥,使各位各施其责,密切配合,旨在保证抢救工作的有序进行,有效地挽救患者生命,也有利于形成一份完整的、准确的、利于医方举证的抢救记录。

记录时,应顶格标出记录补记的具体时间,时间采用 24 小时制记录,另起一行居中单独标出"抢救记录",再另起一行空两格记录内容。

易出现的不足:无抢救记录标题;抢救记录中对病情变化、抢救时间及措施、参加抢救的医务人员姓名及专业技术职称描述不清或漏项;给予抢救措施依据未反映或反映不清楚。

9. 有创诊疗操作记录

有创诊疗操作记录是指在临床诊疗活动过程中进行的各种诊断、治疗性操作(如胸腔穿刺、腹腔穿刺等)的记录。应当在操作完成后即刻书写。内容包括操作名称、操作时间、操作步骤、结果及患者一般情况,记录过程是否顺利、有无不良反应,术后注意事项及是否向患者说明,操作医师签名。

易出现的不足:书写不及时,未反映操作时间、忽略操作步骤,未反映操作过程是否顺利、有无不良反应,术后具体注意事项未反映。

10. 会诊记录(含会诊意见)

会诊记录是指患者在住院期间需要其他科室或者其他医疗机构协助诊疗时,分别由申请医师和会诊医师书写的记录。会诊记录应另页书写。内容包括申请会诊记录和会诊意见记录。申请会诊记录应当简要载明患者病情及诊疗情况、申请会诊的理由和目的,申请会诊医师签名等。常规会诊意见记录应当由会诊医师在会诊申请发出后 48 小时内完成,急会诊时会诊医师应当在会诊申请发出后 10 分钟内到场,并在会诊结束后即刻完成会诊记录。会诊记录内容包括会诊意见、会诊医师所在的科别或者医疗机构名称、会诊时间及会诊医师签名等。申请会诊医师应在病程记录中记录会诊意见执行情况。

注释:申请会诊记录应简述患者病情、诊疗情况、会诊目的,受邀会诊记录应反映会诊医师详细了解病史、相关检查结果、有针对性的查体、下一步处理措施或原则等情况。填写请会诊与完成会诊时间则是为了反映完成会诊工作是否符合规定的时限要求。

易出现的不足:申请会诊时未简要说明患者病情及诊疗情况,申请会诊目的不明确,未体现请会诊时间、完成会诊时间,申请会诊医师未在病程记录中体现会诊意见执行情况。

11. 术前小结

术前小结是指在患者手术前,由经治医师对患者病情所作的总结。内容包括简要病情、术前诊断、手术指征、拟施手术名称和方式、拟施麻醉方式、注意事项,并记录手术者术前查看患者相关情况等。

注释:手术指征一般要反映诊断是否明确、保守治疗有无效果或是否能达到手术效果或

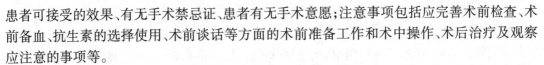

患者可接受的效果、有无手术禁忌证、患者有无手术意愿;注意事项包括应完善术前检查、术前备血、抗生素的选择使用、术前谈话等方面的术前准备工作和术中操作、术后治疗及观察应注意的事项等。

通过术前准备的书写,理清具有某种疾病特点的即将做手术的病例所必须完善的一系列术前准备工作,从而培训外科医师对此病例的认识能力。而术中注意事项的体现,目的是为了培训医师事先就应考虑到随手术进程可能出现的问题并在手术中给以严密关注。如:如何确认正常与变异的解剖关系? 如何遵循处理病灶的基本原则? 对医师手术操作技巧有什么要求? 如何预防并发症或一旦出现并发症应该怎么处理等。术后注意事项的书写,可以强化手术医师对术后并发症的认识。该病例术后应该观察什么问题? 在术后不同阶段均可能会出现哪些并发症? 分别从哪些观察项目着手观察?

易出现的不足:对病情凝练不够,手术指征未交代清楚,注意事项未书写全面,术前谈话情况未提及,对术中操作、术后防治的注意事项描述不具体或未结合患者病情特点而缺乏针对性。

12. 术前讨论记录

术前讨论记录是指因患者病情较重或手术难度较大,手术前在上级医师主持下,对拟实施手术方式和术中可能出现的问题及应对措施所作的讨论。讨论内容包括术前准备情况、手术指征、手术方案、可能出现的意外及防范措施、参加讨论者的姓名及专业技术职务、具体讨论意见及主持人小结意见、讨论日期、记录者的签名等。

注释:不难看出,术前讨论的建立是为了针对患者病情较重或手术复杂或手术难度大的问题,做好更完备的术前准备,预见性地提出可能的意外及预防措施,以期制订出符合病情特点的更周密的手术治疗方案,以提高手术成功率,保证手术效果,降低手术风险。必要时,麻醉科、放射科、病理科等多科参与,站在不同专业角度,充分评估患者病情,讨论各种手术方式的利弊,结合与患者沟通后的知情选择情况,共同制订最佳治疗方案。因此,术前讨论记录应反应出讨论中各位医师开阔的思维,对术前准备的高度重视以及竭力保障患者手术安全的责任和意识。

易出现的不足:未针对病情、手术难点,可能出现的风险及防范措施进行讨论,讨论思维单一,未体现集思广益,手术方案的形成依据体现不充分,总结意见不全面等。

13. 麻醉术前访视记录

麻醉术前访视记录是指在麻醉实施前,由麻醉医师对患者拟施麻醉进行风险评估的记录。麻醉术前访视可另立单页,也可在病程中记录。内容包括姓名、性别、年龄、科别、病案号,患者一般情况、简要病史、与麻醉相关的辅助检查结果、拟行手术方式、拟行麻醉方式、麻醉适应证及麻醉中需注意的问题、术前麻醉医嘱、麻醉医师签字并填写日期。

注释:麻醉术前访视记录是证明麻醉医师于术前对患者进行查体,了解患者病情,提出麻醉中可能出现的问题,制订符合患者病情特点的麻醉方案的重要依据,对上述要求中各项内容均应逐一记录。应注意在体现麻醉适应证时,应针对术式及患者情况,将所选择麻醉方式的理由加以阐述;在反映麻醉中需注意的问题时,应针对患者可能出现的具体问题及其防范措施加以描述性记录。

易出现的不足:未体现患者一般情况和简要病史,麻醉适应证及麻醉中需注意的问题不具体阐述或未书写应对措施。

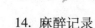

14. 麻醉记录

麻醉记录是指麻醉医师在麻醉实施中书写的麻醉经过及处理措施的记录。麻醉记录应当另页书写,内容包括患者一般情况、术前特殊情况、麻醉前用药、术前诊断、术中诊断、手术方式及日期、麻醉方式、麻醉诱导及各项操作开始及结束时间、麻醉期间用药名称、方式及剂量、麻醉期间特殊或突发情况及处理、手术起止时间、麻醉医师签名等。

注释:麻醉记录是行业内通行的医疗文书,从格式到内容以及符号所代表的意义都基本相同。由于记录中需体现的项目较多,文字书写空间较小,故应特别注意文字书写、符号标记均清楚可辨。

易出现的不足:项目漏填或错填。尤其是麻醉药物计量单位写错会造成纠纷隐患。

15. 手术记录

手术记录是指手术者书写的包括手术一般情况、手术经过、术中发现及处理等情况的特殊记录,应当在术后 24 小时内完成。特殊情况下由第一助手书写时,应有手术者签名。手术记录应当另页书写,内容包括一般项目(患者姓名、性别、科别、病房、床位号、住院病历号或病案号)、手术日期、术前诊断、术中诊断、手术名称、手术者及助手姓名、麻醉方法、手术经过、术中出现的情况及处理等。

注释:手术记录是记录手术全部过程情况的重要病案内容之一。不同级别的医师由于对手术过程的认识与体会不同,所书写的手术记录详略也不尽相同,但是重要的、必须描述的项目内容是一样的。如:实施手术时麻醉成功与否、患者手术体位、病灶的部位、大小、外观、质地、与周围组织的关系、手术操作步骤、术中使用器械和植入材料、是否放置引流物及放置位置、出血情况、器械敷料清点无误的描述等,均需逐一清楚记录,最终,使手术记录可以呈现出清楚的解剖层次、显露清晰的手术野、紧凑而有序的手术步骤、严谨规范的手术操作过程。

手术记录是重要的医疗信息,对患者的复诊和后续治疗均具有指导意义,因此,每一个书写手术记录的医师都应认真地、准确地书写,否则会造成信息不全而影响参考价值。

手术记录也是法律层面举证的一个重要依据。不管手术者年资、职称、职务高低,都应有责任和义务亲自认真书写手术记录。即使是特殊情况由第一助手书写,但一旦由于某种原因出现医疗纠纷,也是由手术者对手术记录的真实性和准确性承担法律责任。因此,在医疗事故技术鉴定或庭审中,书写质量好的手术记录可以证明手术操作与医疗后果无因果关系而帮助医师解脱责任,但存在诟病的手术记录则无法支持医师胜诉。

易出现的不足:解剖层次记录不清楚;手术步骤记录粗略;手术操作描述不清楚;手术程序记录不清晰;术中发现或术中并发症及处理等多处手术内容遗漏。

16. 手术安全核查记录

手术安全核查记录是指由手术医师、麻醉医师和巡回护士三方,在麻醉实施前、手术开始前和患者离室前,共同对患者身份、手术部位、手术方式、麻醉及手术风险、手术使用物品清点等内容进行核对的记录,输血的患者还应对血型、用血量进行核对。应有手术医师、麻醉医师和巡回护士三方核对、确认后签字。

注释:需要强调的是,手术医师、麻醉医师和巡回护士三方的核查工作一定要在麻醉实施前、手术开始前和患者离室前三个时间点对安全核查项目实时逐一核查并签字,以达到安全、正确施术的真正目的。应严禁未在这三个时间节点落实安全核查而仅仅于术毕完成签字,使手术安全核查工作流于形式。

易出现的不足:核对三方人员未签字或其中一方人员未签字,或于术后补签字。

17. 手术清点记录

手术清点记录是指巡回护士对手术患者术中所用血液、器械、敷料等的记录,应当在手术结束后即时完成。手术清点记录应当另页书写,内容包括患者姓名、住院病历号(或病案号)、手术日期、手术名称、术中所用各种器械和敷料数量的清点核对、巡回护士和手术器械护士签名等。

易出现的不足:内容书写缺项,遗漏签字。

18. 术后首次病程记录

术后首次病程记录是指参加手术的医师在患者术后即时完成的病程记录。内容包括手术时间、术中诊断、麻醉方式、手术方式、手术简要经过、术后处理措施、术后应当特别注意观察的事项等。

注释:此记录要求语言简练,对术中所见应清晰描述,对手术过程应重点突出、简明小结,对手术结束后能及时观察到的症状改善情况应予体现,对术后处理措施应有记录,并明确提出术后注意事项。

易出现的不足:赘述患者术前病史,手术简要经过完全照抄手术记录,未体现术中所见,对手术结束后症状改善情况未予关注,未提出术后注意事项。

19. 麻醉术后访视记录

麻醉术后访视记录是指麻醉实施后,由麻醉医师对术后患者麻醉恢复情况进行访视的记录。麻醉术后访视可另立单页,也可在病程中记录。内容包括姓名、性别、年龄、科别、病案号、患者一般情况、麻醉恢复情况、清醒时间、术后医嘱、是否拔除气管插管等,如有特殊情况应详细记录,麻醉医师签字并填写日期。

易出现的不足:书写漏项,麻醉医师未签字。

20. 出院记录

出院记录是指经治医师对患者此次住院期间诊疗情况的总结,应当在患者出院后 24 小时内完成。内容主要包括入院日期、出院日期、入院情况、入院诊断、诊疗经过、出院诊断、出院情况、出院医嘱、医师签名等。

注释:出院记录中,入院情况需体现入院主诉,入院时主要症状和体征及重要的阴性体征;诊疗经过需体现与诊断相关的重要辅助检查结果,主要治疗方式,主要药物治疗情况,包括药品名称、给药剂量、途径、用药时间;出院情况应体现治疗效果,出院时患者症状与体征。出院医嘱应详细易懂,包括患者出院带药具体用法、复诊时间或出现何种情况及时随诊、出院注意事项、康复治疗的指导意见、后续治疗建议等。使患者在此次住院期间诊治情况完整清晰,为患者再次就诊提供充分的复诊资料。

易出现的不足:未对住院期间诊疗情况进行总结,语言不简练,完全照搬现病史、既往史、手术记录等,未体现入院时主要症状和体征及重要的阴性体征、与诊断相关的重要辅助检查结果,未体现主要用药名称、给药剂量、途径、用药时间,出院医嘱笼统不具体。

21. 死亡记录死亡

记录是指经治医师对死亡患者住院期间诊疗和抢救经过的记录,应当在患者死亡后 24 小时内完成。内容包括入院日期、死亡时间、入院情况、入院诊断、诊疗经过(重点记录病情演变、抢救经过)、死亡原因、死亡诊断等。记录死亡时间应当具体到分钟。

易出现的不足:病情演变、抢救经过记录不清,未将致死因素列为死亡原因,而误将不是致死因素的疾病诊断写成死亡原因。

22. 死亡病例讨论记录

死亡病例讨论记录是指在患者死亡一周内,由科主任或具有副主任医师以上专业技术职务任职资格的医师主持,对死亡病例进行讨论、分析的记录。内容包括讨论日期、主持人及参加人员姓名、专业技术职务、具体讨论意见及主持人小结意见、记录者的签名等。

易出现的不足:书写漏项,未分别记录参加讨论发言人具体意见或未记录主持人总结意见。

23. 病重(病危)患者护理记录

病重(病危)患者护理记录是指护士根据医嘱和病情对病重(病危)患者住院期间护理过程的客观记录。病重(病危)患者护理记录应当根据相应专科的护理特点书写。内容包括患者姓名、科别、住院病历号(或病案号)、床位号、页码、记录日期和时间、出入液量、体温、脉搏、呼吸、血压等病情观察、护理措施和效果、护士签名等。记录时间应当具体到分钟。

易出现的不足:仅仅对生命体征监测数值的记录,疏忽对患者意识和瞳孔观察的记录;对患者病情处理措施效果的观察记录较少。

（四） 各类知情文件

《病历书写基本规范》第十条规定,对需取得患者书面同意方可进行的医疗活动,应当由患者本人签署知情同意书。患者不具备完全民事行为能力时,应当由其法定代理人签字;患者因病无法签字时,应当由其授权的人员签字;为抢救患者,在法定代理人或被授权人无法及时签字的情况下,可由医疗机构负责人或者授权的负责人签字。

因实施保护性医疗措施不宜向患者说明情况的,应当将有关情况告知患者近亲属,由患者近亲属签署知情同意书,并及时记录。患者无近亲属的或者患者近亲属无法签署同意书的,由患者的法定代理人或者关系人签署同意书。

注释:随着社会关系状态发生着变化,医患关系也随之被物化,医患之间的信赖程度降低。从20世纪开始,世界各国就开始将医务人员对患者的说明义务法制化。也即,从法律层面规定了医师在履行诊断和治疗义务的同时,还应尽到让患者知情同意的告知义务,使患者能在获得足够信息的基础上做出相应的医疗决定。我国的《医疗机构管理条例》、《医疗事故处理条例》、《侵权责任法》、《中华人民共和国执业医师法》就明确规定了医务人员在医疗过程中应对患者尽告知义务,并对告知内容、什么时候告知、向哪些告知对象告知都做出了明确的规定。因此,医务人员必须站在法律的高度,重视履行告知义务的职责,并以签订知情同意书的形式将履责情况记录下来,形成具有法律依据的知情文件。

（1） 什么时候需要尽告知义务:需要实施手术、特殊检查、特殊治疗的,医务人员应当及时向患者说明医疗风险、替代医疗方案等情况,并取得其书面同意;不宜向患者说明的,应当向患者的近亲属说明,并取得其书面同意。

（2） 告知内容:应告知患者当前诊断,疾病特点及严重程度,需要采取的治疗措施、药物和器材,大概的治疗费用及自费项目,治疗所需的时间、疗程,治疗的效果,及疾病预后,包括可能出现的并发症等。在向患者告知治疗方案时应注意提供可供选择的治疗方案,但应同时向患者阐明各种治疗方案的利弊。

（3）近亲属：亲属包括配偶、父母、子女、兄弟姐妹、祖父母、外祖父母、孙子女、外孙子女。

（4）告知顺序：配偶、父母、成年子女、其他近亲属等。

1. 手术同意书

手术同意书是指手术前，经治医师向患者告知拟施手术的相关情况，并由患者签署是否同意手术的医学文书。内容包括术前诊断、手术名称、术中或术后可能出现的并发症、手术风险、患者签署意见并签名、经治医师和术者签名等。

注释：手术同意书包括了两个方面的主题内容，一是术前经治医师向患者告知拟施手术的相关情况，二是患者知情后签署是否同意手术。对于第一方面内容，医师应以本次手术潜在的风险为主要告知内容。如患者伴有诸如心脏病、高血压、糖尿病、感染等病症，还应在风险告知时充分估计这些伴发病对手术过程的影响，在手术中或手术后可能发生的意外。而绝不是将所有手术可能出现的危险毫无针对性地一一列出就能达到万无一失的目的。

易出现的不足：对手术风险所作评估没有结合患者病情特点，所列风险大而全，缺乏针对性；具有完全民事行为能力的患者本人未签字或只有家属签字；缺经治医师和（或）第一术者签字；签字日期未填。

2. 麻醉同意书

麻醉同意书是指麻醉前，麻醉医师向患者告知拟施麻醉的相关情况，并由患者签署是否同意麻醉意见的医学文书。内容包括患者姓名、性别、年龄、病案号、科别、术前诊断、拟行手术方式、拟行麻醉方式、患者基础疾病及可能对麻醉产生影响的特殊情况、麻醉中拟行的有创操作和监测、麻醉风险、可能发生的并发症及意外情况，患者签署意见并签名、麻醉医师签名并填写日期。

注释：麻醉同意书包括两方面的主题内容，一是术前麻醉医师向患者告知拟施麻醉的相关情况，二是患者知情后签署是否同意麻醉。对于第一方面内容，麻醉医师应以本次麻醉潜在的风险为主要告知内容。对风险的评估，应特别重视对患者基础疾病信息的掌握，在风险告知时应充分估计这些基础疾病对麻醉产生的特殊影响，在麻醉中或麻醉后可能发生的意外。尤其是在某些医院使用事先印制好的、已经很全面地列出各种可能出现的问题的格式化的麻醉同意书时，必须根据患者病情特点，针对性地选定相应项目，甚至补充列出适合此例患者病情的告知事项，保证麻醉同意书具有个性色彩。

易出现的不足：对麻醉风险所作评估没有结合患者病情特点，缺乏针对性；未体现重视基础疾病对麻醉的影响；具有完全民事行为能力的患者本人未签字或只有家属签字；缺麻醉医师签字；签字日期未填。

3. 输血治疗知情同意书

输血治疗知情同意书是指输血前，经治医师向患者告知输血的相关情况，并由患者签署是否同意输血的医学文书。输血治疗知情同意书内容包括患者姓名、性别、年龄、科别、病案号、诊断、输血指征、拟输血成分、输血前有关检查结果、输血风险及可能产生的不良后果、患者签署意见并签名、医师签名并填写日期。

易出现的不足：书写漏项；输血前有关检查结果填写错误；具有完全民事行为能力的患者本人未签字或只有家属签字；缺医师签字；签字日期未填。

**4. 特殊检查、特殊治疗同意书**

特殊检查、特殊治疗同意书是指在实施特殊检查、特殊治疗前,经治医师向患者告知特殊检查、特殊治疗的相关情况,并由患者签署是否同意检查、治疗的医学文书。内容包括特殊检查、特殊治疗项目名称、目的、可能出现的并发症及风险、患者签名、医师签名等。

注释:《医疗机构管理条例实施细则》中明确规定,特殊检查、特殊治疗是指具有下列情形之一的诊断、治疗活动:(1)有一定危险性,可能产生不良后果的检查和治疗;(2)由于患者体质特殊或病情危笃,可能对患者产生不良后果和危险的检查和治疗;(3)临床试验性检查和治疗;(4)收费可能对患者造成较大经济负担的检查和治疗。因此,在对患者实施上述诊疗措施时,应告知患者并取得患者同意,并同时签署特殊检查、特殊治疗同意书。

易出现的不足:书写漏项;对风险所作评估没有结合患者病情特点,缺乏针对性;具有完全民事行为能力的患者本人未签字或只有家属签字;缺医师签字;签字日期未填。

**5. 病危(重)通知书**

病危(重)通知书是指因患者病情危、重时,由经治医师或值班医师向患者家属告知病情,并由患方签名的医疗文书。内容包括患者姓名、性别、年龄、科别,目前诊断及病情危重情况,患方签名、医师签名并填写日期。一式两份,一份交患方保存,另一份归病历中保存。

注释:病危(重)患者病情瞬息万变,未体现医师告知患者家属病情的及时性,通知书中的知情签字时间应具体到分钟。

易出现的不足:签字时间未具体到分钟;缺医师签字;未注明签字的患者家属与患者的关系。

**(五) 医嘱**

医嘱是指医师在医疗活动中下达的医学指令。医嘱单分为长期医嘱单和临时医嘱单。长期医嘱单内容包括患者姓名、科别、住院病历号(或病案号)、页码、起始日期和时间、长期医嘱内容、停止日期和时间、医师签名、执行时间、执行护士签名。临时医嘱单内容包括医嘱时间、临时医嘱内容、医师签名、执行时间、执行护士签名等。医嘱内容及起始、停止时间应当由医师书写。医嘱内容应当准确、清楚,每项医嘱应当只包含一个内容,并注明下达时间,应当具体到分钟。医嘱不得涂改。需要取消时,应当使用红色墨水标注"取消"字样并签名。

一般情况下,医师不得下达口头医嘱。因抢救急危患者需要下达口头医嘱时,护士应当复诵一遍。抢救结束后,医师应当即刻据实补记医嘱。

注释:医嘱开具清楚、规范,要求明确,便于护士执行准确、及时。而表述不清、让人产生疑惑的医嘱则妨碍治疗措施的落实。

易出现的不足:长期医嘱开在临时医嘱单上,临时医嘱开在长期医嘱单上;措施执行时间要求医嘱未予注明,如:未写 Q12H 或 Q8H？ 是否立即执行？ 等等;护士执行后未签字;医嘱开具或停止不及时。

**(六) 辅助检查报告单**

辅助检查报告单是指患者住院期间所做各项检验、检查结果的记录。内容包括患者姓名、性别、年龄、住院病历号(或病案号)、检查项目、检查结果、报告日期、报告人员签名或者印章等。

注释:影像学检查报告应对片中所见各部位进行描述,报告内容应具体规范,影像描述层次清楚,并给出影像学诊断。对异常改变还应有特别的提示与建议。病理学诊断报

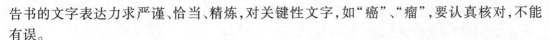

告书的文字表达力求严谨、恰当、精炼,对关键性文字,如"癌"、"瘤",要认真核对,不能有误。

易出现的不足:一般项目填写不全或填写有误;影像描述不清;无报告日期或报告医师签字。

### 三、打印病历内容及要求

打印病历是指应用字处理软件编辑生成并打印的病历(如 Word 文档、WPS 文档等)。打印病历应当按照本规定的内容录入并及时打印,由相应医务人员手写签名。医疗机构打印病历应当统一纸张、字体、字号及排版格式。打印字迹应清楚易认,符合病历保存期限和复印的要求。打印病历编辑过程中应当按照权限要求进行修改,已完成录入打印并签名的病历不得修改。

注释:打印病历已经普及到全国许多医院,这无疑为医务人员带来了诸多方便,但随之也带来了很多缺陷与隐患。在病历书写工作中,医师们常常使用计算机复制粘贴功能来帮助完成病历记录。但是,如果未对粘贴而成的记录作符合相应内容规范要求的文字调整,或缺乏相应的归纳分析,则只能形成低质量的甚至存在纠纷隐患的病历记录。同时,这种不恰当地使用复制粘贴功能,将严重阻碍医师的循证思辨能力的培养。而这种不假思索、盲目复制的行为也违背了病历书写的"真实、客观、及时、准确、规范"的基本原则。

易出现的不足:盲目复制粘贴所致的描述累赘、雷同、日期时间错误等;病历记录缺乏归纳分析;不同上级医师查房内容完全一致;两次病程记录书写时间完全一致或仅间隔不合理时间,如两次记录之间相隔几秒、一两分钟;在打印的纸质版上手写补充或修改内容;字体、字号前后不一致;排版格式不符合要求等。

无论是手写病历、打印病历,还是电子病历,均是对医疗活动过程客观真实的记录。一方面,病历的文字表达必须体现出医疗行为符合临床诊疗规范、法律法规及其他相关规定要求,另一方面,记录的内容还必须符合患者病情及医师的真实医疗行为。也就是说,良好的诊治能力和法律意识可能因为文字表达能力差而得不到真实的体现,而尚需提高和完善的诊治能力和淡薄的法律意识也决不能通过良好的文字表达来加以不真实的掩饰。因此,医师的诊疗能力、文字表达能力、贯穿整个医疗活动中的法律法规意识的水平高低是形成病历质量差距的根本原因。要使病历质量整体提高,必须经过医务人员长期不断的共同努力,认真学习《病历书写基本规范》和与病历书写相关的法律法规及其他相关规定的要求,提高专业知识和技能水平,改善文字表达能力,从多方位着手,才能达到国家对病历书写的质量要求。

### 四、常见问题汇总

按最常见、常见、少见的排列顺序,将病历书写中容易出现的问题汇总如下:

**(一) 门诊病历常见问题**

1. 医患沟通情况无书面记录或记录不全,特别是对最佳治疗方案、替代治疗方案的优缺点介绍的沟通情况未体现。

2. 对非主诉牙问题的处理建议未记录或记录不清。

3. 对辅助检查结果未记录。

4. 对既往病史未记录或记录后未在制订治疗措施时给以必要的注意。

（二）住院病历常见问题

1. 首次病程记录无病例特点。

2. 上级医师首次查房缺需补充的病史和体征及诊断依据与鉴别诊断分析及诊疗计划。

3. 未描述与本次入院有关的重要的阴性症状以及与鉴别诊断有关的阳性症状。

4. 上级医师查房以已述的专科查体、辅助检查结果充斥查房内容，无病情分析或欠缺、无诊疗意见。

5. 首次病程记录诊断依据的阐述不精准，常复制与依据无关的文字（如：照搬现病史、既往史、专科检查），未围绕"依据"来书写。

6. 首次病程记录鉴别诊断鉴别点描述不清楚。

7. 病程记录重要病情变化、体征变化未记录或记录不全。

8. 无对检查结果异常的分析。

9. 无对检查结果异常的相应处理意见。

10. 无重要辅助检查记录。

11. 专科检查记录内容有欠缺。

12. 术前小结描述不规范（简要病情、术前诊断、手术指征、拟施手术名称和方式、拟施麻醉方式、注意事项、手术者术前查看患者相关情况等未描述或描述不清）。

13. 上级医师查房内容与下级医师查房完全雷同。

14. 术后首次病程记录描述不清（手术简要经过为照搬的手术记录，术后处理措施、术后应当特别注意观察的事项未记录或记录不清楚，赘述专科查体等大量术前信息）。

15. 术前讨论记录未结合患者病情特点、基础疾病对手术的影响、手术进程中或术后可能出现的问题及其防范措施进行讨论；未反映出发言人站在不同角度看待问题的开阔的思路；总结意见不全面等。

16. 入院前若有辅助检查未记录或记录不完善或抄写不准确或描述不清。

17. 申请会诊医师未在病程记录中记录会诊意见及执行情况。

18. 同一事件发生的时间在不同处记录不一致，如：出、入院时间；手术日期；药物使用时间。

19. 会诊记录（会诊单）未按规定书写（申请会诊记录和会诊意见记录。申请会诊记录应当简要载明患者病情及诊疗情况、申请会诊的理由和目的，申请会诊医师签名）。

20. 对计划或上级医师指示拟做的检查项目到底落实与否未记录。

21. 病程记录中未体现重要医嘱的修改及修改原因分析。

22. 未对治疗中改变的药物、治疗方式进行说明（如：手术方式更改、药物调整等的依据）。

23. 无术前一天内第一手术者查看患者的记录。

24. 出院记录无入院时主要症状或阳性体征或重要的阴性体征。

25. 出院记录无与诊断相关的重要辅助检查结果。

26. 出院记录治疗经过不详细（无主要药品名称或名称写错、无用药剂量、给药途径、用药时间等）。

27. 出院记录无治疗效果及病情转归。

28. 出院记录无出院时患者的症状和体征。

29. 手术同意书描述不清(手术名称未写全、术中或术后可能出现的并发症及手术风险缺乏针对性、无术者签名)。

30. 麻醉同意书描述不清(患者基础疾病及可能对麻醉产生影响的特殊情况缺乏针对性,麻醉风险缺乏针对性)。

31. 未写明上级医师查房医嘱或诊疗计划未执行的原因。

32. 再次或多次入院记录未对本次住院前历次有关住院诊疗经过进行小结。

33. 重要操作未记录或记录不清。

34. 未体现重要病情变化向患者及其法定代理人或授权委托人告知的情况。

35. 手术记录描述不清(手术时患者体位、手术经过、术中出现的情况及处理)。

36. 诊断符合情况未按实际填写。

37. 有病理报告,主要病理诊断未填写或填写不全。

38. 药物过敏空白或填写错误。

39. 首页三级医师签字不全。

40. 确诊时间填错。

41. 病史陈述者为未成年人。

42. 主诉描述不规范。

43. 主诉描述错误或与现病史不符。

44. 未描述发病以来一般情况或欠缺。

45. 未描述发病后到入院前,在院内、外接受检查与治疗的详细经过及效果或欠缺;未描述既往疾病史(未对既往疾病史的具体表现、医治情况做具体描述)。

46. 未描述既往手术外伤史(未对既往手术外伤史做具体描述,只是笼统记录做过手术)。

47. 未描述既往食物或药物过敏史(未对既往过敏史的具体表现、医治情况做具体描述)。

48. 查体记录不准确或有漏项。

49. 首次病程记录无鉴别诊断。

50. 首次病程记录诊断依据不全。

51. 首次病程记录诊疗计划不全面、不具体。

52. 重要的治疗措施未记录或记录不全。

53. 重要操作未记录或记录不规范、不完善。

54. 麻醉同意书只有患者家属签字,无患者本人签字。

55. 麻醉术前访视记录描述不清(麻醉中需注意的问题未反映)。

56. 麻醉记录描述不清(麻醉诱导及各项操作开始及结束时间未标记、麻醉期间用药剂量总计错误。

57. 手术安全核查记录手术医师、麻醉医师和巡回护士三方核对确认签字不全(缺一方签字)。

58. 术后三天无连续病程记录。

59. 输血患者无输血评价记录、输血反应记录。

60. 无术后三天内上级医师查看患者记录。

61. 未能在规定时间(8 小时)内完成首次病程记录。

62. 未按规定时间内(24 小时)完成入院记录。

63. 入院 48 小时内无主治医师首次查房记录。

64. 入院 72 小时以上无副主任(主任)医师首次查房记录。

65. 出院记录出院带药不详细(无药品名称、用药剂量、给药途径、用药时间或药名、剂量写错)。

66. 门诊诊断填写错误。

67. 抗菌药物使用不符合《抗菌药物临床应用指南》。

68. 病程记录病情稳定患者未能在规定时间内(至少 3 天记录一次病程记录)及时完成病程记录。

69. 病程记录病重患者,未能在规定时间内(至少 2 天记录一次病程记录)及时完成病程记录。

70. 上级医师查房记录无本人审阅及签名。

71. 手术记录无第一手术者签名。

72. 无术后首次病程记录。

73. 手术记录超过术后 24 小时内完成。

74. 手术同意书为未成年人签字而无监护人签名。

75. 自动出院、放弃治疗或放弃抢救者无记录及患者、法定代理人或授权委托人签名。

76. 抢救记录描述不清(未记录清楚病情变化情况、抢救时间及措施、参加抢救的医务人员姓名及专业技术职称)。

77. 死亡病例讨论记录描述不清(无死亡病例讨论记录具体讨论意见或主持人小结意见不全面)。

78. 抢救记录无标题。

79. 有创诊疗操作记录描述不清(未记录操作步骤、结果及患者一般情况,记录过程是否顺利、有无不良反应,术后注意事项及是否向患者说明)。

80. 无有创诊疗操作记录或未即刻书写有创诊疗操作记录。

81. 转科患者转入、转出记录描述不清,未按规定书写。

82. 住院期间每周内无副主任医师以上的医师查房记录。

83. 做病检者无病理报告。

84. 病历中已记录的检验、检查结果但无报告单。

85. 检验、检查报告单患者基本信息错误。

86. 违规涂改病历。

87. 病历中字迹潦草难认或关键字无法辨认。

88. 病历中有错别字。

89. 病历续页无页码号。

90. 医师签名不全或签名无法辨认。

91. 药物名称、剂量书写错误。

92. 长期医嘱单描述不清(长期医嘱未注明用药时间要求,如:Q12H 或 Q8H 等未记录)。

93. 首次病程记录无诊断依据。

94. 送检单填写错误或缺项。

95. 住院 48 小时以上缺血、尿常规检验结果。

96. 在病历中摹仿或代替他人签名。

97. 病历打印模糊不清。

# 第三节　电子病历简介

## 一、电子病历的定义

卫生部《病历书写基本规范》将电子病历定义为：电子病历是指医务人员在医疗活动过程中，使用医疗机构信息系统生成的文字、符号、图表、图形、数据、影像等数字化信息，并能实现存储、管理、传输和重现的医疗记录，是病历的一种记录形式。

电子病历的内容包括了纸张病历的所有信息。它是在一个特定系统支撑下完成的一种患者信息的电子化录入记录。而这个系统能提供用户访问完整准确的数据、警示、提示和临床决策的功能。因此，电子病历与纸质病历相比较，它们的内容、法律法规要求、质量控制内容都是相同的，只是记录和储存方式不相同。

电子病历是医疗信息系统的核心。医疗信息系统中所提供的医疗信息，都是建立在对病历信息进行处理的基础上。

## 二、电子病历的质量控制

通过预先内置各种疾病诊治标准、临床技术指南、临床路径标准、病历书写检查标准以及手术分级管理、单病种质量控制、合理用药监控等系统，完成对病历质量以及由病历录入所产生的医疗数据信息进行分析和评价，达到质量控制目的。

1. 通过系统内疾病诊治标准，对疾病诊断进行提示、确定和鉴别诊断、治疗效果评价；以临床技术指南规范技术操作。

2. 根据卫生部《病历书写基本规范》要求的质量控制点，结合医师书写病历可能存在的问题，设立需要系统审查的项目，包括医疗质量与安全的核心制度的体现。如：对电子病历内容进行逻辑判断，对书写病历的时限进行监控，实现符合《病历书写基本规范》和相关法律法规的内容和时间要求。

3. 按卫生部对临床路径的管理规定，根据各个疾病临床路径标准，对疾病诊断及其依据、治疗方案、抗菌药物的使用、手术日、变异及原因分析、住院天数等路径全过程进行监控，并可生成符合卫生部管理要求的临床路径表单。

4. 对整个围术期各工作环节进行监控，避免遗漏必须的工作步骤。

5. 通过合理用药审查系统，对药物剂量、配伍禁忌、不同人群用药禁忌进行审查。

6. 通过对不同级别医师的权限设置，限定各级医师的手术级别权限、药物医嘱权限，实现手术分级管理、药物分级管理。

7. 随着电子病历的信息录入，借助相应系统软件的支撑，可以采集、查询、统计由电子病历中产生的相应数据，如：医院评审标准中日常统计指标（住院患者医疗质量与安全监测

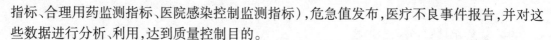

指标、合理用药监测指标、医院感染控制监测指标），危急值发布，医疗不良事件报告，并对这些数据进行分析、利用，达到质量控制目的。

以上监控管理功能均是在医疗过程中实时监控完成的，通过各个工作环节的实时监控，对临床医师工作的不足发出提示、警示，利于及时弥补或纠正环节中的不足，提高医疗服务质量，保障医疗质量安全。

### 三、电子病历的优势

1. 便于医疗信息快速传输。医务人员通过计算机网络可以远程获取患者信息，如各种文字记录、影像、图像、检验结果等，能在几分钟甚至几秒钟内实现信息共享。

2. 电子病历的模板化和可复制功能，使医师能快速完成病历书写，减少了传统手工书写病历的时间。由于医疗信息的快速传输，可以缩短等候各种检查结果的时间，为医师制订诊疗方案提供了便捷，大大地提高了工作效率。

3. 电子病历规范的模板，使医师按照预先内置的符合国家管理规范和标准的程序进行书写，使生成的病历更规范。

4. 将医疗质量控制时间点提前介入至各工作环节中，便于对医疗全过程实行实时监控，将问题解决在萌芽阶段，降低了差错事故的发生率。另外一方面，还可以快速采集、统计、分析医疗质量与安全的多项相关指标，使医疗质量管理工作更加精细化、规范化，便于有效进入下一个质量控制循环。

5. 便于信息再利用。电子病历可以方便查阅、检索、复制，利于更迅速、准确的信息利用和科研统计分析工作，大大地减少了人工收集和录入数据的工作量，提高了临床科研数据的精准度。

6. 节省病历储存空间，节约资源。尤其是能极大地缓解就诊量大的大型医院的病历储存空间，特别是能够解决大量门诊病历资料的存放问题。

### 四、电子病历存在的不足

1. 通过病历的模板化和复制功能完成病历基本内容的书写，但是，习惯了经系统程序化的提示来书写病历后，对于病历中需要医师运用医学专业知识进行主观分析的循证思维能力可能得不到良好的锻炼。

2. 需要大量的计算机软硬件投资和人员培训，且一旦计算机系统发生故障，将无法进行工作。

3. 电子病历的法律效力尚未得到认可。

### 结束语：

电子病历以其手写纸质病历不可具备的强大优势必将成为现代医院病历管理的发展趋势。随着临床医务人员、医院管理人员的共同参与开发，电子病历系统将会更加合理化，更方便医务人员的操作使用。随着电子病历的信息容量的不断扩大，图片绘制、多媒体化的植入将使病历的描述更加详细、全面，呈现更直观，且信息安全系统将会对医院信息、患者隐私进行很好的保护。规范、安全、合法的电子病历在不远的将来一定会实现。

（石文岚）

# 参 考 文 献

1. 卫生与计划生育委员会.《病历书写基本规范》.2010
2. 卫生与计划生育委员会.《电子病历基本规范(试行)》.2010

# 第九章 医患沟通

自 20 世纪 90 年代以来,随着社会经济的高速发展,尤其市场经济的巨大冲击,人们日益增长的医疗需求与相对有限的医疗资源矛盾日益突出。医患双方的观念、心理、需要、行为等也在发生着前所未有的变化,巨大的差异使得医患矛盾日益凸显、医患关系日趋紧张、医疗纠纷不断增加。目前的医患关系现状更是令人堪忧,近年来频发的"医患暴力冲突"、"医闹"、"医师被刺""护士被打瘫痪"等事件已致全国数十位医护人员受到伤害甚至丧命。医患矛盾已经成为媒体的焦点、医疗的痛点、司法处理的难点。如何协调紧张的医患关系、改善我国的医疗环境,已经成为全社会共同关注的一个热点话题。

相关研究和调查显示,许多医务人员在医疗活动中对医患双方的心理和行为特征把握不充分,不能有效开展医患沟通,是造成目前医患关系紧张的重要原因之一。因此,把医患沟通及相关技能教育作为医学生临床实践的重要内容,对增强医学生的沟通能力、真正树立"以患者为中心"的服务理念、形成全新的服务模式和思维方式,对缓解和改善目前紧张的医患关系具有重要的意义。

## 第一节 概 述

### 一、基本概念

"医"(doctor):狭义上是指医疗机构中的医务人员;广义上是指各类医务工作者、卫生管理人员及医疗卫生机构,还包括医学教育工作者。

"患"(patient):狭义上是指患者和家属、亲友及相关单位利益人;广义上是指除"医"以外的社会人群。

"沟通"(communication):有传递、传播、交流、交换、联络、表达之意,是指信息发出者通过一定的渠道,将信息发送给接收者,并寻求反馈以达到相互理解的过程。沟通的结果可使交流双方达成共识、分享利益并建立和发展关系。

"医患沟通"(doctor-patient communication):指医患双方在医疗卫生和保健工作中,围绕伤病、诊疗、健康相关因素等主题,以医方为主导,通过各种有特征的全方位信息的多途径交流,科学地指引诊疗患者的伤病,使医患双方形成共识并建立信任合作关系,达到维护人类健康、促进医学发展和社会进步的目的。

由于"医"和"患"都有狭义和广义的区分,因此,医患沟通也有狭义和广义的内涵。狭义的"医患沟通",是指医务人员与患者及其家属在日常诊疗活动过程中,围绕患者的疾病诊疗和健康问题以及相关因素(服务、费用等),运用语言或非语言的符号系统进行全方位、多途径信息交流的过程。

## 二、医患沟通的意义

医患沟通是构建和谐医患关系的基础,是满足医患需求、达到医疗目的、优化医疗服务过程的重要途径和手段,更是缓解医患矛盾、改善医患关系的重要保障。

### (一) 医疗执业行为的需要

#### 1. 正确诊断疾病

在医疗执业行为活动过程中,医师对患者疾病的诊断,通常是从医师询问病史开始的,通过医患之间的双向沟通,医师从患者处了解到疾病的有关信息,如主要症状、发病过程、既往史、已用药情况等。良好的医患沟通能取得患者的全面配合,有助于医师获得更多更全面的信息,收集到更多对诊断有意义有价值的线索,为进一步检查及最终明确诊断打下良好的基础。

#### 2. 有效治疗疾病

大量临床事实证明,在患者治疗疾病过程中,良好的医患沟通可以为疾病的发展变化提供动态信息,确保治疗的及时正确。医务人员与患者及其家属的适时沟通,可以有助于掌握准确的病情信息,不断精确修正诊断并调整治疗方案,以获得优良的疗效。治疗措施的告知与解释、药物作用与副作用的告知与观察、治疗效果的收集与反馈等都需要充分有效的医患沟通为媒介。

#### 3. 提高治疗效果

良好的医患沟通本身就具有治疗效力:医务人员对患者进行正面的引导与健康教育;医务人员施以各种积极信息的鼓励和暗示,使患者接受到或转换到的是积极的认知评价,从而令患者能产生良性情绪,心情愉快、信心倍增,主动努力配合医护人员治疗,并充分发挥患者的主观能动性。良好的医患沟通还能增加患者对医嘱的依从性和对自身健康问题的了解与责任,从而提高医疗服务的效果。

#### 4. 提升健康水平

医学的基本任务除了诊断与治疗疾病以外,如何有效地促进机体的尽快康复、进行与疾病相关健康教育、普及健康知识,以促进并提高广大人民群众的健康保健能力和健康水平也是医学的主要任务。而以上任务的实施亦需要良好的医患沟通来完成。

### (二) 医患关系发展的需要

#### 1. 维护医患权益

医患沟通遵循双赢的思维和原则,维护的是符合市场经济法则的医患双方的根本利益。它发展了新的医学伦理准则:既要维护医学的神圣使命,又要保障从医者的切身利益,使医患双方在市场经济中和谐共处。医患沟通内容中的知情告知、知情同意、知情选择等过程也是医患沟通的过程,通过这样的医患沟通,可以切实保障患者的合法权利,也可以有效地保护医方的正当利益。从而使医患双方的权益均受到应有的保护。

#### 2. 融洽医患关系

建立和谐的医患关系是全社会的共同心愿。但是近年来,随着市场经济思潮的影响,以及人们法制观念、维权意识的增强,医患之间的不信任、不和谐的结果导致医患之间的猜疑、各种医疗纠纷、滋事取闹甚至暴力伤害事件频频发生。医患关系在新的历史条件下受到了

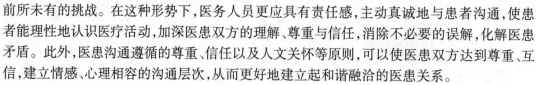

前所未有的挑战。在这种形势下,医务人员更应具有责任感,主动真诚地与患者沟通,使患者能理性地认识医疗活动,加深医患双方的理解、尊重与信任,消除不必要的误解,化解医患矛盾。此外,医患沟通遵循的尊重、信任以及人文关怀等原则,可以使医患双方达到尊重、互信,建立情感、心理相容的沟通层次,从而更好地建立起和谐融洽的医患关系。

3. 解决医患纠纷

由于医疗过程中的风险和种种不确定因素,医患纠纷古今中外皆有,随着社会进步和人们维权意识的增强,医患纠纷会一直存在。发生医患纠纷后,不良的沟通与处理方法可以使医患双方冷漠、对抗、甚至发生暴力冲突。良好有效的医患沟通遵循公平、尊重、互利的原则和方式,妥善处理和调解纠纷,避免矛盾激化,保护患者合法合理的权益,是处理医患双方的最优方案。

4. 塑造医院形象

医务人员通过与患者的沟通交流,将医院先进的医疗设备设施、精良的技术与优质的服务介绍给患者。通过医患沟通给予患者人文关怀、与患者建立良好关系,让患者感受到医院的温暖和医务人员的热情与周到,从而对医院形成良好的印象及口碑相传,使医院知名度扩大,在社会人群中形成良好的声誉。所以,加强医患沟通对塑造医院社会形象具有重要的意义。

### (三) 医学模式发展的需要

随着生物-心理-社会医学模式的确立及人民群众健康需求的多元化,关注医疗行为背后的心理、行为、社会因素,提供以人为本的人性化医疗服务得到越来越多患者的拥戴。要适应与发展现代医学模式,需要在传统生物医学模式的基础上,把心理和社会因素有机地融合进诊疗疾病的过程中去,即诊治伤病,不仅要用药物、手术、物理技术等方法与手段,还要用语言、行为、环境等进行心理治疗和影响。

### (四) 社会进步与发展的需要

现代社会进步与文明发展的重要标志,一方面是社会生产力的高度发展、物质财富的极大丰富;另一方面则是人类生存的环境和谐自然、人类的全面发展具有可持续性。因此,人类必须解决好如何相处、战胜疾病、保持身心健康、抵御灾难、控制社会危险因素等一系列问题,这些问题无一不与医学相关,无一不是医务和卫生工作者的社会责任。

医患沟通是实现医学社会责任的前提和保证。医患双方携手合作,能共同创造健康的身心、健康的生活、健康的环境,合力推动社会的进步。若医患间的沟通不良,医患矛盾与冲突不断,则会给社会带来相当大的负担和许多不安定的因素,对社会的进步发展起着制约与阻碍的作用。

因此,医务工作者要通过医患沟通,发挥出主导作用,不仅要诊治病伤,还要以专业的医学知识和技能,以特有的医学人文精神,关注社会、呵护生命。主动地去消除医患矛盾并减轻其为社会带来的不良后果,自觉地创造出有新世纪特征的、人类利益共享的社会新秩序。

## 三、医患沟通的原理

医患沟通的原理遵循人际沟通的基本原理与规律:

### (一) 沟通的要素

沟通的基本要素包括信息发送者、信息、传递渠道、信息接收者、信息反馈、沟通情景六个方面。

**1. 信息发送者(sender)**

指发出信息的人,也称为信息来源。信息发送者是掌握沟通主动权的人,信息发出者将自己的想法通过语言、文字、符号、表情和动作等形式表达出来,并决定着在哪里、向谁、通过什么渠道、传递什么内容的信息。发送者的文化素质、沟通技巧、在别人心目中的地位等因素都会影响其沟通效果。

**2. 信息(information)**

指信息发送者希望传递的思想、感情、意见和观点等。包括语言和非语言(面部表情、姿势、手势、眼神等)的行为所传达的全部内容。

**3. 传递渠道(channel)**

指信息由一个人传递到另一个人所通过的渠道,是传递信息的手段或工具,也称媒介或传播途径。如,面部表情是通过视觉途径传递的,语言信息是通过听觉途径传递的,以及通过触觉途径传递的信息(如诊脉)。一般来讲,信息发出者在传递信息时使用的途径越多,接收者越能更好、更快、更准确地理解信息。

美国学者罗杰斯(Rogers)1986年的研究表明:一个人能记住他所听到内容的5%,记住其所读过内容的10%,记住其所见过内容的30%,记住其所讨论过内容的50%,记住其亲自做过事情的75%,记住其教给别人所做事情的90%。由此可见,在交流沟通中,应尽最大努力,使用多种沟通渠道,以便使信息接收者有效地接收信息,促进交流。

**4. 信息接收者(receiver)**

指信息传递的对象,即接收信息的人。信息接收者的智力、文化程度、阅读能力、理解能力、是否愿意接收、是否用心接收等因素都决定着信息沟通的效果。

**5. 信息反馈(information feedback)**

指信息由接收者返回到信息发送者的过程,即信息接收者对信息发送者的反应。反馈的内容可以是思想、观点、意见、态度、情感等。在反馈中,原来的信息接收者变成了信息发送者,原来的信息发送者变成了接收者。由此可见,沟通是一个双向互动的过程,而不是一个单向的、简单的信息传送的过程。

**6. 沟通情景(setting)**

指沟通发生的场所或环境以及沟通的时间等。情景能对沟通产生重大的影响,在很多情况下,当情景变化时,沟通也会发生变化。

总之,任何一个沟通都是由上述六个要素组成的,缺一不可。图9-1列出了沟通过程中各要素之间的关系。

医患沟通的特殊性在于,信息的涵盖不仅仅是患者的伤病信息和医者的诊疗信息,还包括与之相关的价值信念、伦理信念、经济利益、法律规章、文化习俗、情感意志等。这些复杂的信息交织在一起,相互影响,组成了医患沟通既有人际共性又有人际个性的信息群,并通过语言、行为及环境,以多途径多形式进行传递。图9-2列出了医患沟通的信息流动情况。

**(二) 沟通的模式**

沟通模式是指人与人在社会生活中的沟通方式,根据沟通要素在沟通中相互作用的差

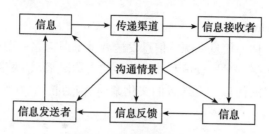

**图 9-1　沟通要素关系图**
（流程图引自.王锦帆.医患沟通学第 2 版.
北京：人民卫生出版社,2006）

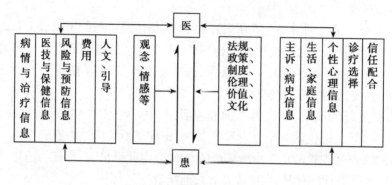

**图 9-2　医患沟通的信息流动**
（流程图引自.王锦帆.医患沟通学第 2 版.北京：人民卫生出版社,2006）

异,可将沟通分为不同的沟通模式。

1. 单向沟通与双向沟通

单向沟通,信息发送者将信息传送给信息接收者,但信息发送者不知道信息接收者是否了解信息的内容,或对得到的信息有何反应,因而发送者得不到接收者的反馈,所以这是属于单向沟通（图 9-3）。

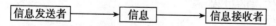

**图 9-3　单向沟通**
（流程图引自.王锦帆.医患沟通学第 2 版.北京：
人民卫生出版社,2006）

双向沟通,即信息发送者将信息传送给接收者后,接收者对信息内容加以解释,并使自己能够了解,再将信息接收之后的反馈传给原来的发送者,而原来的发送者此时变成了接收者,形成了沟通双方之间的互动（图 9-4）。

2. 拉斯韦尔模式（"5W"模式）

拉斯韦尔模式（the Lasswell model）是美国政治学家拉斯韦尔在 1948 年提出的,主要包括谁（Who）→说什么（says What）→通过什么渠道（in Which channel）→对谁

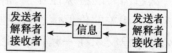

**图 9-4　双向沟通**
（流程图引自.王锦帆.医患沟通学第 2 版.北京：人民卫生出版社,2006）

（to Whom）→取得什么效果（with What effects）等内容，也即是著名的"5W"模式。

其中，"谁"即是信息的发送者，"说什么"即是信息的内容，"渠道"即是信息传送的媒介，"对谁"即是信息的接收者，"效果"就是信息的反馈内容。

3. 医患沟通模式

融洽医患关系的沟通模式应建立在医患双方人际互动的基础上，沟通的内容也不应仅限于医疗沟通，还应该包括认知、情感、心灵、利益等方面内容（图9-5）。

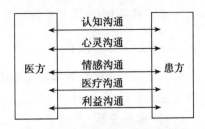

**图9-5 融洽医患关系的沟通模式**
（流程图引自. 王锦帆. 医患沟通学第2版. 北京：人民卫生出版社，2006）

# 第二节 医患沟通的影响因素

医患沟通的影响因素众多复杂，宏观方面受来源于社会、经济、文化、法律、宗教、道德等因素的影响。在具体的临床医患沟通过程中，主要影响因素则来自于医院、医务人员、患者及其家属等各个层次。其中，医务人员与患者之间建立起来的医患关系、医务人员的心理特征与需求，以及患者的心理特征与需求是医患沟通的重要影响因素。

## 一、社会经济及文化因素

社会经济及文化等宏观因素对医患沟通的影响较为深远，甚至是根源性的。但是，由于这些因素涉及层面广泛，加之其对医患沟通的影响往往不是直接的、显而易见的，因而不易被医患双方及社会大众认识并重视。近年的一项相关调查显示：47.35%的医师认为当前执业环境"较差"，13.28%的医师认为执业环境"极为恶劣"；相应地，一份网络民意调查显示，43.57%和27.61%的网民对目前的医患关系表示"很不满意"和"不太满意"；在2005年的"影响小康问题的十大焦点问题"调查中，医疗改革以71.08%投票率名列榜首。近年来频繁爆发的恶性伤医事件以及舆论的民意显示，群众对医疗体制改革较前些年的呼声更高。

为何医患双方均对医患关系的现状如此不满？是什么原因造成如此普遍、如此迅速、如此难解、如此激烈的社会矛盾？究其原因，经济"利益关系"是冲突的根源。医患双方对立的经济利益关系，是由于目前社会经济体制改革模式下市场经济发展的必然：即社会市场经济体制已经形成，而我国医疗体制改革却尚未完成，在人口多底子薄的基本国情下，国家对医疗投入的资金相对有限，医疗卫生的国策只能是"低水平，广覆盖"的初级医疗保障状态。在此背景下，医疗机构被迫走进市场经济圈，而不断追求利益最大化。随着市场变化而不断上涨的医疗服务价格与人民群众普遍较低的经济水平不相匹配。此外，国家投入有限的医疗资源短缺与人民群众日益增长的医疗需求出现矛盾。看病难，看病贵的问题日益突出。

此外，由于国民整体人文素质教育的不足，大量的患者甚至部分医务人员的人文修养及文化素质和思想观念滞后于社会发展，部分大众媒体、网络从业人员也因为观念以及利益等因素的影响，对医疗纠纷的报道有失偏颇，一些媒体的恶意炒作也为本已紧张的医患关系起到了推波助澜的作用。

在以上种种因素的综合影响下，本应站在一条战线上、彼此合作，共同对抗疾病的医患双方变成了利益对立、甚至彼此冲突的竞争双方,导致医患关系变得越发复杂脆弱。

## 二、医患关系因素

医患关系直接影响到疾病诊治工作的顺利进行,了解医患关系的模式和影响因素,探讨医患关系的和谐之道,对于运用医患沟通技能进行有效的医患沟通具有非常重要的意义。

### (一) 医患关系

**1. 定义**

"医患关系"(doctor-patient relationships):指在医学实践活动过程中产生的人际关系。分广义和狭义两种,狭义的医患关系是指医师与患者之间的关系;广义的医患关系是指医务人员(包括医师、护士、医技人员、医疗行政和后勤人员)与患者一方(包括患者本人、患者的亲属、监护人、单位组织等)之间的关系。医患关系作为一种特殊的人际关系,既有人际关系的共性,受人际关系的影响,也有其特殊的性质。从人际互动的方式上说,医患关系是一种密切合作的关系。

**2. 医患关系的内容**

随着经济社会的发展和生物-心理-社会医学模式的转变,医患关系也发生了一些新的变化。医患关系的内容表现为两个方面,即医患关系的技术方面与医患关系的非技术方面。

(1) 医患关系的技术方面:医患关系的技术方面是指在疾病诊疗活动过程中医务人员与患者及其家属等围绕诊疗技术性问题建立的关系。如征求患者对疾病诊疗的意见,讨论、制订双方同意的治疗方案等。

(2) 医患关系的非技术方面:医患关系的非技术方面是指医师与患者由于社会、经济、文化等方面的影响,形成的道德关系、利益关系、价值关系、法律关系、文化关系等。医患关系的非技术性方面体现了社会人际关系中平等、尊重、诚信等最普遍、最基本的原则。随着人们健康意识的增强以及医学模式的转变,医务人员的人文知识素质的表现对患者的治疗效果有很大的影响,所以,医患关系的非技术性方面是当今医患关系的主体。

### (二)"医患关系模式"

**1. 定义**

医患关系模式(doctor-patient relationships' model):指在医学实践活动中医患双方互动的行为方式。目前被世界医学界广泛接受的医患关系模式是1956年美国学者萨斯(Szase)和荷兰德(Hollander)提出的萨斯-荷兰德模式。此模式以医患互动、医患双方的地位、主动性的大小将医患关系分为三种基本类型:

(1) 主动-被动型:即"医师主动,患者被动"。"主动-被动型"是比较古老的、传统的医患关系模式:医师处于主动地位,医师的权威性不容置疑,患者不能发表意见或对医师的诊疗措施有任何异议。这一模式被西方学者称为"父权主义模式"。其生活原型是"父母对婴儿"的照料关系。

"主动-被动型"在当代医疗关系中一般不能被患者所接受,受到越来越多的批评。这种医患关系的模式仅限用于昏迷、休克、严重精神障碍、严重智力低下以及婴幼儿等。要求医务人员必须具有高度的责任感、高尚的道德和娴熟的技术诊治患者,不得给他们以损害。

(2) 指导-合作型:即"医师主导,患者配合",指在医疗活动过程中,医师占主导地位,患者能有条件有限度地表达自己的意志。患者可以对治疗效果提出反馈信息或寻求解释,但

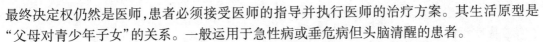

最终决定权仍然是医师，患者必须接受医师的指导并执行医师的治疗方案。其生活原型是"父母对青少年子女"的关系。一般运用于急性病或垂危病但头脑清醒的患者。

（3）共同参与型：即"医患双方同等主动，共同参与"，指医师尊重患者的想法，医患双方共同制订并积极配合实施医疗方案。它的特征是"帮助患者自我治疗"。如糖尿病患者按照医师的医嘱进行循序渐进的治疗，自行口服或注射胰岛素。其生活原型是"成人对成人"的关系。这种医患关系有助于医患双方的理解沟通、融洽关系，一般运用于慢性疾病或心理疾病。

2. 医患关系的新变化

在临床实际工作中，由于医学技术的进步以及社会、经济的发展，医患关系出现了一些新的变化，突出表现为以下四个方面：

（1）医患关系的"需求多元化"趋势：医患关系的多元化需求表现在患者方面，是指患者对医疗服务的需求表现为层次上的差别，有的患者要求的是"五星级"的医疗服务，而有的患者则仅要求基本的医疗服务，甚至连基本的医疗服务也难以实现。因此，在医务人员方面，要求"以患者为中心"，提供能满足不同层次需求的医疗保健服务。同样地，医务人员也要求患者主动配合，共同参与诊疗活动，提高工作效率，从而提高医务人员工作的经济效益。

（2）医患关系的"经济利益化"趋势：随着医疗管理体制及经营机制的改革，医院逐步成为自负盈亏的经营实体，医方不断重视和关心医疗活动中的经济效益。另一方面，由于患者收入差距的拉大，医疗费用的过快增长，以及人们价值观的改变，患者也较多地关注自己在医疗活动中的经济利益。医患之间经济利益关系日益突出，医患关系呈现出"经济利益化"趋势。

（3）医患关系的"维权法律化"趋势：随着法制社会建设的不断深入，医患双方都非常重视自己的权益，依法维权意识明显增强。患者越来越关注自己的知情同意权、隐私权，医院、医务人员也越来越重视依法行医。当医患纠纷发生时，人们不再依赖道德的力量来调节，而是更愿意通过法律的途径来解决。医患关系的"维权法律化"趋势日益明显。

（4）医患关系的"人机化"趋势：20世纪90年代以来，医学高新技术不断应用于临床，特别是自动化、信息化、遥控化诊疗手段的普遍使用，医患之间密切、频繁的人际交往、互动、信息交流逐渐被高新技术、设备所代替，出现了"医务人员-机器-患者"的不良医患关系。这种"人机化"趋势，淡化了医患之间的交流，也导致医患之间关系冷漠、情感淡漠，合作性差，医患矛盾不断增加。

在医患沟通过程中，医务人员应充分认识到医患关系对医患沟通效果的影响，自觉、积极、并有效地运用不同的医患关系模式，提高医患沟通技能水平，与患者进行有效的沟通。

## 三、医务人员的心理与行为因素

医学本身的特殊性决定了医患沟通的主导在于医务人员。因此，探讨医务人员在医患互动中所扮演的角色以及医务人员的心理需要及其心理与行为特征，是把握医患关系的重要途径。

### （一）医务人员的角色

医务人员的角色是一种社会角色，社会对于医务人员角色的界定在不同的社会背景下或不同的历史时期内容有所不同。

1. 当前社会对医务人员角色的定位

主要在于以下三方面：

（1）诊断和治疗的责任：这种责任不仅是对于个体，也可以是针对整个社会群体。

（2）预防与保健的责任：预防的责任包括应对各种可能发生的疾病提前作出防御性反应；保健包括对个体进行躯体和心理的保健工作，也包括对群体进行健康教育的工作。

（3）为社会提供安全感：为社会提供安全感是医疗行业存在的重要价值之一，医院以及医务人员的存在就为现实中的群体提供了生理与心理上的安全保证。

由于当今社会赋予医务人员的是生理-心理-社会整体层面的角色，因此，医务人员就不能仅仅是"受过医学科学训练的头脑"，患者也不仅仅是"病人"，二者都还应该是一个完整的社会意义上的"人"，只有当两个完整的"人"相互作用时，才能获得最好的医疗效果。因此，医师与患者应该是平等互助的"伙伴"，是平等的关系。

2. 医务人员的角色特征

按照帕森斯的理论，医务人员角色具有四个方面的职业特征：

（1）技术上的专门性：技术上的专门性是医务人员作为健康文化代表的根本条件，可大大提高医务人员的技术权威和地位，并确立了其在医疗过程中的主导地位。

（2）感情上的中立性：帕森斯认为，医务人员对患者只能表现出同情，而不应动感情；应该理解患者的感觉而不能体验这些感觉。感情上的中立状态有助于医务人员更清晰地为患者的问题作出分析但却不为患者作出决定和判断。

（3）对象的同一性：医务人员的服务对象是全体大众，因此，应该对患者"一视同仁"，同等对待。

（4）职能的专一性：职能的专一性是指医务人员的工作就是防病治病，为患者解除病痛，而不应该和患者产生其他方面的纠葛。

**（二）医务人员的心理需要**

美国心理学家马斯洛将人类的需要概括为五个层次，即生理需要、安全需要、接纳与归属的需要、尊重与被尊重（爱与被爱）的需要以及自我实现的需要。

这些需要往往是动态的、由低级向高级逐步发展（图9-6）。

1. 生存需要（生理需要）

与一般的行业不同，医务人员的职业角色决定了这一行业被赋予了更多的责任与义务，虽然医务人员也像其他行业一样，通过临床医疗活动获得相应报酬，从而满足自己的生存需要。但是，人的生命价值和社会对医务人员的角色期望使得医务人员需要具备更强的责任感、付出更多的精力，敢冒更多的风险，此外，还要满足患者的心理需要。所以，医务人员需要努力把自己锻炼成高素质、高技术、高情感的专业技术人员，才能满足于当今社会的需要，他们需要不断地更新知识、勇于探

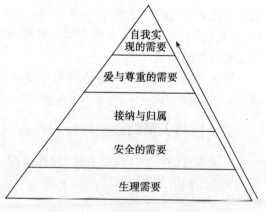

图9-6 马斯洛需要层次论图示

索，否则就没有生存的余地。如此，决定了医务人员较普通人群具有更大的生存压力。

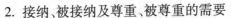

### 2. 接纳、被接纳及尊重、被尊重的需要

医务人员在医疗行为中,一方面需要同行的接纳与尊重,另一方面需要患者的接纳与尊重。一旦这种需要得不到满足,就可能出现医患沟通不良的情况。如:年轻医师拒绝给未挂上上级专家号的患者加号、诊治;下级医师不愿听取上级医师的正确意见,对于自己所出的差错采取回避的态度;以及同行之间的相互嫉妒与诋毁等,都是出于对接纳与尊重的心理需要。

### 3. 自我实现的需要

自我实现是个体需要体现自己的存在对于别人、对于社会的价值。医务人员自我实现的需要主要体现在通过自己的医疗行为治疗好患者来证明自己存在的价值。这种需要促使医务人员不断进取、精益求精,而使医疗水平不断提高。但是,如果过分追求这种成功体验而忽略了患者的感受,无视患者的权利则有可能会危及患者的权益及健康。

### (三) 医务人员的心理与行为特征

由于医疗工作的高风险性、医疗环境的高暴露性、医疗人际关系的复杂性、知识更新的高压力性等原因,尤其医务人员处于当今医患关系的特殊历史时期中,加之社会经济发展过程中"焦虑时代"的社会压力,来自家庭及自身职业发展的压力等,导致医务人员较普通人群具有其特殊的心理与行为特征,主要表现为:

### 1. 情绪方面

医务人员作为特殊职业人,常常面对的是疾病与生死,因此,他们较一般人群具有更丰富的情绪与情感体验。由于医疗工作的高技术、高风险性,医务人员承受着更大的压力,因此,他们的情绪与情感变化更大,常常经历或悲或喜的情绪体验以及挫败与成就共存的情感变化。

据文献报道,在综合医院中,约有80%以上的医务人员有不同程度的睡眠障碍;72%有疲乏感;93.3%的医师出现职业倦怠;48.6%的医护人员没有个人成就感;28%存在焦虑、急躁等心理问题;16%的人分别因身心疾病或免疫系统疾病而离职。更有12%的医师曾患过抑郁症,但由于"耻辱感"强烈,或害怕失去工作而拒绝求助心理医师。同公众相比,医师自杀的危险更大。一项对14个国家的调查显示,男性医师的自杀率可比普通人高3.4倍,女性医师则可高达5.7倍。可见,医务人员较一般人群存在更大的心理压力以及更多的心理问题。

### 2. 认知方面

由于医务工作的特殊性,要求医务人员感知更敏捷、对事物的判断更准确,获取信息的能力更快。但是,由于高压力以及长期高强度的刺激,可能导致其不能正确感知而出现认知偏差。这种偏差可能发生在医疗行为过程中,也有可能发生在对个人以及周围环境的认知过程中。因此,也有可能出现反应不当以及否认、压抑、投射、补偿等心理防御现象。

### 3. 行为方面

医疗工作的严谨性、规范性与重复性、刻板性的特征,在高压力状态下,医务人员较多可能出现回避、强迫、冲动甚至自杀的行为倾向。年轻医师则更多表现出自我中心性行为以及冷漠行为、甚至非人性化行为。

### (四) 医患沟通过程中医务人员的心理特点

医务人员特殊的心理特征以及心理需要,导致医务人员在与患者沟通过程中,常常表现出如下一些心理特点:

### 1. 优越感

由于医疗工作的专业性强,以及医疗信息的不对称性,使得医务人员在患者及家属面前表现出明显的优越感。这种优越感一方面来自对专业知识的更多掌握;另一方面,相对于患者来说,医务人员自身健康方面较患者优越;此外,由于患者是因为疾病"有求于人"(医师)而来,所以医务人员无形中就具有"被人所求"的优越感。这种优越感使得医方有一种高于患者的感觉,因而难免在医患沟通过程中表现得高高在上、对待患者的"无知"询问甚至对患者以平等方式进行的交流感到不满,只有患者将自己的位置降到从属地位的时候,医师才易于与患者接近,否则就可能表现为生硬、冷漠等导致患者不满。

2. 主宰与控制欲

由于优越感的存在,医务人员在医疗活动中希望自己拥有绝对的权威,希望患者及其家属完全服从于自己。当患者出现没有完全遵从医嘱或根据自己所了解的医学知识提出自己的疑问或看法时,有的医务人员(尤其是颇有名望的医师)会感到非常恼火、愤怒,出现训斥患者及家属,或扬言不再为该患者治疗的现象。此现象乃是医务人员的权威受到挑战、主宰与控制欲没能得到满足的原因。

3. 风险意识与个人保护意识

医学面对的是生命与健康,是充满未知与探索的高风险行业,在诊疗中医护人员面对很多"不确定性"因素,许多疾病尚未被认识与攻克。而大众对医疗行业却充满着过高的期望,患者的维权意识与过强的自我保护意识,使得一旦稍有不慎就可能产生医疗纠纷甚至"医闹"。因此,医务人员在与患者沟通的过程中就更多地表现出风险防范与个人保护意识,与患者交流时往往说话模棱两可、或者"置之事外"而招致患者不满。

4. 不平衡心理与补偿心理

医务人员工作强度、紧张性以及繁重程度较一般职业大,与其所处的社会地位与经济地位不相符。而且,长期以来,虽然处于市场经济条件下,但患者及社会大众仍然以传统的道德规范要求医务人员,而更多地强调无私奉献、较少关注医务人员的社会地位、物质生活等方面的实际困难。长此以往,医务人员群体则难免会产生心理失衡现象,而通过收受"红包"以及礼品等形式来达到对工作的满足感和自我价值的肯定感。

5. 矛盾心理与职业倦怠

道德伦理的高要求与人的价值评价的市场化,使得医务人员内心表现为激烈的矛盾心理。一方面害怕在处理患者过程中出现问题而招致赔偿,另一方面又需要发展新业务与新技术,保守与冒险并存而导致矛盾心理突出。另一方面,道德层面的责任与奉献精神与现实层面的经济与利益,也是导致医务人员出现矛盾心理的原因。长期处于矛盾与冲突的心理压力下,医务人员则较多出现职业倦怠,表现为工作不投入、责任心不强、对患者冷漠、麻木不仁、人际关系紧张、对患者甚至出现言语及行为上的攻击而引发医患冲突。

## 四、患者的心理与行为因素

对于患者而言,患病本身就是负性的生活事件,当事人往往陷入心理应激状态,而导致其心理行为发生一系列变化。因此,客观认识患者的角色和了解患者的心理需要,了解患者在沟通过程中不同的心理活动与行为特征,对于提高医患沟通效果是非常必要的。

### (一)患者角色

1. 患者的角色变化

人患病后进入患者角色(patient role),也就有了患者身份。尽管人的职业、地位、信仰、

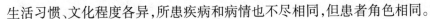

生活习惯、文化程度各异,所患疾病和病情也不尽相同,但患者角色相同。

2. 患者角色特征

1951年美国社会学家帕森斯提出患者的4种角色特征:

(1) 免除或部分免除社会职责。

(2) 不必对疾病负责。

(3) 寻求帮助、寻求医疗及护理帮助和情感支持。

(4) 恢复健康的义务,如配合医疗与护理工作,加速康复。

3. 患者角色转变

当个体被诊断患有疾病时,原来已有的心理和行为模式以及社会对他的期望和责任都随之发生了变化。患者角色转变受个人情况即患者的年龄、性别、文化程度、职业、医学常识水平等,疾病情况即所患疾病的性质、严重程度、病程发展、疗效等,医疗机构情况即医护人员的水平、态度、医疗环境等的影响。

4. 常见角色转变类型

患者常见的角色转变类型包括:

(1) 角色适应(role adaptation):表现为比较冷静、客观的面对现实,关注自身的疾病,遵行医嘱,主动采取措施减轻病痛。如,一般成年患者面对疾病很容易接受并配合手术治疗。

(2) 角色缺如(role agenesis):表现意识不到有病,或否认病情的严重程度,其原因是不能接受现实而采用否认心理。自信心强、自认为能把握自己的人不愿意扮演患者角色。

(3) 角色冲突(role conflict):指个体在适应患者角色过程中与其病前的各种角色发生心理冲突,使患者焦虑不安、烦恼、痛苦。当某种非患者角色强度超过求医动机时,患者就容易发生心理冲突。

(4) 角色恐惧(role of fear):患者对疾病缺乏正确的认识,表现为过多考虑疾病的后果,对自身健康过度悲观而无法摆脱,产生焦虑和恐惧,导致"病急乱求医"。

(5) 角色强化(role strengthening):患者角色强化的主要表现是对自己所患疾病过度关心,自我感觉病情严重程度超过实际情况。由于依赖性加强和自信心减弱,患者对自己的能力表示怀疑,对治愈后承担原来的社会角色恐惧不安而强调患者角色。也有故意"小病大养"或因患病而"因祸得福",安于患者角色的现状,期望继续享有患者角色所获得的利益。还有可能因体力、精力退化,或者自觉病情严重程度超过实际情况,诉说强化一些不易证实的主观症状,依赖医院环境,不愿出院等。

(6) 角色减退(role diminishing):已进入角色的患者,由于强烈的感情需要,或因环境、家庭、工作等因素,或由于正常社会角色的责任、义务的吸引,可使患者角色行为减退。患者不顾病情而从事力所不及的活动,从而影响治疗。

(7) 角色行为异常(the role of abnormal behavior):患者患病后不能接受患病的现实,受病痛折磨,夸大疾病的影响和可能的后果,对自己的健康过度悲观、失望,由此导致行为异常。如对医务人员有攻击性言行、病态固执、躁狂抑郁、厌世,甚至于自杀。

(8) 角色认同差异(role identity differences):对待患者角色,医务人员和患者因各自的立场和观念不同,心理和行为表现也不一样。医护人员通过从理性的角度看待患者,强调患者应遵从患者角色的义务,行为符合患者角色。而患者往往多强调自己的权利,忽略了义务,很容易与医务人员发生冲突。

医护人员在对患者进行治疗护理的同时,要注意创造条件促使患者适应或转化角色,加强医患沟通,促进医患关系健康顺利发展。

**（二）患者的心理需要**

**1. 生理需要与安全感的需要**

生理与安全感需要是最根本的需要,否则患者会出现紧张感,休息不好,食欲不佳,应激能力下降,从而影响手术效果。住院期间,患者完全改变了自己的生活规律和特定习惯,急需了解新环境中的新信息(如:医院的规章制度、环境、主管医师护士、手术医师、检查、治疗等)。因此,医护人员需同患者进行良好的沟通。同时,应创造方便、安全、舒适的就医环境,以满足患者的生活起居要求及安全感的建立。

此外,患者可能下意识地产生一种期望医护人员有通晓一切的超能力。患者害怕发生意外、害怕误诊、害怕痛苦的检查和手术(风险及术后伤口疼痛),害怕护士用错药及输错液体。所以医护人员必须有严谨、有序的工作态度,以及高超的技术水平和耐心与患者沟通的能力,减少患者的疑虑及恐惧。

**2. 尊重的需要**

作为患者,自尊心常会降低。医护人员对待每一位患者必须亲切而有礼貌,不直呼床号,要呼姓名;要主动热情;要合理公平,保证实现患者的权利与义务。

**3. 爱与归属的需要**

人际关系能通过交往以增强协调和保健作用。患者进入医院,需要建立新的人际关系,他们需要得到医务人员的热情和重视,而不是冷淡的敷衍。也需要得到病友的友爱和帮助,而不是厌恶的冲突。因此医护人员要详细向新患者介绍医院的各种规则以及介绍他们与同室病友相识。他们更需要别人的安慰和亲近,而不是嫌弃和分离。友好的交往能产生积极的信息传递,以增强患者与社会、家庭之间的亲密感,能忘记(至少能暂时忘记)疾病带来的痛苦,得到欣慰和欢乐,从中汲取力量与自卑和恐惧抗衡。如果缺乏交往及被动消极的交往,患者就会感到空虚、寂寞、抑郁和孤独,导致绝望的心理形成。

**4. 自我成就的需要**

每一个意识清醒的人都希望得到尊重,患者则希望被医务人员认同。他们认为被重视会得到较好的治疗待遇。有一定社会地位的人,常有意透露自己的身份,让人知道他们的重要性,以期得到更多的关照。而那些不擅长这种举动的人,尤其是外地农民等,则希望得到一视同仁的关照。患病时最难满足的就是自我成就的需要。医护人员可以结合患者可能达到的自主程度给予知识和技术上的指导,促进患者的自理能力,提高患者参与自立的积极性,满足自尊及自我实现的需要。

**5. 心理平衡的需要**

患者的心理发展可分为如下几个阶段:

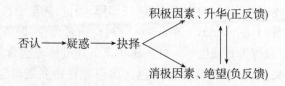

　　患者对治疗效果持怀疑态度,担心效果不好,且须承受反复治疗的痛苦,随之思考个人的前途,评价自身的人生价值。意志薄弱的患者,若再缺乏家庭和社会的温暖,就易产生绝望心理。因此家庭、社会,尤其是医护人员应给予热情关怀,鼓励患者面对现实,让他们发现自身的价值。患者若意志坚强,性格开朗,加之社会的全力支持,使他们能从困惑中得到升华成为正反馈,维持正常的心理平衡。

　　**(三) 患者的心理与行为特征**

　　疾病不仅可以改变一个人正常的生活模式,而且可以改变患者的心理和行为。由于患病以及医疗活动的影响,患者会出现和健康人表现不同的心理行为特征。主要表现如下:

　　1. 情绪变化

　　患者的情绪变化多表现为:情绪活动的强度大于正常人;情绪活动不稳定,患者易激惹、易受伤害;此外,消极情绪体验时间较正常人增长。主要表现为以下几种情绪模式:

　　(1) 情绪不稳:在疾病状态下,患者感到心理压力甚至痛苦,疾病以及治疗过程的折磨,患者往往表现为情绪不稳,好挑剔、易激惹、冲动以及愤怒等。

　　(2) 焦虑:焦虑是一个人感受到威胁时所产生的情绪体验,是人对预期可能发生的危险或不良后果的担心。可表现为精神焦虑和躯体焦虑,如:过分紧张、担心而出现坐立不安、心慌、出汗、胸闷、呼吸急促、肌肉紧张、震颤、尿频尿急等。研究发现,63%的内科患者出现焦虑。

　　(3) 恐惧:患者对疾病的预后以及治疗过程的过度恐惧,会表现为紧张不安、不思饮食、夜不能寐、甚至出现血压上升、呼吸窘迫等现象,均是过度恐惧的心理表现。

　　(4) 愤怒:愤怒是个体在实现目标的道路上一再受挫时产生的情绪反应。疾病作为一种严重的阻碍可能使患者原有的追求、理想、抱负难以实现而产生愤怒情绪。严重的愤怒可导致攻击行为,指向者可能是家人、医护人员或患者自己。因此,医护人员要善于识别并避免与其冲突,通过关心与耐心平息患者的愤怒。

　　(5) 抑郁:抑郁是一种消极状态,以情绪低落为特征,表现为压抑、少语、沮丧、兴趣减退、悲观绝望、失去信心,无望、无助、无价值、甚至悲观厌世、放弃治疗、自杀等。

　　2. 认知改变

　　(1) 否认:在疾病确诊初期,否认是患者常见的心理特点,尤其癌症、肿瘤等预后不良的患者中,否认心理更为常见。否认的实质是患者应付危机的一种自我心理防御方式,它可以缓冲突然而来的打击。心理学家拉扎勒斯研究发现,即将动手术的患者中使用否认并坚持一些错觉的,比那些坚持了解一切手术实情和精确估计预后情形的人恢复得好。所以,在某些情况下,否认有利于心理健康。但是,如果一味地否认,不接受现实,却会延误疾病的治疗。医护人员应当对患者这一心理现象予以重视并适时引导。

　　(2) 多疑:患者因病急病重或久病不愈、长期社会活动减少,其注意力从外部转向自身,感觉过程增强而变得敏感多疑,对别人的言行过于关注。如听到别人小声说话或避开自己谈话,就觉得是在议论自己的病情;对别人的好意安慰、劝解也将信将疑;医师查房次数变化就认为是自己病情发生了变化;亲人探视不及时或探视减少,就认为是不关心自己或厌弃自己。

　　(3) 投射:指个体将自己所不喜欢的、所不能接受的欲望和冲动、感觉、态度等归于他人,以此来避免心理上的不安,维护个体的自尊。如对别人怀有敌意的人会说别人对他不友好;"以小人之心度君子之腹"就是典型的投射心理。投射是一种典型的心理防御机制。

（4）转移:个体由于受某种条件的限制,将不能释放的情绪反应转嫁给无辜的人或物,以发泄内心的不满、减轻心理负担、获得心理平衡。如"迁怒于人"、找"替罪羊"发泄等。

（5）认同:个体在潜意识中,力图等同于某一对象,甚至以他人自居。如"东施效颦""追星"现象等。一般人会倾向于接受他们喜爱的人所表现出的社会态度,并以此为榜样。

3. 行为反应

（1）逃避与回避:逃避是指遭遇应激源后采取的远离应激源的行为。回避是指未遭遇应激源之前采取的避免接触应激源的措施。二者的目的均是为了摆脱应激,避免受到更大的伤害。如有的患者患病后不接受检查、治疗甚至不愿意谈论自己的病情。

（2）冲动与破坏:冲动是指突然爆发的、很少或不受意识控制和指导的、过分激烈的心理反应。冲动行为被情绪所左右,缺乏理智的控制、行为不考虑后果,具有盲目性、带有破坏性。患者一般表现为情感不稳,易激惹,易和他人发生纠纷,常因生活琐事爆发出强烈的愤怒和攻击行为,难以自控,在对他人攻击行为的同时也可见自伤自杀。

（3）敌对与攻击:敌对是个体内心有攻击的欲望,表现为不友好、对抗、憎恨等。攻击则是将愤怒等情绪导向人或物,其对象可能是直接原因者,也可以是替代物,甚至是自己,如伤人毁物、自伤等。

（4）退化与依赖:退化是指个体表现出的行为较其应有的行为幼稚,如哭泣、蒙头大睡、装病不起等。退化常伴有依赖,即放弃自己的责任与义务,依靠他人照顾等。

（5）固着与强迫:固着是指反复进行并无成效的动作和尝试,这种行为常出现在个体反复遭遇应激的情况下。如强迫症患者的反复洗手、关闭门窗等行为。

4. 躯体变化

患者因为精神心理因素,可能出现躯体各器官系统感觉异常的主诉,如可能会有疼痛、牵拉、挤压、肿胀等躯体不适感;有的患者过分关注躯体,甚至能感觉到心跳、胃肠蠕动等正常的内脏活动;个别患者甚至可能出现幻觉、错觉。如,截肢后患者出现的"幻肢痛",感觉已经不复存在的肢体有蚁行感、牵拉感、疼痛感等异常感觉。

5. 睡眠障碍

患者由于疾病以及治疗的影响,可能出现睡眠障碍,多表现为失眠、入睡困难、浅睡、易醒、早醒、噩梦以及醒后疲惫感。

6. 精神障碍

遭遇突然疾病打击或大手术、麻醉后的个别患者,有出现精神障碍的报道。患者可表现为幻听、幻觉、妄想等精神病性症状。

7. 社会功能障碍

由于长期患病或患重病,患者社会功能发生障碍,不能正常上班、上学以及从事相应的社会活动。或者因为患病逃避社会责任,潜意识层面不愿意承担相应的社会责任而表现为社会功能障碍。

8. 人格改变或人格障碍

人格,是指一个人在社会化发展过程中形成和发展的比较稳定的、一贯的思想、情感及行为模式,是个体独具的、有别于他人的、稳定而统一的各种特质或特点的总体。患者若长期遭受慢性病或躯体疾病的折磨,以及严重的残疾、长期的酒精或物质依赖等,或者儿童期

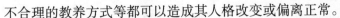

不合理的教养方式等都可以造成其人格改变或偏离正常。

人格偏离正常者可表现为人格障碍,常见的人格障碍有偏执、回避、强迫、冲动、依赖、表演、或者多重人格等。人格障碍的患者极易因为一点小事而与医务人员发生冲突,临床上应对人格障碍患者予以特别的重视,加强跟该类患者及其家属的积极有效沟通。

## 第三节　医患沟通技巧

国外许多医疗管理专家都认为:医疗行为成功的 80% 来自于与患者打交道的技巧,而技术知识仅占 20%。中国医师协会 2008 年的一项统计结果显示:90% 以上的医患纠纷是由于沟通不当造成的。卫生部的一项数据显示,2010 年约有 17 000 起针对医院及医务工作者的"事故",其实,在许多看似不可思议的医患事件中,深入探究都会发现其中有一些激化矛盾的沟通不当的因素存在。1989-03 世界医学教育联合会《福冈宣言》指出:所有医师必须学会交流和人际沟通的技能。缺少共鸣应该被认为与技术不够一样,是无能力的表现。

因此,作为在医患沟通中掌握主动权的医务人员,应充分认识到自己在改善医患关系中所应承担的责任,认真重视医患沟通、主动学习和了解医学人文知识、准确把握患者的心理与行为特征、尊重患者的权利、善于运用沟通技巧,积极主动地与患者及其家属进行有效的沟通,以促进医患关系健康发展。

### 一、医患沟通的原则

在临床诊疗过程中,医务人员必须掌握医患沟通的一些基本原则,这是做好医患沟通工作的前提。这些原则包括以下几个方面:

**(一) 以人为本原则**

现代社会的发展是以人为核心,满足人的需求为价值取向。随着医学模式的转变,人们的就医需求已从单纯的生理需求向生理、心理、社会综合需求转变。在医疗活动中,人们不仅需要医护人员的专业技术服务,还需要在心理上得到安全感、得到尊重与关注,甚至社会层面的平等、人权、价值、关爱等需求也可能存在。因此,医务人员在医患沟通中必须坚持以人为本,要以"给人看病"而不是"给病看病"的理念来接待患者,尽可能满足患者的需求,给患者更多的人文关怀,以达到以患者为中心的沟通目的。

**(二) 尊重平等原则**

尊重与平等是人际关系的基本原则,更是医患关系的准则。身患疾病的患者因为求治来到医师面前,从一开始就已经站在了弱势的位置,因此更需要受到医师的尊重。医务人员要做到尊重患者,首先需要把每个患者看成是有人权、价值、情感和独立人格的人,把患者作为有思想、有感情、有生活追求和独特性与自主性的人去接纳和信任。此外,尊重还需要医务人员对患者平等对待、一视同仁,不能盛气凌人、表情冷漠或是语言刻薄,更不能趋炎附势、以貌取人,见利忘义。应该尽量营造一个平等、安全、温暖、信任的氛围,以期最大程度地提升医患沟通的效果。

**(三) 遵纪守法原则**

医务人员要严格遵守法律法规及制度规章,既要用法律赋予自己的权利依法行医,又要履行法律法规所规定的责任和义务。在医患沟通中要清楚患者依法享有的权利和义务,切实做到依法行医、按章办事。

### （四）诚信守德原则

诚信是一个社会赖以生存和发展的基础,只有讲诚信,医患双方才能彼此信任,没有隔阂。医务人员应该严格按照医德规范的要求,诚实守信,在医患之间建立起平等互信的新型合作关系。

### （五）同情保密原则

在医疗活动中,患者总认为自己的病情最突出、自己的痛苦最深切,希望得到医务人员的理解与同情,而医务人员则因为职业原因而"司空见惯"。如果患者感觉不到医务人员的同情,他就不会充分信任医务人员,医患双方就不可能进行有效的沟通。当然,患者基于对医务人员的充分信任,或者因为疾病诊治需要而告知医务人员关于自身躯体秘密、心灵痛苦、甚至个人隐私等,医务人员均应恪守职业操守,尊重信任并严格保守秘密。

### （六）整体个体原则

医务人员在医患沟通过程中,不仅要考虑生理因素,还要考虑患者的心理、社会、文化、宗教信仰等因素,从整体层面进行沟通,全面了解患者情况,从而提供全面、整体的医疗服务。因为患者来自各行各业,每个患者的文化水平、家庭情况、社会地位、经济状况、心理状态都有很大的差异。因此,医务人员应注意从每个个体的实际情况出发,因人、因时、因势制宜,具体问题具体分析,既要考虑到患者的身心整体,又要考虑到不同患者的个体性。

### （七）准确易懂原则

医务人员是专业技术人员,而绝大多数患者对医学知识缺乏理解,在医患沟通过程中,医务人员有责任将相关信息加以综合,用容易理解与接受的方式(如辅以图片、模型等)和患者交流;选用通俗易懂、深入浅出的语言与患者沟通,用语要朴实、口语化,忌使用晦涩难懂或过分专业的医学术语或医学省略词;此外,医务人员也应重视语言可以"治病"、也可以"致病"的作用,应尽量使用积极正性的语言,避免消极负性的语言给患者带来的不良暗示与影响。

### （八）共同参与原则

疾病的诊治过程需要患者全程参与,医患双方应保持良好的沟通与互动,一方面是医务人员主动倾听患者及其家属的意见、尊重患者的意愿,调动患者的积极性,让其参与诊断治疗计划的决策与制订而达到共同参与的目的。另一方面,患者对自己的实际病情应该主动告知医师,对诊疗计划、措施有不清楚或不同意见也可向医务人员提出,共同商讨、制订出双方都同意的最佳诊疗方案。

## 二、医患沟通的内容与方法

### （一）医患沟通的内容

医患沟通的内容不仅限于生物医学方面的问题,对影响健康或疾病的心理及社会因素也应涉及。医患沟通的具体内容根据医疗应诊过程的不同阶段而不同。

1. 开始阶段

开始阶段的医患沟通内容包括:打招呼、自我介绍、医院与科室情况介绍,并通过营造轻松愉快、和谐自然的会谈气氛,体现对患者的尊重、树立患者对医务人员的信任与安全感,初步建立起医患合作的伙伴关系。之后再切入主题,了解患者就诊的目的与需求。

2. 中间阶段

中间阶段的沟通内容主要包括:采集病史、获取疾病相关理化检查等信息,以及患者的心理社会因素等情况。此阶段是沟通的重要部分,资料收集的质量将直接影响诊断与处理

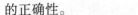

的正确性。

3. 结束阶段

结束阶段的沟通内容包括：与患者讨论病情与治疗方法、药物或手术治疗的相关事项、费用情况、听取患者及其家属对诊疗的意见、建议及其他相关要求。并简明扼要地对此次就诊情况进行总结、建立登记与随访。

**（二）医患沟通的时间**

1. 院前（门诊）沟通

患者在门诊就诊时，门诊医师应从接诊、问诊、检查、辅助检查、诊断、治疗等环节进行医患沟通，征求患者的意见，取得患者对各种诊疗处理的理解与配合，并记录在门诊病历上。需要住院治疗的患者，应说明住院治疗的必要性并简单介绍相关科室情况。

2. 入院时沟通

患者入院时，医务人员应主动、热情接待、安排好床位、介绍主管医师及责任护士、介绍住院环境及同室病友、告知住院须知、生活指南、作息时间以及检查治疗的时间安排、注意事项等。

3. 住院期间沟通

患者住院期间，医务人员应在患者的初步诊断、治疗方案以及进一步诊疗计划等方面与患者及时沟通；此外，在患者病情变化时、有创检查及有风险诊疗处置前、治疗方案变化时、使用高值耗材以及植入材料及贵重药品前、输血前、麻醉前、手术前、术中改变术式时以及手术后等时间点，与患者进行相应的沟通并按要求签署相关知情同意书。

4. 有意见时沟通

医务人员发现患者对诊疗、收费、服务等有意见时，要及时主动与患者沟通，有错必究，及时道歉并敢于承担责任。同时做好上报，上下及时沟通，共同做好矛盾化解工作。

5. 出院时沟通

患者康复或治疗周期结束出院时，医护人员应将患者的诊疗康复情况、出院医嘱、出院注意事项以及复诊时间等，明确、详细地告知患者及其家属并及时解答患者的疑问，沟通后以书面形式交予患者及家属，并记录在住院病历中。

6. 出院后访视沟通

对已出院的患者，医务人员可在患者出院1~2周内，采取电话或登门看望、或门诊随访等方式与患者进行沟通，了解患者康复情况、密切医患关系。并将回访结果记录在随访登记本上，以积累完整的临床诊疗资料。

**（三）医患沟通的形式与方法**

1. 床旁（或牙椅旁）沟通

床旁（或牙椅旁）沟通为常见的沟通形式，也是医务人员与患者的一线沟通，医务人员的及时有效的临床沟通，可以将病情及时传达给患者，也可以体现出对患者的关怀与负责，给患者留下良好印象。床旁（牙椅旁）沟通应注意保护患者的隐私，此外，还应避免医务人员之间不同意见的交流与讨论，以免引起患者及家属的不安或产生不必要的矛盾。

2. 分级沟通

根据患者病情的轻重、复杂程度、预后的好坏以及患者及家属对诊疗工作的认同与期望程度，应由不同级别的医务人员分别进行沟通。疑难、危重、重大手术及治疗患者应由医疗小组的上级医师跟患者及其家属进行正式沟通。对治疗风险大、治疗效果及预后不佳的患者,应及时组织会诊,由科室主任、医疗组长共同与患者及家属沟通,并做好相关记录及签署相关知情同意书。

3. 集体沟通

针对常见病、多发病或季节性的疾病,科主任、护士长、相关医护人员可以利用公休座谈会、病友联谊会、科普讲座、集体健康宣教等形式进行集体沟通。

4. 预防性沟通

在诊疗过程中,应及时发现有意见或有医患矛盾苗头的患者,应及时报告,并将其作为重点沟通对象,由上级医师、科主任、护士长,及时组织与患者及其家属的沟通,了解问题,化解矛盾。

5. 书面沟通

对丧失语言能力或需要进行的某些特殊检查、治疗、手术,以及需要重点告知的内容,应采用书面形式进行沟通。

6. 实物对照沟通

对于某些患者无法理解的解剖部位或器官组织,如果有必要,可以利用标本、模型、图谱、照片等对照讲解进行沟通。

7. 载体互动沟通

医院应针对患者的一般需求,通过触摸屏、电子显示屏、公示栏、健康宣教栏、服务电话、网络等载体进行互动沟通,以使患者及时了解就诊时间、就医流程、就医须知、专家介绍、服务指南、医药价格、收费规范等。

8. 特需服务沟通

为满足不同群体患者的需要,医院可以建立针对不同层次人群的特需服务沟通机制,如特需门诊、特需病房、绿色通道、导医服务、"一站式"服务、患者选医师、健康俱乐部、志愿者服务等。

9. 医院形象沟通

优美的医院环境可以给患者留下良好的第一印象,可以使患者生理上感到舒适、心理上感到安全和受尊重,提高患者的满意度。因此,医院应按照审美规律,做好环境美以及医院文化建设,应竭力营造医院安全、整洁、安静、美观、舒适、便利的环境。

文化建设方面,应实行"以人为本"的管理文化,"严谨求实"的制度文化、以及"人文关怀"的精神文化。此外,医院还应主动与社会沟通、与媒体沟通,加强宣传,这样有利于医院形成良好的社会声誉,在患者心中树立起可信赖的医院形象,满足患者的身心需要。

10. 医务人员形象沟通

医务人员从事"健康所系,性命相托"的特殊职业,其工作神圣又责任重大,医务人员的职业形象对诊疗工作的质量、医患关系的和谐产生着重要的影响。因此,医务人员应该加强自身的思想素质、道德素质、文化素质、身体素质、心理素质、审美素质以及职业素质、医德规范等修养,并加强自身精神面貌、着装、礼仪等形象修为。此外,还应通过媒体及舆论影响展示医务人员群体的良好形象,从而在患者心中建立对医务人员群体的信任及安全感,以改善及增强医患沟通的效果,促进医患关系健康和谐发展。

## 三、医患沟通的语言技巧

语言是交流的工具,是建立良好医患关系的一个重要载体。在对患者的诊疗活动过程

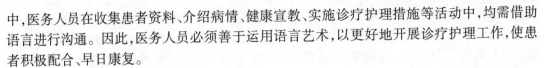

中,医务人员在收集患者资料、介绍病情、健康宣教、实施诊疗护理措施等活动中,均需借助语言进行沟通。因此,医务人员必须善于运用语言艺术,以更好地开展诊疗护理工作,使患者积极配合、早日康复。

**(一) 介绍**

介绍是人际交往中常用的一种口语表达方式,是人与人开始交往的出发点。医务人员在与患者第一次见面时,应主动进行自我介绍。自我介绍的内容应包括姓名、单位或部门、职务或从事的具体工作,此三项被称为"工作介绍三要素"。自我介绍时应简洁明了、落落大方、和蔼亲切,避免过分夸张热切。应竭力于给患者以信任、安全、亲切、关怀的印象。

**(二) 称呼**

患者在就诊与住院时,由于角色转换了,医务人员恰当地称呼患者,会使其从心理上得到宽慰与满足,也可体现医务人员对患者的尊重与友爱。

一般可以按年龄称呼,如,对老年患者可称为××大爷(大娘),对中年患者可称为××先生(女士),对青年患者可称为××小姐(先生),对少年患者可称为××同学,××朋友,对儿童可称为××小朋友。此外,还可按职务称呼,如:在职干部可称为××首长、××部长、××局长、××主任等。对知识分子可称为××教授、××高工、××总编、××老师等。

**(三) 提问**

在医患沟通中,提问也是非常必要的。使用提问技术应注意以下几点:

1. 多用开放式提问

开放式提问是一种不限制答问者应答的提问方式,常用"如何""怎么样?""为什么?""能否?"等发问。通过开放式的提问,医务人员可以了解与问题有关的具体事实、患者的情绪反应、看法及推理过程等。开放式提问可以诱导患者开阔思路,鼓励其说出自己的观点、意见、想法和感觉,还可以避免谈话内容封闭、局限,有利于获得信息,收集资料。但要注意发问时的语气语调,不可显得过于咄咄逼人,否则会使对方产生疑虑,甚至对立。

2. 善用封闭式提问

封闭式提问是一种应答者的应答受到限制的提问方式,应答者通常用"是""不是""有""没有"等来回答。在医患沟通中,使用封闭式提问的优点是患者能直接坦率地回答问题,便于医务人员能迅速获得所需要的和有价值的信息,节省时间。不足是回答问题的自由空间小,限制了对方的思路和自由表达,不利于沟通的发展和深入进行。

3. 不要连续提问

一连串的"我问-你答",易使患者感到医方主导着会谈,因而患者往往把解决问题的责任转移给医方;患者往往变得沉默,不问就不说话,停止其自主探索,甚至降低对医务人员的信任度。

4. 避免评判性提问

带有评判性的提问往往包含着医务人员对患者的某种评价,有时会对沟通带来不利影响。比如:"这种想法是错误的,我认为应该……你说是不是?"这种直截了当地对患者的谈话内容予以否定的问法不应该出现,它对沟通只能是有害无益。

**(四) 倾听**

倾听(attending),有参与、专心、注意之意,译成汉语"倾听"虽比较贴近原意,但易误解为聆听(listening)。其实它不只是单纯的听,还包含着更多的反应,倾听还要借助言语的引导,真正"听"出对方所讲述的事实、体验的情感和持有的观念等。在医患沟通过程中,要特别注意倾听患者的诉说。有时候患者不仅需要述说病情,还需要倾诉其内心的苦恼,医务人员只需扮演一个耐心、共情的倾听者。耐心倾听表达了对患者的积极关注,患者可因此而获得自尊和对医务人员有良好的印象,有助于建立相互信任的医患关系;其次患者的倾诉本身有情绪宣泄或治疗作用。此外,只有通过耐心倾听医务人员才能了解患者的具体问题,同患者一起找到解决问题的办法。

医务人员在倾听时应做到:保持良好的精神状态、排除外界干扰、态度专注投入、及时作出回应,可经常借助一些短语"嗯""噢""是这样""还有吗"或复述患者谈话中的某些关键词或语气词,或点头、注视等表情动作回应,以支持对方往下说。此外,还应全面观察患者、及时注意非语言信息,善于理解言外之意等。

## (五)沉默

沉默现象,是交谈过程中的一种常见现象。沉默主要有以下几种类型:怀疑型,患者往往会表现出不安的神情,用疑虑、探索的眼光打量医务人员;茫然型,患者的目光是游移不定的,含有询问的色彩;情绪型的沉默表达的信息是不同意、反对甚至抵抗。此外,沉默还可代表思考、接受、关注、同情,在医患沟通过程中,医务人员可以运用沉默并配合眼神、点头等动作来鼓励患者、表达同情等。

## (六)核实

核实是指交谈过程中,为了核对自己的理解是否准确所采用的交谈技巧。具体方法有:重复、澄清、反问等技术。

## (七)表达

表达可以分为内容表达和情感表达技术。内容表达技术常用传递信息、提出建议、提供忠告,给予保证、进行反馈等等,内容表达时应注意措辞的和缓、尊重。此外,医务人员向患者告之自己的情绪、情感活动状况,即为情感表达。情感表达可以与患者更好地共情。表达技术包括:

1. 鼓励与重复

鼓励可增强患者的信心,可以某些词语如"嗯""好""接着说""还有呢""以后呢""别的情况如何""我明白"之类过渡性短语来鼓励患者进一步讲下去。重复是指医务人员直接、简明地重复患者的话,尤其是重述患者回答中最后一句话,以强化患者叙述的内容。

2. 解释

解释就是医务人员对患者思想、情感、行为和事件之间的联系或其中的因果关系的阐述。解释是最重要的影响技术之一,它能帮助患者超越个人已有的认识,以一种新的方式(或者说从另一个参照系)看待问题,对问题有更好的理解。

3. 指导

指导就是医务人员直接告诉患者做某件事以及如何做或以某种方式行动。指导是对患者最有影响力的一种技术,指导时叙述应清楚、明确,要让患者真正理解指导的内容。如临床常见的用药指导、健康教育、注意事项告知等都需要运用到指导的技术。

4. 概述

概述就是把患者的口语叙述、情绪感受和行为进行分析综合,以整理过的提纲的形式向患者表述出来。概述可看成是一个谈话段落或一次会谈的总结。通过概述把前面讨论的各种情况系统梳理一遍,让双方对前一段会谈的内容有一个重新审视的机会,可以补充资料,或得到反馈与确认。概述是医患双方取得共识的十分有效的技能。

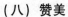

### （八）赞美

真诚的赞美于人于己都十分有利，对患者尤其如此。医务人员要以悦纳的态度，多运用赞美的技巧来肯定与接纳患者。赞美可以消除患者的自卑、维护其自尊、表达医务人员对患者的期望，树立起患者战胜疾病的信心。运用赞美时要注意实事求是、措辞得当，避免虚伪客套和过分吹捧。

### （九）道歉

人孰无过，有过失而不道歉就会影响正常的人际交往。医务人员应该掌握道歉的艺术，在因自己疏忽给患者造成不便、或无意间的言语过失，以及错过约定诊断时间，或因处置不当为患者带来不良影响，以及患者表达不满时适时道歉。这样可以弥补过失，并能在第一时间赢得患者的谅解，避免医患纠纷的发生。

### （十）共情

共情是指设身处地地理解患者，"将心比心""换位思考"都是共情。共情可以让患者感到自己被理解、悦纳，从而感到愉快、满足，促进双方更深入的交流。患者在就医时通常会带有明显的痛苦体验，希望得到医务人员的同情和认可，此时医务人员"司空见惯""麻木不仁"的话，患者势必会反感和不信任。因此，在医患沟通过程中，医务人员应真正站在患者立场，理解患者在一定情境下的情绪感受与情绪反应，切实考虑到患者的病情、心理特征、社会角色、经济承受能力等，这样彼此的交往就会收到良好的效果。也可以减少不必要的误会与纠纷，促进医患关系健康和谐发展。

除以上十项外，在医患沟通过程中，医务人员还应注意多使用保护性的语言、安慰性语言、以及劝说性语言，避免使用人际交往中的忌语，以及命令性、伤害性、威胁性的语言、避免对患者及其他医师的评判性语言。尽量以文明、礼貌、准确、规范的言谈技巧与患者进行良好的语言沟通。

## 四、医患沟通的非语言技巧

非语言沟通又称肢体语言，指的是人们在沟通过程中，不采用语言作为表达信息的工具，而运用其他非语言的方式传递信息。如容貌、仪表、服饰以及目光接触、手势、表情、体态等。有研究指出，在会谈信息的总体效果中，语词占7%，音调占38%，而面部表情和身体动作占55%。在医患沟通中，如能准确理解、认识并运用好非语言沟通技巧，对促进医患交流有重要的价值。

非语言沟通常用技巧有：

### （一）仪容仪表

仪容是指一个人的容貌，包括面部和发型；仪表是指服饰与姿态。仪容仪表即一个人的容貌、身材、线条、衣着、发型、眼神、举止等方面的特征，有人称之为"身体的魅力"。仪表吸引产生的"光环效应"、"晕轮效应"可以极大地加强个体在人际交往中的吸引力。此外，仪表对第一印象的形成往往起着先入为主的作用，而第一印象形成的"首因效应"则决定着以后的交往水平和认知倾向。因此，医务人员应重视仪表礼仪，做到面部清洁美观、发型整洁干练、服装干净整洁，仪表端庄、面目和善、举止稳重、体态优雅，给患者留下沉着、冷静、严谨、认真、安全与可信任的仪表形象，以增强医患沟通的良好效果。

### （二）目光接触

眼睛是心灵的窗户，目光接触是人际交往间最能传神的非语言交流。目光的方向、眼球的转动、眨眼的频率、目光接触的次数、接触时间的长短、注视的部位等，都可以表示特定的意思和流露情感。在医患沟通中，一般应注视患者的双眼和嘴之间（鼻眼三角区）为宜，不可长时间地盯着患者不动，也不可在对方脸上频繁掠动。医务人员的目光应给患者以被尊重的感觉，应注意传达出热情、关爱、理解、同情、鼓励、支持的信息。此外，医务人员还应善于发现患者目光接触中所提示的信息，准确把握和捕捉患者的反馈与心理状态。因此，理解并熟练运用目光接触是医务人员进行良好医患沟通的基本功。

### （三）面部表情

面部表情是一种最普通的非语言行为，是人的情绪和情感的生理性外在表露，通过面部表情可以表达喜悦、厌恶、愤怒、忧伤、痛苦、恐惧等内心活动。面部表情的变化是医务人员获得病情的重要信息来源，也是了解患者内心活动的镜子。医务人员在与患者沟通的过程中，不仅要善于识别和解释患者的面部表情，还要善于控制自己的面部表情，医务人员沉着、从容、和蔼的面部表情可以给患者以温暖；愁眉苦脸、冷漠淡然以及遇事惊慌失措等表情很难赢得患者的信任和尊重。

通常，在医患沟通中，医务人员最有用的面部表情是微笑。"微笑是最美好的语言"，是进行良好医患沟通的关键。微笑可以表达出高兴、喜悦、同意、赞许等许多正性信息，可以让患者感到放松与支持，接纳与肯定，进而增强患者的信心，融洽医患关系。

### （四）手势

人的手势动作具有非常丰富的表现力，在表达思想和感情方面具有重要的作用。热情的手势请人坐下，会使人感到亲切、轻松，亲切的握手可以表示友好和交往的诚意。一般摆手表示制止或否定、双手外摊表示无可奈何、双臂外展表示阻拦、拍脑袋表示自责或醒悟、竖起大拇指表示赞赏或夸奖，掌心向上表示虚心和敬意、向下则有傲慢无礼之嫌。在与人交往时应避免随意指点，也不能用带尖的锐器指向别人；此外，用拇指指自己的鼻尖或以示指指对方，或在背后指手画脚都是不礼貌的行为。医务人员在与患者交往时，应注意正确运用手势并注意患者的手势所表达的信息，以更好地加强医患沟通。

### （五）身体姿势

身体姿势是一个人的举止状态。一个人的身体姿势可以显示其精神面貌并传达出不同的信息，如点头表示打招呼、同意，微微欠身表示谦恭有礼，侧身表示礼让等。医务人员应做到：站立时挺胸收腹、头正肩平、目光有神、精神充沛。坐位时应注意背部挺直，头不要靠在椅背上，双手可放在桌上或椅子扶手上，不应抱在胸前或抱膝，也不能垫在臀下或脑后；避免双脚向前直伸出去或以脚尖指人、全身上下抖动等。行走时应注意昂首挺胸、步幅适中，步伐轻快，手臂摆动自然，避免慌张奔跑或横冲直撞等不良行姿。此外，医务人员还应懂得患者的身体姿势所传递出的信息，如患者扭头、低头、摆手等常表示不愿理睬或不同意等。

### （六）人际距离

人际距离是交往双方之间的距离。心理学家研究表明，人们离喜欢的人更近，要好的人比一般熟人靠得更近，在同样亲密关系情况下，性格内向的人比外向的人保持较远的人际距离，异性谈话比同性离得更远。一般人际交往距离有四种：公众距离，即群众集会场合，约为 $3.5 \sim 7m$；社交距离，即相互认识的人之间，约为 $1.2 \sim 3.5m$；朋友距离，约为 $0.5 \sim 1.2m$；亲密距离，约 $0.5m$ 以内，可感受到对方的气味、呼吸甚至体温。医患沟通时，应根据双方的关系和具体情况来掌握，医务人员对患者表示安慰、爱抚时，距离可以近些。正常交流双方可保持约 $45° \sim 90°$ 角度的位置，约一个手臂长的距离，以避免面对面的直视并保持目光自由地

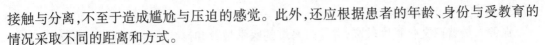

接触与分离,不至于造成尴尬与压迫的感觉。此外,还应根据患者的年龄、身份与受教育的情况采取不同的距离和方式。

### (七) 身体接触

身体接触是人际交往中最亲密的一种社会行为,也是表达情感和传递信息的重要途径,如握手、轻拍、拥抱等都可以传递友好、亲密的情感信息。医务人员在与患者沟通时,根据情况适当运用身体接触,可以起到很好的沟通效果。如,轻拍患者的肩部表示鼓励,握着患者的手表示支持,为呕吐的患者拍背、为动作不便者翻身以及搀扶患者协助行走等,都是有益的接触沟通。

### (八) 超语词性提示

超语词性提示是指人们说话时的语调、语速以及所强调的词、声音的强度等。

超语词性提示可以起到帮助表达语意的效果。一般情况下,热情爽朗的笑声表示愉快;柔和的语调表示坦诚与友好;缓慢、低沉的声调表示对对方的同情;高尖并带有颤抖的声调表示恐怖、不满、愤怒而导致的激动;用鼻音或哼声表示傲慢、冷漠、鄙视或不服气。总之,一个人是友好、敌对、冷静、激动、诚恳、虚假、谦恭、傲慢、同情、讥讽等,都可以通过声调、语气表现出来。医务人员应学会正确运用并善于识别超语词性提示信息,以加强语言表达的效果。

## 五、发生医患沟通障碍时的沟通技巧

医患沟通障碍是指在医患沟通中医患双方因思想观念、知识结构、利益调整及权利分配等方面的差异而导致相互之间的信息、思想、情感交流发生障碍。在医疗行为过程中,医患沟通产生障碍导致医疗纠纷的情况时有发生。提高医务人员在发生医患沟通障碍时的沟通技巧与能力,对妥善处理医患纠纷十分必要。

### (一) 医患沟通障碍的原因

#### 1. 利益调整的差异

在市场经济背景下,以及我国目前现行的医疗体制形势下,医方和患方存在经济利益冲突。医方要在市场经济背景下生存与发展,不可避免地需要以盈利为目的进行经营与管理;而患方却认为,医疗卫生服务应始终是福利性的,医院应全心全意为患者服务,救死扶伤,不能图利。医患双方处在利益对立的两个方面,这就不可避免地导致患者把矛头对准医院,把不满发泄到医务人员的身上。在这一根本性的矛盾面前,医患之间的沟通障碍是难以消除的。

#### 2. "知情同意"的认识差异

医患双方对于"知情同意"的认识与理解差异也是导致双方沟通障碍的原因。知情,是指患者及其家属有权了解患者疾病的相关医疗信息和资料,医师有义务提供这些信息和资料。同意,是指对患者的医疗行为必须得到患者的同意。此外,患者的同意还包括对医疗措施的选择和否定。然而,由于几千年来传统的医学父权主义思想根深蒂固,一些医务人员抱守着家长式的医疗作风与习惯,认为医疗决策不需要患者同意,或者即便签署同意书也只是走形式,动辄以"你又不懂""我是医师还是你是医师"来搪塞患者。"知情同意"并没能真正意义上以及普遍地实施于医疗的全过程中。此外,患者也因为长期习惯于医学父权主义的观念,知情同意的愿望并不强烈,尤其有的患者家庭要求对患者隐瞒病情,许多患者的知情同意签字均由家属代理。一旦发生问题,患者本人及其家属又以"我是患者,我又不懂医"来质疑医师的医疗行为,进而产生医患纠纷。因此,还患者的知情同意权,需要患者、亲属、医务人员、公众和社会的长期努力。

**3. 医疗信息不对称的差异**

医务人员普遍文化程度较高,并受过系统的医学教育和诊疗技能训练,又有医疗实践的经验,对治愈疾病、维护健康的知识和经验有着得天独厚的优势,这是广大非医务人员无法达到的水平。很多患者对自己的疾病、健康甚至自身的身体结构与功能一无所知,或者即使有所知也仅仅限于表面、浅层,对庞大深奥的医学知识不可能全面地认识和把握。这种信息的不对称性,使医务人员在治疗过程中为了自己的利益不得不对患者进行一定程度上的善意或非善意的信息隐瞒。而患方也会在信息不对称的情境下对医务人员产生信任危机。二者的差异无形中为医患之间的顺畅交流和相互理解设下了障碍。

**4. 知识结构的差异**

医患沟通的最大障碍是医学的科学精神与人文精神的分离。由于传统的医学教育不重视人文精神和人文关怀,医务人员在与患者沟通时讲"病"的情况多,讲"情"的情况少,较难以同情心去感受患者的心理和感情需求。这种失去情感投入的医患沟通,难以满足患者迫切需要的人文关怀。此外,人文关怀的缺失导致医务人员在思想意识上存在严重的人性化服务缺陷,对患者没有同情心,缺乏关爱,不尊重患者的心理感受,无法使患者得到精神、心理的慰藉和改善。

**5. 权利分配的差异**

国家法规以及医师职业本身的规定,或是医患双方的观念,都表现出医患双方权利分配的巨大差异。在医疗过程中,医师具有独立诊断、治疗,以及选择合理的预防、保健方案的权利。患者及其家属虽然可以参与意见、提出要求,但不能干预和代替医师根据科学做出决定(除非选择其他的医院和医师),更不允许用强迫和威胁的手段迫使医师接受不合理的要求。此外,医师还有特殊干预权利,如在患者丧失意识、患精神病、传染病或自杀情况下,医务人员为了维护患者本人和他人的社会利益,有权利对患者的自主权进行干预和限制。

相比之下,患者的权利,如基本医疗权、疾病认知权、知情同意权、平等权、保护隐私权、有限社会责任权、要求赔偿权等,都属于被动性的权利,其权利的实现,完全依赖于医师对患者权利的认识和尊重。所以,医师的权利远远超过患者的权利,就算一位高级别的政府官员患病住院后,他绝不会也不敢动用自己的行政权力来要求医师改变医疗方案。或者是一位有权威的医师自己患病,也不会自己擅自更改自己的医疗决定。因此,在此意义上来说,患者在医师面前,永远是弱者。这种差别直接导致医患双方的权利分配差异巨大,彼此的社会地位悬殊,难以平等地沟通。

**6. 医患缺乏有效沟通**

据有关资料显示,在近些年增长迅猛的医患纠纷中,真正构成医疗事故的仅在3%左右,绝大多数纠纷源于医患沟通不够或医疗服务过程中的不足。一项关于医患关系紧张的调查表明,48%的医师认为医患关系紧张的原因在于沟通太少,50%的患者认为缺乏沟通(医师看病时间太短)。医患不能沟通或不能有效沟通,则产生沟通障碍,彼此无法相互理解,容易产生对立情绪导致医患纠纷的发生。

**(二)医患沟通障碍的分类**

医患沟通障碍,表现在医疗机构的医疗全过程中。涉及医疗机构的所有人员,种类很多,个案繁杂。根据医患沟通障碍的程度与后果不同,可以将医患沟通障碍分为以下几类:

**1. 医患误解**

由于医患双方信息不畅,或医方的医疗及服务有不周到之处,但没有造成不良后果,仅

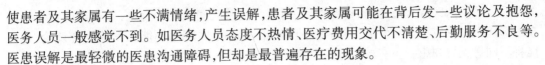

使患者及其家属有一些不满情绪,产生误解,患者及其家属可能在背后发一些议论及抱怨,医务人员一般感觉不到。如医务人员态度不热情、医疗费用交代不清楚、后勤服务不良等。医患误解是最轻微的医患沟通障碍,但却是最普遍存在的现象。

2. 医患分歧

由于医患双方在某些方面的信息沟通不良,或对患者的医疗与服务有明显的欠缺,未造成明显身体损害,但给患者及其家属造成心理不良刺激,使患者及其家属较为不满,并容易在任何场合下反映出来,医务人员能够明显感受到。如医务人员态度冷漠、训斥患者,或检查治疗未征得患方同意、诊断或治疗的小失误造成多支出费用等。医患分歧有一定的普遍性,一般在科室或病区即可解决。

3. 医患矛盾

由于医患双方在某些重要信息方面的沟通不良,或对患者的医疗及服务有明显的差错,造成患者身体或心理一定的损害,且科室处理不妥;或因医患分歧没有认真处理反馈,引发事态复杂化,使得患者及其家属强烈不满,投诉到医院相关部门,并在医院内有一定的影响。如医疗事故和差错、医疗意外处理的分歧、严重的费用分歧、与患者及其家属争吵等。医患矛盾虽是少数,但若处理不善会很快上升为医患纠纷。

4. 医患纠纷

由于医务人员或医疗机构与患者及其家属在处理医患矛盾中有较大分歧,未能妥善解决,使患者及其家属强烈不满,投诉到院外,如媒体、卫生行政主管部门、法院、医疗事故鉴定机构等,寻求第三者的介入来解决医患矛盾。医患纠纷往往在医院内及社会上造成较大影响,对医院的声誉造成一定程度的损害。

5. 医患冲突

由于医务人员或医疗机构与患者及其家属在处理医患矛盾中有较大分歧,未能妥善解决,使患者及其家属强烈不满,回避投诉途径,而采取非正当的方法寻求医院给予赔偿和处理当事人。如冲砸围堵医疗机构、伤害医务人员等。

（三）沟通途径

在医患纠纷沟通中,医患双方应本着尊重、理解、解决问题的态度,以事实为依据,以法律为准绳,坚持公正合理、适度可行、互谅互让的原则。

1. 双方协商

医患纠纷发生后,医患双方可以通过协商的形式,达成和解协议,自行解决纠纷。协商不是"私了",协商解决应当具有法律效应。协商解决的基础是双方自愿,双方都应坚持原则、实事求是,遵循自愿、诚实、信用、平等、公平、合法的原则。

2. 行政调解

行政调解是双方当事人协商不成时向卫生行政主管部门提出申请调解,卫生行政部门本着自愿合法的原则,促使双方当事人友好协商,互谅互让而达成和解协议。

3. 民事诉讼

当协商与调解无效时,医患双方均可向人民法院提起诉讼。用民事诉讼的方法解决医疗纠纷有理有据,是保护双方利益的根本措施,也是今后解决医患纠纷的发展趋势和重要途径。

（四）医院内部沟通

1. 统一处理

当医疗纠纷发生时,当事医务人员要及时上报给科室领导,再由科室逐级上报到医院相关部门。医院内医务人员之间、科室之间、科室与医院之间应统一意见,不一致的意见只能在内部病例讨论或会诊时发表,或只能在医院组织调查中反映,不能在其他场合议论,也不能将不同意见告知患者。在救治过程中,医师之间、科室之间要有统一指挥并通力合作。对于处理意见要彼此做好沟通,形成共识,再由医院正式接待患者。

2. 协调配合

在发生医疗纠纷时,医院各部门之间要相互配合,积极做好救治保障工作。医疗主管部门负责组织和协调,后勤、药剂等部门负责物资和药品供应,各医技部门负责提供快捷的辅助检查等服务。医院内部各部门、各类人员之间的沟通是平息医患矛盾、妥善解决问题的重要环节。

### (五) 医患之间的沟通

1. 沉着应对

当发生医疗纠纷时,患者及其家属往往情绪比较激动或有过激行为。此时,接待人员切忌惊慌,要注意保持镇定的情绪和姿态沉着应对。避而不见易激化矛盾,医方应积极采取接触的态度,以实际行动积极处理纠纷,帮助患者解决问题,满足患者的合理要求。当患方过激行为明显或升级时,应在安全保护措施下进行接触。

2. 取得信任

在处理医患纠纷的过程中,要体谅对方的心情,耐心倾听其意见,取得对方的信任。在交谈中,要尽量让其充分倾诉自己的意见和要求,理解、尊重对方,对于过激言谈不要急于辩论。要多使用安慰、劝说等语言,听取他们的建议并耐心做好解释工作。

3. 谨慎解释

在对患方进行医患纠纷情况的相关解释时,医方人员一定要严密谨慎。谈话前应做充分的资料与内容准备,特别对于其中的敏感环节要确保准确无误。此外,还要熟悉相关法律法规。在客观事实的基础上,科学引导,谨慎解释并依法陈述。

4. 科学引导

由于患者缺乏医学知识,对医学的高风险和未知领域没有充分认识,对于诊治情况常常会片面联想、推论与断定。医务人员应注意运用科学知识加以引导,用通俗易懂的语言谨慎解释,尽量将事件引向合理、正确的方向。此外,在协调赔偿的谈判过程中要固定人员,不要随意调换,赔偿要有事实依据和法律标准,不能无原则盲目答应赔偿。

5. 依法处理

在医患纠纷发生时,如果患方无理取闹、聚众滋事、打砸医院、殴打医务人员、抢夺病历时,要迅速报告当地公安部门和上级行政部门,在有安全保障的前提下,积极做好患方的工作,努力劝说其按照法律程序办事。同时,也要与法律部门及上级行政部门积极沟通,争取得到支持和帮助。

### (六) 与司法机关的沟通

随着法律意识的增强,依法办事、依法维权已成为人们的共识。医患纠纷通过法律诉讼解决的情况越来越多。但现阶段许多法学界人士对医学知识了解不多,而医务人员对法律知识了解也不多。因此,医务人员应积极通过各种形式与法律界沟通,增进相互了解,为正确处理医患纠纷奠定基础。

### (七) 与媒体的沟通

医患纠纷发生时,往往会有新闻媒体的介入,医院应主动与新闻界沟通,坦诚接受记者采访、主动向新闻单位说明情况,表达观点,争取新闻界的理解,避免扩大不良影响。对于新闻界善意的批评和媒体的意见反馈,医院应积极调查处理,并主动将处理结果反馈给新闻单位。此外,医院也应加强自律,塑造形象,通过新闻媒体对医院进行正面宣传,以得到社会的支持与认可,消除社会对医院的偏见与误导。

## 第四节 常用医患沟通流程与案例

### 一、常用医患沟通流程

在临床实际工作中,虽然每个医师、每个患者及其所患疾病不尽相同,但是,医师对疾病的诊断与治疗的步骤与过程却大体相近,如门诊的检查、诊断、制订治疗计划,以及入院、出院、手术治疗等过程大体一致。与此相应的,在疾病诊治过程中与患者的医患沟通流程也具有一定的共性。笔者根据临床工作实际并结合文献总结,整理出口腔医学临床常见病及多发病诊治过程中的医患沟通流程,便于实习医师或刚刚走上临床岗位的医师参考,以规范性地训练自己的医患沟通能力与技巧。

#### (一)接诊过程中的医患沟通流程

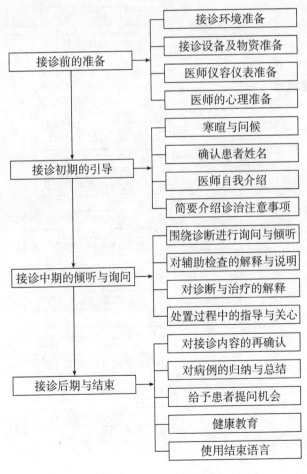

（二）治疗过程中的医患沟通流程

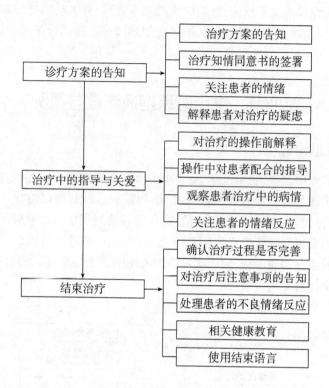

（三）住院沟通流程

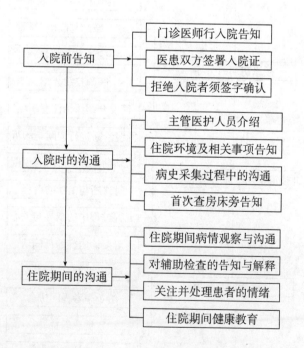

（四）手术治疗相关沟通流程

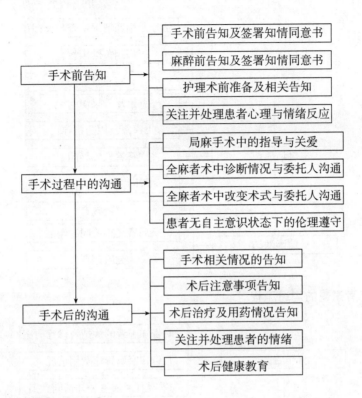

（五）出院沟通流程

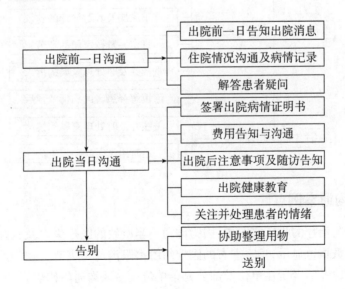

（六）随访的沟通流程

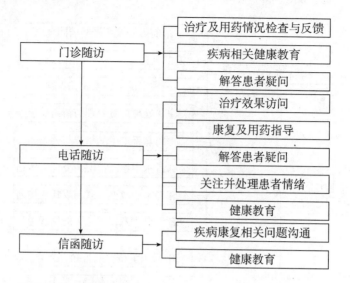

（七）与患者家属的沟通流程

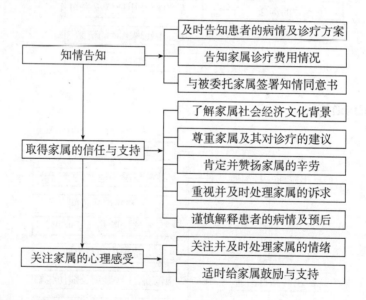

## 二、医患沟通案例点评

在疾病诊断与治疗的临床实践中，因为沟通不当所致的医疗失误及医疗纠纷比比皆是。有关部门的统计数据也显示，80%左右的医疗纠纷都跟沟通不良有关。为此，笔者通过收集近年亲自经历的以及笔者所在单位及部分兄弟单位一些因沟通障碍引发的有代表性的典型案例，特此集结为本部分，期望对读者有所帮助。

【案例一】"馒头""鸡蛋"不是"饭"

案例概要

张某，男，68岁，文盲，农民，因"腮腺混合瘤"经门诊收入某科。入院后完善相关术前检

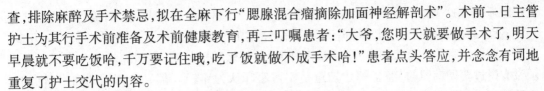

查,排除麻醉及手术禁忌,拟在全麻下行"腮腺混合瘤摘除加面神经解剖术"。术前一日主管护士为其行手术前准备及术前健康教育,再三叮嘱患者:"大爷,您明天就要做手术了,明天早晨就不要吃饭哈,千万要记住哦,吃了饭就做不成手术哈!"患者点头答应,并念念有词地重复了护士交代的内容。

第二天清晨,夜班护士在为患者注射术前用药时常规询问"大爷吃饭没有?",患者回答说没有吃饭。患者进入手术室后,麻醉医师常规询问患者"吃过东西没有?喝过水没有?"患者回答"吃过了,喝过了,吃饱了,可以开刀了!"。由于患者术前进食了食物,非空腹状态,属于全麻禁忌,因而取消了当日的手术。此事给患者及医院手术安排、麻醉安排等工作均造成了不良影响。回病房后主管护士求证患者问:"大爷,昨天我反复给你说过不能吃饭的啊,你怎么还是吃了呢?"患者回答说:"我没有吃饭,我只吃了一个鸡蛋和一个馒头,因为你说了不能吃饭,我连稀饭都没敢吃,只喝了一杯白开水。"

**点评**

该案例属于典型的护患沟通不良所致。由于护士按照一般常识理解,认为"不吃饭"就等同于"不进食",因而告诉患者"不吃饭";而患者是没有文化的农民,把"饭"与"米饭"等同理解,认为"不吃饭"就是"不吃米饭",而馒头与鸡蛋不是米饭,所以可以吃,并且认为要吃饱了,喝饱了才好"开刀"。由此造成失误而致手术取消。此外,案例中的护士在术前告知时只告知了患者需要执行的医嘱,并没有告知为什么术前要禁食,以及禁食的目的及重要性,也没有将术前禁食的具体内容告知全面,属于告知不充分。此外,护士对患者的文化水平及理解能力评估不足,没有选择患者能够充分理解的方式告知,属于沟通方式选择不当。幸亏麻醉医师得以弥补过失,否则,若施行全麻插管可能导致患者呕吐误吸而危及生命。

 **沟通小贴士**

在临床告知过程中,应使用规范的语言告知注意事项;除告知的内容本身以外,还应讲解该内容的相关注意事项,如为什么这么做,以及不按此规定做的危害,让患者充分理解从而自觉遵守;此外,还应根据对方的理解程度,采用适合患者的方式进行沟通。经过对该案例的教训总结后,科室规定:凡给患者进行禁食告知时必须声明"所有进嘴的东西都不能吃,也不能喝任何东西。必须是空腹(空肚子)。"并要求患者复述相关内容,以确保此类事件不再发生。

### 【案例二】迟迟"长不出来"的种植牙

**案例概要**

李某,女,25岁,艺校学生,因C67缺失,要求做种植牙,前往某科就诊。接诊医师为其完善了相关检查,并预约好种植手术时间。患者对写病历的实习医师要求"我要做最贵的牙",实习医师告知最贵的要一万多块钱一颗。术前一日,患者来电话说要外出演出,手术改约在下一个月进行;下个月患者如约而来,医师在常规询问时得知患者正值月经期,遂将手术推迟到两周后。两周后患者来到诊断室,主诊医师对实习医师说"她都三进宫了!老主顾了,规矩都懂,直接做吧。"患者也说"就是哈,就按上次说的办。"选择种植体时,实习医师对主诊医师说:"这个姑娘比较哈韩,做个韩国的。"手术顺利完成,患者交费时被告知费用共计一万多点,遂产生疑问,找到医师理论,说"你上次说的一颗就要一万多,怎么两颗才一万多,我说过要做最贵的!怎么回事?!"主诊医师说"你要做韩国的啊,韩国的就这个价。"患者表示没有说过要做韩国的,经了解才知道是实习医师认为年轻人都喜欢韩国的而推断出的。主诊医师为其解释了该种植钉的特点及性能后,患者勉强接受离开。过了一段时间,患者来到科室投诉,说"总觉得做的不是最贵的,心里感觉不舒服,可否重新做?"经过科室主任反复讲解重新做会形成新的创伤,以及可能的相关不良反应等,患者最终同意不重做。四个月后患者来到科室,要求退费,并气愤地对护士长说:"就因为不是最贵的,所以我的牙迟迟长不出来!"方才发现误会所在。

**点评**

案例中的患者,对种植牙的认识不够,以为种植牙是种进去长出来的,认为越贵的就长得越快,所以要求做最贵的。又因为患者是推迟过几次手术的,主诊医师以为在上次手术之前的相关事项都已谈妥,在选择种植体时以为实习医师跟患者沟通过说要做韩国的,也就没加细问;实习医师也没有记住患者曾经跟他说过要做最贵的;加之患者几经改变手术时间,医患沟通不连贯,不顺畅,从而导致事件的发生。

 **沟通小贴士**

大部分医师认为患者就诊前应该对种植牙的相关知识有所了解,所以容易忽略对患者进行种植牙修复专业知识的系统宣教,在平常医疗过程中应将此作为常规宣教内容,可制作成册,配合口头讲解进行。此外,涉及种植体等贵重植入材料者,在植入前应详细给患者展示,告知具体型号、价格等,并签具书面知情同意书。此外,涉及病情诊断与治疗等关键环节时,主诊医师应亲自跟患者沟通,而不应由实习医师单独进行。

### 【案例三】拔牙后冰敷却冻伤脸

**案例概要**

吴某,女,38岁,小学文化,外来务工者,因 D8 冠周炎反复发作,要求拔牙,前往某科就诊。接诊医师为其完善了相关检查,在局麻下行 D8 埋伏性阻生牙拔除术。由于牙位不正,拔牙时间较长、创伤较大,术中曾两次追加麻药,术中患者精神也较紧张。拔牙结束后,主诊医师告知患者回家当晚以冰块冷敷面部以减轻肿胀,减少术后反应。术后第二日,患者前来医院,以医师告知不详致其面颊部冻伤为由投诉到医院并要求赔偿。

**点评**

案例中的患者,缺乏持续冰敷会导致冻伤的基本常识。听说冰敷能减轻肿胀,减少术后反应,故而心情迫切,刚拔完牙就在医院门口小卖部买了两个冰糕持续冰敷,回家后一整晚都用自制的冰块持续敷面而致面颊部局部冻伤。案例中的医师,属于对患者拔牙后注意事项告知不详,没有详细讲解面部冰敷的具体操作方法及注意事项(如间歇性冰敷等),只简单地告知冰敷。且没有考虑到患者术中追加麻药可能导致的面部感觉恢复延迟的情况,因此没给患者强调需要等麻醉失效,面部感觉恢复了再冰敷,导致患者操作不当引发面部冻伤。

 **沟通小贴士**

> 医师在与患者沟通时,要将需要患者执行的医嘱进行具体、详细的讲解和示范,并排除可能的影响因素(如,局麻后面部感觉缺失的问题)。此外,还需考虑患者的认知水平和接受能力,并在告知其相关注意事项后收集反馈信息,确认被患者完全理解和掌握。经过此次案例的教训,该科室组织职工学习讨论,并制订了更为详尽的拔牙后注意事项告知单,在口头告知之余再给患者以书面告知,以杜绝此类事件再次发生。

### 【案例四】牙齿要动大手术?!

**案例概要**

王某,女,48岁,大专文化,机关干部,因牙痛前往某科就诊。该患者因未能挂上号,找到其认识的该院某领导帮忙加号。领导将其引荐给诊室护士长后离开。候诊过程中,护士长因考虑到加号等的时间较长,主动帮其开了一张患牙的牙片让其提前去照片。就诊时,患者刚坐上椅位,医师扫了一眼牙片说,"这个看不清,要去照全景",遂开了全景片让患者重新去照。患者表现出不悦神情,但仍去划价、交钱、照片。再次坐上椅位时已经过了下班时间,医师正对着电脑写上个患者的就诊病历。写毕,调出电脑里该患者的全景片看了一眼,扭头对患者说:"你这个不用看了,明天带六千块钱,早点过来做手术!"患者一听,当时就急了:"我只是牙齿痛,你看都没看就说钱,还那么贵,难道牙齿也要动大手术吗?你们医院真是抢人哦!我是医院领导的熟人你们都这样,一般的患者不知要怎样被你们折腾了!"对此,患者不依不饶,要求换医师,投诉并状告到领导处,闹得很不愉快。

**点评**

该案例中的患者,系找到领导"开后门"加号,所以心理上有一种优越感,认为医师应该对自己"区别对待"。其实患者也确实"被区别对待"了:护士长主动帮忙开牙片单提前照片了。但是,由于其病情特殊需要照全景片才能看清,患者两次照片心里不悦。加之就诊的时间较晚,担心医师会忙着下班看得不仔细。而医师在未检查患者牙齿的情况下就直接告知"带钱做手术",患者不知道牙齿为什么还要做手术,对几千元的手术费也不甚明了,当然会心生不满。在之后的处理过程中,科室主任对着患者的照片为其作解释:由于根尖破坏较多,需要做根尖手术,手术需要填入大量骨粉,骨粉的费用几乎就占了总费用的一半还多,医师说的费用是材料费、治疗费等加起来的预计费用。如果当时接诊医师就按照这个流程进行介绍的话,患者也不至于不满。案例中的医师,忽略了患者需要被"特殊对待"的心理需求,也没有重视跟患者的沟通技巧,没有仔细解释病情及为何手术以及手术治疗的基本情况,患者信息缺失。如此一来,引发投诉在所难免。

**沟通小贴士**

　　在临床诊疗活动中,医师的一言一行应严谨规范,跟患者告知病情及治疗情况时要详尽,不能太过简单随意。此外,还应考虑到患者对疾病的认知水平,如患者通常不知道为什么牙齿还要做手术,对手术费用过高也不能理解,医师应做好相关解释。此外,医师在接诊过程中,应主动了解患者的背景,掌握一些基本信息,并针对患者的不同心理需求进行沟通,以避免产生沟通障碍。

### 【案例五】晕倒在地的艾滋病患者

**案例概要**

　　廖某,男,42岁,高中文化,货车司机,因"真菌性口炎"前往某科就诊。科室医师按照常规为其做了感染性疾病筛查。检验结果提示患者系"HIV"阳性。实习医师在询问了患者相关个人生活史后(患者有冶游史),对患者说:"你倒是要得安逸,这下遭艾滋病了!"患者一听,当即就晕倒在地。科室立即展开抢救。而陪同患者前来就诊的兄弟则认为医师"乱说",在诊室吵闹着要打医师,场面一度十分混乱。经抢救后患者脱险,科室主任出面,详细讲解了艾滋病筛查阳性的确切意义,并告知其需要到疾控中心进一步检查确诊的具体流程,以及一旦确诊,国家相应的免费服药治疗情况等。患者及其家属方才平息下来。

**点评**

　　该案例中的实习医师,在告知患者"坏消息"时太过直接,没有考虑到患者的心理承受能力。此外,也没有注意保护患者的隐私,在诊室内当着患者兄弟的面就宣告了病情。此外,医师也没有严格按照"专科确诊"的原则进行诊治,对于特殊感染性疾病,应该由具有专业资质的医疗或卫生防疫机构进行确诊。

**沟通小贴士**

　　临床诊疗过程中,凡涉及患者隐私的特殊疾病,应该注意尊重并保护患者的隐私。告知"坏消息"时应该委婉,并分次逐步告知。另外,对于没有最终确认的病情,应该以"模糊"的语言进行告知。比如,该案例中可以以"你的血样显示 HIV 病毒(或人类免疫缺陷病毒)感染,这个不是小事,比较麻烦,你需要到另一机构进一步检查确诊……"等形式告知,这样既告知了患者进一步检查的方案,又不至于引起患者强烈的反应而出现意外,也相应地保护了患者的隐私。

### 【案例六】被患者扔掉的"不吉利"假牙

**案例概要**

　　刘某,女,78岁,文盲,居民,要求做全口义齿,前往某科就诊。假牙试戴完成后,患者问医师:"这个牙可以管多久?"医师回答:"你可以活多久? 假牙就像人可以活多久一样无法估计!"患者当即发怒,认为医师咒她活不久,对医师破口大骂,说医师不要以为自己年轻还可以活得久,说不定一出门就遭汽车撞死等。医师也很委屈地与之争辩:"牙齿能管多久本来就无法预测,爱护不好的说不定出门就摔坏,爱护好的也许要用十几二十年,你的问题本来就不好回答!",如此引发争吵。患者一气之下,将假牙扔在地上就走了!家属十分生气,找到科室主任和护士长投诉。护士长见假牙并未损坏,就将牙清洗消毒后交予患者家属,让患者回家继续佩戴。第二日,家属陪同患者前来,要求换一个医师并免费重新做假牙,因为"这副假牙被诅咒过,不吉利!"

**点评**

案例中的医师,对患者的心理需求把握不好,没有体会到老年人普遍比较珍惜用物,或者珍惜钱,或者怕上医院麻烦,所以希望假牙用得越久越好。另外,患者也通常更愿意从医师那里得到专业保证,这是其内心安全感的需要。此外,部分老年人可能对死亡的心理恐惧,因而对"寿命""活多久"之类的词比较敏感。医师对假牙使用时间与人的寿命的比喻恰恰触及老年患者的心理敏感点,而且解释也较为简单直接,故而产生争执。

 **沟通小贴士**

医师在临床诊疗活动中,经常会涉及对疾病预后以及治疗效果(或医疗处理措施)的预测,本案例中对假牙的使用寿命预测,是牙科临床经常会遇到的情况。出于医疗行为结果的不可预测性,以及相关干扰因素的影响等,也由于自我保护意识较强,医师往往对这类问题的回答"模棱两可"。而这种不确定的回答不能满足患者心理上的安全感需要。加之医疗费用的关系,患者多以"消费"的心态来评判医疗行为,认为花了钱就应该做好。对此,医师应该以理解和接纳的心态,尽可能晓之以理、动之以情,进行详尽的解释,争取得到患者的理解和认可。

### 【案例七】诊室内"血债血还"的涂鸦

**案例概要**

侯某,男,23岁,大学本科,待业,因B45牙髓炎行根管治疗后,需做烤瓷冠前往某科就诊。医师为其粘接好烤瓷冠后,患者反复述说不舒服,反复找医师检查调磨,前后更换了四、五名医师,历时近半年。他不是抱怨医师技术不好,就是抱怨材料不好,要么就说自己运气差、很倒霉,认为自己所有的痛苦都是因为牙齿不合适造成的。专家的会诊结果认为牙齿的咬合是正常的,面对患者的纠缠,医师也很无奈,不知应该怎样解决他的问题。最后闹得连家里人都不愿意再陪他来医院了。失去家人陪伴的患者越发感到孤独痛苦,在诊断室伤心哭泣,最后竟当着医师的面用自己的头撞墙。医院无奈选择报警,没想到警察将其劝离后,患者竟去买了红色的颜料,趁医务人员不注意时,在诊断室甚至电梯间涂满了"血债血还""要死一起死"等语句,造成恶劣影响。事后,经派出所与其家长及社区联系后,将患者送往心理卫生中心检查,确诊为"抑郁症"。

**点评**

案例中的患者反复诉说牙齿不适,经医师反复检查认为并无牙齿咬合方面的问题,患者表现为认知偏执以及不适的躯体述说,应属于心理问题。但是,由于接诊的医务人员仅局限对其牙齿的检查和处理,缺乏心理方面的专业知识,导致患者的抑郁症诊断与治疗延误。因为患者的偏激行为,给医院正常的就诊秩序与医疗环境、甚至医院声誉造成不良影响。

**沟通小贴士**

　　医院应该对职工进行心理有关的知识培训,使医务人员具备初步的心理学知识,以便尽早识别患者的异常心理与行为问题,可以通过转介心理卫生中心,或请会诊等措施使患者尽早得到治疗与帮助。

### 【案例八】"我的牙齿在打旋"
**案例概要**

　　杨某,女,59 岁,中专,退休教师,因 B5 缺失,要求烤瓷修复于某科就诊。患者修复治疗结束后,一直觉得该牙在口腔内移动,甚至"打旋",影响其正常生活,导致"茶饭不思,睡眠不香",经医师检查认为牙齿并无异常,建议其注意放松,加强休息。但患者主诉却越发严重,后来竟不敢张口说话了,因为"一说话,牙齿就在嘴里面打旋,说话越快,牙齿旋得越快!"医师建议家属转介精神科,但患者否认有心理问题,拒绝前往。反复多次后,经诊治科室护士长推荐,由本院一名心理咨询师对患者进行心理咨询后转介到心理卫生中心就诊。

**点评**

　　该患者的表现属于身体器官幻觉,诊断为"精神分裂症"。由于一般情况下,非专业的医务人员以及普通民众对精神分裂的认识不够(认为只有疯了才是精神分裂症),所以导致其治疗延误,也给口腔医师带来困扰。

**沟通小贴士**

　　许多精神心理疾病可以表现为躯体感觉异常,多属于精神分裂症,需要专科治疗。精神疾病的治疗起效后,患者的异常躯体主诉即随之消失。因此,口腔医师不能仅限于牙齿方面的检查,还需具备一些精神心理疾病方面的知识,或者有往心理因素方面去思考的意识。一旦识别,转介即可。

### 【案例九】不加号就"掐死你"的少数民族患者
**案例概要**

　　某某加措,男,35 岁,藏族,流动商贩,因牙齿疼痛不适前往某科就诊。被告知当日挂号已完,患者反复求助挂号人员,希望能够挂上号。挂号室介绍其上科室找医师商量加号。该患者来到科室导医台要求加号,导诊护士回复说不能加号。患者反复对护士说:"求求你嘛,求求你加个号嘛……"护士不甚其烦,但由于规定不能跟患者高声讲话,所以,也就只能跟患者说:"给你说过不能加号了,说很多遍了,说大声了又说我们态度不好,反正一句话:不能加不能加,就是不能加!"说完扭头看着大厅的电子显示屏,并一边漫不经心地摆弄着手机。患者一时火起,夺过护士的手机摔在地上,一边大叫着"我掐死你!"一边绕过咨询台向护士冲过去。幸亏护士躲闪及时,加之大厅里的保安及时阻止,才未酿成恶性事件。事后护士长为患者分诊后由科室主任安排加号,患者得以安抚。

**点评**

该案例中的护士,工作方法过于死板,不知灵活变通,面对痛苦哀求的少数民族患者,应该予以特别关注。并且,一般加号应该由护士给医师报告,由医师初步评估后决定是否加号,护士并没有去请示医师,单方面决定不给患者加号,从心理学角度讲,有放大个人权力之嫌。此外,面对有特殊诉求的患者,护士没有向护士长或医师反映,也属于医务人员内部沟通不够。

 **沟通小贴士**

在临床诊疗活动中,医务人员会接诊无数的患者,患者的人格特征、民族、宗教信仰、文化程度,以及个人经济收入等情况均可决定着患者的认知与行为,医务人员应注意针对不同的个体采用不同的沟通与处理方式。尽量做到"特殊情况特殊处理"。这样可以避免与个别特殊情况患者产生不必要的冲突。此外,遇到特殊情况要注意逐级上报,寻求上级或其他同事的帮助以解决问题。

**【案例十】未经允许的保护性约束**

**案例概要**

黄某,男,5岁,因AⅣ中龋前往某科就诊。患儿上治疗椅后一直扭着妈妈不放,大哭大闹,极度不配合。为了让其配合,医务人员请其母亲暂时离开诊室,由医师护士协助配合。由于患儿仍然哭闹不已,差点从椅位上摔下,医务人员给予保护性约束后完成治疗。事后,孩子家长以"医务人员捆绑儿童,对孩子造成身心伤害"为由对经治医务人员提起诉讼。

**点评**

该案例中,医务人员知情同意与告知不够,对孩子使用约束带时未经过其母亲同意,忽略了对未成年人保护的相关法律规定。

 **沟通小贴士**

临床诊疗活动中,经常会有儿童不配合治疗的情况,医务人员应当采用儿童喜欢和接受的方式与其沟通。如果实在无法安抚时,可以采用镇静等措施辅助完成治疗。需要进行保护性约束者,应告知其监护人并签署书面同意书。经过这一事件后,科室专门制作了儿童牙科治疗知情同意书,在治疗前与家长沟通并签字确认。

(龚彩霞)

# 参 考 文 献

1. 王锦帆. 医患沟通学. 第 2 版. 北京:人民卫生出版社,2006

2. 李功迎. 医患行为与医患沟通技巧. 北京:人民卫生出版社,2012

3. 张伯礼. 临床接诊与医患沟通技能实训. 北京:中国中医药出版社,2011

4. 张书全. 人际沟通. 第 2 版. 北京:人民卫生出版社,2008

5. 周桂桐. 医患沟通技能. 北京:中国中医药出版社,2013

6. 周毅. 人际交往与医患沟通. 北京:北京大学医学出版社,2011

7. 于秦曦. 牙科诊所的医患沟通. 北京:人民卫生出版社,2011

8. 赵佛容. 护理临床案例精选——经验与教训. 北京:人民卫生出版社,2012

# 第十章 医疗纠纷的处理

## 一、医疗纠纷的概念和定义

医疗纠纷,是民事纠纷在医疗领域中的一种特殊表现,是有关当事人对医疗过程中某一特定事项发生矛盾和意见分歧的情形。

患方(包括患者本人、患者家属和其代表)对医方(包括医务人员和医疗机构)提供的医疗服务不满意,认为医方在诊疗过程存在失误,对患者造成不良后果,要求医务人员或(和)医疗机构承担责任或侵权责任,医患双方对所争议事实认识不同、相互争执的争议情形,统称为医疗纠纷。简单讲就是患方和医方对医疗原因、过程和后果等认识不一致造成的纠葛。医疗纠纷发生在患方和医方之间,所以也称作医患纠纷。

医疗纠纷有以下几个要素:

(1) 发生在特定的医疗服务领域,即经过有关部门批准的合法的医疗机构,如医院、诊所等;

(2) 医方具有合法手续的医务人员。非法行医与患者所发生的纠纷不属于医疗纠纷;

(3) 争议事实是医疗过失行为;

(4) 过错责任尚未明确。

## 二、医疗纠纷的分类

从纠纷性质的角度出发,根据医务人员在医疗过程中有无过失,可以将医疗纠纷分为两大类:医疗过失纠纷和非医疗过失纠纷。

1. 医疗过失纠纷

医疗过失纠纷是指,医务人员在诊疗过程中因存在过失引起的医疗纠纷。

过失行为既包括医务人员因违反法律法规、规章制度、诊疗护理规程等失职行为,也包括医务人员技术过失行为。

有过失的纠纷并非都是医疗事故,如果造成的后果并不大,纠纷处理及时,医患间矛盾化解,纠纷就解除了。但如果过失造成的后果比较严重,处理不及时,常常可能形成医疗事故。

医疗事故:根据《医疗事故处理条例》第二条规定,"本条例所称医疗事故,是指医疗机构及其医务人员在医疗活动中,违反医疗卫生管理法律、行政法规、部门规章和诊疗护理规范、常规,过失造成患者人身损害的事故"。

确定是否是医疗事故,目前需要医疗事故鉴定委员会做出鉴定才能认定。

**2. 非医疗过失纠纷**

是指医务人员在医疗过程中未存在过失,由于医疗原因或非医疗原因,而导致的医疗纠纷,包括:

(1) 医务人员在医疗行为中没有过失,但确有损害结果,如手术并发症、麻醉意外、药品不良反应等;

(2) 医务人员在医疗行为中没有过失,但医方使用的设备、器械和材料等医疗产品出现意外;

(3) 医务人员在医疗行为中没有过失,但患方对治疗结果不满意、对风险认识不足、对治疗期望值过高等;

(4) 其他与医疗行为本身无关的纠纷,如患者在医疗机构内自杀、自残行为,非医疗行为导致的人身财产损失等。

## 三、当前医疗纠纷的特点

1. 医疗纠纷数量在当前呈现上升趋势,医疗纠纷发生频率增高。
2. 医疗纠纷冲突的程度上升,索赔额度加大,解决难度加大。
3. 医疗纠纷引发的伤医事件增加,医务人员受伤严重程度增大。
4. 部分医疗纠纷有职业"医闹"参与。
5. 患方不愿走司法程序较多。
6. 患方自我保护意识、维权意识增强,取证能力增加。

## 四、医疗纠纷发生的原因

**1. 社会环境因素**

我国医疗资源总量不足,人均医疗资源配置更少,而且我国医疗资源分布不均衡,优质医疗资源大多分布在大城市的三甲医院,基层医院的医疗资源不足,有限的医疗供给和日益增加的患者需求矛盾较大。

我国经济还不够发达,社会保障系统特别是医疗保障系统尚不够健全,对患者医疗支付保障不够。为减轻患者支出负担,医方选择不充分的检查和治疗,可能导致漏诊漏治的医疗纠纷;为保证诊断和治疗质量而进行充分的检查和治疗,又可能导致患方认为过度检查和过度治疗的医疗纠纷。

我国对患者从基层医院到高级别医院就诊流程尚不规范,患者可以自行选择医疗机构,常常无论大病小病都涌向高级别医院,造成这类医院严重超负荷,医院秩序打乱;由于患者量大,平均每位患者的候诊时间大大延长,就医时间严重压缩,医患沟通不充分;而医务人员工作量超负荷,劳动强度加大,身心疲劳。这些都容易导致医疗纠纷的发生。

由于种种原因,医患关系缺乏信任,患者一方面依赖医务人员的医疗服务,同时又处处提防医务人员,甚至在就诊过程故意挑刺,暗中收集证据,如医务人员工作的音视频,一旦感觉自己利益受到损害,就利用手里的证据对医疗机构进行索赔,导致医疗纠纷。

**2. 医方因素**

(1) 服务态度问题:看似医疗技术与服务态度关系不大,但服务态度常常是纠纷的首要原因或诱因,医务人员认为自己在救死扶伤,在帮助患者,更自信于自己的医疗技术,也认为只要没有医疗错误,态度并不重要,甚至习惯于居高临下的态度,加之工作繁忙,其他候诊患者不断催促,对患者态度难免生硬,解释不够仔细,甚至造成误会,引发医疗纠纷。有一句话说得好,"良好的服务态度可以在一定程度上避免和化解医疗纠纷"。医务人员更应当深刻理解生物-心理-社会的医疗模式,除了疾病本身的治疗外,还应注重患者的社会心理关怀。

(2) 医患沟通问题:由于种种原因,医务人员未能向患者及患者家属就患者的病情、医疗措施、医疗风险、替代医疗方案以及可能的治疗结果、预后和相关的费用等向患方进行告知,和(或)未能明了患者及家属的心理状态、治疗期望值等。比如牙齿美学治疗,患者对美学的理解和医师对美学的理解常常有偏差,如果医师和患者沟通不清晰的话,可能造成患者对美学治疗结果的不认同,从而造成医疗纠纷。再如在深龋的治疗中,保存牙髓有可能不成功,如果医患沟通不清晰,医师或护士没有告知患者保存牙髓可能失败,如果出现牙髓症状需要进一步根管治疗,需另行付费等情况,并请患者签署同意书,则有可能出现患者因对医疗结果不认同、对另行付费不理解而发生纠纷。

(3) 医医沟通问题:口腔医学作为一级学科,分为口腔内科学、口腔颌面外科学、口腔修复学和口腔正畸学四个专业,专业下还要分亚专业,如口腔内科学又分为牙体牙髓病学专业、牙周病学专业、口腔黏膜病学专业等。不同专业或亚专业的医师之间如果没有良好的沟通甚至有分歧,则可能造成最终治疗结果的不理想。例如,患者因残根挂号牙体牙髓科进行治疗,根管治疗完成后到修复科进行桩冠固定修复;但修复医师接诊后认为患牙缺损过大,修复科不能完成桩冠修复,如果采取固定修复只能拔出残根做固定桥或种植修复;患者认为没有满足预期,浪费了时间和费用,要求医院赔偿。这种医疗纠纷就是医师与医师之间没有良好沟通造成的医患纠纷。医医沟通也包括医-护沟通和护理人员之间的沟通。

(4) 价格问题:虽然价格问题并不是医疗问题,但常常会因为价格问题导致医患纠纷。一般来讲,较高的、超出患者心理预期的医疗费用常常导致患者对治疗效果的更高预期,或当对诊治稍有不满意的情况出现,就会把这种矛盾激发出来。有时甚至故意挑刺,制造纠纷,达到减少费用的目的。

(5) 医疗机构服务管理:服务涉及挂号、转科、收费、预约、复诊、候诊安排等内容,复杂、麻烦的医疗服务流程可能导致患者在非医疗程序上花费太多时间和精力,造成积怨,易引发医疗纠纷。例如,患者挂号后等待就诊,就诊后告知需要拍 X 线片,遂排队缴费、排队拍 X 线片,拍片后回到医师处继续等待就诊,就诊后告知应当转科,遂又排队挂号,等待第二个科室就诊,等等。患者不停地在各个科室之间跑动,难免产生积怨,如果诊疗结果不能令患者满意,就往往发生医疗纠纷。

(6) 诊疗流程:医疗机构诊疗流程设置不完善;医务人员由于种种原因未严格按照诊疗流程进行操作,或违反医疗制度和操作规程,或未严格遵照临床路径进行治疗。如治疗前未按照流程要求进行 X 线检查,造成诊断不完善和治疗不完善,从而导致纠纷。再如医务人员未严格查对制度,拔错牙齿,引发医疗纠纷。

(7) 医疗技术管理:医疗机构对开展的医疗技术分级和医务人员准入机制不够明晰,医务人员没有按照各自级别进行分级操作,没有经过培训和考核就进入上一级的医疗技术操作,或没有经过培训和考核就使用新技术、新材料,凡此种种问题都可能造成医疗差错或质量下降,从而导致医疗纠纷。

(8) 医务人员技术原因和医疗质量:由于技术水平原因,医务人员未能正确诊断、检查和治疗,或在检查和治疗过程中由于技术水平原因导致患者伤害,引起医疗纠纷。比如在进行牙体制备时,由于技术原因,支点不稳,划伤患者的颊部黏膜,引发纠纷。或者在进行根管制备时,由于技术原因,导致髓底穿孔或根管侧穿等,引发纠纷。

(9) 医疗文书书写:医疗文书书写错误、不规范、不及时等,除了本身容易引发医疗纠纷以外,在医疗纠纷发生后,也容易形成对医方不利的证据,增加医疗纠纷解决的难度。

(10) 实习生和进修生管理:医疗机构常常有进修生和实习生,包括医学生、毕业后实习生、医师进修生、护士学生和护士进修生等,如果管理不善,其行为可能导致医疗纠纷。如过度放权给实习生,操作过程中既放手又放眼,实习生操作没有得到指导老师确认就进入下一程序,诊断、检查和治疗后病历书写没有请指导老师确认和签字等,都可能引发患方对医护人员资质的质疑,发生医疗纠纷。

(11) 医疗质量:口腔医疗的医疗质量与大医疗有所不同,患者对于口腔医疗质量的要求也有所不同。患者对于口腔医疗质量的要求可能包括牙齿不再疼痛,充填物不脱落,牙龈出血停止,牙齿不再松动,拔牙后疼痛轻微、不出血,修复体佩戴舒适、大小合适、对发音影响小、能正常咀嚼食物,正畸治疗后达到美容的效果,颌面外科手术恢复良好的面容等。由于患者对于口腔医疗质量的评价大部分为主观评价,常常由于医方与患方对医疗质量评价不一致导致医疗纠纷。口腔医疗质量的管理涉及多个环节,包括医师、护士、技师等等,任何一个环节没有做好,都可能引发医疗纠纷。

(12) 对医疗纠纷没有足够的防范意识和措施:由于种种原因,医务人员和医疗管理部门没有形成医疗纠纷的防范意识,也缺乏医疗纠纷的防范措施,往往在发生医疗纠纷后再进行补救处理。

3. 患方因素

"医疗消费观"作祟,患者错误地把医疗认为是消费,认为自己花了钱就是消费者,医疗机构是提供收费服务的商家,"患者就是上帝",自己花了钱养活医务人员,就要得到应有的疗效,而得不到自认为的疗效就是侵犯了自己的权利,从而引发医患纠纷。

患方缺乏医学知识,对疾病复杂性认识不足,认为进了医院就进了"保险箱",医院就能把病治好。此外,患方对治疗的期望值过高,提出不切实际的要求,一旦实际疗效与自己想法不一致,就认为是医疗机构有过错。

患方心理过于敏感,维权意识过强,加之对医疗机构和医务人员缺乏信任,对医务人员抱有成见,只要医务人员的行为与患方想法不一致,就认为医务人员的行为有过错。

患方对需要自己付费的认识和心理承受力不足,经济压力可能成为医疗纠纷的诱因。

个别人心存部分不良思想,甚至有专门的"医闹"参与,"想致富做手术,做了手术找事故",有故意挑事制造医疗纠纷,达到减免支付,甚至再"捞一笔"的想法。

## 五、医疗纠纷的防范

医疗纠纷是医疗卫生行业、广大人民群众、政府、保险机构等都关注的问题,政府、医疗机构和专家学者对医疗纠纷的防范也在进行不断的研究。从宏观上来讲,需要合理配置医疗资源,人人都享受到可以支付的高质量医疗服务,包括加大医疗资源人力、物力和财力投

入,加强相关法律建设。我们这里主要从医疗机构的角度来讲,医疗纠纷的防范主要有以下几方面:

1. 加强医德医风建设

坚持医德医风和职业道德素质建设,人人要有"医者父母心",从思想上树立起坚持一切为患者、一切为了患者服务、一切为了患者方便,以提高患者满意度为目标。关心关怀患者,让患者体会到医务人员是真心实意为患者服务。医务人员更应当深刻理解生物-心理-社会的医疗模式,除了疾病本身的治疗外,还应注重患者的社会心理关怀,除了提供患者的医疗技术服务外,还要注重服务态度,有一句话说得好,"良好的服务态度可以在一定程度上避免和化解医疗纠纷"。

除了医护人员的医德医风和职业道德素质教育外,还包括其他辅助人员,这一块往往是比较薄弱的环节,比如收费人员、咨询人员、清洁人员、物流人员等,对待患者漫不经心、不礼貌的态度、不负责任的语言可能就是一起纠纷的原因和导火线。某医院就规定工作人员,无论医师、护士、行政、工人、保安,只要患者咨询都必须耐心解答,如果不能回答,都必须转交给另一个能解答该问题的工作人员。因为医院是一个整体,大家都有责任为患者服务,都有责任避免医疗纠纷发生。

加强服务流程管理,如提供患者预约就诊、自助挂号、方便患者缴费、自助取化验结果、简化退费流程等,简化患者的非医疗程序,让患者比较便捷地处理医疗以外的事物。

2. 加强法治观念建设,严格依法执业,完善各项医疗管理制度,规范各项操作规程

组织医院管理人员和医务人员学习相关法律法规,如《侵权责任法》、《执业医师法》、《护士条例》、《医疗机构管理条例》、《药品管理法》、《医疗事故处理条例》等,增强法律意识,并在法律框架下严格依法执业、制订和完善各项医疗管理制度。

医院各岗位工作人员严格执行医院核心制度,包括首诊负责制度、三级医师查房制度、疑难病例讨论制度、会诊制度、危重患者抢救制度、手术分级管理制度、查对制度、死亡病例讨论制度、医务人员交接班制度、护理分级制度、病历管理制度、病历书写规范、临床用血审核制度。严格"三基三严",即,基本理论、基本知识、基本技能,和严格要求、严谨态度、严肃作风。严格执行医院各项规定,严格执行医院制订的工作流程,如坚持完成术前各项检查,坚持术前沟通、术前书面告知,不轻易向患者承诺等,提高预防医疗差错与医疗事故的警觉性和责任感,提高防范医疗纠纷的能力。

医疗机构要制订严格的实习生和进修生管理办法,规范实习生和进修生语言和行为,工作中佩戴实习和进修标牌,对患者有良好的服务态度。所有对患方的答复应客观,不能进行想当然的答复,不能承诺治疗效果,在不能确定时请指导老师进行回答。诊疗过程确保按照流程进行,并在诊疗流程的关键节点上要求指导老师确认并指导,遇到不明确之处也要请指导老师进行指导,再进入下一程序,书写病历和其他医疗文书后必须由指导老师确认并签字。

3. 加强医疗技术和医疗流程管理

医疗机构要加强医疗技术的监管,对开展的医疗技术进行分级管理,医务人员经过培训和考核才能进入上一级的医疗技术操作。口腔医疗新技术、新材料发展快,如果没有经过培训就采用,可能因操作失误导致医疗纠纷,所以新技术和新材料引入后,必须经过培训并考核才可以准入。培训和考核涉及的部门不限于医师和护士,还包括设备、供应室等相关

部门。

设置并不断完善诊疗流程,并严格按照流程进行操作,医务人员不得违反医疗制度和操作规程。如严格拔牙术前检查,对心血管系统疾病的患者必须完善相应的检查和评估,或转诊至有监护急救能力的部门进行操作。

严格告知和知情同意书签署流程,尊重患方的知情权和选择权,在医疗流程中的关键处设置告知和患者知情同意的节点,告知患方病情、医疗措施、替代医疗方案、可能的医疗风险、意外、并发症、预后,以及可能的费用等,先签字后操作。比如根管再治疗患者,必须告知治疗的难度、治疗不成功的可能、可能的并发症、费用等。患者授权后再进行操作。

**4. 加强医患沟通,增强医患互信**

医患沟通是防范医疗纠纷的重要工具,医患沟通是双向的,医务人员通过沟通了解患者的主诉、整体需求、心理状态、对治疗的预期和支付的预期等;通过沟通,医务人员对患者进行口腔健康教育,告知可能的诊断、可能的治疗方案、各种方案的预后和预算,让患者了解疾病的困难程度,降低患者不切实际的期望值,增强医患之间的互信,减轻相互的防御心理。

沟通的方式并不只限于语言交流,还包括图片演示、PPT 演示、相似病例演示、模型演示、患者 X 线片讲解、患者模型讲解、患者口腔照片讲解、患者口腔内镜检查等沟通方式。比如口腔美学修复,由于语言表达并不能让患者完全明白医师的设计结果,可以通过患者模型讲解、患者口腔照片讲解和患者口腔美学效果模拟进行沟通,让患者看清楚美学修复效果,减少医患纠纷的风险,并可以美学修复效果作为证据应对可能的医患纠纷。

医患沟通后,最好形成书面文字的知情同意书,可以附照片和模型等参考资料,患者签字。

**5. 加强病案质量控制和病案管理**

病案是医疗过程的原始记录,它在医疗纠纷处理中发挥至关重要的作用。

防范医疗纠纷,医疗机构必须非常重视病案质量控制和病案管理。在病历书写、病历的科室管理、病历质控、病案管理几个方面都要做好。口腔医师往往重操作,轻书写,不太重视病历书写,往往成为医疗机构在医疗纠纷处理中的软肋,由于病案记录的信息不全、过于简单、字迹容易混淆、甚至错误等,可能形成不利于医疗机构的证据。应提高医务人员、病案质控人员和病案管理人员的法律意识,强化责任,标准化各项病案书写格式。比如电子病历中可以根据不同疾病设计标准化病历基础模板,在基础模板上进行修改和添加,减少漏记项目。病历和其他医疗文书书写也常常是实习生管理的重要部分之一。

**6. 警惕医疗纠纷高发人群,增强自我保护,提高医疗纠纷防范意识**

对医患沟通、医医沟通做得比较差的医务人员,临床上投诉比较多的医务人员,超负荷工作的医务人员等需要重点防范,通过专项培训,减轻负荷等方法,减少医疗纠纷的发生可能。

反复在不同医师处询问并进行比较、要求比较高的患者,治疗计划比较复杂易变并且预算变化比较大的患者,美学要求比较高的患者,涉及面部或其他美学的手术,反复复诊效果不佳的患者,支出比较大的患者,心理状态不稳定的患者等,都是医疗纠纷高发的人群,针对不同情况进行准备,降低医疗纠纷的风险。

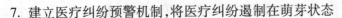

7. 建立医疗纠纷预警机制,将医疗纠纷遏制在萌芽状态

医疗机构应在不同层次建立起医疗纠纷预警机制,一旦医务人员发现患者或家属对医疗质量存在异议,并可能引发医疗纠纷时,发出医疗纠纷预警,防止演变成医疗纠纷,或防止医疗纠纷的升级。根据医疗纠纷发生的可能性和严重程度,可以进行分级,并针对不同级别设计预案。比如,本来计划需要做桩冠的残冠在根管治疗中发现根管钙化,无法继续进行根管治疗,患者不能接受修改计划,发生纠纷,操作医师应及时上报科室主任,科室主任应及时对患者进行检查,并安抚患者,向患者提供替代方案,尽量避免医疗纠纷的发生。

对于可能发生的医疗纠纷,医务人员和管理人员除了发出预警外,还应及时检查所有的医疗流程和记录是否齐全,病历书写是否规范,有无遗漏,及时补充;对与患者的交流可以录音、录像,留下记录;态度上要耐心谦和,不要激惹患者和其家属,在不违背原则的前提下可以给予患方力所能及的帮助、示弱、甚至做一些让步;当事医师可以暂时回避,由其他医师或主任接待患者,避免激化矛盾。

## 六、医疗纠纷的解决机制

按照我国相关法律、法规的规定,医疗纠纷可以通过协商、调解和诉讼等途径处理。

协商是医疗机构与患者直接面对面进行商讨,往往是医疗纠纷处理必经的环节,比较小的医疗纠纷常常通过协商就能解决。通过与患方的对话,安抚患方的情绪,梳理医疗纠纷的原因和可能的后果,表明医疗机构的立场,引导患方合理的要求,最终达成协议,签署"医疗争议解决协议书"。

当发生协商不能解决或金额要求比较大的医疗纠纷时,或超过诉讼时效时,可以采用调解的途径。调解不同于诉讼,以合法合理合情为基础,具有灵活、高效、低廉的特点。通过第三方的调解机构,医患双方面对面直接表达,不必对簿公堂;医患双方可以不必严格按照诉讼方式各自举证,可以不必进行医疗鉴定;医患双方各自的诉求通过对话和调解逐渐趋同;对于过错不能评判时,可以抛开过错进行调解,最终达成协议。

诉讼途径就是常说的打官司,一般是由患方对医疗机构提起民事诉讼,医疗机构对患方进行应诉。该途径是医疗纠纷解决的终极方式,具有严谨性、规范性和强制性。医疗纠纷也是民事纠纷的一种,诉讼主体是医疗机构,而不是相关医务人员。

## 七、医疗纠纷的处理

1. 医疗纠纷处理部门的设置

医院应当设立医患关系办公室或指定部门统一承担医院投诉管理工作,比较大的医疗机构需要设置专门的医疗纠纷处理部门,专门负责医疗纠纷的处理。该部门可以和投诉接待部门整合,小的医疗机构也可以由专职或兼职人员进行负责。一般来讲,该部门和人员设置在医务部(科)。

负责医疗纠纷处理的人员要求熟悉相关法律法规和政策,了解医疗机构的各项规章制度,耐心倾听,有理有据地与患方沟通。

2. 设置医患沟通室

医疗纠纷解决需要专门的医患沟通场地,一旦发生医疗纠纷或疑似医疗纠纷,应当在专门的医患沟通室进行沟通处理。

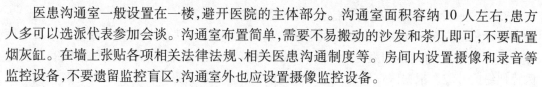

医患沟通室一般设置在一楼,避开医院的主体部分。沟通室面积容纳10人左右,患方人多可以选派代表参加会谈。沟通室布置简单,需要不易搬动的沙发和茶几即可,不要配置烟灰缸。在墙上张贴各项相关法律法规、相关医患沟通制度等。房间内设置摄像和录音等监控设备,不要遗留监控盲区,沟通室外也应设置摄像监控设备。

3. 医疗纠纷的处理程序

医疗纠纷一旦发生,当事医务人员进行评估,评估纠纷的性质、是否存在过错、纠纷的程度等,同时积极采取补救措施。较小的纠纷或潜在纠纷,通过积极采取弥补措施可以消除。如果判断纠纷较大,通过补救措施仍然不能消除,则应立即通知上级医师或(和)科室主任,寻求支持和帮助,同时检查病案记录是否齐全,做好证据完善和保存工作。重大医疗纠纷,必须同时上报医院相关管理部门。

科室主任对该纠纷进行评估,评估纠纷的性质、是否有过错、过错的程度、纠纷的程度,积极采取补救措施,同时积极帮助当事医师,化解医疗纠纷。医疗差错和较大医疗纠纷必须上报医院。

出现医疗差错和比较大的纠纷,特别是造成患者严重伤害的医疗纠纷,必须报告给医院的纠纷处理部门或相关管理部门。纠纷处理部门一方面积极组织补救措施,保持和患方沟通,安抚患方,避免矛盾激化;另一方面组织评估,查找原因,收集和保全证据。根据不同的情况,采取协商、调解和诉讼的途径进行处理。

医疗纠纷处理部门的工作人员在与患方的沟通中,应当尽可能平复患方的激动情绪,防止患方做出过激行为,多倾听,多疏导,态度诚恳,涉及原则的问题,不要轻率表态。

4. 恶性医疗纠纷突发事件的防范

恶性医疗纠纷突发事件主要指因医疗纠纷争议,患方采取一些极端行为,侵犯医务人员或(和)医院其他工作人员,破坏医疗机构财产和医疗秩序的事件。近年来,医疗纠纷呈上升趋势,"伤医"事件时有发生,医疗机构必须对恶性医疗纠纷突发事件做好防范。

疑似恶性医疗纠纷发生后,一线医务人员应当在通知上级和医疗纠纷处理部门之前,第一时间通知医院安保人员到场,自己避免和患方发生冲突,所有活动和交谈都应当在设置有监控的位置进行。医院纠纷处理部门工作人员到达现场后,应尽可能将患方引导至医患沟通室,双方进行沟通。医方参与沟通的人员除了纠纷处理人员外,应有穿着便装的安保人员,其他人员可以根据具体情况选定。患方参加沟通的人员不宜过多,如果太多,可以选派代表参加。

如果患方有过激动作或威胁性语言,与患方接触的人员应保持与对方的距离,或与对方中间有办公桌、牙椅等间隔物,避免背对对方。向安保人员报警时,说明当时的状态,建议报警。

## 八、小结

现阶段,各医疗机构,尤其是大型医疗机构对医疗纠纷已经有一定程度认识,对防范和处理也有一些经验。但是,毕竟医疗纠纷可能出现在医疗活动的各个环节,医疗机构必须注重医疗质量和医疗管理质量,不断总结经验,同行间交流学习,共同致力于健康发展的医疗事业。

(杨征　江敏　毛世瑜)

# 参 考 文 献

1. 郭靖,彭露,姚琳,等.《侵权责任法》对医疗机构防范医疗纠纷的启示. 中国卫生事业管理:2011(12):130-132
2. 彭锦绣,唐乾利,王粤湘. 从医疗服务态度探讨和谐医患关系的建立. 中国卫生事业管理:2011,4:261-262
3. 张淳海. 从自身做起防范医疗纠纷. 中华医院管理杂志:2000,16(1):188-189
4. 薄滨. 医疗纠纷的防范及处理程序和依据. 现代预防医学:2010,37(23):4461-4464
5. 李昌超. 医疗纠纷第三方调解机制实证研究. 中国卫生事业管理:2014,2:125-127,143
6. 巫文岚,农田泉,唐乾利. 知情同意制度与医疗纠纷防范. 学术论坛:2010,9:160-163

# 第十一章  医疗质量管理

医疗质量直接关系患者的生命安全和身心健康,是医院的生命线,是医院生存和发展的基础,也是医院医疗技术水平和管理水平的体现,代表着医院满足社会医疗需求的程度。

传统意义上的医疗质量注重的是医疗技术的水平、诊断与治疗的及时性。随着生物医学模式向生物-心理-社会医学模式的转变,经济社会和科学技术的快速发展,人们对保护健康、防治疾病的经验积累和认识深化,对医疗质量的要求和层次也不断提高。在当今竞争日益激烈的医疗市场中,诊疗技术的改进、医疗药品的进步、手术技术的创新,传统意义上的医疗质量已不能满足患者的需求。医疗质量内涵的不断拓展和延伸,要求医院为患者提供高效的服务流程、舒适的就医环境、融洽的医患沟通、适宜的医疗价格、良好的服务态度。

因此,只有建立健全和不断完善医院医疗质量管理体系,严格落实并切实执行相应的医疗质量规章制度,加强医疗质量管理,才能规范诊疗行为,改善医疗服务,提高医疗质量,从而确实保障患者的医疗安全,最大程度地满足患者多层次的医疗需求。

## 第一节  概  述

人们对质量和质量管理的认识和理解多种多样。质量在质量管理中的概念不同于物理学中的概念,也并非哲学意义上的"质"与"量"的组合。

### 一、质量与质量管理

#### (一) 质量

质量(quality)或许是一个令人十分困惑的概念,可能是由于人们根据自身在生产-销售价值链上所扮演的不同角色而采用了不同的标准来认识"质量"。随着社会经济和科学技术的发展以及质量专业研究的成熟,质量的含义也在不断地演变和深化。

现代质量管理的奠基者沃尔特·A·休哈特(Walter A. Shewhart),1931年首次将质量定义为产品好的程度,被称为是"超凡(显著高于或超出通常的水平)"的质量的定义。这种基于评判的观点,是关于质量的一种普遍认识,通常为顾客所采用。从这种意义上来讲,质量是"完全和普遍认可的金标准"。它适用于医院促进和维持其优良形象:通过确保其医务人员具有足够的诊治能力,能够治疗疑难病症,拥有先进的医疗技术等方面来实现。虽然患者和第三方机构常常基于这种类型的质量观点对医院进行主观判断,但这种质量观点表述抽象、主观,标准因人而异,不能精确定义,不能够提供衡量或评估质量的手段来作为决策的根据。

另一种基于产品的观点则认为,质量是某个特定的、可测量的变量的一种功能,其差异体现了某些产品属性在量上的差异,隐含着"产品特性的最高水平或较高数量对应着的就是较高质量"的意思,常常被错误地认为与价格相关。以这种观点评价产品特性,也会因人而异。对医院效率审核、医疗水平和资源消耗的监控则是基于这种观点来定义质量的,政府和医疗机构认证部门多持此观点。

除上述两种观点之外,还有基于顾客、价值、生产等的质量观点。患者在评价医疗护理质量时就主要基于产品和顾客的准则。医疗认证机构和医学专业协会则基于生产的质量观点来监督各种标准的遵守情况和规定执业资格要求。

美国国家标准学会(American National Standards Institute, ANSI)和美国质量协会(American Society for Quality, ASQ)1978年规范了质量的定义:表征产品或服务满足给定需要的能力的特征和特性的总和。这一定义很大程度上是从产品和顾客的质量观出发的。中国国家标准(GB/T19000-2008 idt ISO9000:2005)质量管理体系基础和术语将"质量"定义为:一组固有特性满足要求的程度。从顾客的角度通俗地讲,质量就是顾客对一个产品(包括相关的服务)满足程度的度量。

### (二) 质量管理

#### 1. 质量管理的概念

世界著名的质量管理专家威廉·E·戴明(William E. Deming)早在几十年前就针对管理者不注重调动员工积极性的问题,提出了实现卓越质量的14点建议,虽然与当今的管理实践已大相径庭,但对于管理者仍有重要的指导意义。戴明14点是:(1)创建一个愿景并作出承诺;(2)接受新的理念;(3)理解检验;(4)停止单纯依据成本做决策;(5)持续不断改进;(6)开展培训;(7)进行领导;(8)驱除恐惧;(9)优化团队的努力;(10)停止说教;(11)取消数量定额和目标管理;(12)清除影响人们工作自豪感的障碍;(13)鼓励教育与自我改进;(14)采取行动。戴明的观点只是一种理念,没有特定的指导和具体的方法,需要使用者制订自己的质量计划。

现代质量管理的领军人物约瑟夫·M·朱兰(Joseph M. Juran)20世纪50年代在日本传授其质量原理,并在日本的质量复兴中扮演了重要角色。他认为质量管理活动体现在三个主要的质量过程中,即质量计划、质量控制、质量改进,被称为"质量三部曲(quality trilogy)"。质量计划是为实现质量目标而必须进行的各种规划和部署的过程。质量控制是执行质量措施、实现质量目标的过程。质量改进则是实现前所未有的质量水平的过程。朱兰的主张强调在管理思维上进行重大的文化变革。与戴明不同的是,他的方法论有一个非常具体的质量改进程序,与现有的组织架构相适应。

被誉为"零缺陷之父"的菲利普·B·克劳斯比(Philip B. Crosby)提出的质量管理定律是:(1)质量就是符合要求;(2)质量问题根源于各个管理部门,而非质量部门;(3)不存在"质量经济学"的说法,一次就把工作做好是便宜的;(4)质量成本是测量绩效的唯一指标;(5)"零缺陷"是唯一的绩效标准,预防缺陷而非修补缺陷。克劳斯比的理念与现有的管理系统相符,其质量管理方法主要集中在行为方面,强调运用管理过程和组织过程来改变企业文化和态度。

戴明、朱兰和克劳斯比被看作是质量革命运动中真正的"管理宗师",虽然在实施组织变革方面存在着显著不同,但他们的质量管理理念总体上大同小异,均认为质量在市场竞争中不可或缺,最高管理层的质量管理思维和决心至关重要,管理者应该承担质量的责任,强调质量持续改进,认可利益相关者关系的重要性。

中国国家标准(GB/T19000-2008 idt ISO9000:2005)质量管理体系基础和术语,定义质量管理为:在质量方面指挥和控制组织的协调的活动。通俗地讲,就是在确信产品能够满足顾客要求的前提下,向顾客提供具有适当质量的产品而进行的有计划的和系统性的活动。通常包括制定质量方针和质量目标,以及质量策划、质量控制、质量保证和质量改进。

2. 质量管理的发展历程

质量管理一直是生产活动中的一个重要方面。其发展大致经历了三个阶段:质量检验阶段、统计质量控制阶段、全面质量管理阶段。

(1)质量检验阶段:这一阶段主要是通过检验的方式来控制和保证产品质量。工业革命前的手工艺人时代,产品的质量主要依靠手工艺人的技艺水平和经验来保证,期间的质量管理属于"生产者的质量管理"。20世纪初,科学管理之父、美国古典管理学家——弗雷德里克·W·泰勒(Frederick W. Taylor)为提高劳动生产率,提出了科学管理原理,将计划职能与执行职能相分离,即检验活动与其他职能分离。随着企业生产规模的扩大和产品复杂程度的提高,出现了专职的检验员和独立的检验部门。20世纪前半叶,检验成为质量控制的主要手段。

质量检验主要是在产品制造出来后才进行的,其特点是以"事后检验"为主,但大量生产的情况下,事后检验的信息反馈不及时会造成很大的生产损失,而统计方法则能实现积极的"事前预防"。

(2)统计质量控制阶段:休哈特率先将统计方法应用到质量控制中,关注识别和解决引起缺陷的问题。他在1931年出版的《产品生产的质量经济控制》(Economic Control of Quality of Manufactured Product)一书指出,可以通过使用简单的统计工具如抽样和概率分析来了解存在于生产过程的每个"变异",从而控制产品质量,并创建了至今应用广泛的控制图方法。包括休哈特、雷明(H. G. Roming)、戴明在内的贝尔实验室的一个检验工程小组提出了关于抽样检验的概念,最早把数理统计方法引入到质量管理中。

这一阶段的质量管理从质量检验的事后把关发展到工序控制,与质量预防性控制相结合,重点是确保产品质量符合规范和标准:通过统计分析,发现生产过程中的异常,确定缺陷原因,采取相关对策,保证产品质量。这一阶段为严格的科学管理和全面质量管理奠定了基础。

(3)全面质量管理阶段:20世纪50年代以来,随着生产力和科学技术的迅速发展,市场竞争日益激烈,人们对产品质量的要求越来越高,仅仅依靠制造领域中的统计质量控制已经远远不能满足顾客对质量的要求,生产技术和企业管理都要求从系统而非过程的角度来研究质量问题。美国通用电气公司工程师阿曼达·V·菲根鲍姆(Armand V. Feigenbaum),于1951年提出了"全面质量控制(total quality control,TQC)"的概念。1961年,他又在《全面质量管理》一书中首先提出了全面质量管理的概念:为使产品和服务达到最经济的水平,以令顾客完全满意,把一个组织中不同群体对质量发展、质量维护、质量改进所做的努力进行整合的一种有效体系。他主张解决质量问题不能只是局限于制造过程,解决问题的手段也不能仅仅局限于统计方法。

20 世纪 70 年代,通用电气公司的一个研究小组对顾客对于通用电气产品线的质量感知进行了研究,指出:关于质量,绝不可只被看作一个技术领域,而应当视为一个管理领域。质量问题涉及各行各业的方方面面,由此出现了"全面质量(total quality,TQ)"的概念。全面质量是一个以人为中心的管理系统,旨在不断降低成本的基础上不断提升顾客的满意度。全面质量是一个综合的系统方法,横跨所有职能和部门,涉及所有员工,不断学习和变化是组织成功的关键。宝洁公司对全面质量的定义则更为简洁:组织中的每一个成员为了理解、满足并超越顾客的期望而进行的坚决而持续的改进活动。

全面质量管理是把组织管理、数理统计、全程追踪和现代科学技术方法有机结合起来的一种系统管理。其原则是:(1)以顾客和利益相关者为中心;(2)组织中每个成员的参与和团队合作;(3)以持续改进和学习所支撑的过程导向。强调"以顾客为中心"的理念,坚持不断改进组织中每项工作的质量,采用统计精确地度量每个关键变量,同时向员工授权,依靠团队发现和解决问题。

## 二、医疗质量及管理

医疗行业一直面临着改进质量的压力,对于质量的重视与日俱增。

### (一) 医疗质量(medical quality)

美国著名外科医生、肩关节之父欧内斯特·A·科德曼(Ernest A. Codman)在 1910 年提出的最终结果思想(the End Result Idea),成为今天医院标准化体系的核心思想。基于这一思想,美国外科医生协会(American College of Surgeons,ACS)于 1917 年制定了评审医院的最低标准。ACS 与其他机构合作成立的医疗机构联合认可委员会(Joint Commission on Accreditation of Healthcare Organization,JCAHO)定义医疗质量为:对于特定的服务、过程、诊断及临床问题,遵守良好的职业规范,达到预期效果。1990 年,JCAHO 进一步阐释了医疗质量的内涵:在如今的医学知识条件下,对患者所提供医疗服务时,在有利于患者结果的同时,减少不利于患者结果可能性的程度。美国医师协会(American Medical Association,AMA)则将医疗质量定义为:对患者的健康产生适当的改善,强调健康改善与疾病的预防,给予及时的服务,使患者参与治疗成果的评估。治疗时要遵循科学可接受的原则,服务应具人性化且关心患者的心理感受,有效利用技术,有效地记录以供评估及持续性的服务。

1968 年,美国学者阿瑞迪斯·唐纳贝登(Aredis Donabedian)首次提出了"医疗质量是由结构、过程与结果三者组成,即以最小的危险和最少的成本给予患者最适当的健康状态"的观点,并把医疗服务分解为基本结构、实施过程和医疗结果。

台湾学者蓝中荸先生认为:医疗品质分三个层次,①绝对论,医疗服务产生最佳效果;②个人主义论,好的医患关系使患者产生满足感;③社会论,医疗品质的社会和个人成本。还有学者认为,医疗服务质量等于患者实际获得的医疗服务质量减去患者期望获得的医疗服务质量。世界卫生组织(World Health Organization,WHO)定义医疗质量为:卫生服务部门及其机构利用一定的卫生资源向居民提供医疗卫生服务,以满足居民明确和隐含需要的能力的综合。

美国医疗机构评审国际联合委员会(Joint Commission International,JCI)在最新版的医院评审标准(2008 年)中对医疗质量的定义是:面向个人或人群并与当前专业知识相一致的医疗服务增加理想健康结果的可能程度。

2013 年由人民卫生出版社出版的《医院管理学-质量管理分册》(分册主编朱士俊)指出:医疗质量就是医疗效果,即医疗服务的优劣程度。从狭义角度而言,医疗质量指一个具体病例的医疗质量,也称为传统的医疗质量,包括了医疗服务的及时性、有效性和安全性,又称为诊疗质量。从广义角度而言,医疗质量则指医疗服务过程、诊疗技术效果及服务满足患者预期康复标准的程度,它既包括了诊疗质量的内容,又涵盖了患者的满意度、医疗工作效率、医疗技术经济效益以及医疗的连续性和系统性,因此又称医院(医疗)服务质量。

**(二) 医疗质量管理**

医疗质量管理是保证和提高医疗质量的根本措施,是医疗管理工作的根本任务。随着人们对医疗质量要求的日益提高,以及医疗市场竞争的日益激烈,医疗质量管理已成为医院管理的核心问题。科学的医疗质量管理,可以使医院建立正常严谨的医疗工作秩序,能够确保医疗质量与安全,减少甚至杜绝医疗事故的发生,从而促进医院医疗技术水平和管理水平的不断发展。传统的医疗质量管理更注重医务人员的医疗活动,而现代社会对医疗质量的要求除体现在医疗方面外,还体现在医院的环境、服务方面。

根据医疗质量管理的实践总结,医疗质量的形成过程由三个层次构成,即结构质量、环节质量、终末质量,又称为"三级质量结构"。结构质量贯穿于质量管理的全过程,终末质量既是环节质量的综合结果,又对结构质量和环节质量起反馈作用。

1. 结构质量 结构质量是医疗服务的基础质量,是保证医疗质量正常运行的必备条件,由符合质量要求的、满足医疗工作需求的各要素构成,通常由人员、技术、物资、规章制度和时间五个要素组成。

2. 环节质量 医疗质量产生于具体医疗实践中的各环节。环节质量指的是医疗全过程中的各个环节的质量,也称为过程质量,对整体医疗质量产生直接影响。环节质量管理即是对环节质量的控制。医疗质量过程一般根据医疗服务的组织结构和患者的就医流程进行划分:①按组织结构可分为临床、医技和门急诊等;②就医流程中的门诊一般流程是挂号、候诊、就医、检查、取药或治疗、收费。住院流程包括就诊、入院、诊断、治疗、疗效评价及出院等。基于上述过程,环节质量管理的内容主要包括:①诊断质量;②治疗质量;③护理质量;④医技科室工作质量;⑤药剂管理质量;⑥后勤保障质量;⑦经济管理。

环节质量管理一般是现场检查和控制,及时发现存在问题和缺陷并纠正,是医院进行医疗质量管理和控制的一种十分有效的管理手段。

3. 终末质量 医疗质量管理的最终结果即医疗终末质量。终末质量管理主要以数据为依据综合评价医疗终末效果的优劣,虽是事后检查,仍对医院整体质量起到反馈控制的作用。医疗质量统计指标项目繁多,对其数据资料的收集、整理、计算和分步骤进行科学管理,不仅可以为医疗质量管理提供可靠的质量改进依据,还可以为质量管理的计划、决策、内容、措施评价提供可靠依据。

医疗质量管理的理念体系是以病人为中心,应建立在以质量为核心基础之上;基础医疗质量应建立在基本规章制度基础之上;环节医疗质量应建立在"三基三严"基础之上;终末医疗质量应建立在全员教育与全员参与基础之上。

在医疗质量管理实践中,其影响因素包括:①社会因素对医疗质量管理产生影响;②医疗质量管理观念上存在差距;过度追求规模和效益,影响医院质量管理水平的提高和发展;

③医疗质控人员管理力度不强。因此,加强医疗质量管理的对策包括:转变观念、提高认识,这是加强医疗质量管理的前提;建立、健全合理、完整的医疗质量管理体系,这是加强医疗质量管理的保障;科学、完善的质量控制标准,这是做好医疗质量管理工作的基础;全程、动态的监控与考评,这是做好医疗质量管理工作的关键;重视人才培养,提高整体业务素质,这是加强医疗质量管理的根本;以医疗质量为核心,改革质控方法,这是加强医疗质量管理的重点。

# 第二节　质量持续改进

## 一、概述

随着社会的进步和经济水平的提高,患者、社会公众、国家政府、医疗保险部门及医院自身也不断发生变化,因此,质量的提高是无止境的,需要持续不断的改进:不断发现医疗过程中的不良因素,不断关注患者的需要,通过过程的、预防性的、持续不断的质量改进,保持并提高医院医疗质量水平。

世界对质量持续改进的关注是伴随着日本企业的成功而兴起的。20世纪中后期,日本的东芝、松下、丰田公司先后推行了早期的正式持续改进项目,其中由丰田公司最早开发的准时制(just in time,JIT)生产方式确立了一套日本人称为"改善"的改进理念。改善即循序渐进的持续改进,涵盖所有组织机构中所有业务活动和全体人员。而一个成功的改善项目需具备三个要素:实施惯行、全员参与、培训教育。质量改进强调的是质量的突破,以项目的方式进行,普遍适用于各个领域,改进无止境但有成本,其成果主要来自于关键的少数项目。

中国国家标准(GB/T19000-2008 idt ISO9000:2005)质量管理体系基础和术语定义质量改进为:质量管理的一部分,是致力于增强满足质量要求的能力。其中,要求可以是有关任何方面的,如有效性、效率或可追溯性。

通俗地讲,质量持续改进就是对现有的质量水平在控制、维持的基础上不断加以突破和提高,将质量提高到一个新的水平的过程。在执行具体操作的组织层面,实施质量持续改进的步骤应包括:

1. 建立质量持续改进的目标

主要表现的方面为:工作质量的准确性、时间性、经济性、主动性、有效性、服务性、文明性、安全性。

2. 健全质量改进的组织机构

可以通过建立过程管理小组、问题改进小组、质量文化小组、问题分析小组等质量控制(quality control)或改进小组的形式进行。

3. 执行质量持续改进的措施

一般包括以下过程:①动员全体人员,积极参与各个层次的质量改进;②制定项目计划,明确人员职责,保证可利用资源;③追根究底,详细调查收集质量改进的相关资料;④正确分析资料,建立因果关系,剔除巧合性因素,确定原因;⑤研究对策、方案,在实际条件下测试和验证,克服阻力付诸实施;⑥及时评估确认结果,措施无效或不力时,则予以强化;⑦总结经验教训,调整管理体系,巩固改进成果;⑧在新的起点上寻找更大的突破。实施过程中应把握的原则为:①营造良好的质量改进环境和氛围;②进行教育和培训;③制定质量改进的计划;④重视激励机制在质量改进中的作用;⑤抓好质量改进中成本、经济效益分析。

在进行质量改进的过程中,错误的观点和认识、既得利益集团的抵制或员工的习惯与惰性往往会阻碍改进的进程,及时发现并采取相应对策是非常必要的。另外,高层管理者的高度认同与亲自参与对质量持续改进也起到至关重要的作用。因此,只有通过正规化、制度化的渠道,才能达到质量持续改进的目标。

## 二、常用的质量改进方式

### (一) 戴明环(PDCA 循环)

作为影响最为广泛的质量改进方式之一的戴明环,最初是由休哈特于 1930 年提出的 PDS(plan do see)演化而来。20 世纪 50 年代,戴明将其介绍到日本,广泛宣传并运用于持续改善产品质量的过程中,成为日本质量改进项目的一个基本要素,被日本人称为"戴明环"。它是质量持续改进的计划(plan)、执行(do)、检查(check)、行动(action)的过程(图 11-1),周而复始,每次循环都把质量推向新的阶段,也称为 PDCA 循环。

国家《三级口腔医院评审标准(2011 年版)实施细则》评分说明的制定,就是遵循的 PDCA 循环原理,旨在通过质量管理计划的制定及组织实施的过程,实现医疗质量和安全的持续改进。

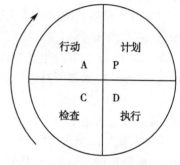

**图 11-1 戴明环(PDCA 循环)**

PDCA 循环的含义(图 11-2)如下:

(1) P,计划,包括收集数据,明确问题,主要成因分析,确定方针和目标,制定活动规划。

(2) D,执行,即设计方案,具体运作,实现计划中的内容,记录相关数据。

(3) C,检查,主要是总结执行计划的结果,明确效果,找出问题。

(4) A,行动或处理,就是对检查的结果进行处理,对成功的经验加以肯定,并予以标准化,或制定作业指导书;对于失败的教训也要总结,引起重视,以免再次发生。对于没有解决的问题,提交下一个 PDCA 循环解决。

PDCA 的每个循环都互相关联的,由大循环套小循环形成分级循环管理(图 11-3)。可以将大循环看成是组织机构整体质量体系的动态管理,小循环为各部门、各科室质量体系的动态管理。PDCA 循环将质量大目标分解成更加具体的小目标,将质量管理方案分解成质量管理项目、实施时间和空间(单位、场所)三方面,循序渐进,发现不足,持续改进。PDCA 循环管理必须形成实施的周期化、制度化,由管理人员推动和控制,定期进行系统的绩效考评,实现运作的程序化。

### (二) 品管圈(quality control circle,QCC)

品管圈是员工参与全面质量管理特别是质量改进活动的一种非常重要的组织形式。它最早出现在戴明 1950 年教授的统计方法课程中,1954 年朱兰的质量管理课程也涉及了这一概念。品管圈是由相同、相近或互补的工作场所的人们自动自发组成数人一圈的小圈团体(一般 6 人左右),又称质量管理小组(quality circle 小组,即 QC 小组),通过团队合作、集思

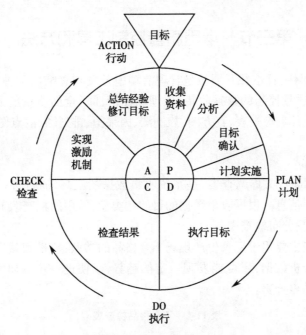

图 11-2 PDCA 循环的含义

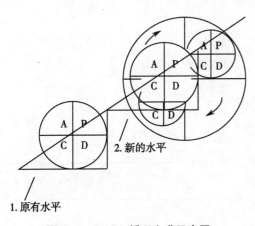

图 11-3 PDCA 循环上升示意图

广益,按照一定的活动程序来解决工作现场、管理、文化等方面所发生的问题或课题,以改进质量、降低成本、创造效益、提高员工素质。

品管圈活动,也称质量管理小组活动,最先出现在日本,继而在多个国家和地区开展。中国第一个质量管理小组诞生于 1978 年 9 月的北京内燃机总厂,从此品管圈活动开始在国内企业推广展开。1997 年 3 月,国家相关部委联合中国质量管理协会联合发出的《关于推进企业质量管理小组活动的意见》,定义质量管理小组为:在生产或工作岗位上从事各种劳动的职工,围绕企业的经营战略、方针目标和现场存在的问题,以改进质量、降低消耗、提高人的素质和经济效益为目的组织起来,运用质量管理的理论和方法开展活动的小组。

质量管理小组的组建是建立在员工自愿参与的基础之上,实行自主管理、自我教育、自我发展;注重全员参与,管理人员、技术人员、一线人员三者结合,保证质量管理真正落实到每一个部门、每一个人;民主推选小组组长,遵循科学的工作程序,各抒己见,群策群力分析问题和解决问题,坚持用数据说话。

质量管理小组活动一般先选定明确的课题,调查现状后确定具体目标,通过分析确认主要原因,制定并执行相应对策和措施,检查、评价实施效果,总结经验,巩固、推广有效措施,类似于一个 PDCA 循环。通常情况下,为保证质量管理小组活动持续有效开展,还需要对其取得的成果进行评审、发布及奖励。

## 第三节　常用质量控制工具和方法

20 世纪 50、60 年代,日本在开展质量管理活动中开发和总结出 7 种常用的质量控制工具和方法,用于现场质量控制的数据收集、处理和评价,即"全面质量的七种工具( seven QC control)"。这七种工具是检查表、直方图、控制图、因果图、排列图、散点图、流程图。

### 一、检查表

检查表( check sheet)又称调查表,是系统收集数据的工具,通过进一步的加工后,可从原始数据中获得有用信息。根据收集数据的目的和类型,常用的检查表有不合格品检查表、缺陷位置检查表、质量分布检查表。

不合格品检查表主要用于记录生产现场不合格品的类型、数量和频率,通过从时间维度上进行连续监测和分析数据,还可能发现一定的趋势,以便进一步的研究。表 11-1 是某家具生产厂的不合格品检查表。

表 11-1　不合格品检查表

产品:　　　　　　　　　　　　　日期:

制造阶段:　　　　　　　　　　　工厂:

缺陷类型:　　　　　　　　　　　部门:

检查总数:　　　　　　　　　　　检查员:

评价:　　　　　　　　　　　　　批号:

　　　　　　　　　　　　　　　　订单号:

| 类型 | 检查 | 小计 |
|---|---|---|
| 表面划痕<br>凹陷<br>不完整<br>畸形<br>其他 | | |
| 总计 | | |
| 次品总数 | | |

缺陷位置检查表是用来记录、统计不同类型的外观质量缺陷发生的位置、形状和密集程度的表格。图 11-4 是汽车挡风玻璃中气泡位置检查表,其中标识出了气泡的位置、形状,大都出现在玻璃的右侧,调查发现这是由于压制过程中玻璃右侧受到的压力偏小而引起的。

质量分布检查表使用的是计量数据,它是根据以往数据,将某一质量特性项目数据的分

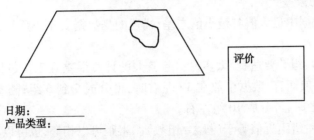

日期: ＿＿＿＿＿＿
产品类型: ＿＿＿＿＿

**图 11-4 汽车挡风玻璃中气泡位置检查表**

布范围划分为若干区间后,在现场记录每一质量特性数据落在某一区间的频数。表 11-2 为某产品重量实测值分布调查表。

**表 11-2 某产品重量实测值分布调查表**

调查人: 　　　　　　调查日期: 　　年　　月　　日
调查数:

| 频数 | 1 | 5 | 6 | 15 | 26 | 32 | 25 | 12 | 5 | 5 | 1 | |
|------|---|---|---|----|----|----|----|----|---|---|---|---|
| | | | | | | 丁 | | | | | | |
| | | | | | 一 | 正 | | | | | | |
| | | | | | 正 | 正 | 正 | | | | | |
| | | | | | 正 | 正 | 正 | | | | | |
| | | | | 正 | 正 | 正 | 正 | 丁 | | | | |
| | | | | 一 | 正 | 正 | 正 | 正 | | | | |
| | 一 | 正 | 正 | 正 | 正 | 正 | 正 | 正 | 正 | 正 | 一 | |
| 重量 | 1.05 | 1.55 | 2.05 | 2.55 | 3.05 | 3.55 | 4.05 | 4.55 | 5.05 | 5.55 | 6.05 | (g) |

## 二、直方图

直方图(histogram)是一种频数分布图,展示的是某个特定指标或组合的频率和数值,是一种基本的统计工具。它是通过把现场获得的数据按一定的组距进行分组归类而形成的直方图形,由一系列宽度相等或不等(表示数据范围的间隔)、高度不等(表示每一宽度单位的频数)的长方形表示,长方形的面积大小表示频数的多少,长方形面积在总面积中的比例表示频率的大小。直方图形象直观地显示了质量波动的状态,传递了相应的过程质量信息,是进行质量改进的重要依据。在使用直方图对数据进行解释时,样本量应足够大才具有代表性,一般不少于 50 个;在人员、设备、材料、工艺等现场测量环境发生变化时,应重新获取相关数据。

直方图的绘制原理和过程一般为:

1. 收集数据

2. 求取数据的极差

极差是全部数据中最大值与最小值之差,描述的是数据变异的幅度。

3. 划分组段

(1)确定组数:组数要适宜,太多易引起较大的计算误差且工作量加大,太少会掩盖数据分布的规律。一般而言,数据个数在 30 左右时,可分成 5 到 6 组;随着个数的增加,组数适当增加;较大个数时,可分成 10 组左右。

(2)确定组距:组距近似等于(极差/组数)。组距可以相等,也可以不相等。

(3)确定各组段上下限(界限值):各组段的下限(low limit)是该组段的起点,上限(upper limit)是终点,上限=下限+组距。第一组段必须包含最小值,其下限一般取包含最小值的、较整齐的数值。各组段不能重叠,每一组段均为半开半闭区间。

4. 统计各组段内数据频数,编制频数分布表

统计各组段内数据个数(频数)即为频数分布表。

5. 以数据值为横坐标,频数值为纵坐标,绘制直方图

直方图的形状可以直观地体现数据频数的对称分布和偏态分布(图 11-5)。对称分布是指集中位置在中间,左右两侧频数大体对称。偏态分布则是指集中位置偏向一侧,频数分布不对称。频数分布的集中位置偏向左侧,这种偏态称为正偏态(左偏态);频数分布的集中位置偏向右侧,这种偏态称为负偏态(或右偏态)。

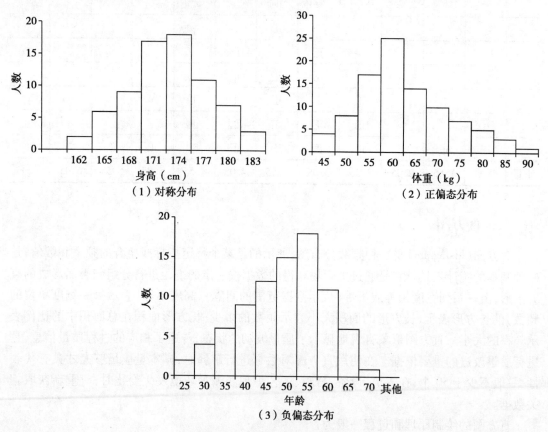

图 11-5　数据频数分布类型

## 三、控制图

控制图(control chart),又称为管理图,是在运行图的基础上绘制而成。

运行图是以测量对象的某一质量特性数值为纵坐标、时间为横坐标绘制成的一幅折线图,其中,以数据的平均值为起点,平行于横坐标的水平线是运行图的中心线(center line,CL)。运行图可以直观地发现随着时间推移,某个过程或某些质量或产量指标的绩效和偏差以及变化和趋势。它适合应用于低产量过程的数据,如化学品生产或外科手术,以及定期抽样为计算基本的统计指标,如中位数、标准差或每单位的缺陷率等。

20 世纪 20 年代,休哈特最早提出了控制图。它是在运行图的基础上加入被称为控制限(control limit)的两条水平线绘制而成。控制限分为控制上限(upper control limit,UCL)和控制下限(low control limit,LCL),通过一定的统计公式计算获得。如果数据点大多落在这两条线之间,则表明过程在控制之下;如果落在控制限之外,或图中存在非随机模式,则表明过程不稳定,存在影响过程的某些原因。如图 11-6 所示。控制图是通过对过程或工序的质量特性进行测定、记录,实时监测,及时发现质量问题,进行质量控制的一种有效的质量管理工具。它可以区分出一般原因引起的变异和特殊原因引起的变异。根据建立控制图所采用的统计数据性质,控制图分为计量值控制图和计数值控制图。

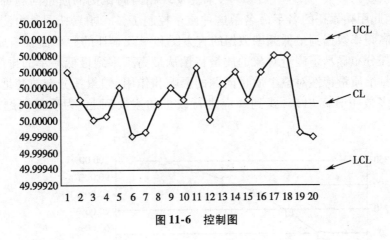

图 11-6　控制图

## 四、因果图

因果图(cause and effect diagram)是表达和分析偏差或其他质量问题与其产生原因的因果关系的一种图表。由于日本的石川馨提出了因果图的概念,因此也称为石川图;因为它的形状像鱼骨,通常又被称为鱼骨图。如图 11-7 所示。横轴的末端列出一个需要解决的质量问题,每一条指向主干的分支代表一个可能的原因,指向原因的分支则代表造成该原因的因素(中原因),指向中原因的分支则是小原因。因果图指明了产生问题的最有可能的原因,是进一步调查各因素、分析数据、找出产生问题的根本原因的基础。

因果图通常是通过头脑风暴等有效方法建立的,团队中的每个成员都参与互动,氛围民主,讨论客观。因果图需要分析的质量问题必须是具体的,且只能用于单一质量问题研究。

另外,因果图仅能用于分析原因或建立假设,是否是真正原因则需要进一步验证。

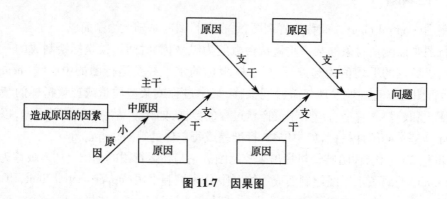

图 11-7　因果图

## 五、排列图

排列图(Pareto analysis)又称为帕累托图。

意大利经济学家维尔弗雷多·帕累托(Vilfredo Pareto)在研究社会财富分布状况时发现:米兰 85% 的财富掌握在 15% 的人手中,而大多数的人只拥有财富的较小部分,即"关键的少数和次要的多数"原理。1950 年,朱兰发现相当高比例的质量问题都源于有限的几种原因,因此用帕累托的名字命名了这种质量控制工具。帕累托图是由测量对象的质量特性从最高频率数据到最低频率数据的直方图和一条累计的频率曲线组成,如图 11-8 所示。帕累托分布显示了测量对象的质量特性从最高频率到最低频率的排序,即按重要顺序显示出每个质量特性对整个质量问题的影响和作用,帕累托分布清楚地将关键的少数从次要的多数中分离出来,找到最应进行改进的主要问题,为质量问题提供了改进方向。

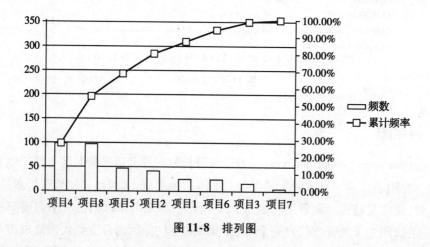

图 11-8　排列图

## 六、散点图

散点图(scatter diagrams)是研究两个变量之间相互关系的图示方法,因果图中得到的可能原因和结果的相关性可用散点图进行分析。

统计相关分析被用于解释散点图。研究成对出现的变量(X,Y)时(一般不少于 30 对),当变量 X 的增加引起变量 Y 的增加,则二者是正相关关系;当变量 X 的增加引起变量 Y 的减小,则二者是负相关关系;如果相关性接近于零,则变量间没有线性关系。如图 11-9 所示,成对数据形成的点子云分布状态,显示了数据间的相关程度。

需要注意的是,不同性质的数据应用散布图分析时需分层后再作图。对数据相关性的解释一般应限于散布图中的数据范围,不能随意扩大相关判断范围。

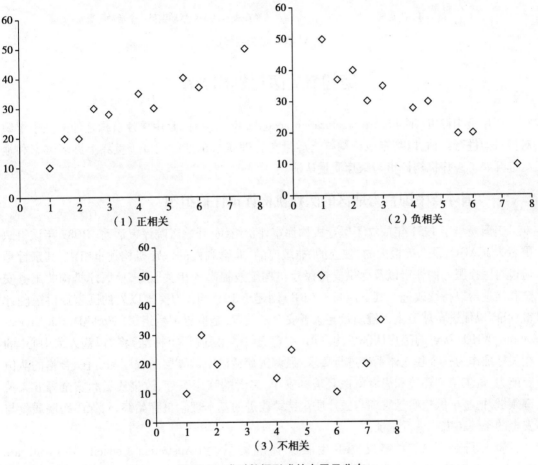

图 11-9　成对数据形成的点子云分布

## 七、流程图

流程图(flow chart)是用一些简单且易识别的标识符号表示一个加工、检验或改进等过程的步骤(或活动)的工具,它明确了一个过程中的活动次序或原材料和信息的流动方向。流程图可用于描述现有的过程,也可用于设计一个新过程,最好由身处过程中的员工、主管和顾客共同绘制。在建立流程图的过程中,对其中各步骤的研究可发现潜在的质量问题原因和可改进的部分。用流程图来培训员工则能获得更好的一致性。

流程图的基本标识符号如图 11-10 所示。

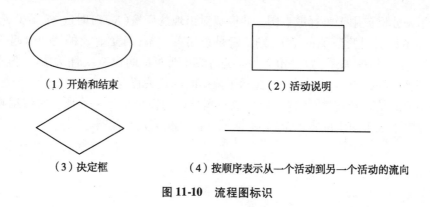

(1) 开始和结束　　　　　　　　　　　　(2) 活动说明

(3) 决定框　　　　　　（4）按顺序表示从一个活动到另一个活动的流向

图 11-10　流程图标识

## 第四节　医疗机构评审

医疗机构评审（healthcare organization accreditation），指的是由医疗机构之外的一个组织对该机构进行评估，以判定该机构符合质量与管理体系标准的程度。世界上许多国家和地区都开展了医疗机构评审与医疗质量认证。

### 一、国外及中国台湾地区的医疗机构评审评价组织

美国最早于 1951 年成立了医疗机构评审评价组织，开始医院评审活动。1987 年该组织更名为 JCAHO，是全美最大的、独立的、非政府的、非营利性的医疗机构评审组织，其宗旨是通过对医疗服务的评审以及提供支持医疗机构绩效提高的相关服务，使医疗机构的服务安全和质量得以持续改进。其下属机构（JCI）创建于 1988 年，为美国以外的国家提供医院评审标准，以促进全球卫生保健质量与患者安全的改善，是世界卫生组织（World Health Organization，WHO）认可的医疗认证机构。JCI 制定的《国际医院评审标准》将"以病人为中心"的相关标准作为一个独立体系来进行要求，强调医疗活动中领导层的程序和责任、合格的队伍及能力、员工工作环境和患者就医环境的安全、患者的临床医疗、改进质量和安全等五大关键领域，把基于医疗质量管理与医疗质量持续改进的基本理念贯穿始终，对保障医院质量与安全的条件和措施进行认证。

澳大利亚于 1974 年成立卫生服务标准委员会（Australian Council on Healthcare Standard，ACHS），1976 年该委员会得到政府授权，主要承担制定卫生服务标准和评价医疗服务质量的职责。在质量评价方面，ACHS 从机构服务质量和临床技术质量两个方面开展工作。ACHS 开发了机构评价使用的认证标准（EQuIP）和临床评价使用的临床服务质量标准。EQuIP 评审模式的核心标准是患者安全、感染控制、质量改善项目（包括绩效测量评估）和适宜的合格职员，围绕患者提供不间断服务。

英国于 1991 年成立健康质量服务机构（Health Quality Service，HQS），是英国建立时间最长的医疗认证机构，关注质量改进的四个关键区域的工作：人员、过程、环境、结果。

韩国的国家医疗保障改革委员会于 1994 年提出了"医疗机构服务评审制度"，并陆续开展医院评审工作，2002 年更名为"医疗机构评审"，明确评审目的是进一步提高医疗服务质量，改善医疗机构中的各种便民措施，使患者能够得到高质量的医疗服务。其评审条例包括

诊疗及运营体系、各部门业务成果两个方面，前者由患者的权利与便利、人员管理、诊疗体系、感染管理、设施管理、安全管理、质量提高体系等七个部分组成，后者由病房、门诊、医疗信息、病案记录、营养、急救、手术管理、检查、放射线检查、药剂、重症监护、妇幼十一个部分构成。

日本于1995年建立医疗保健质量委员会（Japan Council for Quality Health Care，JCQHC），是政府授权进行医院质量审核的第三方组织，主要从学术、中立的立场对医疗机构的机能进行评价。1997年其医院质量评审方案出台，其中有六个普通评价标准：任务、政策、组织基础和计划，适应社会需要，医疗保健及其支持系统，护理系统，患者的满意度和保证，管理；一个专用于精神和康复医院的特殊标准。

德国于1997年制定了医疗管理制度与标准委员会认证体系（Cooperation For Transparency and Quality in Healthcare，KTQ），于2001年正式实施。该体系推崇公开透明、精细划分、PDCA循环管理的理念，以促进医院管理和医务人员发展、不断改善以病人为中心的内部质量管理系统为目标，要求医疗机构有明确的战略规划、清晰的组织结构、有效的运行机制、全面的风险管理体系和整套的公共关系管理方案。

中国台湾的医院评鉴开始于1978年对教学医院的评鉴，1988年开始实施全面的医院评鉴。1995年实施全民健康保险后，只有通过医院评鉴的医疗机构才能得到保险住院合约。1999年台湾省成立医院评鉴暨医疗质量策进会（简称医策会），开始委托民间机构协助办理医疗评鉴。医策会于2006年通过国际健康照护质量协会（International Society for Quality in Healthcare，ISQua）办理的国际评鉴计划（ISQua's International Accreditation Program，IAP），成为亚洲第一个、全球第八个通过IAP评鉴的医院评鉴机构。医策会进行的医院评鉴致力于引导医疗机构建立完善的管理制度，设置符合患者安全、有效、适时、效率、公正的作业流程，定期检讨及持续改善，构建"以病人为中心"及"患者安全"的医疗照护政策；改变组织文化，追求更好的医疗质量与就医环境。

截至2011年，全球已有三十多个国家和地区开展医院评审评价工作，中国大陆是世界上第七个开展医院评审的国家。

## 二、中国的医院评审

1987年11月在浙江宁波召开的全国"文明医院"建设研讨会提出了科学化、标准化、常规化、规范化的"文明医院"标准。1988年4月在辽宁大连召开的全国第二次医院评审工作会议讨论得出了一个评价医院的初步标准：将全国的医院分为一、二、三级，以质量考评各级医院的甲、乙、丙等，最好水平为甲等，基本水平为乙等，达标水平为丙等，具体考评要素包括了医院的服务功能、管理和质量标准等七大项内容。

1989年3月，全国评审试点在北京启动，3所医院参加评审。同年10月，在北京召开的全国医政工作会议审议通过了医院评审基本标准。同年11月，原国家卫生部（以下简称原卫生部）下发《关于实施医院分级管理的通知》、《综合医院分级管理标准（试行草案）》，全国医院分级管理与医院评审工作正式启动。

之后，国务院、原卫生部针对医院评审陆续颁布并实施了多个医疗机构管理、标准、评审等方面的配套文件，全国各省、市、自治区相继成立了各自的省级医院评审委员会，出台了医院分级管理与评审的相关配套政策。医院分级管理和医院评审有计划、有步骤地在全国范围内逐渐展开。

从1990年开始，医院评审在全国广泛开展，到1998年8月原卫生部发布暂停第二周期医院评审工作的《关于医院评审工作的通知》，全国第一周期医院评审历时10年，评审了17 708所医院，占当年年底医院总数的26.4%，其中有8所口腔专科医院。

2000年，原卫生部委托相关学会对《医院评审标准》、《医疗机构评审办法》等评审文件进行修订。2003年，与美国医院联合委员会合作，引进国际医院评审标准。2005年，原卫生部以"医院管理年"为契机，出台了《医院管理评价指南（试行）》。经过总结医院管理年活动、《医院管理评价指南（试行）》实施3年的经验，2008年原卫生部修订形成了《医院管理评价指南（2008年版）》，同时决定从2008年到2010年继续在全国开展"以病人为中心，以提高医疗服务质量为主题"的医院管理年活动，开展医院管理评价工作。

2008年，原卫生部把JCI医院评价体系引入国内，作为全国质量评价与控制的原则纳入，并正式重启医院评审。2011年，原卫生部发布的《三级综合医院评审标准（2011年版）》，以"质量、安全、服务、管理、绩效"为主题，遵循政府主导、分组负责、社会参与、公平公正的原则，按照"以评促建、以评促改、评建并举、重在内涵"的方针，旨在实现医疗质量与安全的持续改进，促进医院的可持续发展，达到改善服务品质、保障患者安全、降低医院风险的目的。

2013年，国家卫生和计划生育委员会（原国家卫生部，以下简称"卫生计生委"）在全国开展医院评审工作，首批试点评审65所三级综合与专科医院，其中口腔专科医院5所。

## 第五节　三级口腔医院评审标准及其实施细则

为全面推进深化医药卫生体制改革，积极稳妥推进公立医院改革，逐步建立我国医院评审评价体系，促进医疗机构加强自身建设和管理，不断提高医疗质量，保证医疗安全，改善医疗服务，更好地履行社会职责和义务，提高医疗行业整体服务水平与服务能力，满足人民群众的多层次医疗服务需求，在总结我国第一周期医院评审和医院管理年活动等工作经验的基础上，卫生计生委组织制定了包括口腔等在内的三级专科医院评审标准（2011年版），于2012年2月9日下发，以此作为各地开展三级专科医院评审工作的主要依据。

之后，为增强评审标准的操作性，指导医院加强日常的管理与持续的质量改进，为各级卫生行政部门加强行业监管与评审工作提供依据，卫生计生委又多次组织专家讨论，并初步拟定三级口腔医院评审标准（2011年版）的实施细则。现正在进一步修订中。

三级口腔医院评审标准（2011年版）及其实施细则（征求意见稿）注重以病人为中心，强调优化流程，方便患者就医，确保患者获得及时、安全、优质、高效的医疗服务。它要求各口腔医疗专业和医疗技术专业达到相关行业标准。它将医疗质量的结构、环节、终末三级结构管理融入其中，其现场评审注重环节质量的评审，改变了以往只注重终末质量的评审方法。

国家医院评审专家多次指出，卫生计生委对医院进行评价评审，目的在于力争引导医院将发展方式从规模扩张型向质量效益型转变，将管理模式从粗放行政化向精细化、信息化转

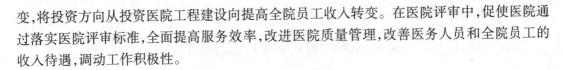

变,将投资方向从投资医院工程建设向提高全院员工收入转变。在医院评审中,促使医院通过落实医院评审标准,全面提高服务效率,改进医院质量管理,改善医务人员和全院员工的收入待遇,调动工作积极性。

## 一、三级口腔医院评审标准(2011 年版)

### (一) 概况

《三级口腔医院评审标准(2011 年版)》旨在引导和促使医疗机构改进思维模式和管理习惯,坚持"以人为本"的科学发展观,"以病人为中心"进行科学的医院质量管理:紧紧围绕医改的中心任务,结合公立医院改革的总体设计,重点关注医疗质量和医疗安全,更加注重改进服务管理、加强护理管理、城乡对口支援、住院医师规范化培训、推进规范诊疗和单病种费用控制等工作的落实情况。重点考核体现医院管理理念、服务理念的制度、措施及落实情况,以及医院的学科建设和人才培养情况、辐射带动作用等。

标准共有 7 章 68 节 339 条标准与监测指标。第一章至第六章共 61 节 308 条标准,是对三级口腔医院进行实地评审和医院用于自我评价与改进的依据。第七章共 7 节 31 条监测指标,是对三级口腔医院的运行、医疗质量与安全指标进行监测与追踪评价的依据。

### (二) 主要内容

第一章是"坚持医院公益性"。主要从医院的设置、功能和任务符合情况,医院内部管理机制,承担对口协作等政府指令性任务情况,应急管理,临床医学教育,科研及其成果等六个方面进行评价。

第二章是"医院服务"。主要从预约诊疗,门诊流程,急诊,住院、转诊、转科服务,基本医疗保障服务,患者权益,投诉,就诊环境等八个方面进行评价。

第三章是"患者安全"。主要从患者身份识别,特殊情况下医务人员之间有效沟通,手术/治疗牙位安全核查,手卫生规范、医院感染控制,特殊药物管理,临床"危急值"报告,防范与减少意外事件,防范与减少患者压疮,医疗安全(不良)事件处理,患者参与医疗安全等十个方面进行评价。

第四章是"医疗质量安全管理与持续改进"。主要从质量与安全管理组织、医疗质量管理与持续改进、医疗技术管理、临床路径与单病种质量、口腔门诊、住院诊疗、手术治疗、麻醉、急诊、感染性疾病、药事和药物使用、临床检验、病理、医学影像、修复工艺质量、输血、医院感染、临床营养、其他特殊诊疗和病历(案)的管理与持续改进等二十个方面进行评价。

第五章是"护理管理与质量持续改进"。主要从护理管理组织体系、护理人力资源管理、临床护理质量管理与改进、护理安全管理、口腔门诊临床护理管理、特殊护理单元质量管理与监测等六个方面进行评价。

第六章是"医院管理"。主要从依法执业,管理职责与决策执行机制、管理问责制,医院的发展目标和中长期发展规划,人力资源管理,信息与图书管理,财务与价格管理,医德医风管理,后勤保障管理,医学装备管理,院务公开管理,医院社会评价等十一个方面进行评价。

第七章是"日常统计学评价"。包括:医院运行基本监测指标,住院患者医疗质量与安全监测指标,门诊患者医疗质量指标,单病种质量指标,合理用药、围术期预防感染质量、医院感染控制质量监测指标。

## 二、三级口腔医院评审标准（2011 年版）实施细则

### （一）概况

《三级口腔医院评审标准(2011 年版)实施细则》(以下简称《实施细则》),适用于三级口腔公立医院,其余各级各类医院可参照使用。细则共有 7 章 68 节 359 条标准与监测指标。第一章至第六章共 61 节 303 条 583 款标准。各章节中"核心条款"(带有"★"标志)共 45 项(表 11-3)。第七章共 7 节 56 条监测指标。

《实施细则》的项目分为基本条款、核心条款、可选条款。基本条款适用于所有三级口腔医院;核心条款是那些最基本、最常用、最易做到、必须做好的标准条款,且若未达到合格以上要求,势必影响医疗安全与患者权益的标准条款,目的是保证医院的医疗质量与患者安全;可选条款是指那些可能由于区域卫生规划与医院功能任务的限制,或是由政府特别控制,需要审批,而不能由医院自行决定即可开展的项目。

表 11-3　第一章至第六章各章节的条款分布

| 章 | | 节 | 条 | 款 | 核心条款(★) |
|---|---|---|---|---|---|
| 第一章 | 坚持医院公益性 | 6 | 31 | 33 | 3 |
| 第二章 | 医院服务 | 8 | 33 | 38 | 4 |
| 第三章 | 患者安全 | 10 | 25 | 26 | 4 |
| 第四章 | 医疗质量安全管理与持续改进 | 20 | 121 | 304 | 23 |
| 第五章 | 护理管理与质量持续改进 | 6 | 34 | 74 | 5 |
| 第六章 | 医院管理 | 11 | 59 | 108 | 6 |
| 合计 | | 61 | 303 | 583 | 45 |

按照《实施细则》进行评审有"A、B、C、D、E"5 档表述方式,A 为优秀,B 为良好,C 为合格,D 为不合格,E 为不适用(指卫生行政部门根据医院功能任务未批准的项目,或同意不设置的项目)。判定原则是达到"B-良好"档者,必须先符合"C-合格"档的要求,达到"A-优秀",必须先符合"B-良好"档的要求。

标准条款的评分遵循 PDCA 循环原理,旨在通过质量管理计划的制定及组织实现的过程,实现医疗质量和安全的持续改进。根据标准条款的性质,结果表达如表 11-4 所示。

表 11-4　标准条款的结果表达

| A | B | C | D |
|---|---|---|---|
| 优秀 | 良好 | 合格 | 不合格 |
| 有持续改进,成效良好 | 有监管有结果 | 有机制且能有效执行 | 仅有制度或规章或流程,未执行 |
| PDCA | PDC | PD | 仅 P 或全无 |

评审结果等级如表 11-5 所示。

表 11-5　第一章至第六章评审结果

| 项目类别 | 第一章至第六章基本标准 | | | 其中,61 项核心条款 | | |
|---|---|---|---|---|---|---|
| | C 级 | B 级 | A 级 | C 级 | B 级 | A 级 |
| 甲等 | ≥90% | ≥60% | ≥20% | 100% | ≥70% | ≥20% |
| 乙等 | ≥80% | ≥50% | ≥10% | 100% | ≥60% | ≥10% |

**(二)《实施细则》第四章"医疗质量安全管理与持续改进"的核心条款**

1. 高风险技术操作

条款内容:实行高风险技术操作的卫生技术人员授权制度。

高风险技术是第三类医疗技术之一,是需要卫生行政部门加以严格控制管理的医疗技术。

《实施细则》要求医院对实施手术、麻醉、门诊重点技术项目等高风险技术的卫生技术人员实行授权管理,并制定审批程序,明确授权许可的高风险诊疗技术项目的目录。医院成立有诊疗技术资格许可/授权管理委员会,并履行相关职责。医院的职能部门需进行监管,并根据情况定期更新授权项目。相关人员知晓部门和岗位的管理要求。医院需建立医疗技术项目操作人员的技能及资质数据库,定期更新。

2. 规范诊疗行为

条款内容:按照医院现行临床诊疗指南、疾病诊疗规范、药物临床应用指南、临床路径,规范诊疗行为。

医生的诊疗行为既关系患者健康,又关系医疗费用。那些由医生向患者实施的与明确诊断和治愈疾病的目标不相符的不合理的诊疗行为,不仅可能直接伤害到患者,影响疾病的治疗效果,还会造成医疗资源的浪费。对不合理诊疗行为进行控制,规范诊疗行为是医院进行医疗质量控制的最基本手段。

《实施细则》要求医院制定用于指导医师诊疗活动的疾病诊疗规范和药物临床应用指南等文件。规范临床检查、诊断、治疗,使用药物和植(介)入类医疗器械行为。每个临床科室选择至少三个病种的适合本科实施的临床路径。培训与教育相关人员,使其知晓并能应用。重点评价卫生部颁布的临床路径有关病种。职能部门需进行监管,发现存在问题与缺陷,能持续改进。重点评价《实施细则》第七章所列"门诊重点疾病"。职能部门需进行监管并有成效。

3. 口腔卫生材料

条款内容:规范地使用与管理口腔卫生材料。

卫生材料是医院各科室在为患者诊断、检查、治疗过程中使用的具有实物形态的物品,是开展医疗工作的物资基础,贯穿于整个医疗活动。口腔卫生材料的管理对医院医疗的有效运行起着举足轻重的作用,是医院医疗质量管理中的重要环节。

《实施细则》要求医院规范使用与管理口腔卫生材料,实行医院、科主任/护士长、医师三级管理,符合医院感染管理,有完整详实的使用病历记录,职能部门需进行监管。定期检查、

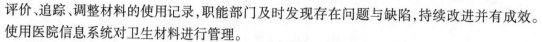

评价、追踪、调整材料的使用记录,职能部门及时发现存在问题与缺陷,持续改进并有成效。使用医院信息系统对卫生材料进行管理。

4. 门诊诊疗活动

条款内容:有适宜的诊疗组织管理门诊诊疗活动。

门诊的诊疗活动是口腔专科医院最为主要也是最为重要的医疗活动。在各种诊疗活动中,下级医师应及时向上级医师汇报相关工作,并听取上级医师的指导意见,上级医师需对下级医师的工作进行培训、指导、监督、检查和考核,上通下达,以形成一个完整的诊疗体系。

《实施细则》要求医院的门诊诊疗活动在科主任领导下,实行高、中、初三级医师指导制。需根据科室椅位、工作量、医师资质分成若干诊疗小组,组长由主治医师或副主任医师及以上人员担任,对本组患者的诊疗活动的质量与安全负责。医院需明确对各级医师、护士的诊疗技能要求。职能部门需进行监管,并及时发现存在问题与缺陷,持续改进且监管有成效。

5. 诊疗新技术

条款内容:规范地开展与管理诊疗新技术,由上级医师负责评价与核准。

诊疗新技术是介于原有的传统的标准治疗方法及科学研究之间的技术。好的诊疗新技术可以为医师提供超越传统的新的或更好的治疗方案,促进医疗技术水平的提高,改善疾病治疗效果,为患者解除痛苦。但其是否对患者最有利,是否优于传统的治疗方案,还需要长时间的验证。如果对新技术不加严谨分析,就有可能长期应用没有依据甚至误导的治疗方案,对患者造成伤害。

《实施细则》要求医院对开展诊疗新技术进行管理,制定制度和申报流程。对每一位患者开展诊疗新技术时,需制定可行计划或方案,并记于病历中。患者知晓使用新技术的风险并签字同意。在诊疗中,需对新技术的应用进行分析判断,准确记录使用中的不良反应及处置措施。上级医师需对诊疗新技术进行评价与核准签字。制定并落实多种措施以保证新技术安全的实施。进行医院和科室两级质量监督管理,及时反馈存在的问题。监管检查有成效。

6. 质量与安全指标

条款内容:医院对科室有明确的质量与安全指标,医院与科室能定期评价,有持续改进的效果。

质量与安全指标是指导医务人员工作的指南,也是评价医务人员工作的准则,有利于医疗工作的规范化和标准化,对医疗工作具有很好的导向和促进作用,决定着医疗行为的调整和患者的治疗效果。

《实施细则》要求医院对科室建立监测科室的质量与安全指标:①门诊重点疾病/重点技术项目:总例数、未达治疗效果的再治疗例数;②患者安全类指标;③单病种质量监测指标;④医院感染控制质量监测指标;⑤门诊手术科室合理用药监测指标。定期分析这些指标的变化趋势,以衡量科室医疗服务能力与质量水平,并有针对性改进。各项质量与安全指标有正向变化趋势。

7. 诊疗疗程与临床路径标准

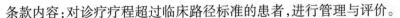

条款内容:对诊疗疗程超过临床路径标准的患者,进行管理与评价。

临床路径(clinical pathways,CP),是医师、护士及其他专业人员针对某些特定的诊断或处置,以循证医学依据为基础,以提高医疗质量、控制医疗风险和提高医疗资源利用效率为目的,在综合多学科的基础上,制定有严格工作顺序和准确时间要求的程序化、标准化的诊疗计划,以达到规范医疗服务行为、减少资源浪费、使患者获得适宜的医疗护理服务的目的。

《实施细则》要求医院管理诊疗疗程超过临床路径标准的情况。科室的主任与质控小组亦需重点监控诊疗疗程超过临床路径标准的情况,并进行评论分析,解决超标的影响因素。与医院信息化建设结合,合理配置和利用现有医疗资源。相关管理人员与医师均知晓并落实缩短诊疗疗程的要求和各项措施,以使诊疗疗程达到控制目标。

8. 患者平均住院日

条款内容:对各临床科室出院患者平均住院日有明确的要求。

出院者平均住院日是指一定时间内每个出院者平均住院的天数。它是直接体现医院医疗服务效率和资源有效利用,间接体现医疗服务质量的重要指标。在确保医疗服务质量的前提下,加强住院流程各环节管理,减少相对低效的诊疗服务时间,缩短平均住院日可使医院在提高单病床效益和效率,实现资源成本最小化的同时,减少患者的直接和间接费用,达到医院的综合效益最大化。

《实施细则》要求医院明确对各临床科室出院患者平均住院日。制定相关措施缩短平均住院日,如提升医院信息化建设,应用"临床路径"等。相关的管理人员与医师知晓并落实各项缩短平均住院日的要求和措施,使平均住院日达到医院控制目标。

9. 住院时间超过 30 天

条款内容:对住院时间超过 30 天的患者进行管理与评价。

住院时间的长短受多种因素影响,其中有些因素可控,比如医疗和服务质量、等待检查结果时间、术前住院日;有些因素不可控,比如患者的性别、年龄、病种、付费方式等。住院时间过长,所占用的医疗资源增加,易造成医疗资源分配不均,也影响平均住院日。

《实施细则》要求医院管理和评价住院时间超过 30 天的患者。科室大查房时重点关注此类患者,需进行评价分析并记录。职能部门需进行定期监管、分析、反馈和改进,持续改进住院管理质量。

10. 手术科室的质量与安全指标

条款内容:医院对手术科室有明确的质量与安全指标,医院与科室能定期评价,有能够显示持续改进效果的记录。

手术科室是医院医疗隐患、医疗纠纷和医疗事故的多发科室,建立手术科室的质量与安全指标,可以更加有效提高手术科室的工作效率和工作质量,保证所开展诊疗服务的安全性。

《实施细则》要求医院明确对手术科室的质量与安全指标,并建立管理数据库:①住院重点手术总例数、死亡例数、术后非计划重返再次手术例数;②手术后并发症例数;③手术后感染例数(按"手术风险评估表"的要求分类);④围术期预防性抗菌药的使用;⑤单病种过程(核心)质量管理的病种。科室需定期对本科室的手术质量与安全指标的变化趋势进行分析,以衡量自身的手术治疗能力与质量水平,并采取有针对性的改进措施,使各项质量与安全指标有正向变化趋势。

11. 非计划再次手术

条款内容:有"非计划再次手术"的监测、原因分析、反馈、整改和控制体系。

计划再手术是指在同一次住院期间,由于患者自身状况及所患疾病的情况,有计划地进行多次的手术。

非计划再次手术是指在同次住院期间,住院患者因先前的手术所导致的并发症或是其他不良的结果而重返手术室的手术,引发原因有可能是手术技术、麻醉或感染控制等问题,是重要的终末质量指标。非计划再次手术在医学上被认为是严重的术后负性事件,导致死亡风险显著增加,术后住院天数延长。

《实施细则》要求医院对"非计划再次手术"进行管理,制定流程。需将"非计划再次手术"的控制作为对手术科室进行质量评价的重要指标和对手术医师资格评价及再授权的重要依据。培训临床手术科室医师与护理人员。职能部门需对"非计划再次手术"进行监测、原因分析及反馈、整改,达到有效控制的目的。

12. 麻醉复苏室患者转入、转出标准与流程

条款内容:有麻醉复苏室患者转入、转出标准与流程。

现代医学观点认为,为防止患者全身麻醉后出现意外,在手术结束后需对所有施行全身麻醉及重大手术的患者给予特殊的监测和护理,使其安全度过麻醉复苏的特殊时期,以保障手术患者的安全。麻醉复苏室是现代医院发展的一个重要组成部分,是为手术患者麻醉后提供安全和高质量监护的场所。

《实施细则》要求医院制定患者转入、转出麻醉复苏室的标准和流程,记录复苏室内患者的监护结果和处理。以全身麻醉患者的 Steward 评分作为转出患者的评价标准,病历中需体现评价结果。需规定患者转入、转出麻醉复苏室的交接流程和内容,准确记录患者进出麻醉复苏室的时间。麻醉复苏室需定期自查、分析和整改,职能部门需对其进行检查,反馈意见,提出改进措施。

13. 急诊抢救和会诊

条款内容:有保证相关人员及时参加急诊抢救和会诊的相关制度。其他科室接到急诊科(室)会诊申请后,应当在规定时间内进行急诊会诊。

急诊抢救是急诊医疗体系的重要环节。急诊抢救是否及时、诊断是否正确、措施是否果断得力,均将影响患者的安危。及时、正确、果断的急诊抢救,可以降低患者死亡率,减少患者伤残率、提高其日后生活质量。

会诊是医院在涉及多学科疑难、危重患者诊治过程中采用的常见措施。长期以来,会诊工作一直是医疗工作的重要环节,会诊质量的高低是衡量医院医疗质量的重要指标。随着医学科学技术的发展,临床分科越来越细,临床会诊不断增加,会诊管理成为体现医院管理水平的重要指标。

《实施细则》要求医院制定急诊抢救和会诊的相关制度,明确会诊时限,相关科室与人员均知晓且能遵循。职能部门需进行监管,发现存在的问题与缺陷,提出改进措施。会诊实施

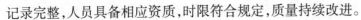

记录完整,人员具备相应资质,时限符合规定,质量持续改进。

14. 抗菌药物临床应用

条款内容:抗菌药物临床应用管理责任制。

抗菌药物是临床上应用最多的一类药物,对控制细菌感染与细菌性传染病及降低病死率起了不可估量的作用,其合理使用与临床疗效息息相关。抗菌药物的不合理使用已引起耐药菌株的不断增长,细菌变异、菌群失调、二重感染及各种药物不良反应随之出现,患者的痛苦和负担增加,社会医疗资源大量消耗。

《实施细则》规定医院院长是抗菌药物临床应用管理第一责任人。抗菌药物临床应用管理是医院医疗质量和医院管理的重要内容。医院需有明确的抗菌药物临床应用管理组织机构,各相关部门在其中的职责分工,需层层落实责任制。医院需根据各临床科室专业特点的不同,设定科室的抗菌药物应用控制指标。临床科室的负责人是本科室的抗菌药物临床应用管理第一责任人,抗菌药物临床应用管理是科室质量管理的重要内容,需纳入医师能力评价中。科室需设定抗菌药物应用控制执行指标,并落实到人。医院需建立、健全抗菌药物临床应用管理工作制度和监督管理机制,并与临床科室负责人签订抗菌药物合理应用责任状。医院需按卫生行政部门的相关规定向本辖区监测网报送抗菌药物临床应用和细菌耐药监测的信息,信息需准确并可追溯。

15. 医师抗菌药物处方权限和药师抗菌药物调剂资格

条款内容:严格医师抗菌药物处方权限和药师抗菌药物调剂资格管理。

医师是抗菌药物合理应用的关键,在抗菌药物使用过程中应严格掌握抗生素使用的适应证,根据患者病情、临床诊断、致病菌及其对药物敏感性、抗菌性,合理用药,防止因抗菌药物引起的不良反应。而药师的协同和制约作用是抗菌药合理应用的保障,药师的职责是指导、参与和监督临床合理用药,解答医师在用药过程中出现的疑难问题,合理调配处方用药。

《实施细则》要求医院制定医师抗菌药物处方权限管理制度和药师抗菌药物调剂资格管理制度,医师、药师、职能部门均知晓职责要求。医院需对医师和药师开展抗菌药物临床应用知识和规范化管理培训、考核工作并记录。医师和药师均需经培训并考核合格后才能授予相应级别的医师抗菌药物处方权限、药师抗菌药物调剂资格,且与管理要求保持一致。职能部门需总结分析履行授权管理中存在的问题与缺陷,评价改进成效并记录。

16. 模型与修复体

条款内容:按照医嘱和模型进行修复体制作;定期进行模型质量和修复体质量检查与评价,有相关管理制度并遵守与执行。

模型是口腔内软硬组织的真实再现,其精准度与修复体质量密切相关。修复体则是口腔临床医生设计方案的实物体现,重新实现了牙齿的生理功能和美学功能。模型质量关系到修复体质量,修复体质量则决定了牙齿的功能重现。

《实施细则》要求医院的修复工艺部门按照医嘱和模型进行修复体制作。制定、并遵守与执行修复模型与修复体质量检查与评价制度。定期检查和评价修复模型和修复体质量并记录。规定修复体制作时限并考核记录。制定修复体返工制作制度并记录。专人管理、分析评价与记录修复体返工情况，及时发现存在问题与缺陷，能持续改进。制定、执行修复模型、修复体讨论制度并记录。职能部门需进行监管，及时发现存在问题与缺陷，并持续改进。

17. 修复工艺专业与修复临床专业病例讨论

条款内容：有病例讨论制度，并能执行落实。

修复体是修复工艺技师与口腔临床医生共同努力完成的，医技之间的交流与沟通，特别是针对一些疑难病例的讨论，能够让修复工艺技师切实贯彻医生的设计方案，完成优质修复体的制作，是修复体成功的关键。

《实施细则》要求医院制定、遵守、执行修复工艺专业与修复临床专业病例讨论制度，有记录。专人负责、定期开展并记录疑难病例分析讨论会。职能部门需进行监管，及时发现存在问题与缺陷，能持续改进。

18. 修复工艺制作场所工作场所环境管理与职业防护检测

条款内容：有开展对工作场所环境管理与职业防护检测的制度，并能遵守执行。

修复工艺制作场所是修复体的生产制作场所，其环境卫生与职业防护关系到修复工艺技师的身心健康。

《实施细则》要求医院的修复工艺制作场所布局合理，干净整洁，通风设施符合职业防护有关管理规定。制定、遵守、执行工作场所环境管理制度和定期对修复工艺场所进行职业防护检测的制度，并记录。制定、执行腐蚀物、易燃物、毒性物质合理保管与使用制度，有记录。修复工艺部门的技工操作台附有吸尘设施，具备并执行有效降低工作场所粉尘的措施。工作人员均知晓并能执行工作场所环境管理有关制度。专人负责并记录工作场所检测。职能部门需进行监管，及时发现存在问题与缺陷，能持续改进。

19. 修复工艺部门质量控制

条款内容：科室能够开展质量控制定期评价活动。医院能够履行质控监管职责。

健全的质量体系是修复工艺专业技术良好水平与质量的保证。完善的规章制度和工作规范与技术操作规程可以确保质量管理体系的正常运行和持续改进。

《实施细则》要求医院的修复工艺部门定期开展质量评价活动，分析与记录评价结果，包括各级技术人员进行自我检查和质控小组或各专业技术组开展质控活动。制定临床医师反馈意见管理制度，反馈渠道通畅，记录调查、答复与整改情况。制定对修复体质量不合格发生后的报告、检查、处理、整改的制度与流程，并记录。制定对员工的医疗质量与医疗安全培训制度，并记录。制定并执行模型及修复体消毒管理制度。修复工艺部门主任定期分析评价科室质控活动，对问题与缺陷进行整改，并记录。信息化管理质量控制工作。职能部门需进行监管，及时发现存在问题与缺陷，并持续改进。

20. 临床用血前评估和用血后效果评价

条款内容：有临床用血前评估和用血后效果评价制度，严格掌握输血适应证，做到安全、有效、科学用血。

输血是现代临床医疗的一项重要甚或必要手段，但又始终存在一定的风险，有可能对患者造成严重的危害。输血可引起多种不良反应，存在着经血传播疾病的风险，另外一些人为

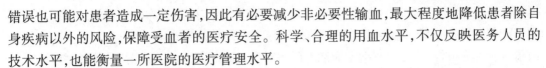

错误也可能对患者造成一定伤害,因此有必要减少非必要性输血,最大程度地降低患者除自身疾病以外的风险,保障受血者的医疗安全。科学、合理的用血水平,不仅反映医务人员的技术水平,也能衡量一所医院的医疗管理水平。

《实施细则》要求医院规定根据患者病情和实验室检测指标进行输血指征综合评估的指标,制定用血后效果评价管理要求。严格管理规定输血适应证,定期评价与分析用血趋势。医院的医务人员掌握输血适应证相关规定,能安全、有效、科学用血。督导检查并记录输血前评估指征或检测指标落实情况。成分输血率达100%。自体输血率达25%及以上。输血前评估指征或检测指标100%符合规范要求。用血适应证合格率100%均达到相关标准。

21. 重点环节、重点人群与高危险因素的监测

条款内容:有重点环节、重点人群与高危险因素的监测。对手术室(含门诊手术室)、手术部位、门诊消毒室等部门有具体预防控制措施并实施。

重点环节、重点人群与高危险因素监测是医院感染监测的重要内容和关键部分。对医院感染进行监测,可降低医院感染率,建立医院的医院感染发病率基线,发现暴发流行,为医务人员采取感染控制措施提供依据,评价控制措施效果,调整和修改感染控制规范,进行不同医院间的医院感染率和感染控制效果比较。口腔专科医院的感染防控特点与监测重点是诊疗器械的消毒灭菌和手卫生的依从性。

《实施细则》要求医院制定并落实管理与监测针对重点环节、重点人群与高危险因素的计划。对感染较高风险的科室与感染控制情况进行风险评估,并制定针对性的控制措施。手术部位感染(%)按手术风险分类,年手术量、切口感染率等数据可追踪。制定并落实手术部位感染防控制度与措施。制定、落实重点部门如手术室(含门诊手术室)、门诊消毒室等医院感染防控制度与措施,并进行数据监测。科室需落实自查情况,总结、分析、报告存在问题,并改进。职能部门需定期核查指导科室的监测情况,及时发现、反馈存在问题,提出整改建议。有效控制重点环节、重点人群、主要部位的特殊感染。医院信息系统定期监测及分析重点环节、重点人群与高危险因素,以满足临床工作需要,支持医院决策,并取得效果。

22. 多重耐药菌医院感染控制

条款内容:有多重耐药菌医院感染控制管理规范与程序,实施监管与改进。

多重耐药菌近年来已经逐渐成为医院感染的重要病原菌,直接影响着医疗质量和患者安全。随着抗菌药物开发和研究的深入,新的抗菌药物不断进入市场并在临床广泛应用,细菌耐药问题日益突出,多重耐药菌感染率明显增加。常见多重耐药菌包括耐甲氧西林金黄色葡萄球菌(MRSA)、耐万古霉素肠球菌(VRE)、产超广谱β-内酰胺酶(ESBLs)细菌、耐碳青霉烯类抗菌药物肠杆菌科细菌(CRE)、耐碳青霉烯类抗菌药物鲍曼不动杆菌(CR-AB)、多重耐药/泛耐药铜绿假单胞菌(MDR/PDR-PA)和多重耐药结核分枝杆菌等。

《实施细则》要求医院结合实际工作,制定并落实针对多重耐药菌医院感染的诊断、监测、预防和控制等各个环节的多重耐药菌感染管理规章制度和防控措施。有对多重耐药菌控制落实的有效措施,包括手卫生措施、隔离措施、无菌操作、保洁与环境消毒的制度等。根

据细菌耐药性监测情况,加强抗菌药物临床应用管理,落实抗菌药物的合理使用。制定并落实 MRSA 的控制措施。监测多重耐药菌感染患者或定植高危患者,向医务人员及时反馈细菌耐药性监测报告,并方便查询。职能部门需对多重耐药菌医院感染情况进行监督检查,并根据监管情况采取相应改进措施。有效控制多重耐药菌医院感染,合理使用抗菌药物。医院临床微生物实验室能满足临床对多重耐药菌检测及抗菌药物敏感性的需求。

23. 疾病分类 ICD10 与手术操作分类 ICD9-CM-3

条款内容:采用卫生部发布的疾病分类 ICD10 与手术操作分类 ICD9-CM-3,对出院病案进行分类编码。

疾病分类与手术操作分类是医院病案信息加工、检索、汇总、统计的主要工具之一,无论是在医疗、科研、教学、管理,还是在医疗付款、临床路径、医院评审等方面,都具有重要的作用。

《实施细则》要求医院对出院病案进行疾病分类,编码符合卫生部规定。疾病分类编码人员有资质与技能要求。制定并落实疾病分类与手术操作分类编码培训计划,提供技术支持,提升培训与教育质量。病案科(室)定期与不定期评价、指导疾病分类编码员的准确性,以提高编码质量。编码员编码准确性不断提高。临床医师熟悉疾病分类与手术操作分类。信息系统支持疾病分类与手术操作分类。

(郑艳)

# 参 考 文 献

1. 杨金侠. 某省三级医院医疗质量管理现状分析及思考. 中国医院管理. 2002;22(11):144-146

2. 朱士俊. 医院管理学·质量管理分册. 北京:人民卫生出版社,2003

3. David AGarvin. What dose product quality really mean? Sloan Management Review;1984,;26(1):25-43

4. 詹姆斯·R·埃文斯,威廉·M·林赛. 质量管理与质量控制(第7版). 焦叔斌,译. 北京:中国人民大学出版社,2010

5. Lawrence Utzig. Quality Reputation-Precious Asset. ASQC Technical Conference Transactions. Atlanta,;1980:145-154

6. 石俊俊,纪斌平. 肩关节之父——Ernest Armory Codman. 实用骨科杂志. 2006;12(2):179

7. 王衍,李念念. 中外医疗质量管理的差异化研究. 医学与哲学(人文社会医学版). 2010;31(9):46-47

8. 简夏微,袁训书. 管理理念对医疗质量管理品质的影响. 中华医院管理杂志. 2003;19(5):271-273

9. 刘姗,吴多芬. 新形势下加强医疗质量管理的探讨. 医学与哲学. 2004;25(9):38

10. 程传苗,尚秀花. 医疗质量管理及其基本要素. 中国医院管理. 2002;22(1):20-21

11. JCI. Joint Commission International Accreditation Standards for Hospitals. the 2nd ed. Chicago:Joint Commission Resources,2002

12. 《医疗机构评审》课题组. 构建21世纪医疗质量体系,实施医疗机构评审. 中国医院. 2004;8(2):4-7

13. Karen H. Timmons. 国际联合委员会质量路线图:促进以患者为中心的医疗. 中国医院. 2010;14(1):12-13

14. 陈虎,焦业辉,舒婷. 澳大利亚的临床服务质量指标体系. 中国医院. 2009;13(4):18-20

15. 南虎松,金兰英,黄学洙. 韩国医疗机构评审概况. 吉林医学. 2008;29(21):1968-1969

16. 三级口腔医院评审标准(2011年版)

17. 三级口腔医院评审标准(2011 年版)实施细则(征求意见稿)

18. 中华人民共和国卫生行业标准(WS/T 393-2012)-医疗机构临床路径的制定与实施

19. 许峰,马谢民,朱志峰. 非计划再手术医疗质量评价指标的研究. 中国医药科学. 2011;1(24):17-19

20. Oscar A Guevara, Jorge A Rubio-Romero, Ariel I Ruiz-Parra. Unplanned Reoperation: Is emergency surgery a risk factor? A cohort study. Journal of surgical research. 2013;(182): 11-16

# 第十二章　单病种管理与临床路径

## 第一节　单病种管理

### 一、单病种管理的起源

医疗质量的有效控制和持续改进一直是卫生行政主管部门、各级医疗卫生机构以及临床医师长期关注的问题。合理制订指标体系来对临床诊疗的质量进行系统评价、分析和比较是医疗质量控制研究和时间工作的重要内容和前提条件。20 世纪初,我国用于医疗质量综合评价的指标体系主要包括出入院诊断符合率、治愈率、好转率、死亡率、平均住院日、病床使用率、病床周转次数等一系列综合性的数量和效率相关的指标。由于医疗行为的复杂性,这些综合性指标只能体现医疗机构大致的诊疗情况,很难全面、系统地评价医疗机构的具体诊疗水平。随着医疗质量控制实践的进行,这类指标对医院的具体诊疗行为的监管的局限性也逐渐显现。20 世纪 80 年代,有学者提出了以单个病例为评价单元,兼顾诊疗质量、诊疗效率、医疗消耗三大指标特征的单病种评价系统。希望通过对每个病种的诊疗过程和结果进行评价,实现对医疗机构全面诊疗质量的控制和提升。

### 二、单病种管理的内容

单病种管理是现代医疗管理的重要组成部分,它以患有同一种疾病的病例为一个管控单元,对这类患者在诊治及预后的过程中所表现出来的共性进行管理评价。可以有效地用于医疗机构内部和医疗机构之间的比较和评价。目前,国内的单病种管理主要体现在以下两个方面:

#### (一)单病种质量管理

单病种质量管理是单病种管理的重要组成部分,也是目前我国单病种管理的主要内容。单病种质量管理是对某一单一病种诊疗过程的关键环节以及诊疗的终末效果进行质量管理和控制。通过对过程指标和终末指标的监测,可以对医院内部同一病种的诊疗质量的纵向比较和分析,总结医疗机构内病种质量控制的经验和方法;对不同医院同一病种的诊疗质量进行横向对比和分析,在医疗卫生行业内选择和优化病种质量控制的先进经验,最终实现全行业医疗质量的持续改进,提升医疗服务水平。一套完整的单病种质量管理体系应该包括以下几个方面:通过调研和分析选择的单病种质量管理的病种类型;施行单病种质量管理的纳入标准和排除标准;单病种质量控制的指标体系(包含正常值范围)以及具体的评价方法。

我国在开展单病种质量管理初期,提出了单病种质量管理的分析指标和概括性指标两类指标体系。其中,分析指标包括入出院诊断符合率、平均确诊天数、平均术前住院天数、无菌手术化脓率、病死率、并发症发生率、日均医疗费、平均药品费以及药品费用在总费用中的比例等指标。概括性指标包括治愈率、治疗有效率、平均住院天数和平均医疗费用。其中医疗费用可以有效地反映医疗消费水平与医疗质量高低之间的关系,是检查和评价医疗技术经济效果的一项重要指标。

　　但是随着医疗模式的更新,医疗技术的进步,各层次医疗机构在技术、设备、诊疗方法以及服务对象等方面都有着比较大的差异,单纯采用上述的这些诊疗工作的终末指标对各级医疗机构进行单病种质量控制和监管,不能够全面体现医疗机构对疾病的诊疗水平。因此,对病种质量管理的指标体系就提出了新的要求。

　　因此,从 2006 年开始,卫生行政主管部门选择了危害性大、耗费医疗资源多并且一定程度上能够代表医院质量管理水平的病种着手制订过程质量控制和评价指标,对前期的终末指标进行补充。2009 年 5 月,卫生部正式印发了《第一批单病种质量控制指标》,发布了急性心肌梗死,心力衰竭,肺炎,脑梗死,髋、膝关节置换术,冠状动脉旁路移植术 6 个单病种质量控制指标。同年 8 月又印发了《关于开展单病种质量管理控制工作有关问题的通知》,并同时开通了“单病种质量报告系统”,对全国医疗卫生机构的这 6 个单病种质量管理情况进行全面分析比较,为后继的病种质量管理工作奠定基础。2010 年 11 月,卫生部印发了《第二批单病种质量控制指标》,发布了围术期预防感染、肺炎(儿童、住院)2 个单病种质量控制指标。在口腔医学领域,新近颁布的《三级口腔医院评审标准实施细则》提出了舌癌、牙颌面畸形等 28 个单病种管理病种,并提出了详细的质量控制指标,要求三级口腔医院,尤其是三级甲等口腔医院严格按照要求执行。

　　卫生行政主管部门在颁布上述单病种的全面质量控制指标体系的基础上,为了进一步完善过程质量控制,规范和提升各层次诊疗机构的诊疗水平,在过程和结果评价指标体系的基础上,卫生部陆续推出了多种疾病的临床路径来实现病种诊疗过程的标准化控制,为单病种质量管理提供了新的有效途径(详见本章第二节)。

　　(二) 单病种付费

　　如前所述,医疗费用是检查和评价医疗技术经济效果的一项重要指标。在 20 世纪 80 年代,主管部门提出单病种质量管理的同时,也开始关注和着手研究按病种收费、提出了单病种付费的概念,以防止和控制医疗行业中出现的“重复检查、乱用药、高收费”等弊病。单病种付费是单病种管理的另一重要组成部分,是指依据患者出院第一诊断的疾病名称来确定诊疗费用支付额度的支付方式。在这里,单病种付费管理只是对某一个单一独立诊断的疾病进行全过程的费用总额控制,而不包括出现并发症的情况。目前,单病种付费主要有两种方式,一种是按病种收费,即根据某一病种,根据合理性和适用性的原则,通过费用的测算确定某一病种的费用标准,并在临床工作中对此单一疾病诊断的患者的整个治疗过程均按照此标准收取相同的费用。另一种是单病种限价,通过费用的测算和论证,制订某一单一疾病诊断的患者设定最高限价,患者在该疾病的诊疗过程中所有费用不得高于此限价,低于限价的应该按照实际费用支付。

由于单病种付费要求出院诊断为单一独立诊断,病种覆盖面有限。同时,由于疾病的特殊性和不确定性,能够符合仅有单一诊断的患者非常少,势必使得受益患者较少。另一方面,由于限制了最高费用,可能会导致医疗机构推诿重患者,恶意降低医疗费用的情况出现。针对现有单病种付费的这一弊端,学者已经开始根据病例组合对病种付费管理和控制进行研究。病例组合是指一些相互联系,但又能够区别患者各方面特征的归类分组。目前公认比较科学、研究较多的病例组合是疾病诊断相关组(diagnosis related group system,DRGs)。DRGs 是根据住院患者的病案首页信息,按照 ICD 的诊断码和操作码,依据主要诊断、次要诊断、性别、年龄、手术等资料将临床特征和医疗资源消耗相似的住院患者归类到同一组内,并以此确定偿还费用标准的一种病例组合模型。DRGs 的科学之处在于,它是按照解剖学和病理学分类。每个 DRG 疾病名称中都体现了主要诊断、有无并发症、年龄大小、有误特殊检查操作、治疗方式、相关权重数、算术平均住院日和几何平均住院日。

DRGs 预付费模式基本涵盖了整个疾病谱,适用范围广,覆盖面大。DRGs 预付模式采用全国统一的编码系统,可以对同种疾病在不同地区的收费进行有效地管控。有利于强化医院对成本管理的重视,促进医院主动采取措施,提高管理水平,提高卫生资源的利用率。国外的病理分组研究是从 20 世纪 70 年代开始的,并已初见成效。我国病理分组的实践研究从 20 世纪 90 年代开始,在北京地区的经验基础上,已经开始全国范围的实验研究。

### 三、单病种管理的作用

单病种质量管理在临床诊疗质量的管理中具有以下两个作用:

1. 单病种管理是以获得最佳临床治疗效果的最低诊疗费用为准则,以费用为主要评价指标。它可以作为行政主管部门和医疗保险机构控制医疗费用不合理增长的必要手段,也可作为提供赔付和补偿的依据。

2. 单病种管理实现了对患同一疾病的同一组病例的总体和单一病例评价。通过单病种质量控制指标的横向和纵向对比,可以全面、有效地评价医疗机构内部的诊疗水平的变化,以及医疗机构间诊疗水平的差别,有利于规范病种的诊疗行为,是指导医疗机构开展医疗持续质量改进的重要行业自律的手段。

### 四、单病种质量管理的实施过程

单病种管理包括单病种质量管理和单病种付费两个部分,在这里,我们着重介绍一下与临床工作者联系最紧密的单病种质量管理和控制的实施过程。

#### (一)单病种的选择

纳入单病种质量管理的单病种最好是本地区的常见病、多发病,这样可以有效地体现单病种质量管理的优势。可以是能够体现临床科室医疗特色的病种,有利于医疗机构之间相互交流优势技术力量,促进我国医疗水平的全面提高。也可以选择一些具有代表性的疑难病种,通过单病种质量管理,促进科室对疑难病例的诊治水平。

#### (二)单病种病例的筛选

对于纳入单病种质量管理体系的病例应该有严格的纳入标准。纳入的患者必须是只有一个明确诊断的病例,或者是虽然有两个以上诊断,但当次入院只限于治疗单一主要诊断的病例。同时,符合诊断要求的患者在住院治疗期间必须采用单病种质量管理体系认定的符合标准的治疗方式的病例。对于那些虽然符合诊断标准,但是采用了新技术或者非规定诊疗方法的患者;住院期间有转科的患者;入院后48小时内死亡的患者以及未达到出院标准而出院的患者应予排除。

**(三) 建立单病种质量控制的指标体系**

如前述的单病种质量控制的指标体系可以看出,单病种质量控制的指标体系应该具有代表性,包含诊断水平、治疗效果、疗程和费用等几个方面的内容。在确定了以上的指标体系之后,针对每一个指标应根据历史数据、主管部门规定的标准值等确定一个标准值。

根据《三级口腔医院评审标准实施细则》的规定和要求,单病种质量管理指标的选取和设定的标准和方法主要有:国内、外权威的指南为依托,专家具有共识;选择具有循证医学结论——经多中心、大样本论证推荐的1类A、B级指标为重点的核心质量为指标;参考国际上目前在使用的核心质量指标;邀请本专业权威专家结合中国国情进行讨论,并在医院实地临床试用与验证。

**(四) 建立单病种质量控制的评价方法**

目前,对单病种质量控制的评价还处于研究阶段。单病种质量控制评价可以基于临床科室和单个医师为单位进行,常用的评价方法有达标率、秩和比等方法。达标率是指单病种质量控制指标的达标指标数与总指标数的百分数比值。秩和比是针对每一个指标在不同的医疗工作者之间进行排序,每个医师所有指标的秩和比用来评价医师的单病种诊疗质量。

**(五) 口腔单病种质量控制指标举例**

《三甲口腔医院评审标准实施细则》对口腔医院单病种质量控制提出了具体的指标体系。在此以急性牙髓炎为例,以加深大家对单病种质量控制指标的认识和理解。

急性牙髓炎 Acute pulpitis (ICD-10K04.002)

(1) 首次就诊明确诊断患牙:通过检查,鉴别疼痛症状,找到引起急性牙髓炎的明确病因疾患并确定患牙。

(2) 实施治疗前难度评估与预后判断的时间与结果:根管治疗难度评估表用于评估患者全身及患牙状况,评价治疗难度并制订合理的治疗计划。

(3) 有效控制和缓解疼痛:患牙治疗前进行局部麻醉,实施无痛治疗,术中摘除牙髓或髓腔减压,缓解疼痛症状。

(4) 实施完善的根管治疗:根管治疗为急性牙髓炎最佳治疗方法,须按质量控制标准实施完善的根管治疗。使用橡皮障有效隔离术区。

(5) 治疗效果评估:使用平行投照技术拍摄患牙X线根尖片,评估即刻根管充填效果。术后6个月、1年复查,根据临床症状及X线根尖片评估远期疗效。

(6) 治疗并发症的预防与控制:治疗中出现并发症,如局部麻醉意外、器械分离、诊间急症等。处理及对预后的影响。

（7）患者就诊次数及治疗费用：缩短就诊次数，单个牙就诊次数不超过4次。患者就诊收费应与治疗项目保持一致性。

（8）为患者提供口腔健康教育的内容与时机：为患者提供候诊、就诊治疗期间及治疗后的口腔健康教育。

（9）患者对服务满意度评价结果。

# 第二节 临床路径

## 一、临床路径的起源和定义

路径设计的理念最早来源于工业生产领域，用来确定、管理和规范生产环节的瓶颈。20世纪80年代，美国为了遏制医疗费用的不合理增长，有效提高医疗的效率，将这一理念引入到医学领域，美国新英格兰医疗中心在1985年最早提出了"Clinical Pathway"的概念。随着临床路径的发展，临床路径的实施已经不仅仅是为了提高医疗效能，同时也被认为是实现跨部门、多学科全面患者管理的重要工具，逐渐成为病种质量管理的重要组成部分。

临床路径是以提高诊疗质量、降低医疗风险、增加患者满意度和提高卫生资源利用率为目的，以循证医学证据、最先进的医疗技术和患者的实际需要为依据，涵盖了医患交流、医护各岗位职责以及医护医患协作几个方面的内容的，在一个特定的时期，对一组特定的患者群体实施患者诊疗和照护管理的方法。

一个完整的临床路径由四个部分组成：一个时间轴；诊疗行为的种类及其选择；即刻和长期效果的评估标准以及变异的记录和分析。

## 二、临床路径的目的和作用

临床路径引入医疗领域以来，经过长期的发展和完善，其目的也逐渐发生着变化。目前实施临床路径的目的主要有以下几个方面的内容：

1. 当临床工作中存在多种差异较大的处置方式的时候，协助医务人员选择一种最佳的诊疗方式。

2. 确立标准的临床检查流程和方式，以及最佳的住院天数。

3. 确保不同诊疗步骤和阶段之间能够协调进行，减少不必要的时间浪费。

4. 在一个共同的诊疗目标下协调全体参与诊疗行为的医疗参与人员，使他们更加明确自身在整个诊疗行为中的作用。

5. 建立一个收集和分析资料的平台，以便管理部门更好地了解患者在诊疗活动中出现变异的频率及其原因。

6. 在合理设计表单和电子化管理的基础上，减少临床工作中文书工作量。

7. 通过有效的患者健康教育提高患者满意度。

随着临床路径的广泛开展，国内外对临床路径实施的效果和作用已有很多研究，但是目前为止，还没有严格的RCT实验研究。目前普遍的观点认为临床路径的实施对于医疗、护理人员以及患者都会产生各自有利的作用。

1. 临床路径的实施有利于循证医学证据和临床操作指南更加便利地运用于临床工作。
2. 可以有效地提高临床工作的效率,更好地进行风险管理。
3. 有利于临床诊疗过程中多学科、多部门的交流协作。
4. 有利于保障诊疗工作的连续性。
5. 为诊疗和护理工作提供简单明确的标准。
6. 通过不断的标准化,减少诊疗行为中的差异性。
7. 提高临床工作效果。
8. 有利于对医护人员的临床培训。
9. 优化院内、科室内卫生资源的配置。
10. 有利于确保诊疗质量,并进行持续的质量改进。

## 三、临床路径的制订和实施

临床路径的制订和实施是一个庞大的系统工程,只靠临床科室的参与是远远不够的,需要包括医务、护理、药事管理、信息管理等多部门的协调联动。整个过程需要遵循一套严格的流程进行,以确保临床路径制订和实施的有效性和准确性。其过程主要包括以下几个阶段:

1. 现状评估和分析

行政主管机构或者医院在实施临床路径工作之前,首先需要确立临床路径工作的领导和管理机构,并赋予足够的行政职权,确定临床路径实施工作的目的、目标、责任和任务。组织人员对目前医疗机构的现状进行分析,并对医疗机构现有的诊疗水平进行客观的评价。

2. 临床路径设计

通过前期掌握的情况,结合分析的结果,确定计划实施临床路径的病种以及患者群体。参考循证医学的证据、公认的最优秀的诊疗技术以及患者的实际需求情况设计临床路径的相关内容,并设计出适合医护人员使用的表单形式。根据临床路径的设计,制订必要的培训计划和评价体系。

3. 临床路径的试行

在严格的监控下,在特定范围内试行临床路径管理。通过在实施中发现的问题,不断进行分析和总结,对已经制订的临床路径的表单形式进行持续修改,以确保临床路径的完整实施,并被医护人员所接受。同时对临床路径实施中的相关资料、变异情况的收集和记录方式进行改进,以确保其有效性。

4. 全面实施阶段

此阶段是整个临床路径实施中最困难的一步,首先需要在实施临床路径的科室建立领导和管理临床路径工作的实施小组,并设定病历管理员。由实施小组进行路径实施过程中的相关管理、培训、指导工作,通过不断的培训和指导,逐渐开始全面实施临床路径。病历管理员是临床路径实施过程中非常重要的角色,应确保所有符合入径条件的患者均纳入临床路径管理。

对于符合纳入临床路径的病例,应充分履行患者知情同意的权利,患者有权随时要求退出临床路径管理,并通过患者告知单了解并知晓临床路径的实施过程。在实施临床路径管理的过程中,医师、护士应严格按照临床路径的要求进行操作,并及时填写临床路径表单、做好记录工作,及时记录和分析临床路径实施中的变异情况。

在这里有必要强调,临床工作者的临床观察和判断永远是第一位的,任何规则都不能代替和超越临床观察和判断。当医务人员发现患者情况不适宜于继续按照临床路径管理执行时,应根据临床判断进行下一步诊疗工作,并及时对这一变异情况进行记录和分析。

5. 评价和整合阶段

在全面实施临床路径之后,需要对照既定目标,对路径实施的过程和结果进行定性和定量的评价。通过评价和整合,使临床路径在全院的各层面全面、有序地开展。

## 四、临床路径实施的评价

临床路径实施的评价分为过程评价和结果评价两个部分,包含定性和定量两类评价指标。其中过程评价是为了考核是否按照原设计实施,能否满足使用者的全部要求;结果评价是评价临床路径的实施是否实现了既定的医疗及其他结果目标。

目前我国采用的临床路径的过程评价和效果评价的指标主要包括:

(1) 效率指标:出院者占用总床日数、择期手术术前平均住院日;

(2) 效果指标:死亡人数、医院感染人数、手术人数、手术患者手术部位感染人数、住院患者出院当天再住院人数、住院患者出院 2～31 日内再住院人数、手术患者非计划重返手术室再次手术人数以及并发症的发生情况;

(3) 工作量指标:出院患者总人数、入径人数、完成人数、变异人数、退出人数以及变异和退出分析;

(4) 卫生经济学指标:出院患者总费用和出院患者总药费。

## 五、临床路径变异

在这里有必要再一次强调,临床路径的实施过程中不是一成不变的,它只是指南和路线图,掌握适度的灵活性是临床路径实施中的关键原则。因为,临床路径是按照大多数的临床诊疗情况进行设计的,一个设计完善的临床路径,也只能覆盖 60% ～80% 的特定人群。因此,一部分患者在治疗期间,不可避免地会需要临床路径之外的诊疗或护理。

众所周知,临床判断是决定诊疗行为的唯一标准。在实施临床路径过程中,由于要求遵循临床路径对患者进行诊疗和护理工作,有可能给医护人员带来一种不鼓励个性化诊治和护理的错觉。这是非常错误的。临床路径永远不能代替医护人员的临床判断,当某个患者的实际情况与路径的要求出现差异或者不一致时,一线医护人员应该也必须按照实际情况对路径的实施进行更改。

在临床路径的实施过程中,这些在患者的诊疗过程中,出现的非预见性的、甚至与既定的临床路径不相符的事件被称为变异。根据结果,变异分为正变异和负变异两类。其中正变异是指患者比预期更早实现治疗目标,既定的治疗计划不需要实施或者是提前实施的情况。负变异是指没有实现既定的诊疗目标,实现诊疗目标的时间比既定时间晚以及患者需要既定的诊疗方案之外的其他诊疗措施。

临床路径实施中的重点工作之一就是对变异的收集整理和分析,在诊疗活动中有着举足轻重的作用。首先,可以帮助临床医师和管理人员及时准确地找到导致变异的因素,从而帮助临床工作者更好地认识和评价所做的每个重要的诊疗决定。其次,通过总结和分析,寻找到本可以避免的变异,从而实现临床诊疗水平的提升。同时,由于临床路径涵盖了整个临床工作的内容,对变异的分析也是对临床质量监控的有力方式之一。对变异总结分析的结果,可以帮助临床工作人员有效地提高工作能力,及时改正工作中出现的问题。最后,根据对变异的总结和分析的结果,及时地对临床路径表单进行持续修订,是临床医疗质量持续改进的一个重要部分。

### 六、临床路径的实施中的常见问题

1. 对临床路径内容进行修改

临床路径的基本要求之一就是要实现医疗质量的持续改进。因此,路径本身的设计和规划也需要进行持续改进。但是,这种修改不是盲目的,是需要实施临床路径的单位定期对临床路径实施中的变异进行分析和总结,并且严格依据以循证医学证据、最有效的医疗技术和患者的实际需要,对临床路径进行必要和及时的修改。

2. 临床路径的实施对新技术开展不利

由于临床路径的实施,要求医护人员严格按照路径的规定执行,这就在无形中为临床新技术的开展应用制造了障碍。因此,在实施临床路径过程中,对新技术的应用需要制订相应的特殊政策,以确保新技术新方法的开展和试用。对于经过试用有效的新技术和新方法,应该及时地纳入到临床路径当中,以确保临床路径的持续改进。

3. 增加医疗文书记录量

在实施临床路径的工作中,医护人员需要填写相关的临床路径表单,但是表单的格式和内容与传统的病历记录不一致,医护人员往往需要重复记录。这就需要同时改进传统的病历记录模式,结合信息系统的更新换代,减少文书记录量。

### 七、我国口腔医学领域实施临床路径的现状

从 1996 年开始,我国大陆医院在大医学领域开始引入临床路径管理的理念,并广泛应用于医院的质量管理。口腔领域的临床路径管理起步较大医学更晚,2009 年卫生部颁布了舌癌、下颌骨骨折、腮腺多形性腺瘤、下颌前突、唇裂和腭裂共 6 个病种的临床路径,之后 2010 年底又颁布了牙列缺损、牙列缺失行种植体支持式固定义齿修复、牙列缺失行种植体支持式可摘义齿修复、复发性口腔溃疡、口腔扁平苔癣、口腔念珠菌病、单纯疱疹、乳牙中龋、乳牙慢性牙髓炎和个别乳磨牙早失共 10 个病种的临床路径。

### 八、临床路径举例

如前所述,为了更好地执行临床路径管理、最大限度地体现临床路径管理的作用和优势,各实施临床路径管理的单位,应严格按照临床路径实施和管理的相关要求,在实施过程中对临床路径表单进行必要的适应性修缮。在此,以四川大学华西口腔医院腭裂临床路径为例(表 12-1)解释临床路径表单。在临床工作中为了便于医、护、患三方的使用,应该根据各单位的实际情况需要将表单拆分为三个部分:医师工作表、护士工作表和患者告知单。

### 表 12-1　腭裂临床路径表单

适用对象:第一诊断为腭裂(ICD-10:Q35)

　　　　　行腭裂修复术(ICD-9-CM-3:27.62)

患者姓名:_____性别:_____年龄:_____门诊号:_____住院号:_____

住院日期:_____年___月___日　出院日期:_____年___月___日　标准住院日:≤10 天

| 时间 | 住院第 1~2 天（入院日） | 住院第 3~4 天（手术准备日） | 住院第 5~6 天（手术日） |
|---|---|---|---|
| 主要诊疗工作 | □ 询问病史及体格检查<br>□ 完成病历书写<br>□ 开术前化验单、影像检查单、心电图检查单、会诊单(根据病情需要)<br>□ 上级医师查房,初步确定手术方式和日期<br>□ 向患儿家属交待诊疗过程和住院事项<br>□ 个别心理咨询(心理评估) | □ 上级医师查房,确认手术方案<br>□ 开术前医嘱、完成术前准备<br>□ 术前讨论(视情况而定)<br>□ 完成必要的相关科室会诊<br>□ 签署手术知情同意书、自费用品协议书<br>□ 签署手术麻醉知情同意书<br>□ 向家属交待围术期注意事项<br>□ 完成术前小结和上级医师查房记录<br>□ 团体心理咨询<br>□ 术前松弛治疗 | □ 完成手术<br>□ 开术后医嘱<br>□ 术者完成手术记录<br>□ 住院医师完成术后病程<br>□ 术者查房<br>□ 向患者或家属交代病情及术后注意事项 |
| 重点医嘱 | **长期医嘱:**<br>□ 外科二级护理<br>□ 饮食:◎普食　◎半流食<br>　　　◎流食　◎其他<br>**临时医嘱:**<br>□ 血尿便常规、血型、凝血功能、肝肾功能、感染性疾病筛查<br>□ 心电图(视情况而定)<br>□ 超声心动图(先心病患儿)<br>□ 正位胸片<br>□ 语音评估<br>□ 咽腔造影、鼻咽纤维镜检查<br>□ 头颅正侧位 X 光片<br>□ 中耳功能检查 | **临时医嘱:**<br>□ 拟明日全麻下行腭裂修复术<br>□ 术前 6 小时禁食水<br>□ 口鼻腔清洁 | **长期医嘱:**<br>□ 全麻术后护理常规<br>□ 外科一级护理<br>□ 术后 6 小时流食<br>**临时医嘱:**<br>□ 心电监护<br>□ 持续或间断吸氧<br>□ 抗菌药物 |

续表

| 时间 | 住院第1~2天<br>（入院日） | 住院第3~4天<br>（手术准备日） | 住院第5~6天<br>（手术日） |
|---|---|---|---|
| 主要护理工作 | □ 介绍病房环境、设施及设备<br>□ 入院护理评估、卫生宣教<br>□ 指导饮食及喂养方法<br>□ 执行入院后医嘱<br>□ 指导进行心电图、影像学检查等 | □ 卫生知识及手术知识宣教<br>□ 嘱禁食、水时间<br>□ 口鼻腔清洁<br>□ 药敏试验 | □ 术前更衣、遵医嘱给药<br>□ 观察术后病情变化<br>□ 观察口鼻腔渗血情况<br>□ 给予术后饮食指导<br>□ 指导并协助术后活动 |
| 病情变异记录 | □无　□有,原因:<br>1.<br>2. | □无　□有,原因:<br>1.<br>2. | □无　□有,原因:<br>1.<br>2. |
| 护士签名 | | | |
| 医师签名 | | | |

| 时间 | 住院第7天<br>术后第1日 | 住院第8~9天<br>（术后第2~3日,出院前日） | 住院第10天<br>（术后第4~5天,出院前日） |
|---|---|---|---|
| 主要诊疗工作 | □ 上级医师查房,观察病情<br>□ 住院医师常规病历记录<br>□ 询问进食量<br>□ 观察体温<br>□ 观察口内情况 | □ 上级医师查房,观察病情<br>□ 住院医师常规病历记录<br>□ 询问进食量<br>□ 观察体温<br>□ 观察伤口情况<br>□ 必要时复查血常规 | □ 上级医师查房,评估手术效果和伤口愈合<br>□ 住院医师完成出院记录、病案首页、出院证明书等,向患者交代出院后的注意事项,如:返院复诊的时间、地点,发生紧急情况时的处理等 |
| 重点医嘱 | **长期医嘱:**<br>□ 二级护理<br>□ 流食<br>□ 陪住1人<br>□ 输液抗菌药物治疗<br>□ 解热镇痛类(小儿)<br>**临时医嘱:**<br>□ 止血药及激素类药 | **长期医嘱:**<br>□ 二级护理(更改护理级别)<br>□ 输液抗菌药物治疗 | □ 当日出院 |
| 主要护理工作 | □ 观察病情变化<br>□ 观察伤口情况<br>□ 观察进食情况并给予指导<br>□ 术后心理与生活护理 | □ 观察病情变化及饮食情况<br>□ 心理与生活护理 | □ 指导办理出院手续<br>□ 出院健康宣教<br>□ 指导伤口及进食护理<br>□ 指导复查时间及注意事项 |
| 病情变异记录 | □无　□有,原因:<br>1.<br>2. | □无　□有,原因:<br>1.<br>2. | □无　□有,原因:<br>1.<br>2. |
| 护士签名 | | | |
| 医师签名 | | | |

（谭理军　石冰）

# 参 考 文 献

1. J Cheah. Development and implementation of a clinical pathway program in an acute care general hospital in Singapore. International Journal for Quality in Health Care, 2000, 12(5):403-412

2. L Bleser, R Depreitere, K Waele, et al. Defining pathways. J of Nursing Management, 2006, 14:553-563

3. N Every, J Hochman, R Becker, et al. Critical Pathways: A Review. Circulation. 2000, 101:461-465

4. 金晶,陶红兵,何光明,等. 临床路径实施过程中的质量控制与可持续性改进策略. 医学与社会. 2009,22(9):18-20

5. 国家卫生与计划生育委员会. 第二批单病种质量控制指标. 2010

6. 国家卫生与计划生育委员会. 临床路径管理指导原则(试行). 2009

7. 国家卫生与计划生育委员会. 第一批单病种质量控制指标. 2009

8. 国家卫生与计划生育委员会. 三级口腔医院评审标准实施细则(征求意见稿), 2013

9. 国家卫生与计划生育委员会. 关于开展单病种质量管理控制工作有关问题的通知. 2009

10. 杨天桂,刘芳,黄勇. 临床路径(Clinical pathways)———种单病种质量管理的现代新模式. 中国卫生事业管理, 2002, 08:498-499

11. 杨天桂,石应康,莫春梅. 单病种管理研究综述. 中国卫生质量管理,2010,06:53-56

# 第十三章　临床药物试验与医学伦理

## 第一节　药物临床试验概述

临床试验包括药物临床试验和医疗器械临床试验。

按照国家食品药品监督管理局颁布的《药物临床试验质量管理规范》中临床试验的定义,临床试验(clinical trial)是指任何在人体(患者或健康志愿者)进行药物的系统性研究,以证实或揭示试验药物的作用、不良反应及(或)试验药物的吸收、分布、代谢和排泄,目的是确定试验药物的疗效与安全性。一般来讲,临床试验指药物临床试验。

医疗机构开展临床试验的意义:评价新药/医疗器械的安全性、有效性;提升科研水平,开展国际合作;促进合理用药,提高医疗质量;开展循证医学研究;药物不良反应(adverse drug reaction, ADR)监测。

### 一、定义

1. 药物临床试验

每一种新药在投放市场前,都必须经过多名健康人受试。新药必须经过基础研究、动物实验和人体临床试验等规定程序后,才能上市,在临床试验中研究人员通过主动干预或者完全不干预的手段,在受试者身上进行新式药品、治疗方式等试验,通过数据分析、症状观察,获取相关信息。

2. 医疗器械临床试验

《医疗器械临床试验规定》:获得医疗器械临床试验资格的医疗机构对申请注册的医疗器械在正常使用条件下的安全性和有效性按照规定进行试用或验证的过程。

### 二、临床试验的目的和方法

1. 药物临床试验的目的

临床研究是保证药品安全最关键的环节,起着对新药的安全性和有效性在上市前进行最后评价的关键作用。我国的新药注册、仿制药注册、药品的补充申请都需要做药物临床试验。

2. 医疗器械临床试验的目的

评价受试产品是否具有预期的安全性和有效性。审评通过后,获得生产许可。

3. 医疗器械临床试验的方法

医疗器械临床试用:是指通过临床使用来验证该医疗器械理论原理、基本结构、性能等要素能否保证安全性、有效性。范围：市场上尚未出现过，安全性、有效性有待确认的医疗器械。

医疗器械临床验证：是指通过临床使用来验证该医疗器械与已上市产品的主要结构、性能等要素是否实质性等同，是否具有同样的安全性、有效性。范围：同类产品已上市，其安全性、有效性需要进一步确认的医疗器械。

### 三、药物临床试验的分期和研究内容（表13-1）

我国药品上市过程包括：

临床前研究（药学研究、动物实验）；

临床研究（临床试验，Ⅰ、Ⅱ、Ⅲ期）；

上市后研究（Ⅳ期临床试验）。

表 13-1　临床研究目的和参数范例

| 试验阶段 | 目　的 | 参　数 | 最少例数 |
| --- | --- | --- | --- |
| Ⅰ期临床试验：开放剂量递增或开放单剂、多剂 | 确定新药的最大耐受量获得新药的药代动力学资料 | 不良事件、临床实验室结果，和其他特殊检查。生物样本中的药物浓度，分析代谢剂量与暴露的关系，及有无蓄积 | 20～30 例 |
| Ⅱ期临床试验：随机、双盲（也可不设盲）、对照试验 | 治疗作用初步评估阶段：初步评价药物对目标适应证患者的治疗作用和安全性，也包括为Ⅲ期临床试验研究设计和给药剂量方案的确定提供依据 | 有效性终点指标，和安全性资料 | 100 例 |
| Ⅲ期临床试验：随机、双盲、阳性药对照 | 治疗作用确证阶段：其目的是进一步验证药物对目标适应证患者的治疗作用和安全性，评价利益与风险关系，最终为药物注册申请的审查提供充分的依据。试验一般应为具有足够样本量的随机盲法对照试验 | 有效性终点指标，和安全性资料 | 300 例 |
| Ⅳ期临床试验 | 新药上市后由申请人进行的应用研究阶段。其目的是考察在广泛使用条件下的药物的疗效和不良反应、评价在普通或者特殊人群中使用的利益与风险关系以及改进给药剂量等 | | 2000 例 |

## 第二节　药物临床试验的开展

### 一、药物临床试验的设计及要点

1. 药物临床试验内容

2003 版药品临床试验管理规范(good clinical practice,GCP)第 17 条对临床试验方案应包括内容规定如下：

（1）试验题目。

（2）试验目的,试验背景,临床前研究中有临床意义的发现和与该试验有关的临床试验结果、已知对人体的可能危险与受益,及试验药物存在人种差异的可能。

（3）申办者的名称和地址,进行试验的场所,研究者的姓名、资格和地址。

（4）试验设计的类型,随机化分组方法及设盲的水平。

（5）受试者的入选标准,排除标准和剔除标准,选择受试者的步骤,受试者分配的方法。

（6）根据统计学原理计算要达到试验预期目的所需的病例数。

（7）试验用药品的剂型、剂量、给药途径、给药方法、给药次数、疗程和有关合并用药的规定,以及对包装和标签的说明。

（8）拟进行临床和实验室检查的项目、测定的次数和药动学分析等。

（9）试验用药品的登记与使用记录、递送、分发方式及储藏条件。

（10）临床观察、随访和保证受试者依从性的措施。

（11）中止临床试验的标准,结束临床试验的规定。

（12）疗效评价标准,包括评定参数的方法、观察时间、记录与分析。

（13）受试者的编码、随机数字表及病例报告表的保存手续。

（14）不良事件的记录要求和严重不良事件的报告方法、处理措施、随访的方式、时间和转归。

（15）试验用药品编码的建立和保存,揭盲方法和紧急情况下破盲的规定。

（16）统计分析计划,统计分析数据集的定义和选择。

（17）数据管理和数据可溯源性的规定。

（18）临床试验的质量控制与质量保证。

（19）试验相关的伦理学。

（20）临床试验预期的进度和完成日期。

（21）试验结束后的随访和医疗措施。

（22）各方承担的职责及其他有关规定。

（23）参考文献。

2. 开展临床试验必须具备的条件和前期准备工作

（1）开展临床试验必须具备的条件:所要开展的临床试验必须具有充分的科学依据;对受试者和公众健康预期的受益及风险经过权衡,预期的受益应超过可能出现的损害;临床试验方法必须符合科学和伦理要求。

（2）开展临床试验必须经批准:临床试验研究资料报 SFDA,并且获得相关临床试验

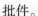 

批件。

（3）临床试验用药品的准备：试验用药品应由申办者提供，试验用药品的制备必须符合药品生产质量规范（good manufacturing practice，GMP），接收试验用药品时应附有药品检验合格报告书。双盲试验中，试验药物与对照药品或安慰剂在外形、气味、包装、标签和其他特征上均应一致。

（4）临床试验前申办者的准备：申办者首先应取得 SFDA 临床试验批件，然后按照 GMP 制备药物，并且准备研究者手册。

（5）临床试验机构的总体要求：临床试验机构的设施与条件应满足安全有效地进行临床试验的需要，机构工作人员应具备承担该项临床试验的专业特长、资格和能力，并且经过药物临床试验质量管理规范（GCP）培训。

（6）临床试验开始前申办者与研究单位沟通内容：临床试验方案，试验过程中的监查、稽查，标准操作规程以及试验中的职责分工都应在试验开始前，申办方与研究者共同开会讨论决定，并达成书面协议。

3. 如何设计试验方案

临床试验方案（protocol）是临床试验的重要文件，是对药品进行有效性、安全性评价的可靠保证；是实施 GCP 的重要环节；是伦理审核的重点内容；是进行研究、监查、稽查、视察的重要依据。

临床试验方案应由研究者（investigator）与申办者（sponsor）在临床试验开始前共同讨论制订，且必须由参加临床试验的主要研究者及申办者签章并注明日期；同时方案必须报伦理委员会审批后方能实现。临床试验中，若确需修改方案，可按规定程序修正。

药物临床试验方案所包含内容：

（1）试验背景：试验背景是对试验药物的潜在风险和收益相关的非临床和临床资料进行简要综述，说明本次试验的必要性和合法性（获得国家医疗行政当局的批准）。

（2）试验目的：阐明该项临床试验的研究目的。

（3）总体设计：总体设计是试验采用的设计类型、随机化和盲法、对照的选择、试验周期、试验需要完成的样本量及其在各个中心的病例分配等。试验采用随机分组，说明随机分组方法及随机号码生成方法。若设立对照组，需要阐明所设对照的确定依据及合理性，若未设对照也需说明理由。盲法操作方式（如何标注瓶签、编盲过程、应急信封、双模拟技术等），盲底保存，紧急破盲条件（如严重不良事件、泄密等）和程序，不设盲的合理理由及如何控制偏倚等都应说明。

（4）方案内容要点：

1）药物临床试验的受试例数：受试例数的数量应当根据临床研究的目的，符合相关统计学的要求和《药物注册管理办法》所规定的最低临床研究病例数的要求。罕见病、特殊病种及其他情况，要求减少临床研究病例数或者免做临床试验的，必须经国家药物监督管理局的审查批准。

2）受试者的选择和纳入：受试者的选择和纳入应根据试验目的制订入选标准和排除标准，其依据是药物针对疾病的临床诊断标准（金标准）。一般应为诊断明确的住院患者，除仅用于儿童的药物外，应为 18～65 岁的成人，自愿参加并签署知情同意书后按就诊顺序连续入组，并按设定的相应随机号给予药物治疗。受试对象的排除标准应考虑以下因素：年龄、

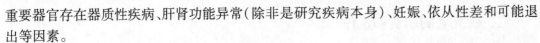

重要器官存在器质性疾病、肝肾功能异常(除非是研究疾病本身)、妊娠、依从性差和可能退出等因素。

3)受试者的脱落终止:受试者脱落终止是指受试对象在研究期间发生与试验药物无关的疾病变化、疾病再发或并发其他疾病等不宜继续治疗;或发生肯定或可能与药物有关而需终止治疗的不良事件者;受试者依从性差,试验过程中发现违反了入选和排除标准中的条款;或应用了方案中不允许合用的药物等。注意终止治疗与脱落的病例,都应记录终止或脱落日期、理由、处理过程等,尽可能完成评估项目,并填写在 CRF 上,记录最后一次服药时间,有负责医师的意见和签名;终止时应进行各项预定检查,评价并记录,以便试验结果的最终评价。

4)受试者的依从性:在药物临床试验中,依从性是指受试者对规定的临床试验方案和措施所接受和执行的客观行为及其程度。如果受试者严格遵守临床试验方案,表示依从性好,否则,为依从性不好或不依从。受试者的依从性将直接影响临床试验结果,门诊患者的依从性明显不如住院患者,因此,对如何提高门诊患者的依从性也应在方案设计中考虑到,提出具体的措施。

5)给药方案的设计:给药方案的设计应根据药物此前的研究结果,充分考虑是否需要联合用药或进行基础治疗。联合用药中一般不应使用具有相同作用药物,基础治疗中试验组和对照组的辅助性用药应完全一致。试验药物的剂量疗程应参考 I 期研究结果及同类药,根据不同适应证和病情的需要决定给药途径与次数。必要时可进行预试验。对仅以商业和宣传为目的所提出的不符合临床药理原则的给药方案如一剂治疗或过大、过小的治疗剂量等,应要求申办者提供科学实验数据,并应经过充分讨论,对方案提出修改意见。

6)评价指标:评价指标列出主要疗效指标、次要疗效指标的定义、判定标准和计算方法。主要疗效指标:临床意义上最重要的变量,其与试验的主要目的直接相关,一般应该只有一个主要疗效指标。次要疗效指标:可以是有关主要目的的辅助测量,也可以是关于次要目的的测量,对次要疗效指标的数目应当限制。有效性评价:评价指标通常包括临床状况的评价和实验室检测指标,所选择的观察指标应当具有关联性、普遍性、真实性、依从性。

7)安全性评价:临床试验中应详细、准确和真实地记录所有不良事件,由研究者对该不良事件是否与试验所用药物(试验药与对照药)有关进行判断,并对其与药物曝露量的关系和意义进行说明。值得指出的是,严重不良事件和重要不良事件无论是否与药物有关,均应及时采取针对性医疗措施,以充分保障受试者的权益。

8)试验流程及其质量管理:明确受试者的随访时间点和次数、进行检验和检查的项目及时间、疗效与安全性评价的时间点、如何接受监察和质量控制等。

9)试验的伦理学考虑:参见本章第三节。

10)试验标准操作规程:为确保临床试验方案中所设计的内容能被准确无误地执行和落实,方案设计中应强调实施临床试验标准操作规程(SOP)的重要性和必要性。标准操作规程应另行制订,包括试验前 SOP、试验中 SOP 与试验后 SOP。SOP 并不包括在临床试验方案之中。

## 二、研究者的职责和工作

研究者是药物临床试验的具体实施者,是在机构所辖的专业科室中执行临床试验职责的人。研究者一方面要完成临床试验的任务,另一方面还要负责受试者的医疗和安全,在试验中负有很大的责任,是临床试验能否成功的关键因素。一般情况下临床试验的研究者是指一支专业的技术团队,由医师、护士、实验室技师、药师等人员组成,共同协作完成临床试验任务。

1. 研究者应具备以下条件

（1）合法的医疗机构中具有任职行医资格。

（2）熟悉并严格遵守试验方案、GCP 原则和有关法规;或者能得到本单位有经验的研究者在学术上的指导。

（3）必须在有良好医疗设施、实验室设备、人员配备的医疗机构（经过资格认定）进行临床试验。

（4）能够支配参与临床试验所需的人员和设备。

（5）具备足够的从事临床试验的时间。

（6）具备可靠的受试者来源。

2. 研究者应做的准备和工作

（1）熟悉申办者所提供的与临床试验有关的资料与文献。

（2）了解并熟悉试验用药的性质、作用、疗效及安全性,并且掌握临床试验进行期间发现的所有与该药物有关的新信息。

（3）研究者应获得所在医疗机构或主管单位的同意。

（4）研究者与申办者商定有关临床试验的费用。

（5）研究者应向受试者说明经伦理委员会同意的有关试验的详细情况,并取得知情同意书。

（6）研究者负责作出与临床试验相关的医疗决定,保证受试者在试验期间出现不良事件时得到适当的治疗。

（7）研究者有义务采取必要的措施以保障受试者的安全,并记录在案。在临床试验过程中如发生严重不良事件,研究者应立即对受试者采取适当的治疗措施,同时报告药品监督管理部门、申办者和伦理委员会。

（8）研究者应保证将数据准确、完整、及时、合法地载入病例报告表。

（9）研究者应接受申办者派遣的监查员或稽查员的监查和稽查及药品监督管理部门的稽查和视察,确保临床试验的质量。

（10）临床试验完成后,研究者必须写出总结报告。

（11）研究者中止一项临床试验必须通知受试者、申办者、伦理委员会和药品监督管理部门,并阐明理由。

## 三、药物临床试验的开展

1. 药物临床试验所需材料

（1）临床试验准备阶段（表13-2）

表 13-2　临床试验准备阶段所需文件

| | 临床试验保存文件 | 伦理委员会 | 机构办公室 |
|---|---|---|---|
| 1 | 申办者资质文件（营业执照、药品生产许可证、GMP 证书） | 保存 | 保存 |
| 2 | 国家食品药品监督管理局批件 | 保存 | 保存 |
| 3 | 研究者手册 | 保存 | 保存 |
| 4 | 试验方案及其修正案 | 保存 | 保存 |
| 5 | 病例报告表 | 保存 | 保存 |
| 6 | 知情同意书 | 保存 | 保存 |
| 7 | 研究者履历及相关文件 | 保存 | 保存 |
| 8 | 招募受试者的相关材料 | 保存 | 保存 |
| 9 | 伦理委员会批件 | 保存 | 保存 |
| 10 | 伦理委员会成员表 | 保存 | 保存 |
| 11 | 试验药物检验报告 | 保存 | 保存 |
| 12 | 多方协议（研究者、申办者、合同研究组织） | 保存 | 保存 |

（2）临床试验进行阶段（表 13-3）

表 13-3　临床试验进行阶段所需材料

| | 临床试验保存文件 | 研究者 | 机构办公室 |
|---|---|---|---|
| 1 | 研究者手册及更新件 | 保存 | |
| 2 | 其他文件（方案、病例报告表、知情同意书、书面情况通知等）的更新 | 保存 | 保存 |
| 3 | 新研究者的履历 | 保存 | |
| 4 | 医学、实验室检查的正常值范围更新 | 保存 | 保存 |
| 5 | 试验用药品与试验相关物资的运货单 | 保存 | 保存 |
| 6 | 新批号试验药物的药检证明 | | 保存 |
| 7 | 监查员访视报告 | | 保存 |
| 8 | 已签名的知情同意书 | 保存 | |
| 9 | 原始医疗文件 | 保存 | |
| 10 | 病例报告表（已填写、签名,注明日期） | 保存 | 保存 |
| 11 | 试验用药品登记表（领取、发放、回收记录） | 保存 | 保存 |
| 12 | 研究者致申办者的严重不良事件报告 | 保存 | |
| 13 | 申办者致药品监督管理局、伦理委员会的严重不良事件报告 | 保存 | 保存 |
| 14 | 中期或年度报告 | 保存 | 保存 |
| 15 | 受试者鉴认代码表 | 保存 | |
| 16 | 受试者筛选表与入选表 | 保存 | |

（3）临床试验完成后（表13-4）

表13-4　临床试验结束后所需材料

| | 临床试验保存文件 | 研究者 | 机构办公室 |
|---|---|---|---|
| 1 | 试验药物销毁证明 | | 保存 |
| 2 | 完成试验受试者编码目录 | 保存 | 保存 |
| 3 | 稽查证明件 | | 保存 |
| 4 | 最终监查报告 | | 保存 |
| 5 | 治疗分配与破盲证明 | | 保存 |
| 6 | 试验完成报告（致伦理委员会、国家食品药品监督管理局） | | 保存 |
| 7 | 总结报告 | 保存 | 保存 |

2. 药物临床试验基本流程（图13-1）

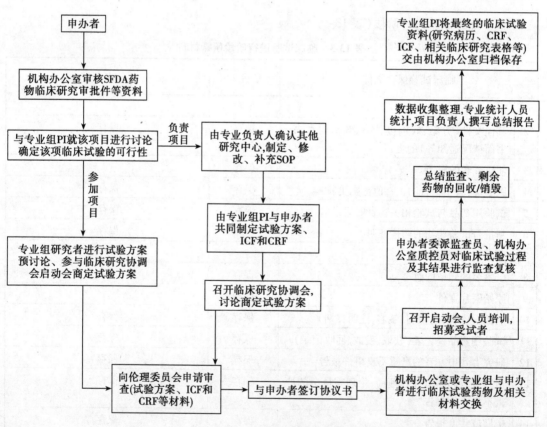

图13-1　四川大学华西口腔医院药物临床试验工作流程图

3. 临床试验结果的评价

药物临床试验阶段结束后，应及时对试验结果进行客观的评价和总结，以获得有效证

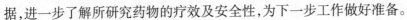

据,进一步了解所研究药物的疗效及安全性,为下一步工作做好准备。

我国新药有效性评价一般采用4级评定标准:

(1) 痊愈(cure):症状、体征、实验室等检查与专业特异指标均恢复正常。

(2) 显效(markedly improvement):以上4个方面之一未恢复正常。

(3) 进步(improvement):有2个方面未恢复正常。

(4) 无效(failure):治疗3天后无变化或恶化。

分析临床试验结果,首先要看临床试验设计时是如何确定疗效指标的,这些指标与我们的临床治疗目的是否一致。针对不同的治疗领域和不同的适应证,疗效评价指标和方式也不同。一般应选择在相关研究领域已有公认的标准和准则并易于量化、客观性强的指标。

临床试验往往具有一定的试验目标,通过临床试验来验证某一事先提出的假设,常常有对照的临床验证性临床试验,其次通过本次试验还可能得到一些探索性的结论。因此,在试验目的中,应明确提出能说明主要目的的主要指标,以及还能说明其他目的的次要指标。

(1) 主要指标:又称主要量变(primary variable)、目标量变(target variable)。指能够为临床研究主要目的提供可行证据的指标。一个临床试验根据其主要目的,一般选择1或2个主要指标。主要指标一般为疗效指标,有时也可采用安全性指标。应选择易于量化、客观性强的指标,并在相关研究领域已有公认的标准和准则。主要指标数量应严加控制。

(2) 次要指标(second variable):是指与试验主要目的有关的附加支持指标,也可以是与试验次要目的有关的指标,在设计时也需要说明与定义。

4. 药物临床试验总结报告撰写

总结报告是对药物临床研究过程和结果的总结,其内容是评估拟上市药物有效性和安全性的重要依据,是药品注册所需的重要文件。总结报告应符合《药物临床试验质量管理规范》、《临床研究报告的结构与内容技术指导原则》和药品注册的要求。临床研究总结报告的主要内容应与试验方案要求一致。临床研究总结报告应保存至临床试验终止后5年。

总结报告需包含以下4部分内容:首篇、报告正文、参考文献以及附件。

(1) 首篇:封页、目录、摘要、伦理学、试验研究人员、缩略语。

其中伦理学需申明已完成的临床试验严格遵守赫尔辛基宣言的人体医学研究的伦理守则;研究方案及其修订申请均经伦理委员会审核批准;批件中提供伦理批准件,对受试者介绍的研究信息及知情同意书样本。

(2) 报告正文:引言、试验目的、试验管理及GCP实施情况、试验设计、试验进行中的方案修改、研究结果以及讨论和结论。

试验设计包括对试验的总体描述,研究对象的选择,试验采用的是随机、对照或盲法,试验药物与给药方法,试验观察指标、疗效判断标准、安全性评价,试验数据质量保证、数据管理、统计分析。

研究结果主要是研究对象、有效性评价、安全性评价这三方面内容,用文字或图表方式进行描述。①有效性评价:对所有疗效评价指标(主要和次要终点指标)进行统计分析,比较处理组间差异;统计结果的解释应着重考虑其临床意义;尽可能采用统计表、图表表示疗效评价结果,统计检验结果应包括统计量值和精确的P值;多中心研究评价疗效时,应考虑中心间存在的差异及其影响。②安全性评价:只要使用过一次试验用药者均应列入安全性分析集;对所有不良事件(临床及实验室异常)均应进行分析,并以图表表示(可按器官系统总结列表,按不良事件发生率降序排列);分析不良事件与试验用药的因果关系,并比较组间不良事件和不良反应发生率有无差异;对死亡与其他严重不良事件和重要医学事件应详细描述和评价(附件中提供个例报告);对因不良事件中止试验者,亦应进行分析。

讨论和结论:通过前述说明、论证和分析,对临床研究的有效性和安全性结果进行总结,讨论并权衡受试者的利益和风险。讨论中不简单重复结果,也不引出新的结果。讨论应清晰明确,对其意义和可能的问题应加以评述,阐明针对个体或人群治疗时所获的利益和需注意的问题以及今后进一步研究的意义。

多中心临床研究的总结报告撰写一般由牵头单位的主要研究者负责,或由其制订其他参加研究的有经验的医师撰写。申办者的专业人员也可负责或参与报告的撰写。完成的报告需经主要研究者审核,然后递交本机构所属的临床试验药理基地审阅盖章。分中心小结由各个参与研究的研究机构撰写,并由此机构的主要研究者审核签字,机构的临床试验药理基地最后审阅盖章。

5. 临床试验中药物不良事件

(1) 药品不良反应(adverse drug reaction,ADR):是指合格药品在正常用法用量情况下出现的与用药目的无关的或意外的有害反应。

(2) 药物不良事件(adverse drug event,ADE):是指患者或临床试验受试者在药物治疗期间所发生的任何不利的医学事件,该事件并非一定与药物有相关因素。包括使用某种药物期间出现的病情恶化、并发症,就诊或住院;各种原因的死亡,各种事故如骨折、车祸等;以及可疑的药物不良反应。

药物不良事件(ADE)严重程度:轻度、中度、重度。轻度:症状暂时,容易耐受,只引起小的不适;不影响正常生活;中度:症状明显,影响正常生活;重度:症状严重,严重影响日常生活,一般在长期用药后出现。

(3) 严重不良事件(serious adverse event):临床试验过程中发生需住院治疗、延长住院时间、伤残、影响工作能力、危及生命或死亡、导致先天畸形等事件。没有导致死亡、危及生命或住院的严重医疗事件,但经过恰当的医疗鉴定后,被认为可能危害受试者,并且需要内科/外科治疗才能阻止上述严重不良事件定义中的情况出现时,也可以看作是严重不良事件。在研究期间出现的或在停止治疗4周内研究者获知的死亡,不论是否与治疗有关都必须报告。

所有不良事件,无论其严重程度或者与研究治疗的因果关系如何,都须用医学术语记录在原始记录和病例报告表(case report form,CRF)上。当症状和体征可以归因于一个共同的病因时,应尽可能给出疾病的诊断(例如:咳嗽、流涕、打喷嚏、咽痛应被报告为"上呼吸道感染")。研究者须在原始资料和CRF上记录他们判断的不良事件与研究药物的因果关系。所有不良事件的处理措施都须记录在原始记录中,并按照申办方和法规的要求进行报告。

对严重不良事件一般要求研究者在获知的24小时内填写严重不良事件报告表,并汇报给SFDA、卫生行政部门、申办者和伦理委员会。

## 四、临床试验机构的管理

1. 临床试验机构的设置和职能

从《药物临床试验机构资格认定办法》规定的药物临床试验机构必备的条件看,药物临床试验机构必须依托一个具有先进医疗技术和设施设备的医院,药物临床试验机构作为一个实体就是医院本身。药物临床试验机构是国家食品药品监督管理局授权的具体实施和管理药物临床试验(含医疗器械,下同)的单位,按照国家食品药品监督管理局颁布的药物临床试验管理的有关法律法规,负责对本单位药物临床试验的运行进行管理。药物临床试验机构业务上受卫生部、国家食品药品监督管理局直接领导,行政上由所在医院领导。

其具体职能包括熟悉并严格执行 GCP、《赫尔辛基宣言》和我国政府的其他相关法规;承担国家食品药品监督管理局批准的新药临床试验任务;对机构内各专业进行技术指导和组织协调、人员培训和质量保证;对上市药品进行临床再评价;开展药物不良反应监测,指导临床合理用药;督查试验结果,保管试验文档;开展临床研究咨询及信息交流;承担国家食品药品监督管理局和卫生部下达的其他任务。

医院要获得药物临床试验机构的资格,就必须建立和完善具有承担药物临床试验的组织管理机构,负责制订较为完备的药物临床试验管理制度和标准操作规程,组织实施对研究人员进行药物临床试验技术与法规的培训,并在承担实施药物临床试验过程中贯彻执行 GCP 和进行质量管理。

2. 临床试验机构的组织构架及人员构成(图 13-2)

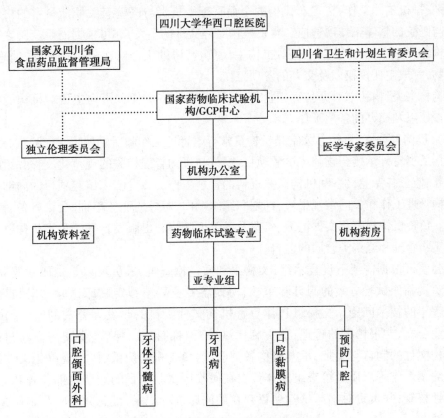

图 13-2　药物临床试验机构组织构架

(1) 机构工作领导小组:机构工作领导小组一般由医疗机构职能部门和行政管理人员组成,负责研究和制订与机构事业发展相关的规划和宏观决策,组织相关法律法规、规章制度的宣传教育和落实,督促检查机构工作运行情况,协调解决机构建设过程中存在的问题和困难,组织对严重违法、违规事件的调查和处理。

(2)专家委员会:专家委员会由具有丰富临床经验和熟悉临床研究技术和方法的临床医师、药师和其他临床药物试验相关专业的人员组成,负责机构相关工作的技术指导,参与机构重大决策的讨论;对临床试验方案的技术问题提出意见和建议;负责对部分涉及面广、复杂性强的药物临床试验的具体试验方案进行审查、指导和评价;对严重不良反应(事件)提出处理意见。

(3)机构人员组成及职能:药物临床试验机构应设主任1名,必要时设副主任(常务副主任)1名,实行主任负责制。机构主任可由医院法人代表即院长或医院管理层委派的代表担任,如成立机构工作领导小组,组长可由院长或业务副院长兼任,成员由医(科)教部(处)主任、药学部主任、机构主任和相关专家组成,由机构主任负责机构工作的具体管理和运行。下设办公室主任1名,秘书1名和与承担试验任务相适应的质量管理人员若干。

机构主任:负责领导机构的全面工作,对本单位和国家食品药品监督管理局负责。根据有关规范和程序进行决策,并对机构重大事项的决策负全责。通过对机构办公室主任的领导,统筹安排机构的工作,实现对机构的全面管理。负责与医院有关职能科室的协调,使机构工作与医院的整体工作项适应。负责机构对外文件的签发,亦可根据需要授权签发。

机构办公室主任:办公室主任对机构主任负责,协助主任对机构进行管理,处理机构的日常事物,完成主任授权以及交办的各项工作。

机构秘书:机构秘书对办公室主任负责,协助办公室主任和机构主任对机构的管理,完成主任授权以及交办的各项工作。

(4)机构办公室:机构办公室是机构日常行政管理工作和后勤保障工作的核心部门,其职能包括负责对外承接药物临床试验项目、制订与机构管理相关的规范化文件并组织实施。负责指导、监督各专业科室和机构试验资料的管理工作。负责临床试验项目的内部监查,编写与机构管理工作相关的常规报表,计划和组织对内、对外的业务培训、会议筹备、宣传和对外咨询。负责机构规范化文件汇编、年鉴及各类出版物的出版发行等。负责机构财务管理、资产的实物管理和经济类合同的监督。

办公室可根据需要下设技术组、文秘组和质量检查组,人员可以是专职或兼职。其中技术组负责临床试验方案的制订和审核,协调各专业科室拟定临床试验方案和解决临床试验过程中的技术问题。文秘组具体负责机构文件资料的收发和公文的流转,并指导各试验专业公文、文书档案的管理;负责临床试验资料的接收、保管、借阅与立卷归档工作;负责机构文件的制订与呈批,承办机构各类会议,负责机构简报、机构规范化文件汇编、年鉴等的编撰工作等。质量检查组具体负责在研临床试验项目的定期内部监查和完成项目的溯源性核查;并负责对临床试验项目存在的问题进行记录、汇总并及时与临床试验专业科室沟通。

(5)试验专业各科室:作为承担试验项目的各具体临床科室,应首先具有承担本专业临床试验要求的床位数,保证专科病房月均入院人数能满足临床试验的要求。各专科病房应具有本专业要求的设备(如消化科的胃镜、肠镜等),还应配备心电图机、呼吸机、呼吸器等必要的抢救设备,还可根据条件设置专科重症监护病房(如 CCU、RCU)。各专业科室应根据各自的专业特色、患者就诊习惯设立专用受试者接待室,以保证受试者入组和随访的方便和保护受试者隐私。另外,专业科室应设有试验用药品及试验用品专用储藏设施或场地,以满足试验药物和相关物品的保存。

3. 受试者知情同意标准操作规则

进行药物临床试验的过程中,必须自始至终对受试者的个人权益给予充分保障,获取受试者书面知情同意是保障受试者权益的主要措施。

获取知情同意步骤如下:

(1) 初筛:具有受试适应证的患者到门诊或住院部就诊后,研究者进行问诊和查体,了解患者的一般情况,如年龄、发病时间、基础疾病、目前用药情况,若患者满足纳入条件,则征求患者意见,是否同意参加临床药物试验。

(2) 研究者或其指定的代表必须向受试者说明有关临床试验的详细情况,主要内容如下:

受试者参加试验应是自愿的,而且有权在试验的任何阶段随时退出试验而不会遭到歧视或报复,其医疗待遇与权益不会受到影响。

必须使受试者了解,参加试验及在试验中的个人资料均属保密,必要时,药品监督管理部门、伦理委员会或申办者,按规定可以查阅参加试验的受试者资料。

试验目的、试验过程与期限、检查操作、受试者预期可能的受益和风险,告知受试者可能被分配到试验的不同组别。

必须给受试者充分的时间以便考虑是否愿意参加试验,对无能力表达同意的受试者,应向其法定代理人提供上述说明。

知情同意过程应采用受试者或法定代理人能理解的语言和文字,试验期间,受试者可随时了解与其有关的信息资料。

如发生与试验相关的损害时,受试者可以获得治疗和相应的补偿。

(3) 患者同意临床试验,则进行试验纳入要求的实验室检查和特殊检查。

(4) 患者检查结果出来后,如果符合试验纳入标准,则请患者签署知情同意书并签字注明日期。注意事项如下:

由受试者或其法定代理人在知情同意书上签字并注明日期,执行知情同意过程的研究者也需在知情同意书上签署姓名和日期,而且两个日期必须相同。

对无行为能力的受试者,如果伦理委员说原则上同意,研究者认为受试者参加试验符合其本身利益时,这些患者也可以进入试验,同时应经其法定监护人同意并签名及注明日期。

原则上儿童不能作为药物临床试验的受试者,特殊情况下必须儿童作为受试者时,应征得其法定监护人的知情同意并签署知情同意书,当儿童能做出同意参加研究的决定时,还必须征得其本人同意。

在紧急情况下,无法取得本人及其合法代表人的知情同意书时,若缺乏已被证实有效的治疗方法,而试验药物又有望挽救生命,恢复健康或减轻病痛,可考虑该病例作为受试者,但需要在实验方案和有关文件中清楚说明接受这些受试者的方法,并事先取得伦理委员会同意。

若发现涉及试验药物的重要新资料,则必须将知情同意书书面修改后送伦理委员会再批准,并再次取得受试者同意。

(5)进行药物临床试验的研究人员,均应严格执行获取受试者知情同意的标准操作规范,严禁未获取知情同意即开始临床试验;严禁研究者以任何方式代替受试者或其法定代理人签署知情同意。

4. 试验用药物管理制度

在本机构开展的药物临床试验所涉及的试验用药物均应存放在机构专用药库,试验用药管理由专人负责。

(1)试验用药物的接收:申办者负责提供试验用药物,所有临床试验用药均由机构中心药房统一管理、存放。接收试验用药物时由机构的药房秘书和研究者一起检查。接收人在接收记录上登记并签名。

(2)试验用药物的接收记录:试验用药物的记录应当包括以下内容:试验用药物名称、数量、接收时间;药物剂型与剂量、批号及有效期;保存条件及注意事项;破盲信封及破盲原因;新收到及退回申办者的药物计数。

(3)试验用药物的分发:试验用药使用前,由研究者向机构药房申领并记录。研究者对试验用药物的分发应做详细记录。

(4)试验用药物的使用:试验用药物的使用由研究者负责。必须保证所有试验用药物仅用于该临床试验的受试者,其剂量与用法应遵照试验方案,不得把试验用药物转交任何非临床试验参加者。剩余的药物退回申办者,并作记录。

(5)试验用药物的保存:试验用药物保存于机构药房的储藏柜/冷藏箱。机构药房应具备药物存放的条件,设置温、湿度计,设定的常规温度为5℃~20℃,相对湿度为45%~75%。机构药物冷藏柜带锁,钥匙由机构药事秘书保管。试验用药物严格按照其保存条件进行储藏。试验用药物的管理由研究者指定专人负责并记录在案。不得把试验用药物转交任何非临床试验参加者。

(6)试验用药物使用的监查:监查员负责对试验用药物的供给、使用、储藏及剩余药物的处理过程进行巡视。质量控制主管每月一次对试验用药的情况进行例行监查,办公室主任不定期对药房进行监查。

5. 原始资料记录规则

原始资料指医院记录、临床和办公室图表、实验室记录、备忘录、受试者日记及评估用核对表、药品发放记录、自动仪器记录的数据、经核实为准确副本的复印件或誊抄件、微软胶片、照相负片、微缩胶卷、磁性媒体、X线片、受试者档案以及保存于参试单位药房、实验室和医疗技术部门中的记录等。

试验前对建立原始资料的要求:在临床试验开始前监查员应与研究人员讨论如何在原始资料中记录有关临床试验的信息,并建立对原始记录的要求,必要时,申办者或监查员应提供原始文件中临床试验信息记录的格式。

原始资料的签名要求:原始文件按医疗文件的行业惯例由完成的研究人员签字并注明

日期。

原始资料更改要求:所有原始文件的更正应由做这一更正的人签名并注明日期。

一致性要求:原始资料的信息用于完成病例报告表,因此所有在病例报告表上记录的信息和数据,均应在原始资料中有相应一致的记录。

# 第三节 医学伦理概述

## 一、医学伦理的内涵和发展历史

### (一) 医学伦理学的内涵

医学伦理学是医学和伦理学的交叉学科,是伦理学在医学实践中的应用,是伦理学的重要分支,同时也是医学的组成部分。其解决的是医疗实践和医学科学发展过程中的医学道德问题,研究的是医学和医学科学领域中人与人、人与社会、人与自然关系的道德问题。随着医学和现代文明的进步,医学伦理学也在不断扩展和更新中。

1. 医患关系

医患关系是医学伦理学最初涉及的内容,也是医学伦理学中的最重要的内容。医患关系的基本性质是信托模型,即基于患者对医务人员的特殊信任——信任医务人员会出于职业道德和职业操守把前者利益放在首位。这一特殊的信任关系包含两方面的内容:首先是医务人员会把患者通过医疗干预的获益放在首位,其次是信任医务人员会保守患者出于治疗目的向医务人员透露的个人隐私。

2. 医疗的社会性

所有的医疗行为必须放在特定的社会环境下来考察,必须符合当前社会的基本伦理道德和规范。虽然医学伦理学有其普遍的准则,但在特定的社会、历史阶段和国家地区,其表现是不同的,医务人员为患者提供的医疗服务应在所处社会的基本道德规范框架内,否则即使特定的医疗干预对某特定患者是有利的,但可能突破社会道德底线甚至触犯法律。

3. 医学的科学性

医学是自然科学的组成部分,随着科学技术的进步,医学必将从中受益,但是追求科学并不是可以不顾基本道德规范。任何新的技术和药物能否在人类疾病的诊疗中发挥作用、其对人体生理活动的影响是必须被仔细考察的,如果说某一种药物适合所有其针对的患者,那么就是违反科学基本精神的,同时也违反了医学伦理学的基本原则。而任何不科学的治疗和试验无论是否出于对患者利益的考虑,均是违反伦理原则的。

医学的社会性与科学性是密切相关的,任何对医疗行为的评价必须基于当时科学发展的程度和社会道德形态来进行,不可能用20世纪的观点来评判18世纪医师诊疗的恰当与否或是否符合伦理原则。而随着科技的进步、社会的发展,新的治疗手段和技术的出现,民众对医疗提出了更高的要求,需要医学伦理学及时跟进,为医学和民众的健康保驾护航。

4. 医德规范的概念及内涵

医学伦理学在实际医德实践中是由医德规范,也就是医学伦理学的法则,来进行规范的。医德规范是医务人员的医德意识和医德行为的具体标准。

医德规范是医务人员在医学活动中道德行为和道德关系普遍规律的体现，是社会对医务人员的基本要求，是医德原则的具体体现和补充。与现代医疗卫生事业庞大的系统相对应医德规范不仅包括医疗、护理、药剂、检验等临床方面的规范，而且包括科研、预防等领域的规范。在医疗活动中，医德规范发挥着把医德理想变成医德实践的中间环节的作用。因此，医德规范在医学道德规范体系中占有重要的地位，是协调各种医疗关系的行为准则。

医德规范作为职业道德准则，多采用简明扼要、易于理解的"戒律"、"宣言"、"誓言"、"誓词"、"法典"、"守则"等形式，将医学伦理学的理论、原则变成医务人员在医学活动中应遵循的具体标准。

### （二）医学伦理的发展历史

#### 1. 古代医学伦理学的理论

从医学开始出现时，伦理学的考量即随之产生。中西方医家在这方面的论述可谓异曲同工，相得益彰。西方医学侧重于尽于职守、尊重患者的基本权利和隐私。中医则更加侧重于强调从业者的素质和技能，提倡的是悬壶济世的精神。

公元前四世纪的以希腊著名医学家希波克拉底命名的《希波克拉底誓言》是医学伦理学的最早论述，千百年来也成为了医界的神圣誓言。其中心意思是医师应根据自己的"能力和判断"采取有利于患者的措施，并有义务保守患者的秘密。

在我国古代首部医书《黄帝内经》中，即有有关医学伦理的叙述，主要体现在对技术的精益求精和在治疗中的整体观念。隋唐时期的"药王"孙思邈在《大医精诚》一文中也有对行医者行为准则的论述，如"若有疾厄来求救者，不得问其贵贱贫富，长幼妍媸，怨亲善友，华夷愚智，普同一等，皆如至亲之想。"而明代大医学家裴一中在其《医言·序》中更是提出："学不贯今古，识不通天人，才不近仙，心不近佛者，宁耕田织布取衣食耳，断不可作医以误世。"这些朴素的、纯真的医学伦理思想，是医学的立命之本，也是古今中外医学大家所信奉的根本信条。

#### 2. 现代医学伦理学的发展

随着现代社会的发展，各种思潮和观念涌动，随着医学、社会学、人类学和伦理学的发展，医学伦理学已经成为一门专门的学科。

虽然之前已有多个国家对医学伦理进行了探讨并制定了一些相应的法则，但真正形成系统则是在第二次世界大战以后。《纽伦堡准则》（Nuremberg Code，1946年）是当代第一个成熟的有关医学试验的全球性的行为准则，是第二次世界大战后纽伦堡审判针对纳粹二战时期进行的反人类的不人道医学试验的重要审判结果之一。文中明确规定："被试验的（病）人绝对要完全自愿，事先的说明中不可以有任何逼迫，作假，欺骗，威胁，强制。在获得被试验的（病）人同意之前，必须告诉他（她）们，如果他们参加的话，试验可能会产生的对其不良和有害的效果。"随后，世界医学协会在1948年的日内瓦大会上，通过了《日内瓦宣言》，明确指出患者的健康是医务人员要首先关心、具有头等重要地位的问题，医务人员应无例外地保守患者的秘密，对同事如兄弟，坚持医业光荣而崇高的传统的职业道德准则。紧接着，在1949年伦敦第三届大会上又通过了《国际医德守则》（伦敦守则）。1953年7月国际护士协会通过了《护士伦理学国际法》。随着二战后医学科学的飞速发展，针对医学临床试验中出现的一些伤害事件,世界医学协会联合大会于1964年6月在芬兰赫尔辛基举行的第十八届大会上通过了《赫尔辛基宣言》(Declaration of Helsinki),成为医学临床试验所必须遵循的伦理学法则。1972年10月,在墨西哥举行的第十五次世界齿科医学会议上,通过了《齿科医学伦理的国际法则》。至此,医学伦理学已基本覆盖全部医学从业人员,在全球范围内形成了较为规范的临床医学及医学研究的通行守则。

20世纪70年代以来,随着器官移植和基因技术的发展,医学伦理学随之跟进,世界各国针对安乐死、基因工程研究、器官移植、体外授精等相关的伦理问题展开了讨论,由于社会发展水平和文化背景的差异,各国对这些新的医学课题的伦理法则也有一定的差异。在全球范围内形成的重要法规有:悉尼宣言(1968年):关于死亡道德责任和器官移植的伦理学原则;东京宣言(1975年):关于对拘留犯和囚犯给予折磨、虐待、非人道的对待惩罚时,医师的行为准则;夏威夷宣言(1977年):关于精神病医生的道德伦理原则等。

3. 我国现代医学伦理学的发展

1926年,中华医学会制定并正式颁布了我国第一部医学伦理学法则——《医学伦理学法典》,体现了中国当时所特有的医学伦理观。1933年出版的,由宋国宾主编的《医业伦理学》则是我国第一部较为系统的医学伦理学专著,标志着我国现代医学伦理体系的建立。新中国成立后,防病治病、救死扶伤、全心全意为人民服务的医学伦理思想和医学伦理原则得到了充分体现和发展。十年动乱期间,整个医疗卫生系统受到较大冲击,医学的人道主义精神受到了严重破坏。随后从20世纪80年代开始,随着医学事业的发展,医学伦理学逐渐走上正规,形成了基本的理论队伍和思想体系,进入新世纪以来,随着《执业医师法》的颁布和相关法律法规的健全,我国现在的医学伦理体系已较为完善,并逐渐与国际接轨。当然,由于我国社会和人文发展的特殊性,我们的医学伦理学研究还有很长的路要走。

## 二、临床医学研究的伦理考量

### (一) 临床医学研究所需遵循的法规

临床医学研究包括药物和医疗器械的临床试验、医疗技术和方法的临床研究以及疾病发生发展病因及机理研究等,所有临床研究均应遵守有关医学试验的《赫尔辛基宣言》,并符合研究相对应的管理规范和伦理学守则。

为了取得试验药物或医疗器械材料临床使用许可,必须进行临床研究。为了保护受试者的尊严、权力、安全和福利,以及研究结果的可靠性,必须对所有临床试验进行伦理学的审查并要求研究者遵循相关的伦理学原则。目前通行的伦理学审查管理办法和伦理原则都是基于《赫尔辛基宣言》来制定的,主要法规包括:《赫尔辛基宣言》、国际医学科学组织委员会(CIOMS)的《人体生物医学研究国际伦理指南》、人用药物注册技术要求国际协调会议(ICH)的《药品临床试验管理规范》(Good Clinic Practice,GCP)和世界卫生组织的《生物医学研究审查伦理委员会操作指南》等。

我国药物临床试验的规范化管理从本世纪初开始强化,并逐渐与国际接轨,目前主要遵循的法律法规有:食品药品监督管理局颁布的《药物临床试验质量管理规范》(2003年)、《医疗器械临床试验规定》(2004年),与之相配套,药物临床试验的伦理审查遵循卫生部颁布的《涉及人的生物医学研究伦理审查办法(试行)》(2007年)和食品药品监督管理局颁布的

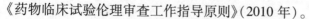

《药物临床试验伦理审查工作指导原则》(2010年)。

**（二）医学试验必须遵循的伦理学基本原则**

根据《赫尔辛基宣言》的基本精神,涉及人的医学试验必须遵循下述基本原则,同时也是临床试验医学伦理审查的重点内容:

1. 项目科学性

所有的临床试验必须目的明确、设计合理、质量可控和规范操作的,因为任何设计不科学的、无法保证试验结果可靠性的临床试验都是浪费研究者和受试者时间和精力的,也是不符合基本的伦理道德的。因而,临床试验的合理性和科学性是医学伦理审查的首要内容,伦理委员会可以直接否决任何不合理的临床试验而不必考虑其中受试者保护措施是否得当。临床试验的规范性和科学性在本章有关临床试验质量控制的内容中已有论述,同时这也是《临床科研设计》、《医学统计学》等学科和课程的主要内容,在此不再赘述。

2. 伦理合理性

对于设计科学的临床科学项目,还必须具有伦理合理性,这是医学临床试验有别于其他科学研究的突出特点。伦理合理性的关键在于受试者的保护,包括其尊严、权力、安全和福利。

受试者的尊严和权力主要是指受试者对试验的知情和自愿同意,要求受试者完全明了试验的性质、目的和可能的风险,在此基础上,在完全自愿无任何胁迫情况下同意参加试验并签字。伦理审查的重点除了对知情告知同意书的审查外,还会对受试者的来源进行考察,对有可能受到明显或隐含胁迫的群体予以特别关照。比如:求助于研究者的患者是否会因为讨好研究者以保证其治疗而参与试验;参与试验的未成年人参加临床试验是否得到其法定监护人的同意;研究者或试验相关单位的员工或学生是否会受行政性手段协迫参加试验等等。

受试者的尊严和权力还体现在对其个人隐私的严格保护,所有非与受试者直接接触的人员均应被限制获得受试者与试验相关的身份可识别隐私信息。受试者应知晓其该方面的权利,同时也应知晓为了保证临床试验的质量和受试者的权利,相关检查部门和伦理委员会委派的检查人员会得到其身份识别信息,但会严格保密。

受试者的安全和福利常常需要同时考虑、权衡,其出发点是利益最大化。受试者的安全主要是考虑因试验药物或器械是否会导致不良反应尤其是严重的不良反应,其应对措施和预案是否完备。任何与试验相关的人身损害均应在事前认真评估,还应包括因不良事件而影响试验结果的情况。而福利是指的受试者从临床试验中的直接或间接的受益,可以是更好的疾病治疗效果和更为严密的临床观察(直接受益),也可以是群体因临床试验而受益(间接受益)。受试者有权按照自己的理解,对其安全和受益进行权衡并作出是否参加或继续参加试验的决定。

临床试验中非常重视对不良事件尤其是严重不良事件的报告和管理,因为任何不良事件有可能与试验药物或器械有关,即便是非常完善的药物或器械,其临床试验中出现的不良事件可能为日后的临床应用提供重要的参考。

### 三、临床工作中的伦理学考量

流传于二千多年前的希波克拉底誓言(Hippocrates:The Oath of Medicine)是医师对患者、对社会的责任及医师行为规范的誓言,一直以来其基本精神被视作医师行为规范。誓言的中心意思是医师应根据自己的"能力和判断"采取有利于患者的措施,即医师主导治疗。中世纪以后随着西方基督教精神的浸润,逐渐趋于强调让患者知情,并就自己的医疗问题作出决定。但到了20世纪末,又有人要求回到希波克拉底传统的趋向,认为患者的自主权不是绝对的,现代医学极强的专业性和复杂性,并不是非专业的病患可以理解并做出对自己最有利的正确决定的,医疗应一切以患者的利益为转移。在实际操作中,如何掌握和权衡患者的利益,不仅需要对医学伦理学的透彻理解,还需要较高的业务水平作为支撑。故而有人说:医德最重要的方面是医师对专业技术的孜孜不倦的追求和精进。

当代临床医师应遵循的道德守则是以《国际医德守则》(伦敦宣言)为基本规范的,《齿科医学伦理的国际法则》则是牙科医师所需要遵循的行为规范。

#### (一) 医学伦理学的基本原则

1. 尊重原则

是指医务人员应尊重患者及其做出的理性决定。医务人员尊重患者的自主性绝不意味着放弃自己的责任,医师必须就诊治方案,向患者提供正确、易于理解的信息。当患者的自主选择有可能危及其生命时,医师应积极劝导患者做出最佳选择。另外,医师还应保证患者(或监护人)的自主选择不能损害他人或社会的利益。对于缺乏或丧失选择能力的患者,如婴幼儿和儿童患者、严重精神病和智力低下、神志不清昏迷等患者,其自主选择权由家属或监护人代理。

2. 不伤害原则

指在诊治过程中医师不应使患者的身心受到不必要的损伤。一般来说,凡是医疗上必需的、符合适应证的诊治手段是符合不伤害原则的。相反,如果诊治手段对患者是无益的、不必要的或者禁忌的,而使患者受到伤害,就违背了不伤害原则。

3. 有利原则

是指医务人员的诊治行为应保护患者的利益。必须符合以下条件:患者的确患有疾病;医务人员的行动与解除患者的疾苦有关;医务人员的行动可能解除患者的疾苦;患者受益不会给别人带来损害。在实际操作中,有时很难权衡一种治疗手段适用与否,此时可以从患者的利益最大化原则来考量。

4. 公正原则

医疗公正系指社会上的每一个人都具有公平合理享受卫生资源的权利。在医疗实践中,公正不仅指形式上的类似,更强调公正的内容。比如对于稀缺的医疗资源,应从社会和人群整体来考虑和衡量,也就是整体的费用效益比,而不仅仅是单纯个体的简单均衡。

#### (二) 临床医学伦理学的基本范畴

医学伦理学的基本范畴主要包括医生的权利与义务、情感与良心、审慎与保密等。

1. 权利与义务

医学伦理范畴中的权利指的是医患双方在医学道德允许的范围内可以行使的权力

和应享受的利益。它既指医务人员行使的权利、承担的义务,也包括患者应该享受的利益。

(1)权利:《中华人民共和国执业医师法》第21条规定的医师权利:①在注册的执业范围内,进行医学检查、疾病调查、医学处置、出具相应的医学证明文件、选择合理的医疗、预防、保健方案;②按照国务院卫生行政部门规定的标准,获得与本人执业活动相当的医疗设备基本条件;③从事医学研究、学术交流,参加专业学术团体;④参加专业培训,接受继续医学教育;⑤在执业活动中,人格尊严、人身安全不受侵犯;⑥获取工资报酬和津贴,享受国家规定的福利待遇;⑦对所在机构的医疗、预防、保健工作和卫生行政部门的工作提出建议,依法参与所在机构的民主管理。

医师行使权利时具有三个显著特点:①自主性:医师的诊治权不应受他人的指使和控制,而是完全自主的;②权威性:权威性是由医师职业的严肃性和医学的科学性决定的;③特殊性:为了诊治的需要,医师有权得到关于患者的现病史、既往病史、遗传史、生活方式甚至能与疾病的诊断和治疗有关的个人隐私等信息。医师有宣告患者死亡的权力,这种权利是受法律保护的。

另外,医师还享有更广泛的道德权利,其中最主要的是特殊的干涉权,即医师在特殊情况下,有限制患者自主行为的权力,以确保患者自身、他人和社会的权益。但医师的特殊干涉权不是任意行使的,只在以下范围内才有效:①对于精神病患者、自杀未遂等患者,医师可强迫其治疗或采取约束措施控制其行为;②医师有权对需要进行隔离的传染病患者进行医学隔离;③在进行试验性治疗时,虽然患者已知情同意,但在出现高度危险的情况时,医师有权中止试验;④危重病患者要求了解自己疾病的真相,但当了解后很可能不利于诊治或产生不良影响时,在家属的知情同意下,医师有权对患者适当隐瞒真相。

(2)医师的道德义务:《中华人民共和国执业医师法》第22条规定的医师的法律义务,同时也是基本的道德义务包括:①遵守法律、法规,遵守技术操作规范;②树立敬业精神,遵守职业道德,履行医师职责,尽职尽责为患者服务;③关心、爱护、尊重患者,保护患者的隐私;④努力钻研业务,更新知识,提高专业技术水平;⑤宣传卫生保健知识,对患者进行健康教育。另外,在第24、26、27、28、29等条款中还规定了医师不得拒绝急救处置(包括急救情形下的超范围执业)、对患者交代病情时避免引起对患者的精神压力、产生不利的后果、不得利用职务之便获取不当利益、遇有灾情疫情等威胁人民生命健康的紧急情况时应服从卫生行政部门的调遣和及时向有关部门上报等义务。

(3)患者权益:医务人员在临床诊疗过程中应尊重的患者的基本权益,包括:①受到医务人员防病治病、卫生保健和礼貌待遇的权利;②知情同意的权利;③对自己的隐私要求医务人员给予保密的权利;④监督防治、提出防治意见,并得到答复的权利;⑤患者有要求医疗卫生单位解释所支付防治费用的权利。

2. 情感与良心

(1)情感:医德情感是指医务人员在医疗活动中对自己和他人行为之间关系的内心体验和自然流露。其内容包括同情感、责任感和事业感。同情心是医务人员发自内心的情感,面对受疾病折磨、盼望救治的患者,会产生同情患者并愿为其解除病痛的情感,这是一个医

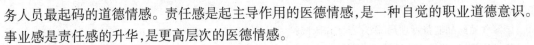

务人员最起码的道德情感。责任感是起主导作用的医德情感,是一种自觉的职业道德意识。事业感是责任感的升华,是更高层次的医德情感。

医德情感是建立在对患者健康高度负责的基础之上,同时也具有理智的性质,是建立在医学科学基础之上的,急患者之所急、痛患者之所痛,也必须在医学科学允许的范围内去满足患者及其家属的要求。医德情感中的同情感作为最基本的道德情感,是促使医务人员为患者服务的原始动力;理性成分较大的责任感可弥补同情感的不足,使医务人员的行为具有稳定性;事业感则能激励医务人员为医学事业的发展发奋图强,全心全意为人民健康服务。

(2) 良心:医务人员的良心是医德情感的深化,是在医疗活动中存在于医生意识中、发自内心深处的对患者和社会的强烈的道德责任感和自我评价能力。

良心具有能动作用。在行为前对是否符合道德要求的抉择性判断;在行为中,良心对人的行为起着监督作用;在行为后,良心对行为的后果和影响有评价作用。医德良心的作用主要表现为,医务人员对于履行了医德义务并产生了良好后果和影响的行为产生自豪感,感到满意和欣慰;反之,则会产生内疚、羞愧、自我谴责和悔恨。

3. 审慎与保密

(1) 审慎:审慎是智慧的表现,是以专业知识和技能以及和冷静、客观的分析为基础的。医疗活动的审慎是指,医师在行为之前的周密思考和实施过程中的小心谨慎。

医疗审慎的内容是指医生在医疗活动的各个环节慎言、慎行,遵循医疗规范,认真负责、一丝不苟,并不断地提高自己的业务能力和技术水平,做到精益求精。

医疗审慎有利于医疗质量的提高,防止医疗差错事故的发生,同时也有利于医务人员知识的更新和技术水平的提高,更有利于良好的职业道德的培养。

(2) 保密:医疗活动中的保密是指医务人员保守在为患者诊治疾病的医疗活动中获得的医疗秘密,它通常包括患者及其家庭隐私、独特的体征或畸形、患者不愿让别人知晓的病情以及任何患者不想让他人知道的事情。从希波克拉底誓言到日内瓦宣言到医师宣言,保守患者秘密都是对医师非常重要的道德要求,医务人员尊重患者也包括尊重患者保密的要求。随意泄露医疗秘密,可能会引起他人对患者的歧视,造成患者的痛苦,也会使患者产生对医务人员及医疗措施的不信任感。

保守医疗秘密一般包括两方面的内容:第一,为患者保密,不泄露在诊疗中知晓的患者的隐私。第二,对于某些可能给患者带来沉重精神打击的诊断和预后,可对患者适度保密。当然,如果保守患者的隐私信息可能会导致他人或社会利益明显受损,则不在此范畴内。

(李一　华成舸)

## 参 考 文 献

1. 国家食品药品监督管理局. 药物临床试验质量管理规范,2003
2. 国家食品药品监督管理局. 药品临床研究的若干规定,2000
3. 夏培元,修清玉,马金昌. 药物临床试验实施与质量管理. 北京:人民军医出版社,2009
4. 吴锐,梁茂植,梁德荣,等. 药物临床试验质量管理规范讲义. 成都:四川大学药物临床试验培训中

心,2012

5. 国家食品药品监督管理局.医疗器械临床试验规定,2004

6. 杨甫德.设计药物临床试验的主要原则.中国临床康复,2006;10(44):127-129

7. 李育民,王晓霞,郭江水.正确设计新药临床试验方案.中国药物与临床,2008;8(1):61-62

8. 文颖,赵立.浅谈GCP在药物临床试验中的作用.实用药物与临床,2006;9(2):126-127

9. 国家食品药品监督管理局.药物临床试验伦理审查工作指导原则,2010

# 第十四章　医疗保险及政策

## 第一节　概　述

### 一、医疗保险的定义

医疗保险是指被保险人在发生疾病风险时由保险人分担和补偿医疗费用的一种保障行为。医疗保险又有广义和狭义之分。

1. 广义的医疗保险也称健康保险,涵盖的保险内容不仅包括医疗费用损失的补偿,也包括对疾病带来的间接经济损失的补偿,对疾病预防、健康维护给予的经济支持等。

2. 狭义的医疗保险主要指对医疗费用的保险。

### 二、医疗保险的分类

医疗保险分为社会医疗保险和商业医疗保险两大类。其共同点是:保险标的都是人的身体或生命。其不同点是:社会医疗保险一般由政府组织筹划和经营,国家通过立法强制实施,属于劳动和社会保障范畴;商业医疗保险则由私人企业或经营性企业自主经营,是自愿性的,属于一种金融活动,以营利为目的。

### 三、医疗保险(的)作用

(1) 有利于提高劳动生产率,促进生产的发展:医疗保险是社会进步、生产发展的必然结果。反过来,医疗保险制度的建立和完善又会进一步促进社会的进步和生产的发展。一方面医疗保险解除了劳动者即参保人的后顾之忧,使其安心工作,从而可以提高劳动生产率,促进生产的发展;另一方面也保证了劳动者的身心健康,保证了劳动力正常再生产。

(2) 调节收入差别,体现社会公平:医疗保险通过征收医疗保险费和偿付医疗保险服务费用来调节收入差别,是政府一种重要的收入再分配的手段。

(3) 是维护社会安定的重要保障:医疗保险对患病的劳动者给予经济上的帮助,有助于消除因疾病带来的社会不安定因素,是调整社会关系和社会矛盾的重要社会机制。

(4) 是促进社会文明和进步的重要手段:医疗保险和社会互助共济的社会制度,通过在参保人之间分摊疾病费用风险,体现出了"一方有难,八方支持"的新型社会关系,有利于促进社会文明和进步。

(5) 是对我国推进经济体制改革特别是国有企业改革的重要保证。

## 四、医疗保险的分担方式

1. 扣除保险

定义:指被保险人在就医时先自付一笔固定的费用,其余费用全部或部分由保险机构支付。由被保险人自付的医疗费用水平,也被称为**起付线**或**起保线**。

2. 共同保险

定义:又称按比例自付,是指保险机构和被保险人按一定比例共同支付医疗费用,这一定比例又称**共付率**。

3. 限额保险

定义:是指保险机构为被保险人医疗费用补偿设立一个**最高限额(即封顶线)**,保险机构只支付限额内的医疗费用,超出限额的医疗费用由被保险人自己承担。

4. 其他

**混合保险**就是将上述扣除保险、共付保险和限额保险的内容结合起来应用的方式。

**巨额保险**也称高额保险,是将少数人的大笔医疗开支包括在保险范围之内,只支付超过一定水平之后的医疗费用。

## 五、医疗保险费用的偿付方式

1. 按服务项目付款

指患者在接受医疗服务时,按服务项目(如诊断、化验、药品、护理等)的价格计算费用,然后由医疗保险机构向患者或医疗服务提供商支付费用。目前我国大多按这一传统方式进行偿付。

2. 按人头付费

指保险机构根据医院提供服务的被保险人的人数,定期向医院支付一笔固定的费用,医院提供合同规定的一切医疗服务,不再另行收费。美国的健康维持组织(Health Maintenance Organizations,简称HMO)和英国持有基金的全科医师(General Practioner,简称GP)采取的就是这种偿付模式。

3. 总额预算制

是由保险机构根据与医院协商确定的年度预算总额进行支付。在总额预算制下,医院预算额度一旦确定,医院的收入就不能随服务量的增长而增长,一旦出现亏损,保险机构不再追加支付,亏损部分由医院自己承担。预算总额一般一年协商调整一次。

4. 按病种付费

根据国际疾病分类法将住院患者的疾病按诊断分为若干组,每组又根据疾病的轻重程度及有无合并症、并发症分为若干组,分别对每一组作出不同级别定价,按这种价格向医院一次性支付。在DRGs下,医疗保险支付给每个住院患者的费用只与诊断的病种有关,而与服务量和每个患者的实际费用无关。

5. 按定额付费

也称按服务单元付费,只按预先规定的住院床日费用标准支付住院患者每日的费用,或按预先规定的每次费用标准支付门诊患者费用。

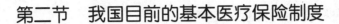

## 第二节 我国目前的基本医疗保险制度

### 一、城镇职工基本医疗保险制度

1998年我国开始建立城镇职工基本医疗保险制度。城镇职工基本医疗保险是为补偿劳动者即参保人因疾病风险遭受经济损失而建立的一项社会保险制度。通过用人单位和个人缴费,建立医疗保险基金,参保人员患病就诊产生医疗费用后,医疗保险经办机构给予一定的经济补偿,以避免或减轻劳动者(参保人)因患病、治疗等所承受的经济风险。

1. 覆盖范围

城镇所有用人单位,包括企业(国有企业、集体企业、外商投资企业、私营企业等)、机关、事业单位、社会团体、民办非企业单位及其职工,都要参加基本医疗保险。无雇工的个体工商户、未在用人单位参加职工基本医疗保险的非全日制从业人员以及其他灵活就业人员可以参加职工基本医疗保险,由个人按照国家规定缴纳基本医疗保险费。

2. 基本医疗保险费的来源

基本医疗保险费由用人单位和职工共同缴纳。用人单位缴费率应控制在职工工资总额的6%左右,职工缴费率一般为本人工资收入的2%。随着经济发展,用人单位和职工缴费率可作相应调整。

3. 基本医疗保险费的使用

基本医疗保险基金由统筹基金和个人账户构成。职工个人缴纳的基本医疗保险费,全部计入个人账户。用人单位缴纳的基本医疗保险费分为两部分,一部分用于建立统筹基金,一部分划入个人账户。划入个人帐户的比例一般为用人单位缴费的30%左右,具体比例由统筹地区根据个人账户的支付范围和职工年龄等因素确定。

### 二、城镇居民基本医疗保险制度

我国从2007年起开展城镇居民基本医疗保险试点。城镇居民基本医疗保险采取以政府为主导,以居民个人(家庭)缴费为主,政府适度补助为辅的筹资方式,按照缴费标准和待遇水平相一致的原则,为城镇居民提供医疗需求的医疗保险制度。

1. 覆盖范围

不属于城镇职工基本医疗保险制度覆盖范围的中小学阶段的学生(包括职业高中、中专、技校学生)、少年儿童和其他非从业城镇居民都可自愿参加。2009年全面推开城镇居民医疗保险支付,将在校大学生全部纳入城镇居民医疗保险范围。

2. 基本医疗保险费的来源

非从业城镇成年居民、学生、儿童每人每年按当时的筹资标准先缴纳个人医疗保险费,其余由政府补助。重度残疾、享受低保待遇和特殊困难家庭的学生儿童,个人不缴费,医疗保险费全部由政府补助。

3. 保险待遇

城镇居民基本医疗保险基金主要用于支付参保居民的住院和门诊大病、门诊抢救医疗费,支付范围和标准按照城镇居民基本医疗保险药品目录,诊疗项目和医疗服务设施范围和标准执行。

### 三、新型农村合作医疗保险制度

简称"新农合",是指由政府组织、引导、支持,农民自愿参加,个人、集体和政府多方筹资,以大病统筹为主的农民医疗互助共济制度。采取个人缴费、集体扶持和政府资助的方式筹集资金。

1. 覆盖范围

凡户籍在当地的农村居民均可参加(没有年龄限制)。另外,已参加城镇职工基本医疗保险和学生平安保险的人员不必再参加新型农村合作医疗。

2. 合作医疗保险费的来源

农民个人每年按照缴费标准进行缴费,各级政府财政再对进行补助。具体缴费标准由省级人民政府制订。

3. 基本医疗保险费的使用

(1)关于新农合的报销制度,全国没有统一的规定,各地根据自己的实际情况有不同的规定。

(2)以大病统筹为主,把70%的合作医疗资金用在大病、重病的报销上,报销封顶线大多在1万~2万元。

### 四、补充医疗保险

1. 补充医疗保险是在基本医疗保险以外建立,并对基本医疗保险起有力补充作用的医疗保险制度,是整个医疗保障体系的重要组成部分。

补充医疗保险有广义和狭义之分:

(1)广义:是指基本医疗保险以外的所有医疗保险形式。包括企业补充医疗保险、商业医疗保险、社会互助和社区医疗保险等多种形式。

(2)狭义:是指对现有基本医疗保险制度下支付水平的补充。

2. 补充医疗保险作用

(1)是基本医疗保险的重要补充。

(2)可以减轻个人医疗负担。

(3)可以满足不同层次的医疗保障需求。

## 第三节 医保费用的支付及报销政策

### 一、医保费用的支付

医保费用的支付是根据国家的医保政策规定而定的,即凡是纳入医保报销的各类医疗服务项目的费用,都可以按政策规定用医保基金进行支付。其中把医疗收费项目分为:

**(一)可以全部报销的费用**

基本的医疗服务费用项目、医疗检查项目、治疗项目和甲类药品等。比如:普通床位费、护理费等。

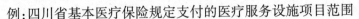

例：四川省基本医疗保险规定支付的医疗服务设施项目范围

1. 支付范围

（1）普通病房床位

（2）门（急）诊留观床位

（3）隔离病房床位

（4）危重抢救病房床位（CCU、ICU）

2. 支付标准

（1）普通病房床位按物价政策规定的 3 人及以上普通病房位价格支付。专科和等级医院可按价格政策规定的上浮比例支付。

（2）门（急）诊留观床位按物价政策规定的价格支付。但最高价格还不超过普通病房床位费的支付标准。

（3）需要隔离和危重抢救病房床位费的支付标准适当放宽，并由各统筹地区根据实际确定。

**（二）部分报销费用**

单项收费较高的医疗服务费用项目、医疗检查项目、治疗项目和乙类药品等。

例：四川省基本医疗保险支付部分费用的诊疗项目

1. 诊疗设备及医用材料类

（1）应用 γ-刀、χ—刀、X—射线计算机体层摄影装置（CT）、心脏及血管造影 X 线机（含数字减影设备）、核磁共振成像装置（MRI）、单光子发射电子计算机扫描装置（SPECT）、彩色多普勒仪、医疗直线加速器等大型医疗仪器进行检查治疗项目。

（2）体外震波碎石与高压氧治疗项目。

（3）各种临床监测（术中、术后监测除外）。

（4）省物价部门规定的可单独收费的一次性医用材料。

2. 治疗项目类

（1）血液透析、腹膜透析治疗项目。

（2）进行肾脏、心脏瓣膜、角膜、皮肤、血管、骨、骨髓移植手术项目。

（3）心脏起搏器、人工瓣膜、人工关节、人工晶体、各种支架、各种吻合器、各种导管、埋植式给药装置等体内置换的人工器官、体内置放材料及安装或放置手术项目。

（4）心脏搭桥、心导管球囊扩张、心脏射频消融等手术项目。

（5）冠状动脉造影、腹腔镜与胸腔镜手术、心脏激光打孔术、肿瘤生物治疗中的 T 淋巴细胞回输法、前列腺电切术、肿瘤热疗法等诊疗项目。

（6）各种微波、频谱、远红外线、光量子（液疗）等辅助治疗项目。

**（三）自费费用**

自费费用是医保基金不予支付费用，而这些费用由患者个人负担。按照社保法规定，下列医疗费用不纳入基本医疗保险基金支付范围：

（1）应当从工伤保险基金中支付的；

（2）应当由第三方负担的；

（3）应当由公共卫生负担的；

（4）在境外就医的。

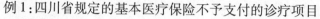

例1:四川省规定的基本医疗保险不予支付的诊疗项目

1. 服务项目类

(1) 挂号费、会诊费、出诊费、门诊诊疗费、远程诊疗费、导医服务费等。

(2) 检查治疗加急费、点名(预约)医疗服务费、查房费、自请特别护士费、上门服务费、出院随访费、母子系统全程服务等特需医疗服务费。

(3) 病历工本费、微机查询与管理费、各种账单工本费等。

2. 非病症治疗项目类

(1) 各种美容如雀斑、粉刺、黑斑、疣、痤疮、祛斑、色素沉着与脱发(含斑秃)、白发、脱痣、穿耳、鞍鼻、隆胸、单眼皮改双眼皮、按摩美容等项目。

(2) 各种整容、矫形(脊髓灰质炎后遗症除外)和生理缺陷治疗如割狐臭、补兔唇、正口吃、矫斜眼、切多指(趾)、包皮环切、"○"形腿、"X"形腿、屈光不正、视力矫正等手术项目。

(3) 糖尿病决策支持系统、睡眠呼吸监测系统、微量元素检测、骨密度测定、人体信息诊断、电脑选择最佳妊娠期、胎儿性别与胎儿发育检查等诊疗项目。

(4) 各种减肥、增胖、增高、健美、戒烟的诊疗项目。

(5) 各种健康体检。

(6) 各种预防保健性的诊疗项目。

(7) 各种医疗咨询(包括心理咨询、健康咨询、饮食咨询、疾病咨询)。

(8) 各种预测(包括中风预测、健康预测、疾病预测)、各种鉴定(司法鉴定、工伤鉴定、医疗鉴定、亲子鉴定)、健康指导等项目。

3. 治疗设备及医用材料类

(1) 细胞刀、正电子发射段层装置 PET、电子束 CT、眼科准分子激光治疗仪等大型医疗设备进行的检查治疗项目。

(2) 眼镜、义眼、义齿、义肢、助听器、健康器、皮(钢)背心、钢围腰、钢头颈、胃托、肾托、阴囊托、子宫托、拐杖、轮椅、畸形鞋垫、药枕、药垫、热敷袋、压脉带、输液网、提睾带、疝气带、护膝带、人工肛袋等器具。

(3) 各种家用检查检测仪(器)、治疗仪(器)、理疗仪(器)、按摩器和磁疗用品等治疗器械。

(4) 采用不符合国家或省有关医疗仪器、设备和医用材料管理监督规定的医疗仪器、设备和医用材料进行的诊疗项目。

(5) 省物价部门规定不可单独收费的一次性医用材料。

4. 治疗项目类

(1) 各类器官或组织移植的器官源或组织源及获取器官源、组织源的相关手术等。

(2) 除肾脏、心脏瓣膜瓣、角膜、皮肤、血管、骨、骨髓移植外的其他器官或组织移植。

(3) 前列腺增生微波(射频)治疗、氦氖激光血管内照射(血疗)、麻醉手术后镇痛新技术(止痛床)、内镜逆行阑尾造影术等诊疗项目。

(4) 镶牙、种植牙、洁牙、牙列不整矫治、黄黑牙、牙缺损、色斑牙、烤瓷牙等诊疗项目。

(5) 气功疗法、音乐疗法、催眠疗法、磁疗法、水吧疗法、氧吧疗法、体位疗法、心理治疗与暗示疗法(精神病人除外)食疗法、营养疗法等辅助治疗项目。

(6) 各种不育(孕)症、性功能障碍和超计划生育的诊疗项目。

（7）各种科研、教学、临床验证性的诊疗项目。

5. 其他

（1）因打架、斗殴、酗酒、自伤、自残、自杀、戒毒、性传播疾病和交通事故、医疗事故以及其他责任事故引发的诊疗项目。

（2）出国和赴港、澳、台地区开会、进修、讲学、考察、洽谈、探亲、旅行期间在境外发生的诊疗项目。

（3）住院患者应当出院拒不出院者，经医疗技术鉴定小组鉴定，确认住院治疗终结成立，从鉴定确定的第二天起所发生的诊疗项目及一切费用；挂名住院和不符合入院标准的参保患者所发生的诊疗项目及其一切费用。

（4）健康疗养和未经批准的康复疗养发生的医疗费。

（5）未纳入物价政策管理的诊疗项目。

（6）省劳动保障部门规定的其他基本医疗保险不予支付费用的诊疗项目。

例2：四川省基本医疗保险不予支付费用的医疗服务设施项目范围

1. 就（转）诊交通费、急救车费等。

2. 空调费、取暖费、电视费、电话费、电炉费、电冰箱费、婴儿保温箱费、食品保温箱费和损坏公物赔偿以及水、电、气等费。

3. 陪护费、陪床费、护工费、洗理费、洗澡费、药浴费、消毒费、理发费、洗涤费等。

4. 门诊煎熬药费、中药加工费。

5. 文娱活动费、报刊杂志费、健身活动费。

6. 膳食费。

7. 鲜花与插花费。

8. 卫生餐具、脸盆、口杯、卫生纸、床单、枕套、扫床巾、尿布等一次性物品的费用。

## 二、医保费用的报销

医保费用的报销主要是指住院费用的报销，是用基本医疗统筹基金来支付。是按医保患者住院期间发生的治疗项目、医疗服务项目、检查项目的费用，以及药品和材料费用，按照医保政策，在除去自费费用后，再按比例进行支付。下面就以成都市为例，来看医保是如何报销的。

### （一）医疗保险管理部门

在成都市有两个医疗保险管理部门，即四川省医疗保险管理局和成都市医保局，它们的医疗保险报销政策基本相同，略有差别。

（1）四川省医疗保险管理局的参保人员，主要是在成都市范围的省级机关、事业单位以及中央在成都市的机关事业单位的在职职工和退休人员。

（2）成都市医保局的参保人员主要是成都市的机关、事业单位、企业职工和退休人员，以及城乡居民、在校学生等。

### （二）报销政策

1. 四川省医疗保险管理局

（1）在一次性住院医疗费中。首先个人要支付自费费用、起付线费用、20%的乙类药品费用和部分诊疗项目的费用后，剩余的费用属于医保政策可以报销费用，再按比例报销；

（2）起付线标准

| 医院级别 | 一级 | 二级 | 三级 | 社区卫生服务中心 | 省外医院 |
|---|---|---|---|---|---|
| 起付线 | 200 元 | 400 元 | 800 元 | 160 元 | 970 元 |

（3）报销比例

［（75+年龄×0.2）+年龄系数］%。

（4）年龄系数规定

| 年龄（岁） | 50～59 | 60～69 | 70～79 | 80～89 | 同理递增，报销比例 |
|---|---|---|---|---|---|
| 增加 | 2% | 4% | 6% | 8% | 不超过100% |

（5）住院报销公式（以三级医院为例）：

医保支付金额=（一次性住院医疗费总额−个人首先支付金额）×［（75+年龄×0.2）%+年龄系数］。

例1：四川省医保患者

从《医保医疗费用结算表》（图14-1）中可以看出该患者：

**四川省省级单位职工医疗保险住院医疗费用支付结算表**

住院医院名称：川医口腔医院　　　　　　　　　　　　　　　　　　医院级别：三级

医院编码：091012　　　　　　　　　　　　　　　　　　　　　　住院科室：外科

| 姓名 | 张×× | 性别 | 男 | 年龄 | 56 | 身份证号码 | 5101025301230XX | 个人医保编号 | 900123××× |
|---|---|---|---|---|---|---|---|---|---|
| 病员单位 | | | | | | 单位编码 | | 上年度月均工资 | 4196.42 |
| 病员享受项目 | | 基本医疗 | | 住院补充 | | 公务员补助一类 | | 职务级别 | |
| 统筹支付比例 | | 0.8820 | 本次起付线 | 700.00 | | 当年统筹基金已累计支付 | | | 529.94 |
| 当年住院补充保险已累计支付 | | 127.17 | 历次符合规定住院费用 | | 0.00 | 当年个人累计自负费用 | | | 0.00 |
| 入院时间 | 2013/8/26 | 出院时间 | 2013/9/7 | 住院天数 | | 12 | 入院诊断 | | 腮腺多形性腺瘤 |
| 出院诊断 | | 腮腺多形性腺瘤 | | | | 出院诊断 ICD 码 | | | |
| 本次住院费用总额 | 12019.70 | 其中自费费用 | | | 4796.40 | 乙类药品费用 | | | 728.20 |
| | | 医疗照顾费用基数 | | | 0.00 | 部分支付诊疗项目费用 | | | 4364.20 |
| 统筹基金支付（元） | 4855.25 | 住院补充医疗保险支付（元） | | | 1501.25 | 其中：统筹封顶线内支付 | | | 1501.25 |
| | | | | | | 其中：统筹封顶线上支付 | | | 0.00 |
| 公务员医疗补助一类支付（元） | 0.00 | 公务员医疗补助二类支付（元） | | | 0.00 | 其中：自付超2.5月工资的公务员补助 | | | 0.00 |
| | | | | | | 20万元封顶线以上的公务员补助 | | | 0.00 |
| | | | | | | <6000元自付超过30%的公务员补助 | | | 0.00 |
| 合计支付 | 6356.50 | 个人现金支付（含自费及自负） | | | 5663.20 | 其中：符合规定住院费用中个人自付 | | | 866.80 |
| 参保病人签字： 张×× | 医保签字盖章： | | 医保中心审核签字盖章： | | | | 保险公司签字盖章： | | |

本表一式四份，病人、医保中心、保险公司、医院各一份。　　　经办人：刘XX　　　　日期：2013 年 9 月 7 日

**图 14-1　医保医疗费用结算表**

1）56岁。年龄系数:2%;

2）住院总费用是:12019.70元;

3）个人支付金额:

①自费费用:4796.4元;

②乙类药品费用:728.20元;

③部分支付诊疗费用:4364.20元;

④起付线:700元(按照省医保政策规定三甲医院起付线为800元。在一个自然年度内住院两次及两次以上的,起付标准逐次降低100元,但最低不能低于160元。该患者700元的起付线,说明已是第二次住院)。

故个人支付金额为:

自费费用+乙类药品费用×20%+部分支付诊疗费用×20%+起付线;

即:4796.4+728.20×20%+4364.20×20%+700=6514.88元;

4）报销比例为:(75+56×0.2+2)%=88.2%。

5）根据住院报销公式:

医保支付金额=(一次性住院医疗费总额-个人首先支付金额)×[(75+年龄×0.2)+年龄系数]%。

故该患者医保报销为:

医保支付金额=(12019.70-6514.88)×88.2%=4855.25(元)

个人支付=12019.70-4855.25=7164.45(元)

2. 成都市医保局分为城镇职工和城乡居民两部分

（1）城镇职工医保费用报销

①在一次性住院医疗费中。首先个人要支付自费费用、起付线费用、10%的乙类药品费用和部分诊疗项目的费用后,剩余的费用属于医保政策可以报销费用,再按比例报销;

②起付线标准

| 医院级别 | 一级 | 二级 | 三级 | 社区卫生服务中心 | 省外医院 |
|---|---|---|---|---|---|
| 起付线 | 200元 | 400元 | 800元 | 160元 | 970元 |

③报销比例

(85+年龄系数)%。

④年龄系数规定

| 年龄(岁) | 50~59 | 60~69 | 70~79 | 80~89 | 同理递增,报销比例 |
|---|---|---|---|---|---|
| 增加 | 2% | 4% | 6% | 8% | 不超过100% |

⑤住院报销公式(以三级医院为例):

医保支付金额=(一次性住院医疗费总额-个人首先支付金额)×(85+年龄系数)%。

例2:成都市职工医保患者(图14-2)

## 成都市基本医疗保险医疗费用统筹基金支付结算表

支付类别：普通住院　　　　　　　　　　　　　　　　　　　　清算申请类别：住　　院

就诊编号：0000090700660667099XX　　　　　　　　　　　　结算编号：000009072925204XX

| 医院名称 | 四川大学华西口腔医院 | | | 医院编码 | 091012 | | 医院级别 | 三级医院 |
|---|---|---|---|---|---|---|---|---|
| 病员姓名 | 陈某某 | 性别 | 男 | 身份证号码 | 5101021950082370×× | | 年龄 | 58 |
| 病员单位 | 中铁二局集团××公司 | | 单位编码 | | 0064×× | 社保编码 | 0106799×× | |
| 入院时间 | 2009/7/1 | 出院时间 | 2009/7/26 | 住院天数 | 27 | 住院号 | 604×× | |
| 住院医疗费用总额 | 18573.70 | | 病员联系电话 | | 189845932×× | 病员或家签字确认属是否结清费用 | 李×× | |
| 出院诊断 | 口底恶性肿瘤 | | | | | | | |

个人自付金额

| 项　目 | 金额 | 自付比例 | 自付金额 |
|---|---|---|---|
| 乙类药品费用 | 2786.15 | 10% | |
| 自费药品（或范围外药品）费用 | 1030.75 | 100% | |
| 诊疗部分支付项目费用 | 3440 | 10% | |
| 诊疗部分支付项目费用 | 200 | 20% | |
| 血费全自费 | 0 | 100% | |
| 标准外床位费 | 480 | 100% | |
| 基本医疗之外的费用 | 3295.52 | 100% | |
| 起付标准 | 600 | 100% | |
| 合计 | | | 6068.92 |

| 基本医疗统筹支付金额 | 【住院费用总额（18573.70）－个人自付金额（6068.92）】×报销比例（87.00%）－本年度超支付线金额（0）=10879.16元 |
|---|---|
| 个人自付（含个人账户支付） | 住院费用总额（18573.70）－基本医疗统筹支付（10879.16）=7694.54元 |

结算时间：2009-7-29

**图 14-2　成都市职工医保患者医保医疗费用结算表**

从《医保医疗费用结算表》（见图 14-2）中可以看出该患者：

1）58 岁。年龄系数：2%

2）住院总费用是：18573.70 元

3）个人支付金额

①自费费用：3295.52 元

②自费药品费用：1030.75 元

③乙类药品费用：2786.15 元

④部分支付诊疗费用：200 元×20% 和 3440×10% 元

⑤起付线：600 元（按照成都市医保政策规定三甲医院起付线为 800 元。在一个自然年度内住院两次及两次以上的，起付标准逐次降低 100 元，但最低不能低于 160 元。该患者 600 元的起付线，说明已是第三次住院）。

故个人支付金额为：

自费费用+自费药品费用+乙类药品费用×20% +部分支付诊疗费用×20% +部分支付诊疗费用×10% +起付线

即：3295.52+1030.75+2786.15×10% +200×20% +3440×10% +600 = 6068.92 元

4）报销比例为：（85+2）% =87% 。

5）根据住院报销公式：

医保支付金额=（一次性住院医疗费总额－个人首先支付金额）×（85+年龄系数）% 。

故该患者医保报销为：

医保支付金额=（18573.70−6068.92）×87%=10879.16（元）；

个人支付=18573.70−10879.16=7694.54（元）

（2）城乡居民医保费用报销

①在一次性住院医疗费中。首先个人要支付自费费用、起付线费用、20%的乙类药品费用和部分诊疗项目的费用后，剩余的费用属于医保政策可以报销费用，再按比例报销；

②起付线标准

| 医院级别 | 一级 | 二级 | 三级 | 社区卫生服务中心 | 乡镇卫生院 |
|---|---|---|---|---|---|
| 起付线 | 100元 | 200元 | 500元 | 100元 | 100元 |

③报销比例

| | 医院级别 | 一级 | 二级 | 三级 | 社区卫生服务中心 | 乡镇卫生院 |
|---|---|---|---|---|---|---|
| 报销比例 | 二档 | 85% | 75% | 50% | 92% | 92% |
| | 三档 | 87% | 82% | 65% | 92% | 92% |
| | 学生儿童 | 85% | 75% | 50% | 92% | 92% |
| | 大学生 | 85% | 75% | 50% | 92% | 92% |

④住院报销公式（以三级医院为例）：

医保支付金额=（一次性住院医疗费总额−个人首先支付金额）×报销比例。

例3：成都市城乡居民（图14-3）

从《医保医疗费用结算表》（见图14-3）中可以看出该患者：

1）住院总费用是：20700.47元；

2）个人支付金额：12479.12元；其中：

①自费费用：10240.18元；

②自费药品费用：532.40元；

③乙类药品费用：391.69元；

④部分支付诊疗费用：5641.00元；

⑤起付线：500元

3）故个人支付金额为：

自费费用+自费药品费用+乙类药品费用×20%+部分支付诊疗费用×20%+起付线；

即：10240.18+532.40+391.69×20%+5641.00×20%+500=12479.12元；

4）报销比例为：65%。

5）根据住院报销公式：

医保支付金额=（一次性住院医疗费总额−个人首先支付金额）×报销比例

故该患者医保报销为：

医保支付金额=（20700.47−12479.12）×65%=5343.88（元）；

## 成都市基本医疗保险医疗费用统筹基金支付结算表

支付类别：城居普通住院
就诊编号：001914031923427××

清算申请类别：城乡居民住院
结算编号：001914033198526××

| 医院名称 | 四川大学华西口腔医院 | | 医院编码 | | 091012 | 医院级别 | 三级医院 |
|---|---|---|---|---|---|---|---|
| 病员姓名 | 刘某某 | 性别 男 | 身份证号码 | | 51010×1952020×××× | 年龄 | 62 |
| 病员单位 | 崇州市-江源镇-何桥村-1组 | 单位编码 | | 510184203007×× | 社保编码 | 0106799×× | |
| 入院时间 | 2014/3/19 | 出院时间 | 2014/3/31 | 住院天数 | 12 | 住院号 | 031909383519226 |
| 住院医疗费用总额 | 20700.47 | | 病员联系电话 | | 189845932×× | 病员或家签字确认属是否结清费用 | 刘×× |
| 出院诊断 | | | | 面骨良性肿瘤 | | | |

| 项　目 | 个人自付金额 | | | |
|---|---|---|---|---|
| | 金额 | 自付比例 | 自付金额 | |
| 乙类药品费用 | 391.69 | 20% | 78.34 | |
| 自费药品（或范围外药品）费用 | 532.40 | 100% | 532.40 | |
| 诊疗部分支付项目费用 | 5641.00 | 20% | 1128.20 | |
| 血费全自费 | 0 | 100% | 0 | |
| 标准外床位费 | 190 | 100% | 190 | |
| 基本医疗之外的费用 | 10050.18 | 100% | 10050.18 | |
| 起付标准 | 500 | 100% | 500 | |
| 合计 | | | | 12479.12 |
| 基本医疗统筹支付金额 | 【住院费用总额（20700.47）-个人自付金额（12479.12）】×报销比例（65.00%）-本年度超支付线金额（0）=5343.88元 | | | |
| 个人自付 | 一次性住院费用总额-统筹支付金额-大病医疗互助补充保险支付金额-个人账户支付额=15356.59元 | | | |

结算时间：2014-3-31

**图14-3　成都市城乡居民医保医疗费用结算表**

个人支付 = 20700.47 - 5343.88 = 15356.59（元）

# 第四节　医保定点医疗机构及其服务管理

## 一、医保定点医疗机构

医保定点医疗机构是由医疗机构向医保统筹地区的人社部门提出申请，并提供合法有效的相关资质和材料。经人社部门审核合格，批准同意后，并与统筹地区的医保经办机构签订《医保服务协议》，挂牌成为医保定点医疗机构。图14-4即是劳动部门颁发的"医保定点医疗机构"的标牌。

## 二、建立管理部门

医院成为医保定点医疗机构后，为了方便医保工作的开展要建立相应的管理部门，即医保办公室或医保科，以便开展医院的医保服务工作。一般医保办公室或医保科设置在医务部或财务部。也有大型医院的医保办公室或医保科直属于医院管理的。

## 三、确定专职人员

医院对医保办公室配置专职人员，以确保对医保政策的熟练掌握和医院医保管理工作

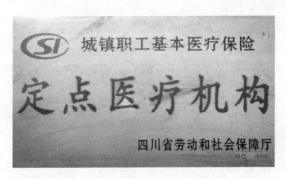

**图14-4 医保定点医疗机构标牌**

的熟悉。一般配置熟悉医院临床工作和财务工作的人员。人员数量根据医院医保工作的情况而定。

### 四、制订规章制度

医院为了确保医保工作的开展,要制订规章制度。一般从医院层面制订一个医保工作规章制度,使医院的医护人员和管理人员按照规章制度规定,严格执行国家的医保政策。部门科室也可以根据情况制订医保工作的规定及职责。

### 五、确立医保患者就诊流程

为了方便医保患者就诊,医院都会为医保患者提供明确的就诊流程。一般分为门诊和住院。

1. 门诊

医保患者到医保定点医院门诊看病,首先办理医院的就诊卡,把患者的姓名、年龄、性别以及联系方式等相关信息录入就诊卡内,然后到挂号室刷就诊卡挂号。挂号后到诊室就诊,医师刷就诊卡进入医院管理系统,将患者的病情通过该系统书写病历,或开检查单、药品等。患者持就诊卡和医保卡到门诊收费窗口刷就诊卡和医保卡进行缴费。交费后需要做检查的到相关科室进行检查;需要取药品的到药房取药。图14-5 即为"医疗保险卡",简称"医保卡"。

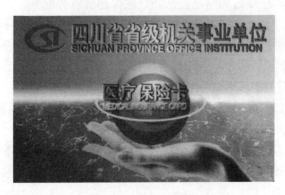

**图14-5 医保卡示例**

2. 住院

（1）办理入院手续。医保患者持《入院证》、就诊卡和医保卡到入院处办理入院手续。办理人员要核实入院医保患者的有关证件，即核实医保患者身份的真实性。

（2）入住病房。患者到病房入住时，医护人员要再次核实患者医保的有关证件和医保身份。

（3）出院结账。治疗结束后，医保患者持《出院病情证明书》、就诊卡和医保卡到出院处按医保政策进行结账。

## 六、提供医保政策咨询和公开医保信息

医院在咨询台和医保部门要为医保患者提供就诊和医保政策咨询，设立医保宣传栏和公开收费项目，以及医保报销项目和比例。并在显著位置为医保患者提供查询机，让医保患者能及时了解就医缴费情况。

## 七、医师如何接待医保患者

随着国家医改政策稳步推进，参加医保人越来越多，目前几乎达到全民覆盖。所以，我们医师接待的患者，他也许就是医疗保险的参加者。他不但关心医师如何给他治病，同时也关心医师为他治病的医疗费用能不能在医保范围报销。因此，医师开出的每一项医疗费用都关系患者的切身利益。因此医师在接待医保患者时需注意：

1. 确定患者的医保身份

医师在接待患者后，如果患者没有告诉他是参保人员，医师可以主动问患者是否参保？参加的是什么医保？确定患者的医保身份后，医师在不影响治病的情况下，应按医保政策的规定来考虑用药、检查以及治疗项目等。使医保患者能享受到医保政策的待遇。

2. 确认患者病种是否是医保范围

按照医保政策有些病种是不纳入医保报销范围的，比如美容整形方面等。还有打架打伤或交通事故骨折的，都不纳入医疗保险报销范围的。

3. 尽可能使用医保能够报销的项目和药品

享受医保政策是医保患者的权利，医保定点医院履行《医保服务协议》是责任所在。医保定点医院的医师就是医保政策的具体执行者。因此，医师应根据患者的病情尽可能地使用医保报销范围内的治疗项目和药品。从而让医保患者看得起病。

4. 告知患者医保不能报销的自费项目和药品（图14-6）

如果却因病情需要用自费的治疗项目、检查项目、医用材料和药品等一定要书面告知患者或家属，在他们同意签字后方可使用自费项目等。

5. 与医院医保部门保持联系

医师应当与医保部门保持联系，遇到医保方面的问题可以得到医保部门的帮助。

6. 应当注意的问题

（1）医保患者的基本信息要填正确。包括患者的姓名、性别、年龄、家庭住址等。

（2）治疗信息要准确。包括入院和出院的时间、入院和出院的病情诊断、手术名称、出院带药以及标明癌症的中晚期等。

（3）履行签字。医师在《出院病情证明书》上要及时签上自己的名字。

医保病人使用自费项目知情同意书

_____病员(性别:____年龄:_____、_____病房、_____床、病历号_____),

你因_____病情需要使用以下自费项目:

| 项数 | 时间 | 项目种类 | 项目名称 | 单价 | 数量 | 小计 | 病人或家属签字 |
|------|------|----------|----------|------|------|------|----------------|
|      |      |          |          |      |      |      |                |
|      |      |          |          |      |      |      |                |
|      |      |          |          |      |      |      |                |
|      |      |          |          |      |      |      |                |
|      |      |          |          |      |      |      |                |
|      |      |          |          |      |      |      |                |
|      |      |          |          |      |      |      |                |
| 合计 |      |          |          |      |      |      |                |

注:医师已向我们讲明了项目种类名称、目的等,已明确此项目需全自费支付,同意使用。

图 14-6 使用自费项目知情同意书

以上情况不符合规定的医保局是不会纳入医保报销的。

# 第五节 医保的法律责任

2011 年 7 月 1 日起施行的《中华人民共和国社会保险法》第十一章法律责任中的有关条款如下:

第八十七条 社会保险经办机构以及医疗机构、药品经营单位等社会保险服务机构以欺诈、伪造证明材料或者其他手段骗取社会保险基金支出的,由社会保险行政部门责令退回骗取的社会保险金,处骗取金额二倍以上五倍以下的罚款;属于社会保险服务机构的,解除服务协议;直接负责的主管人员和其他直接责任人员有执业资格的,依法吊销其执业资格。

第八十八条 以欺诈、伪造证明材料或者其他手段骗取社会保险待遇的,由社会保险行政部门责令退回骗取的社会保险金,处骗取金额二倍以上五倍以下的罚款。

因此一定要依法行医,按医保政策办事。在行医的过程中,应注意以下几点:

(1) 首先确定医保患者的身份,核查患者的证件材料,确保人证合一,防止冒名顶替;

(2) 不能将医保政策不允许报销的治疗项目、药品、材料等通过调换等方式纳入医保报销;

(3) 不能将没有发生治疗项目、药品、材料等通过虚设等方式纳入医保报销。

(王跃年)

# 参 考 文 献

1. 周绿林,李绍华. 医疗保险学. 北京:科学出版社,2006
2. 国务院关于建立城镇职工基本医疗保险制度的决定[EB/OL]. 中国政府门户网站. 2008-08-04

3. 姚岚,陈迎春.部分城市城镇职工基本医疗保险政策比较分析.中华医院管理杂志,2002,18(01):34-36

4. 王波.四川农村基本医疗保障制度现状分析与对策思考.软科学,2005,19(3):94-96

5. 张岚,付亮,郭文博.四川省医疗保险费用支付方式现状分析.中国卫生事业管理,2011,(9):667-669

6. 韩福君主编.成都市职工医疗保险使用大全.四川人民出版社,2001

7. 四川省医疗保险管理局.四川省本级医疗保险办事指南.2012

# 第十五章　消防安全及危险品管理

## 第一节　消防管理工作概述

### 一、消防管理工作的基本概念

消防管理就是指对各种消防事务的管理。消防管理的具体含义通常是指依照消防法规及规章制度,遵循火灾发展的规律及国民经济发展的规律,运用科学的方法和原理,通过各种消防管理职能,合理有效地利用各种管理资源,为实现消防安全目标进行的各种活动的总和。

我国的消防管理工作主要包括了国家机关对全社会的消防行政管理工作和社会各单位内部的消防安全管理工作两大方面。

消防行政管理工作一般包括:

1. 国家权力机关的消防行政立法工作。

2. 国家行政机关的消防行政立法和宏观的消防行政规则决策管理工作。

3. 公安消防机构对全社会的消防监督管理工作。

消防安全管理是指社会上一切组织及个人遵守消防法规,各负责对本单位内部消防安全工作进行管理,在内部行政管理中都应该将消防安全管理纳入其中。

### 二、消防工作的方针

我国的消防工作方针是"预防为主、防消结合"。它准确和科学的表达了"防"和"消"的关系,正确地体现了消防工作的客观规律。

"预防为主"就是把预防火灾放在首位,动员和依靠人民群众,严格执行消防法律法规,贯彻落实各项消防措施,消除隐患,防止火灾的发生。

"防消结合"就是预防与扑救必须有机结合起来。在做好防火工作的同时,也要做好各项灭火工作的预案准备工作,在一旦发生火灾时,能够迅速予以有效的扑救,最大限度地减少人员和财产损失。

### 三、消防管理的基本原则

消防管理的基本原则是指从事消防管理活动就要遵循的指导性方针或准则。《消防法》确立的消防工作的原则是:政府统一领导、部门依法监管、单位全面负责、公民积极参与。这一原则具体有以下几点:

1. 政府统一领导原则

消防安全管理工作是政府社会管理和公共服务的主要内容,是社会稳定发展的重要保障。《消防法》第三条:"国务院领导全国的消防工作。地方各级人民政府负责本行政区域内的消防工作。各级人民政府应当将消防工作纳入国民经济和社会发展计划,保障消防工作与经济社会发展相适应。"

2. 部门依法监管原则

部门依法监管是指在政府的统一领导下,不仅仅是公安消防部门有监管职责,各级公安、安全生产监督管理局、教育等政府部门的其他有关部门都有监管职责。公安消防部门是专门的消防工作监督管理部门,政府其他部门是在各自的范围内有监管责任。依法履行相应的消防安全监管职责,对消防工作齐抓共管,这是消防工作的社会化属性。

3. 单位全面负责原则

单位是社会的基本单元,也是社会消防安全管理的核心主体,医院也是社会单位之一。医院单位全面负责包含以下几个方面:

(1) 医院的主要负责人是医院的消防安全责任人,对本医院的消防安全负责。

(2) 加强对医院医护职工、临床实习人员的消防宣传教育培训,落实消防安全责任制。

(3) 组织医院定期开展防火安全检查,及时消除火灾隐患,保障医院消防设施完好有效。

(4) 组织医护职工、临床实习人员参与消防演练。

(5) 一旦发生火灾时,要及时报警及组织扑救和人员疏散。

4. 公民积极参与

医护职工、临床实习人员积极参与包含两个方面,首先既是消防管理工作的参与者,也是监督者。大家有义务做好医院的消防安全管理工作,同时还有一个职责就是监督自己所在工作区域或发现的违法、违规行为,对违法、违规行为进行制止,并向安全保卫部门报告,以共同维护好医院的消防安全工作。医护职工和临床实习人员是医院消防管理工作的基础,没有大家积极地参与,医院的消防安全管理工作就不会进步发展,抵御火灾的能力就不会提高。《消防法》中个人在消防工作中的责任和义务的规定主要有:任何个人都有维护消防安全、保护消防设施、预防火灾、报告火警的义务。任何成年人都有参加有组织的灭火工作的义务。任何个人不得损坏、挪用或者擅自拆除、停用消防设施、器材,不得埋压、圈占、遮挡消火栓或者占用防火间距,不得占用、堵塞、封闭疏散通道、安全出口、消防车通道。任何人发现火灾都应当立即报警。任何单位、个人都应当无偿为报警提供便利,不得阻拦报警。严禁谎报火警。医院等人员密集场所发生火灾,该场所的现场工作人员应当立即组织、引导在场人员疏散。火灾扑灭后,发生火灾的单位和相关人员应当按照公安机关消防机构的要求保护现场,接受事故调查,如实提供与火灾有关的情况。

医院消防管理工作的最佳安全目标,就是要依靠全体医护职工、临床实习人员积极参与消防安全管理工作,做好医院消防管理工作"四个能力"建设,即:检查和消除火灾隐患的能力;扑救初起火灾的能力;组织人员疏散逃生的能力;消防宣传教育培训能力。通过四个能力的建设,提高医院医护职工、临床实习人员的消防安全意识和自防自救能力。只有广大医

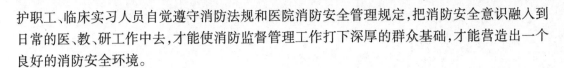

护职工、临床实习人员自觉遵守消防法规和医院消防安全管理规定,把消防安全意识融入到日常的医、教、研工作中去,才能使消防监督管理工作打下深厚的群众基础,才能营造出一个良好的消防安全环境。

### 四、消防管理的特征

消防管理同其他管理比较,大致有以下几点特征:

(1) 全员性:消防管理的人员对象上看,消防管理需要全员参与的特征。

(2) 全天候性:从消防管理的时间范围上看,消防管理具有全天候的特征。人们工作、生活的无时限性,形成燃烧条件的偶然性,决定了火灾事故发生的随机性,这就决定了消防管理工作在任何季节、任何时间都不应该放松警惕性。

(3) 全过程性:消防管理工作在系统的全过程中都应该贯穿,并实施有效的管理活动。

(4) 全方位性:从消防管理的空间范围上看,消防管理活动具有全方位性的特征。在医、教、研工作中,可燃物、助燃物和着火源无处不在,所以消防管理应涉及所有场所。

(5) 强制性:从消防管理的手段上看,消防管理具有强制性的特征。火灾的破坏性很大,所以必须严格管理,处罚不严格,不足以引起人们的高度重视。

### 五、消防安全责任制度

《消防法》规定:消防工作实行消防安全责任制。对于医院来说,应做到以下几点:

(1) 医院法人代表要对本医院的消防安全工作全面负责,是医院的消防安全责任人。

(2) 分管安全的院领导是医院的消防安全管理人,是医院消防安全管理工作的具体执行者,对医院的消防安全责任人负责。

(3) 医院保卫部门是医院消防工作的归口管理职能部门,也是医院防火安全管理委员会的办事机构,对医院的消防安全责任人和管理人负责。

(4) 其他各科室主任,对分管科室范围内的消防安全工作负责。

(5) 护士长、班组长要对本班组的消防安全工作负责。

(6) 临床工作岗位上的职工和临床实习人员,应对岗位上的消防安全工作负责。

各级人员对消防管理工作的分工负责,体现了广泛实行的责、权、利相统一的管理原则。也是《消防法》第二条中实行消防安全责任制的规定。通过贯彻落实"谁主管、谁负责;谁在岗,谁负责"的工作原则,可以使医院、科室、班组、岗位之间形成层层负责,层层管理的消防安全管理网络,保证消防法律法规的贯彻执行,保证消防安全措施落到实处,进一步提高医院整体抵御火灾的能力。

### 六、临床实习人员的消防安全职责

(1) 应严格执行医院的消防安全管理制度和操作规程。

(2) 参加医院消防安全培训及灭火和应急疏散演练。

(3) 熟知本岗位的火灾危险性和消防安全知识。

（4）发生火灾时，现场人员应当及时报警，组织引导患者、陪伴进行疏散。

（5）会扑救初起火灾。

## 第二节　医院火灾的危险性及防火的基本措施

医院人流量大，设备集中，化学试剂等易燃易爆物品多。一旦发生火灾事故，扑救难度大，极易造成群死群伤的重大事故和经济损失。2005年12月15日，吉林省辽源市某医院发生火灾，过火面积达5714平方米，火灾造成39名患者死亡，182名患者受伤住院治疗，火灾直接损失821万元（图15-1，图15-2）。

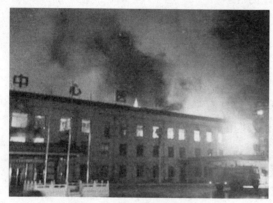

图15-1　辽源中心医院火灾现场

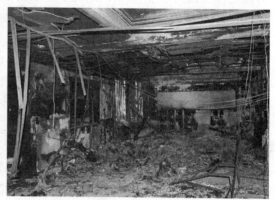

图15-2　过火后的辽源中心医院火灾现场

### 一、医院火灾的危险性

随着社会经济的快速发展，人民群众就医需求的不断提高，现代化医院建筑也向着大型化、高层化发展。同时，医院投入了大量现代化的医疗设备和电器设备，以满足患者就医需要。这些设备均增加了发生火灾危险的概率，主要有以下几点：

1. 可燃物多

医院建筑虽然大量采用钢筋混凝土结构，但内部大量的装饰材料和陈设用具却采用木材、泡沫、塑料、纸张和棉、麻、毛等纤维产品。这些都是有机可燃物质，增加了建筑内的火灾荷载。一旦发生火灾，这些材料就会猛烈燃烧，蔓延迅速，并且还会产生有毒有害气体，给扑救和疏散带来很大的难度和危险。

2. 使用储存易燃危险品

在医疗过程中，经常使用到一些易燃的危险化学品如：乙醇、乙烷、牙托水等。这些液体挥发的蒸汽与空气形成混合物，遇到火源能够产生闪燃的液体最低温度就称为闪点，以"℃"表示。这些易燃危险化学品的闪点是火灾危险性大小的重要参数。闪点越低，火灾危险性越大；闪点越高，火灾危险性越小。因此，根据闪点（表15-1），可以将易燃液体的火灾危险性划分为：甲类（小于28℃）、乙类（大于28℃，小于60℃）、丙类（小于60℃）三个类别，医院可根据其火灾危险性的大小采取相应的消防安全措施。

表15-1　易燃液体闪点

| 名称 | 闪点(℃) | 名称 | 闪点(℃) | 名称 | 闪点(℃) |
|------|---------|------|---------|------|---------|
| 乙醇 | 12.78 | 牙托水 | 10 | 二甲苯 | 16 |
| 乙烷 | −20 | 汽油 | −50 | 乙醚 | −45 |

3. 用电设备繁多,发生火灾概率较大

医院建筑内部一般较为复杂,医疗电器设备繁多,用电量较大,一些医疗设备必须长时间运行无法关闭等问题,电源线路短路、过载、乱拉乱接等现象,很容易引发火灾事故。

4. 建筑结构易产生烟囱效应,火势发展快

现代的医院大多都是高层建筑,在建筑内的楼梯间、电梯间、管道井、风道、电缆井等竖向井道,一旦发生火灾就会形成烟囱效应,烟气最大可达 6~8m/s,使火势迅速蔓延。建筑物越高,形成风速越大,风速越大,火势的蔓延速度越快。

5. 发生火灾人员疏散困难

医院建筑物建筑高度越高,内部结构越复杂,发生火灾时安全疏散越困难。一是垂直疏散距离长,疏散到地人员需要时间较长;二是疏散人员集中,同时医院病员、陪伴不熟悉消防疏散路线,病员大多行动困难,疏散转移难度较大,在疏散通道内容易出现拥挤踩踏情况。

6. 火灾扑救难度较大

现在医院多为高层建筑,发生火灾存在火势蔓延迅速、控制火势难等诸多问题,因而扑救难度大。

7. 火灾原因复杂

医院发生重大火灾时有发生,群死群伤损失都极为惨重。2003 年 11 月 8 日 1 时 30 分,江苏省淮安市某医院住院部病房因电气线路短路发生火灾,造成 7 名住院治疗患者死亡,过火面积495 平方米,直接财产损失 40 万元(图 15-3)。

2006 年 12 月 4 日 21 时 30 分,安徽省巢芜湖市某医院功能检查科发生火灾。起火原因是 CT 室内电源线路短路打火引燃周围可燃物所致。此次火灾过火面积 450 平方米,烧毁螺旋 CT 机 1 台、核磁共振 1 台、黑白 B 超 2 台及其他办公物品,共计经济损失 786.3 万元。

从国内外医院发生的火灾来看,起火的原因主要是:

（1）人的因素(如乱扔烟头、违规用火用电等);

（2）设备的因素(如超负荷用电、乱拉乱接电源线路、设备线路缺乏维护检修等);

（3）物料的原因(如易燃易爆物品);

（4）环境的因素(如自燃);

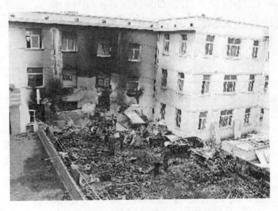

图 15-3　淮安市某医院火灾现场

（5）管理的因素（如麻痹大意，下班不断电等）。

## 二、医院防火的基本措施及工作要点

### （一）医院的防火措施

医院的防火措施，除严格按照《消防法》和《机关、团体、企业、事业单位消防安全管理规定》等法律法规外，临床实习人员还应按照医院的消防安全管理规定，做到以下几点：

1. 树立"安全第一，预防为主"的思想。大部分火灾是由于人的疏忽大意或者操作不当造成。临床实习人员每天在上下班都要对诊疗责任区的物资设备及电源关闭情况进行安全检查。

2. 医院内使用的电器产品应符合国家质量标准，电器设备、线路的使用、安装、铺设和维修，应严格遵守有关消防技术规定，经后勤保障部专业人员论证后，方可使用。

3. 医院内禁止吸烟、动用明火。因工作需要使用明火（电焊、气焊等），应报保卫部审批同意后，并采取相应消防安全措施，方可动火施工。

4. 临床实习人员严禁在院内使用热得快、电炉等电热器具，确因工作需要，须经保卫部同意，并落实责任人。

5. 医院内的消防器材，应按保卫部门指定的明显位置放置，任何个人不得擅自挪用、移动、外借。

6. 临床实习人员要熟悉医院消防预案程序，知晓疏散楼梯位置，会引导患者疏散、会扑救初起火灾，积极参加医院组织的消防演练培训。

### （二）临床实习人员防火自查工作要点

防火自查工作是提高医院检查消除火灾隐患能力建设中十分重要的工作之一，防火自查工作主要是指违章动用明火、违章使用大功率电气设备、乱拉乱接电源线路、违章储存易燃易爆危险化学品等行为。下面针对口腔医院的防火工作特点，介绍日常防火自查工作要点。

1. 门诊科室人员的防火自查工作要点（表15-2）

门诊科室人员要加强对乙醇、牙托水、二甲苯等易燃物品的管理，要严防电气线路和用电设备起火，要及时清理纸箱等废品垃圾和可燃物，下班时间要仔细检查是否有遗留火种，人员离开要及时断电。

**表 15-2　防火自查工作要点**

| | |
|---|---|
| 1 | 是否乱拉乱接电源线路和私自增加用电设备 |
| 2 | 插座、线板是否超负荷 |
| 3 | 插座、插头、电源线路、开关是否破损、老化或有异味、温度过高焦糊的现象 |
| 4 | 下班后是否关闭电源 |
| 5 | 易燃易爆危险品是否存放在专用存储柜内 |
| 6 | 消防通道、疏散楼梯是否堵塞 |
| 7 | 纸箱等易燃杂物、垃圾是否及时清理 |

2. 住院病房及库房的防火自查工作要点（表15-3）

住院病房及库房是医院的重点防火部位，要严格遵守消防安全管理规定，特别是要注意乱拉乱接电源线路、违规使用电热设备,严禁违章存放易燃易爆危险化学品。

表 15-3　防火自查工作要点

| 1 | 是否乱拉乱接电源线路和私自增加用电设备 |
| 2 | 插座、线板是否超负荷 |
| 3 | 插座、插头、电源线路、开关是否破损、老化或有异味、温度过高焦糊的现象 |
| 4 | 消防通道、疏散楼梯是否堵塞 |
| 5 | 易燃易爆危险品是否存放在专用存储柜内 |
| 6 | 纸箱等易燃杂物、垃圾是否及时清理 |
| 7 | 库房堆放物品是否遮挡或间距烟感探头、喷头不小于 0.5m |

3. 医护人员值班室的防火自查工作要点(表 15-4)

医护人员值班室的防火检查工作主要是加强用火、用电的管理。严禁在室内乱拉乱接电源线路、卧床吸烟、使用"热的快"、电磁炉等电热器具,私自烧制食物。

表 15-4　防火自查工作要点

| 1 | 是否乱拉乱接电源线路和私自增加用电设备 |
| 2 | 是否有卧床吸烟行为 |
| 3 | 插座、插头、电源线路、开关是否破损、老化或有异味、温度过高焦糊的现象 |
| 4 | 人离开后是否关闭电源 |
| 5 | 是否存在使用电热锅、电热毯、电热杯、热水器的行为 |

4. 办公室的防火自查要点(表 15-5)

医院各科室办公室要加强对用电设备的安全使用和管理,避免长时间充电、待机,加强对吸烟行为的管理,严禁私自增加大功率用电设备,下班后要人走断电。

表 15-5　防火自查工作要点

| 1 | 是否乱拉乱接电源线路和私自增加用电设备 |
| 2 | 插座、线板是否超负荷 |
| 3 | 插座、插头、电源线路、开关是否破损、老化或有异味、温度过高焦糊的现象 |
| 4 | 下班后是否关闭电源 |
| 5 | 纸箱等易燃杂物、垃圾是否及时清理 |
| 6 | 纸张、书报等可燃物品是否与热源、电源保持安全距离 |

## 三、消防设施基础知识

消防设施是指建筑物中设置的用于火灾报警、灭火、疏散等设施的总称。其主要包括了:火灾自动报警、自动喷水灭火、消防栓、消防疏散及应急照明、防火门及防火卷帘等消防系统。

### 1. 火灾自动报警系统

火灾自动报警系统是一种设置在建筑物中通过自动化手段实现早期火灾探测、火灾自动报警和消防设备联动控制的自动消防设施。火灾自动报警系统由探测器、手动报警按钮、消防栓启动按钮、声光报警器等设备构成。烟感、温感探测器设置在楼道、诊断室、病房内（图15-4），手动报警按钮和消防栓启动按钮设置在楼道内（图15-5），声光报警器设置在疏散楼梯间或者走道内（图15-6）。

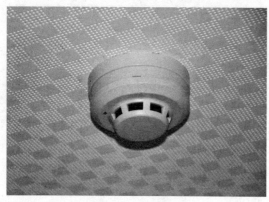

图 15-4　烟感探测器

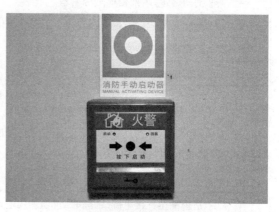

图 15-5　手动报警按钮

### 2. 自动喷水灭火系统

自动喷水灭火系统是指由洒水喷头、报警阀组、水流报警装置等组件，以及管道、供水设施组成，并能在发生火灾时喷水的自动灭火系统。当发生火灾时，喷头温度达到一定温度时立即自动启动喷水，用于扑救初期火灾。喷头设置在楼道、诊断室、病房内（图15-7）。

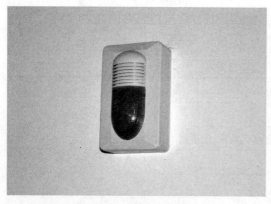

图 15-6　声光报警器

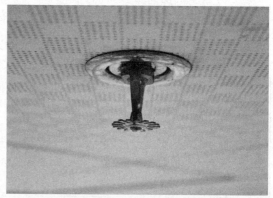

图 15-7　喷淋灭火系统—洒水喷头

### 3. 消防栓给水系统

消防栓给水系统分为室内和室外两大系统，室内消防栓给水系统是指一种既可供火灾现场人员使用消防栓箱内的消防软管卷盘或水枪、水带扑救初期火灾，又可供消防队员扑救使用的室内灭火系统。室内消防栓系统，由室内消防栓构成，此系统一般设置在楼道等公共区域（图15-8）。室外消防栓给水系统是指设置在建筑物外墙中心线以外的一系列消防给水工程设施,是建筑物消防给水系统的重要组成部分,由室外消防水桩(图15-9)和水泵结合器构成(图15-10)。

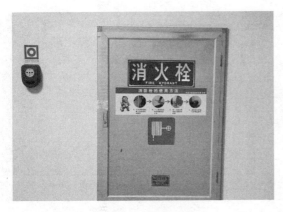

图15-8　室内消防栓

**4. 灭火器系统**

灭火器系统是指是一种可携式灭火工具,用以救灭初起火灾。灭火器是最常见的防火设施之一。医院灭火器系统一般配备 ABC 干粉灭火器,灭火器通常设置在楼道等公共区域的灭火器箱内,在重点防火部位也有设置(图 15-11,图15-12)。

**5. 防火门系统**

防火门系统是指用来维持疏散通道的耐火完整性及提供逃生途径的门,其目的是要确保在一段合理时间内,保护疏散通道内正在逃生的人免受火灾的威胁,包括阻隔浓烟及热力。防火门系统由防火门和

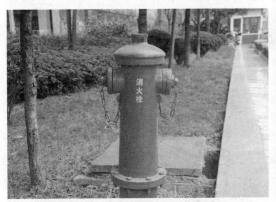

图15-9　室外消防水桩

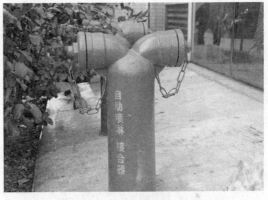

图15-10　水泵接合器

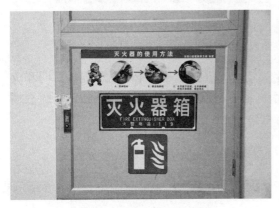

图15-11　嵌墙式灭火器箱

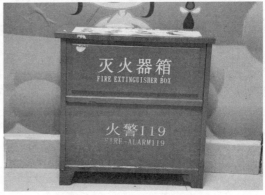

图15-12　置地式灭火器箱

防火卷帘构成,在安全出口、电梯前室等部位安装有防火门(图15-13);在地下室等区域安装有电动防火卷帘系统(图15-14)。

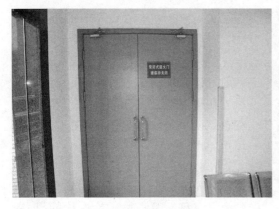

图15-13　木质防火门

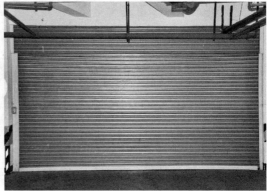

图15-14　电动防火卷帘

6. 气体灭火系统

气体灭火系统是指以某种气体作为灭火介质,通过这些气体在整个防护区内或保护对象周围的局部区域建立起灭火剂浓度实现灭火。气体灭火系统主要是由发射装置及控制器构成,配置在放射科、信息机房、高压配电室等防火重点部位(图15-15,图15-16)。

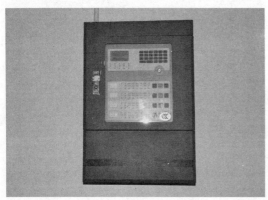

图15-15　气体灭火控制器

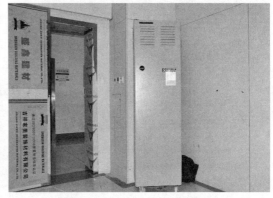

图15-16　气体灭火发射装置

7. 应急疏散指示系统

应急疏散指示系统是指为人员疏散和发生火灾时仍需要正常工作的场所提供照明和疏散指示的系统。应急疏散指示系统由疏散指示灯构成,设置在疏散走道、安全出口、疏散楼梯等部位(图15-17,图15-18)。

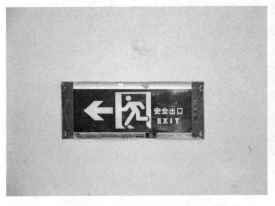

图 15-17　疏散走道内指示标志

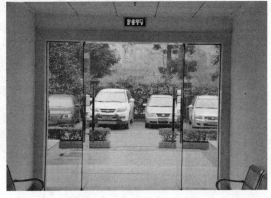

图 15-18　疏散门悬挂式指示标志

# 第三节　初起火灾的扑救及疏散逃生知识

火灾初起阶段,一般燃烧面积小,火势较弱,在场人员如果能采取正确的方法,就能迅速将火扑灭。但如果采取措施不当,就会造成火势扩大,增大火灾损失。因此,发生火灾首先要靠在场人员自救,力争将火灾扑灭在初起阶段。

## 一、报告火警

在火灾发生时,及时报警是扑灭火灾的前提条件,这对扑灭火灾、减轻火灾危害、减少损失具有非常重要的作用。因此,《消防法》规定:任何人发现火灾都应该立即报警。任何单位、个人都应当无偿为报警提供便利,不得阻拦报警,严禁谎报火警。

1. 报警的对象

(1) 向公安消防队报警:公安消防队是灭火的主要力量,即使医院有义务消防队,也应向公安消防队报警,决不可等扑救不了再向公安消防队报警,以免延误灭火时机。

(2) 向医院保卫部门报警:一旦发生火情,要尽快向医院保卫部门报警,以便争取时间投入灭火。

(3) 向受到火灾威胁的人员发出报警:以便他们迅速做好疏散准备尽快疏散。

2. 报警的方法

(1) 使用电话拨打"119"向公安消防队报警。

(2) 按下火灾手动报警按钮报警。

3. 报火警的内容

(1) 火灾现场的基本情况,着火的对象,类型和范围。

(2) 失火的准确地理位置。

(3) 报警人的姓名,住址,单位及其电话号码。

(4) 耐心回答"119"的提问。往往报警人因心情紧张而讲不清地址和单位,这时切记要冷静回答报警台的提问,以便进一步核实着火的地点,防止报警台没听准火灾地点,消防队伍不能及时到达火灾现场,而贻误了灭火的战机。

## 二、初起火灾扑救

初起火灾是指火灾开始发生的一段时间内,燃烧速度比较缓慢,火焰不高,燃烧放出的辐射热能较低,燃烧面积不大,烟热聚集在起火建筑的原有空间范围内。因此,需抓住火灾初起阶段、火势还未扩大蔓延的有利时机,采取不同的灭火措施,迅速有效的扑灭火灾,减少火灾损失。《消防法》规定:任何单位发生火灾,必须立即组织力量扑救。

1. 火灾扑救的原则

在扑救初起火灾时,应遵循"救人第一",按照先控制后灭火、先重点后一般的原则。

（1）救人第一:火灾发生后,应当立即组织营救受害人员,疏散、撤离受到威胁的人员,优先保障遇险人员的生命安全。

（2）先控制:先控制是指扑救火灾时,应先把主要力量部署在火势蔓延的主要方面,防止蔓延,为消灭火灾创造有利条件。

（3）后消灭:后消灭是指控在制火势的同时,主动向火点进攻,彻底消灭火灾。

2. ABC 干粉灭火器及使用方法

ABC 干粉灭火器是以氮气或二氧化碳气体为动力,喷射筒内的磷酸铵盐、硫酸钡等干粉进行灭火。可用于固体、气体、液体火灾,应用较为广泛,是目前使用最普遍的灭火器。ABC 干粉灭火器有手提式、推车式,医院中日常较为常见的是手提式 2kg、4kg 两类（图 15-19）。

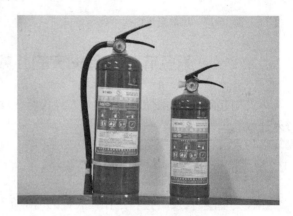

图 15-19　2 公斤、4 公斤干粉灭火器

ABC 干粉灭火器的使用方法是:（图 15-20 ~ 图 15-23）

（1）手提灭火器提把,迅速赶到火场,距离起火点 3 ~5m。

（2）拔去保险销,如有喷管的灭火器,要一只手紧握喷嘴（没有喷管的灭火器,可手扶住灭火器底部）。

（3）瞄准火焰。扑救可燃、易燃液体时,对准火焰根部;扑救固体可燃物时,对准最猛烈处。

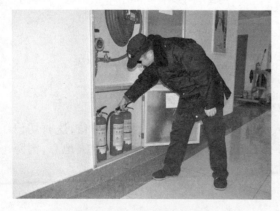

图 15-20　灭火器使用方法 1

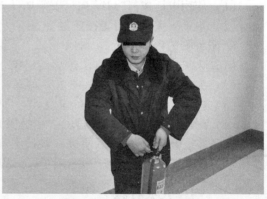

图 15-21　灭火器使用方法 2

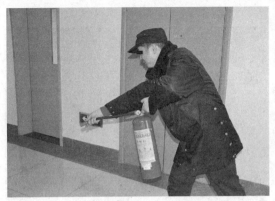

图 15-22 灭火器使用方法 3

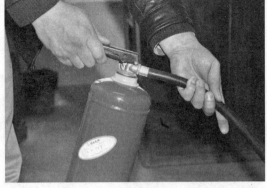

图 15-23 灭火器使用方法 4

（4）压下压把喷射灭火。另一只手提起灭火器并用力按下压把，干粉灭火剂就会从喷嘴内喷出灭火。

3. 消防软管卷盘及使用方法

消防软管卷盘是供一般人员自救室内初起火灾的消防装置，其设置在消防栓箱内。消防软管卷盘由阀门、卷盘、管路、软管、喷头等部件组成。

消防软管卷盘的使用方法是：（图 15-24 ～ 图 15-27）

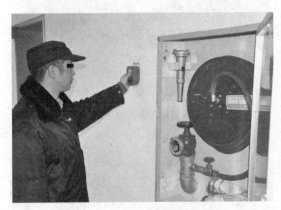

图 15-24 消防软管卷盘使用方法 1

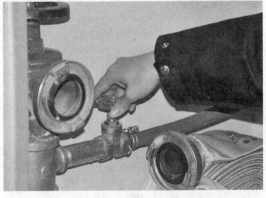

图 15-25 消防软管卷盘使用方法 2

（1）迅速打开消防栓箱门，按下消防栓泵启动按钮。

（2）把软管阀门向逆时针方向旋转打开阀门。

（3）双手握住软管拉至着火点。

（4）把喷头阀门向逆时针方向旋转打开阀门，双手紧握喷头及水管，喷水灭火。

4. 室内消防栓及使用方法

室内消防栓是最普遍的灭火设备之一，其与消防供水管网连接，医院消防栓箱内配置有水带、水枪、栓阀。室内消防栓的使用需要 2 人以上配合，其使用方法是（图 15-28 ～ 图 15-31）：

（1）迅速打开消防栓箱门，按下消防栓泵启动按钮。

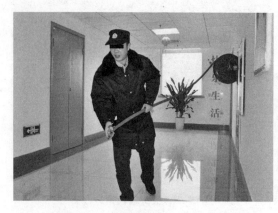

图 15-26　消防软管卷盘使用方法 3

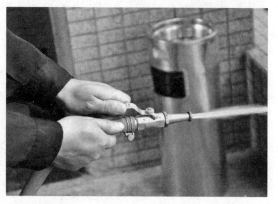

图 15-27　消防软管卷盘使用方法 4

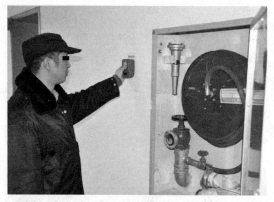

图 15-28　室内消防栓使用方法 1

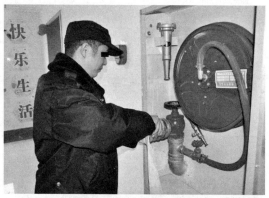

图 15-29　室内消防栓使用方法 2

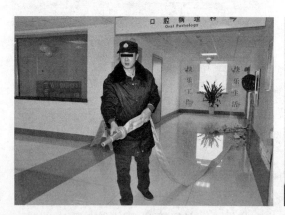

图 15-30　室内消防栓使用方法 3

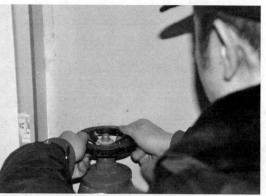

图 15-31　室内消防栓使用方法 4

（2）一人取下水枪，拉出水带，将水枪接口与水带接口连接（顺时针方向旋转接口），拉至着火点，双手握紧水枪。

（3）另一人将水带另一端与消防栓阀门接口连接（顺时针方向旋转接口），并逆时针方向旋转打开消防栓阀门，喷水灭火。

### 三、火灾时的疏散逃生

#### （一）人员疏散的要求。

医院是人员密集场所，患者不熟悉医院的疏散通道，一旦发生火灾，极易造成人员群死群伤的重大安全事故。因此，《消防法》规定：人员密集场所发生火灾，该场所的现场工作人员应当立即组织、引导在场人员疏散。人员疏散要注意以下几点：

1. 熟悉医院消防疏散预案

医院每个防火分区内都应设置有消防疏散示意图（图 15-32），临床实习人员要熟悉所在工作区域内的消防疏散线路、安全出口和疏散预案。

2. 保证安全通道畅通

临床实习人员在日常工作中，要保证安全出口不得锁闭，通道内不得堆放物品。

3. 做到有序疏散

组织疏散时，按照消防广播或科主任、护士长的要求，负责责任区域（诊断室或病房）患者及陪伴人员的有序疏散。

#### （二）人员疏散的方法

1. 稳定患者情绪，维护疏散秩序

火灾时，要按照医院消防预案执行，在听到消防广播或者科主任、护士长、消

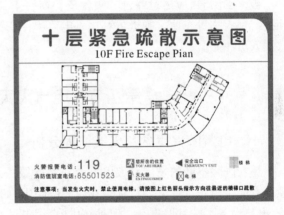

图 15-32　消防疏散示意图

防人员的要求后，对责任区域内（诊断室或病房）的患者及陪伴宣传稳定情绪的同时，也要尽快地组织疏散，撤离火灾现场。因此，必须坚定自救意识，不要惊慌，冷静观察，采取可行措施进行疏散自救。

2. 简易防护，蒙鼻匍匐

在疏散时，经过充满烟雾的路线，要防止烟雾中毒、预防窒息。为了防止浓烟呛入，要利用口罩、衣服、毛巾等物品打湿后捂住口鼻，采用低姿行走或者匍匐穿过浓烟区域。烟气较空气轻而飘于上部，贴近地面撤离是避免烟气吸入的最佳方法。

3. 善用通道，莫入电梯

疏散时应通过安全出口、疏散通道及疏散楼梯迅速撤离至楼外安全区域。医院的建筑物内，每个区域都有两条以上的逃生通道（楼梯）。发生火灾时，要根据情况选择进入相对安全的通道（楼梯）。切勿使用电梯逃生，电梯在火灾时可能被断电，电梯井将形成烟囱效应，烟火极易从此蔓延，因此千万不要乘坐电梯逃生。

4. 缓降逃生，滑绳自救

发生火灾时，如果安全通道被堵，救援人员不能及时赶到的情况下，除了 3 楼以下人员

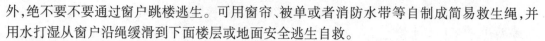

外,绝不要不要通过窗户跳楼逃生。可用窗帘、被单或者消防水带等自制成简易救生绳,并用水打湿从窗户沿绳缓滑到下面楼层或地面安全逃生自救。

5. 不入险地,不贪财物

在火场中,人的生命最重要。身处险境,应尽快撤离,不要因顾及贵重物品,而滞留或进入火场。

6. 自身着火,快速扑打

一旦身上着火,千万不要惊跑或用手拍打,因为奔跑或拍打时会形成风势促旺火势。可就地打滚,把身上火焰压灭,或者能及时跳入水中或让人向身上浇水。

7. 避难场所,固守待援

假如一旦开门火焰浓烟势必迎面扑来,逃生通道被切断且短时间内无人救援。可采取创造避难场所,固守待援的方法。首先,紧关迎火门窗,用湿毛巾、湿床单等塞堵门缝,然后不断用水淋湿房间,防止烟火侵入,固守房内等待救援。

8. 缓晃轻抛,寻求援助

被火围困时,应尽量躲避在阳台或者窗台下,易于被人发现的地方。白天可向外晃动、外抛鲜艳衣物等东西。晚上可利用手电筒不停在窗口晃动或敲击,及时发出求救信号,引起救援人员注意。

# 第四节　电气火灾及预防措施

## 一、电气防火概念及火灾原因分析

随着医院不断的发展和人民群众对医疗服务水平的不断提高,电在医疗、教学、科研等各个方面应用非常广泛。特别是在口腔医院中,如高压灭菌蒸锅、烤瓷炉等各种医疗电器设备、电热设备不断发展更新。但是在供电、用电过程中,如果缺乏用电的安全知识,或者管理麻痹大意,操作使用不当,就有可能造成火灾事故。

医院电气火灾不仅给医护职工和病患的生命财产造成了重大损害,也严重影响医院的医疗、教学、科研工作。因此,做好电气火灾防火及安全管理工作,已经成为平安医院创建的一项重要工作之一。

### (一) 电气防火概念

电气防火是指为了防止电气火源产生而采取的各种技术措施和安全管理措施。

电气火灾是指由于电气方面原因产生火源而引起的火灾。

### (二) 电气火灾原因分析及防范措施

导致电气火灾发生的原因有很多,如:短路、过载、接触不良、电火花与电弧、漏电等都能引发火灾。从电气防火角度看,电气火灾大都是因为电气工程、电器产品、安装、维修不当、使用操作不慎、思想麻痹大意以及管理等问题造成的。导致医院发生电气火灾的原因主要有以下几点:

1. 短路

短路是指电气设备最严重的一种事故状态,短路的主要原因是载流部分绝缘破坏造成相线与相线、相线与零线(或地线)相连或在某点相碰,引起电器回路中电流突然增大的现象。

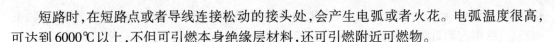

短路时,在短路点或者导线连接松动的接头处,会产生电弧或者火花。电弧温度很高,可达到6000℃以上,不但可引燃本身绝缘层材料,还可引燃附近可燃物。

造成短路的原因有以下几项:

(1) 电气设备的选用和安装与使用环境不符,致使其绝缘在高温、潮湿、酸碱环境条件下受到破坏。绝缘导线由于拖拉、挤压、摩擦等,绝缘层造成损坏。

(2) 电气设备使用时间过长,超过使用寿命,绝缘层老化或者受损。对于有绝缘层的电线来说,在使用一段时间过后,绝缘层会自然老化;在高温、潮湿、有腐蚀气体的场所,绝缘层容易受到损害;拖拉、挤压、摩擦等,也会造成绝缘层损坏,均会直接导致短路。

(3) 错误操作、乱拉乱接等,或者把电源投向故障线路。

(4) 过电压使绝缘层击穿,发生短路起火事故。

(5) 使用维护不当,设备长期带病运行,扩大了故障范围。

(6) 大风暴雨等恶劣天气造成线路金属性连接。

防止短路的防范措施:

(1) 电气线路应选用绝缘线缆材料。如在烤瓷炉等高温场所应以石棉、瓷珠等做耐热配线。

(2) 配电柜(箱)、插座等易产生电弧打火的设备附近不要放置纸张、医用棉球等易燃物品。

(3) 插座和开关等设备应保持完好,在潮湿的场所应安装防水挡板。

(4) 安装漏电保护装置,及时发现线路、设备故障。

2. 过载

过载是指电气设备或者导线的功率或电流超过其安全额定值。当电流超过电气的最大限度时,即为过载。过载的结果将导致导线发热,长期过载会使导线绝缘层老化加速,到一定时间就会引起火灾。

造成过载的原因有以下几项:

(1) 设计、安装时选型不正确,使电气设备的额定容量小于实际负荷容量。

(2) 设备或者导线随意装接,增加负荷,造成超载运行。

(3) 检修、维护不及时,使设备或导线长期处于带病运行状态。

电气设备或者导线的绝缘材料一般都是可燃有机绝缘材料,过载使导体中的电能转换成了热能,当导体和绝缘物局部过热,达到一定的温度后,就会引发火灾。导线过载的原因,一是过线过细,二是在同一线路上同时使用过多电器设备,或者安装功率过大的用电设备。

防止过载的防范措施:

(1) 配电装置不能超负荷运行。

(2) 插座和开关选用合格产品,不能超负荷运行。

(3) 正确选用不同规格的电线电缆或接线板,要根据实际使用的负荷选择导线的截面。

(4) 正确选用过载保护装置。

(5) 对于需要使用大功率用电设备的场合,要由医院专业电工审核,避免"小马拉大车"造成线路过载。

3. 接触不良

接触不良是指发生在导线与导线或者导线与电气设备连接处,由于接触面处理不好,连接松动,造成电阻过大,发热量增加,产生局部高温现象。接触不良,就有可能出现电弧、电火花,容易引起附近可燃物燃烧。

接触不良的原因有以下几项:

(1) 电气接头表面污损,接触电阻增加。

(2) 电气接头长期运行,产生导电不良的氧化膜,未及时消除。

(3) 电气接头因振动或由于热的作用,使连接处发生松动、氧化。

(4) 铜铝连接处未按规定方法处理,发生电化学腐蚀,也会使接触电阻增大。

(5) 接头没有按规定方法连接、连接不牢。

防止接触不良的措施:

(1) 导线的各种方式连接均要确保牢固可靠,接头应具有足够的机械强度,并耐腐蚀。

(2) 铜铝线连接要防止接触面松动、受潮、氧化。

(3) 检查或检测线路和设备的局部过热现象,及时消除隐患。

4. 烘烤

烘烤是指电热器具(如电炉、取暖器等)、照明灯具,在正常通电的状态下,就相当于一个火源或高温热源。当其安装不当或者长期通电无人监管时,就有可能使附近的可燃物受到高温烘烤而起火。

防止烘烤起火的措施有以下几项:

(1) 使用电热设备(电烘箱、电炉等)要设置在不燃材料之上,与周围可燃物要保持一定的安全距离,导线与电热元件接线处应牢固,引出线处要采用耐高温绝缘材料予以保护。

(2) 根据工作岗位的火灾危险性来选择照明灯具,并且照明灯具应与可燃物保持一定的距离,严禁用纸张等可燃物遮挡灯具。

(3) 使用理疗仪、电炉等高温设备,必须有人监视,用完后要切断电源,并放置在安全区域自然降温,防止余热引发火灾。

5. 电焊

电焊等产生的电弧、电火花引燃可燃物,引起火灾的电气火灾。

6. 漏电

漏电是指导电部分绝缘损坏,能引发火灾和危及人身安全。

7. 雷电

雷电是自然界的一种大气放电现象。其放电压可达数百万伏至数千万伏,放电电流达几十万安培。雷电破坏性极大,能引发火灾和爆炸事故。

8. 静电

静电火灾和爆炸事故的发生,是由于不同物体相互摩擦、接触、分离、喷溅、静感应、人体带电等因素,逐渐积累静电荷形成高电位,在一定条件下,将周围空气介质击穿,对金属放电并产生足够能量的火花放电。静电放电产生的电火花,往往成为引火源,引发火灾。

## 二、电气火灾发生特点

电气火灾的发生,具有明显的季节性、时间性特点,电气设备维护管理不到位,操作使用人员麻痹大意也是引发电气火灾的重要特点。

1. 电气火灾多发生在夏、冬季节

夏季气温高,对电气设备的发热有很大影响,如果管理、使用不善,就会破坏设备绝缘层引发火灾。加之,夏季使用大功率电器(空调),如同时使用的电气设备过多,就可能造成电源线路过载,插座、接头等发热、短路打火,引发火灾事故。

冬季天气寒冷,使用大功率电气设备较多(如空调、取暖器等),使用不当,烤燃周围可燃物就会引发火灾。

2. 电气火灾多发生在夜间或者节假日

在下班时或者节假日,由于麻痹大意,未对电气设备及电源等进行妥善处置便离开,造成电气设备长时间通电运行,设备过热后引燃周围的其他可燃物,引发火灾事故。也有临时停电或者因事离开,不切断电源,待恢复供电后引发火灾。加之,节假日或夜间,室内无人值班,难以及时发现,容易造成火势扩大蔓延成灾。因此,在节假日或下班离开前,应对所管辖区域的电气设备进行一次安全检查,关闭电源后方可离开。

3. 麻痹疏忽是引发电气火灾的主要原因

电气设备发生火灾,除本身缺陷外,绝大多数是由于操作、管理人员不懂电气防火安全知识,疏忽大意造成的。一些人员不懂得如何使用才是正确的、安全的,如在一个线板上使用多个插头,使线路、插座过载发热引发火灾;有些人员长期使用电热器具,如电热饮水机,离开时也不关闭切断电源,致使其长时间运行,电器元件过热引发火灾;有的人员不管电气设备的功率有多大就往插板上接;有的人员乱拉乱接电源线路,接头还用胶带等包裹。这些都说明了要克服疏忽大意和麻痹思想,增强电气防火安全意识,加强防火安全管理措施,发现隐患及时整改,电气火灾时可以避免的(图15-33,图15-34)。

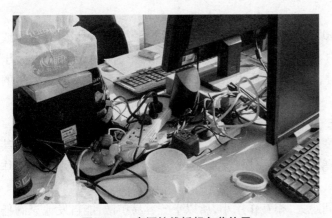

图15-33 电源接线板超负荷使用

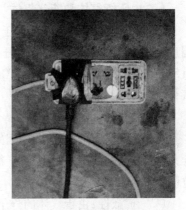

图15-34 违规使用破损
电源接线板

### 三、电气火灾的扑救

1. 断电

带电电气线路、设备发生火灾,容易造成触电事故,因此首先应切断电源。根据现场具体情况,切断主开关或者是分支电路开关。

2. 扑救

断电后可采用各种方式进行扑救。对初起、带电的电气火灾,要选用干粉、二氧化碳灭火器进行扑救,扑救时灭火器筒体、喷嘴、人体都要与带电体保持一定的安全距离,以防触电。

## 第五节　危险化学品概念及分类

危险化学品品种繁多,分类不一,有很大的复杂性和危险性。医院在医疗、科研、教学工作中,也需要使用如乙醇、牙托水、硫酸、盐酸等危险化学品。因此,了解和掌握危险化学品的特性和知识,可以安全从事危险化学品的使用、储存,避免事故的发生。

### 一、危险化学品的概念及分类

危险化学品是指有爆炸、易燃、毒害、感染、腐蚀、放射性等危险特性,在运输、储存、生产、经营、使用和处置中,容易造成人身伤亡、财产损毁或环境污染而需要特别防护的化学品。

根据《常用危险化学品的分类及标志》,按主要危险特性把危险化学品分为:爆炸品;压缩气体和液化气体;易燃液体;易燃固体、自燃物品和遇湿易燃物品;氧化剂和有机过氧化物;有毒品;放射性物品;腐蚀品。

**（一）爆炸品**

爆炸品是指外界作用下(如受热、受压、撞击等)能发生剧烈的化学反应,瞬时产生大量的气体和热量,使周围的压力急剧上升,发生爆炸,对周围环境造成破坏的物品。

**（二）压缩气体和液化气体**

压缩气体是指临界温度低于50℃,或者在50℃时,其蒸气压力大于294kPa的物质或温度在21.1℃时,气体的绝对压力大于275.1kPa或在54.4℃时,气体的绝对压力大于715kPa的压缩气体;或在37.8℃时,雷德蒸气压力大于275kPa的液化气体或加压溶解的气体。

1. 压缩气体和液化气体的特性

（1）易燃易爆性:处于燃烧浓度范围内的易燃气体,遇到火源都能着火或爆炸,有的甚至只需要微小能量就可能燃爆。简单成分的气体比复杂成分组成的气体更易燃、着火爆炸危险性大。

（2）扩散性:由于气体的分子间距大,相互作用小,所以十分容易扩散,能自发地充满任何容器。气体的扩散性受比重影响,比空气轻的气体在空气中能无限制扩散,与空气形成爆炸性混合物。比空气重的气体在扩散后,聚集在沟渠、地面等处,长时间不散去,遇到火源就可能发生燃烧或者爆炸。

（3）可缩性能膨胀性:压缩气体和液化气体的热膨胀比液体、固体大,其体积随温度的升降而胀缩。

（4）静电性:压力容器内的易燃气体,当从管口破损处高速喷出时,或放空速度过快时,由于强烈的摩擦作用,会产生静电而引起火灾或爆炸。

（5）腐蚀毒害性:主要是一些含氢、硫元素的气体,具有腐蚀作用。

（6）窒息性:压缩气体和液化气体都具有一定的窒息性(氧气和压缩空气除外)。如在

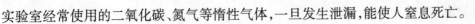

实验室经常使用的二氧化碳、氮气等惰性气体,一旦发生泄漏,能使人窒息死亡。

（7）氧化性:有些气体的氧化性很强,可与燃气体混合后能发生燃烧或者爆炸。如氯气与氢气混合见光可爆炸,氯气与乙炔混合可爆炸。

2. 压缩气体和液化气体的分类

（1）易燃气体:此类气体极其易燃烧,与空气混合能形成爆炸性,常见的有氢气等。

（2）不燃气体:常见的有氮气、二氧化碳,还包括助燃气体,氧气、压缩空气等。

（3）有毒气体:此类气体吸入后引起人的中毒或死亡,有些还能燃烧。常见的有氨气、二氧化硫、氯气等。

**（三）易燃液体**

易燃液体是指闭杯试验闪电等于或低于61℃时放出易燃蒸气的液体或液体混合物,或者是在溶液或悬浮液中含有固体的液体。

1. 易燃液体的特性

（1）易挥发性:易燃液体的沸点都很低,易燃液体很容易挥发出易燃蒸汽,达到一定浓度后遇到着火源就可能燃烧。

（2）受热膨胀性:膨胀系数一般较大,受热后体积容易膨胀,同时其会使蒸汽压力增加,从而使容器压力增大,若超过容器所能承受的压力限度,就造成容器的鼓胀,甚至破裂。在破裂时产生火花而引起燃烧爆炸。

（3）流动扩散性:易燃液体的黏度一般很小,本身易流动扩散和渗透,而增加燃烧爆炸的危险性。

（4）静电性:多数易燃液体在灌注、运输、流动过程中能够产生静电,静电聚集到一定程度就会放电,引起着火或爆炸。

（5）毒害性:易燃液体大多本身或蒸汽具有毒害性。

2. 易燃液体的分类

（1）低闪点液体（闪点<-18℃）:在医院中常见的乙醚（闪点为-45℃）。

（2）中闪点液体（-18≤闪点<23℃）:在医院中常见的乙醇（闪点为12℃）。

（3）高闪点液体（23℃≤闪点<61℃）:如丁醇（闪点为35℃）。

**（四）易燃固体、自燃物品和遇湿易燃物品**

1. 易燃固体是指燃点低,对热、撞击、摩擦敏感,易被外部火源点燃,燃烧迅速,并可能散发出有毒烟雾或有毒气体的固体,但不包括已列入爆炸品的物品。如:红磷。

2. 自燃物品是指自燃点低,在空气中易发生氧化反应,放出热量,而自行燃烧的物品。如:三氯化钛。

3. 遇湿自燃的物品是指遇水或者受潮时,发生剧烈化学反应,放出大量的易燃气体和热量的物品。如:钾、钠。

**（五）氧化剂和有机过氧化物**

1. 氧化剂是指处于高氧化态,具有强氧化性,易分解并释放出氧和热量的物质。

2. 有机过氧化物是指分子组成中含有过氧基的有机物,其本身易燃易爆,极易分解,对热、震动或者摩擦极为敏感。

### （六）有毒品

有毒化学品是指进入机体后，累计达到一定量后，能与体液和器官组织发生生物化学作用或者生物物理学作用，扰乱或破坏机体的正常生理功能，引起某些器官和系统暂时性或持久性的病理改变，甚至危及生命的物品。如：氢化钠、氰化钾等。有毒品分为毒害品（分为三级：剧毒品、有毒品、有害品）和感染性物品两类。

### （七）放射性物品

放射性物品是指含有放射性核素且其放射性活度和总活度都分别超过国家标准《放射性物质安全运输规程》（GB11806）规定的限值的物质。放射性物品分类按其放射性大小可分为：一级放射性物品、二级放射性物品和三级放射性物品。

### （八）腐蚀品

腐蚀品是指能灼伤人体组织并对金属等物品造成损坏的固体或液体。如：酸类和碱类。

## 二、医院常见的危险化学品的标志和标识

危险化学品标志是通过图案、文字说明、颜色等信息，鲜明与简洁地表现危险化学品特性和类别，向操作人员传递安全信息的警示性资料。下面几类危险品标识是在医院中常见的（图 15-35）：

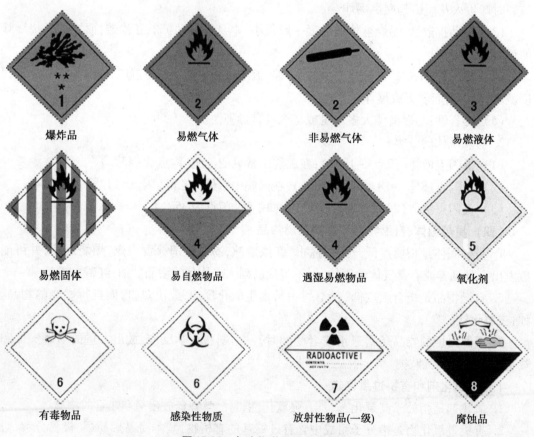

| 爆炸品 | 易燃气体 | 非易燃气体 | 易燃液体 |

| 易燃固体 | 易自燃物品 | 遇湿易燃物品 | 氧化剂 |

| 有毒物品 | 感染性物质 | 放射性物品(一级) | 腐蚀品 |

图 15-35　危险化学品的安全标志

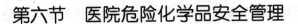

# 第六节　医院危险化学品安全管理

为了加强医院危险化学品的安全管理,保障人民生命财产安全。根据国务院颁布的《危险化学品安全管理条例》等法律法规,医院结合实际制订了《危险品安全管理规定》,确立了危险化学品购买、储存、使用等主要管理制度,这些制度是医院危险化学品安全管理的主要依据。

## 一、安全管理的概念

安全管理是指对生产过程中安全工作的管理,是单位管理工作的重要组成部分,是管理者对单位安全工作进行计划、指挥、协调和控制的一系列活动,以保护职工的安全与健康,保证单位生产的顺利进行,促进单位提高生产效率。

## 二、安全管理的目标

安全管理的目标是提高灾害防治的科学水平,预先发现、消除或者控制生产过程中的各种危险,防止事故、职业病和环境灾害,避免各种损失,最大限度地发挥安全技术措施的作用,提高安全投入效益,推动单位生产活动的正常进行。

## 三、安全管理的意义

安全生产状况的好坏反映了单位的管理水平。搞好安全管理对防止事故、促进单位管理的改善、经济效益的提高都有着重大的意义,主要有以下五个方面:

1. 搞好安全管理是贯彻落实"安全第一、预防为主、综合治理"方针的基本保证。
2. 搞好安全管理是防止伤亡事故和职业危害的根本对策。
3. 搞好安全管理是实现单位安全生产的根本保证。
4. 搞好安全管理有助于改进单位管理和全面推进单位各方面工作的进步。
5. 安全技术和劳动卫生措施都有赖于有效的安全管理,才能发挥应有的作用。

## 四、医院危险化学品安全管理制度

1. 实行危险化学品购买审批制

科室、个人确因工作需要使用剧毒、易爆、放射源等危险化学品。首先,由科室负责人书面申请报告主管院领导签署意见。其次,报送保卫部门进行实地查看了解签署意见,并由分管安全工作的院领导批复。最后,根据批复内容决定是否购买,任何科室、个人不得擅自购买危险品。

2. 加强危险化学品采购管理

首先选择购买有危险化学品专业资质的合格产品,杜绝不合格危险化学品购入医院。其次,对采购的危险化学品要有使用部门两人(含两人)以上的检查验收、并在购货凭证上签字。

3. 从严危险化学品储存管理

危险化学品的储存必须遵照国家法律、法规和有关规定。管理人员要经过专业培训，取得上岗证。危险化学品应有明显的标志，储存也应根据危险品性能分区、分类、分库储存。库房内严禁吸烟和使用明火，严禁靠近热源、电源储存。

4. 严格危险化学品操作规程

危险化学品在使用前一定要认真阅读使用说明书，并遵守医院安全规章制度和操作规程。对于实验所用的化学试剂，首先了解掌握其特性，在实验前看清注意事项，防止违规操作。

5. 建立危险化学品的使用、消耗登记管理

危险化学品实行专人管理、专账管理，做到账物相符。如发生差错将追查管理人员的相关责任。

6. 加大危险化学品监管管理

使用管理危险化学品的科室负责人，要加大对责任区域的监督检查，对发现的隐患应立即进行排除。如不能自行排除的，要向保卫部门及时报告。保卫部要不定期的监督检查，一旦发现危险品出现管理问题，及时查找原因，分析流向。对剧毒、易爆、放射源、毒麻药品等出现账物不符的要及时向公安机关报案，防止流向社会造成危害。

7. 安全处置危险化学品废弃物

各科室对使用后或不使用的危险化学品，要书面报告保卫部门，由保卫部门交由公安机关或相关专业机构集中无害化处置。

# 第七节  法 律 责 任

消防法制建设是我国社会主义法制建设的一个十分重要组成部分，依法管理消防，就是使消防监督管理工作走上法制化、正规化、科学化的轨道，促进各项消防安全措施的完善和落实。因此，加强消防法制建设，依法管理消防，是使消防管理工作适应我国社会主义现代化建设的必然趋势。

## 一、消防行政处罚规定

### （一）《消防法》第六十条

单位违反本法规定，有下列行为之一的，责令改正，处五千元以上五万元以下罚款：

1. 消防设施、器材或者消防安全标志的配置、设置不符合国家标准、行业标准，或者未保持完好有效的。

2. 损坏、挪用或者擅自拆除、停用消防设施、器材的。

3. 占用、堵塞、封闭疏散通道、安全出口或者有其他妨碍安全疏散行为的。

4. 埋压、圈占、遮挡消火栓或者占用防火间距的。

5. 占用、堵塞、封闭消防车通道，妨碍消防车通行的。

6. 人员密集场所在门窗上设置影响逃生和灭火救援的障碍物的。

7. 对火灾隐患经公安机关消防机构通知后不及时采取措施消除的。

个人有前款第二项、第三项、第四项、第五项行为之一的，处警告或者五百元以下罚款。

有本条第一款第三项、第四项、第五项、第六项行为,经责令改正拒不改正的,强制执行,所需费用由违法行为人承担。

**(二)《消防法》第六十二条**

有下列行为之一的,依照《中华人民共和国治安管理处罚法》的规定处罚:

1. 违反有关消防技术标准和管理规定生产、储存、运输、销售、使用、销毁易燃易爆危险品的。

2. 非法携带易燃易爆危险品进入公共场所或者乘坐公共交通工具的。

3. 谎报火警的。

4. 阻碍消防车、消防艇执行任务的。

5. 阻碍公安机关消防机构的工作人员依法执行职务的。

**(三)《消防法》第六十三条**

违反本法规定,有下列行为之一的,处警告或者五百元以下罚款;情节严重的,处五日以下拘留:

1. 违反消防安全规定进入生产、储存易燃易爆危险品场所的。

2. 违反规定使用明火作业或者在具有火灾、爆炸危险的场所吸烟、使用明火的。

**(四)《消防法》第六十四条**

违反本法规定,有下列行为之一,尚不构成犯罪的,处十日以上十五日以下拘留,可以并处五百元以下罚款;情节较轻的,处警告或者五百元以下罚款:

1. 指使或者强令他人违反消防安全规定,冒险作业的。

2. 过失引起火灾的。

3. 在火灾发生后阻拦报警,或者负有报告职责的人员不及时报警的。

4. 扰乱火灾现场秩序,或者拒不执行火灾现场指挥员指挥,影响灭火救援的。

5. 故意破坏或者伪造火灾现场的。

6. 擅自拆封或者使用被公安机关消防机构查封的场所、部位的。

**(五)《消防法》第六十六条**

电器产品、燃气用具的安装、使用及其线路、管路的设计、敷设、维护保养、检测不符合消防技术标准和管理规定的,责令限期改正;逾期不改正的,责令停止使用,可以并处一千元以上五千元以下罚款。

**(六)《消防法》第六十七条**

机关、团体、企业、事业等单位违反本法第十六条、第十七条、第十八条、第二十一条第二款规定的,责令限期改正;逾期不改正的,对其直接负责的主管人员和其他直接责任人员依法给予处分或者给予警告处罚。

**(七)《消防法》第六十八条**

人员密集场所发生火灾,该场所的现场工作人员不履行组织、引导在场人员疏散的义务,情节严重,尚不构成犯罪的,处五日以上十日以下拘留。

## 二、失火罪

失火罪是指行为人过失引起火灾,造成严重后果,危害公共安全的行为。

**失火罪的特征**

1. 本罪在客观方面表现为行为人实施引起火灾,造成严重后果的危害公共安全行为。首先,行为人必须有引起火灾的行为。失火一般发生在日常工作生活中,如吸烟引起火灾、取暖做饭用火不慎引起火灾。取暖,不注意防火,以致酿成火灾,造成重大损失,就构成失火罪。其次,行为人的行为必须造成严重后果,即致人重伤、死亡或者使公私财产遭受重大损失。最后,上述严重后果必须是失火行为所引起,即同失火行为有着直接的因果关系。

2. 本罪在主观方面表现为过失。既可出于疏忽大意的过失,即行为人应当预见自己的行为可能引起火灾,因为疏忽大意而未预见,致使火灾发生;也可出于过于自信的过失,即行为人已经预见自己的行为可能引起火灾,由于轻信火灾能够避免,结果发生了火灾。行为人对于火灾的发生,主观上具有的过失,是其负刑事责任的主观根据。

3. 失火罪的认定标准

(1) 过失引起火灾,具有下列情形之一的,应以刑法第一百一十五条第二款之规定,处三年以上七年以下有期徒刑:

1) 导致死亡3人以上;

2) 重伤10人或者死亡、重伤10人以上;

3) 造成直接财产损失100万元以上;

4) 烧毁30户以上且直接财产损失总计50万元以上;

5) 过火有林地面积为50公顷以上或防护林、特种用途林10公顷以上;

6) 人员伤亡、烧毁户、直接财产损失虽不足规定数额,但情节严重,使生产、教学、生活受到重大损害的。

(2) 过失引起火灾,具有下列情形之一的,应以刑法第一百一十五条第二款规定之"情节较轻",处三年以下有期徒刑或者拘役:

1) 导致死亡1人以上或者重伤3人以上;

2) 造成直接财产损失30万元以上;

3) 烧毁15户以上且直接财产损失总计25万元以上;

4) 过火有林地面积为2公顷以上。

## 三、消防责任事故罪

消防责任事故罪是指违反消防管理法规,经消防监督机构通知采取改正措施后仍拒绝执行,导致造成严重后果行为的犯罪。

**(一) 消防责任事故罪的构成要件**

1. 必须有违反消防管理法规。经公安消防监督机构通知采取改正措施而拒绝执行的行为。

2. 必须造成了严重的后果。如发生重大火灾,造成人员伤亡或者使公私财产受到严重损失的。

3. 本罪的主体是一般主体。

4. 行为人对拒绝执行主观方面应是故意的,对拒绝执行而造成的严重后果的发生是出于过失。

**（二）消防责任事故罪的认定标准**

1. 造成死亡 1 人以上，或者重伤 3 人以上。

2. 造成直接经济损失 50 万元以上的。

3. 造成森林火灾，过火有林地面积 2 公顷以上，或者过火疏林地、灌木林地、未成林地、苗圃地面积 4 公顷以上的。

4. 其他造成严重后果的情形。

根据《中华人民共和国刑法》第一百三十九条规定，对消防责任事故罪的处罚是：违反消防管理法规，经消防监督机构通知采取改正措施而拒绝执行，造成严重后果的，对直接责任人员，处三年以下有期徒刑或者拘役；后果特别严重的，处三年以上七年以下有期徒刑。

## 四、重大责任事故罪

重大责任事故罪是指在生产、作业中违反有关安全管理的规定，因而发生重大伤亡事故或者造成其他严重后果的行为。重大责任事故罪的行为是在生产、作业中违反有关安全管理规定。这里的违反有关安全管理规定，是指违反有关生产安全的法律、法规、规章制度。

1. 有关安全生产规定包括以下三种情形：

（1）国家颁布的各种有关安全生产的法律、法规等规范性文件。

（2）企业、事业单位及其上级管理机关制订的各种规章制度，包括工艺技术、生产操作、技术监督、劳动保护、安全管理等方面的规程、规则、章程、条例、办法和制度。

（3）虽无明文规定，但体现生产、科研、设计、施工的安全操作客观规律和要求，在实践中为职工所公认的行之有效的操作习惯和惯例等。

2. 重大责任事故罪的结果是发生重大伤亡事故或者造成其他严重后果

（1）造成死亡 1 人以上，或者重伤 3 人以上；

（2）造成直接经济损失 50 万元以上的；

（3）发生矿山生产安全事故，造成直接经济损失一百万元以上的；

（4）其他造成严重后果的情形。

根据刑法第 134 条之规定，犯本罪的，处三年以下有期徒刑或者拘役；情节特别恶劣的，处三年以上七年以下有期徒刑。

## 五、危险物品肇事罪

危险物品肇事罪，指违反爆炸性、易燃性、放射性、毒害性、腐蚀性物品的管理规定，在生产、储存、运输、使用中，由于过失发生重大事故，造成严重后果的行为。

根据《中华人民共和国刑法》第一百三十六条规定："违反爆炸性、易燃性、放射性、毒害性、腐蚀性物品的管理规定，在生产、储存、运输、使用中，由于过失发生重大事故，造成严重后果的处三年以下有期徒刑或者拘役；后果特别严重的，处三年以上七年以下有期徒刑。"

（李达　王晓毅）

# 参 考 文 献

1. 苏向明. 建（构）筑物消防员（基础知识、初级技能）. 北京：中国科学技术出版社，2013
2. 王根堂. 易燃易爆化学危险品安全操作与管理. 北京：新华出版社，1999